U0189146

Brainstem Tumors
Diagnosis and Management

原著 [美] George I. Jallo [美] Mohammad Hassan A. Noureldine [美] Nir Shimony

脑干肿瘤
诊断与治疗

主审 徐如祥
主译 陈立华 张洪钿

中国科学技术出版社
·北 京·

图书在版编目（CIP）数据

脑干肿瘤：诊断与治疗 /（美）乔治·I. 贾洛 (George I. Jallo) 等原著；陈立华，张洪钿主译．—北京：中国科学技术出版社，2024.12

ISBN 978-7-5236-0627-8

Ⅰ. ①脑… Ⅱ. ①乔… ②陈… ③张… Ⅲ. ①脑肿瘤—诊疗 Ⅳ. ① R739.41

中国国家版本馆 CIP 数据核字 (2024) 第 070619 号

著作权合同登记号：01-2024-2340

First published in English under the title

Brainstem Tumors: Diagnosis and Management

edited by George I. Jallo, Mohammad Hassan A. Noureldine, Nir Shimony

---

策划编辑 宗俊琳 张 龙
责任编辑 延 锦
文字编辑 郭仕薪 延 锦
装帧设计 佳木水轩
责任印制 徐 飞

出 版 中国科学技术出版社
发 行 中国科学技术出版社有限公司
地 址 北京市海淀区中关村南大街 16 号
邮 编 100081
发行电话 010-62173865
传 真 010-62179148
网 址 http://www.cspbooks.com.cn

开 本 889mm × 1194mm 1/16
字 数 397 千字
印 张 17
版 次 2024 年 12 月第 1 版
印 次 2024 年 12 月第 1 次印刷
印 刷 北京博海升彩色印刷有限公司
书 号 ISBN 978-7-5236-0627-8/R · 3210
定 价 179.00 元

译者名单

主　审　徐如祥

主　译　陈立华　张洪钿

副主译　夏　勋　马　原　张晓军

译　者（以姓氏汉语拼音为序）

陈立华　四川省医学科学院·四川省人民医院

陈文锦　北京大学深圳医院

陈　新　北京大学第三医院

更·党木仁加甫　新疆医科大学第一附属医院

邓东风　大连大学附属中山医院

范国锋　新疆医科大学第一附属医院

房宇龙　哈尔滨医科大学附属第一医院

付　强　新疆医科大学第一附属医院

高　谋　中国人民解放军总医院神经外科医学部

姜永强　包头市中心医院

黄宏志　四川省医学科学院·四川省人民医院

何蕲恒　首都医科大学附属北京天坛医院

李国夫　哈尔滨医科大学附属第一医院

李彦钊　大连大学附属中山医院

林　雨　天津医科大学总医院

刘海波　成都医学院第一附属医院

刘　宁　哈尔滨医科大学附属第一医院

刘卫东　四川省医学科学院·四川省人民医院

龙晓东　四川省德阳市人民医院

马　原　中国人民解放军西部战区总医院

邵　奇　哈尔滨医科大学附属第一医院

石　爽　重庆医科大学第一附属医院

孙　恺　四川省医学科学院·四川省人民医院

汤文龙　长治医学院附属和平医院

王　宁　哈尔滨医科大学附属第一医院

王光华　包头市中心医院

魏　帆　四川省医学科学院·四川省人民医院

吴　越　重庆医科大学第一附属医院

夏　勋　成都医学院第一附属医院
夏　勇　四川省医学科学院・四川省人民医院
徐　宏　四川省德阳市人民医院
徐卡娅　贵州医科大学附属医院
徐如祥　四川省医学科学院・四川省人民医院
杨　军　北京大学第三医院
杨学军　清华大学附属北京清华长庚医院
杨　艺　首都医科大学附属北京天坛医院
于圣平　天津医科大学总医院
张广柱　中国人民解放军总医院神经外科医学部
张洪钿　中国人民解放军总医院神经外科医学部
张铭芙　哈尔滨医科大学附属第一医院
张　鹏　四川省肿瘤医院
张晓军　内蒙古自治区人民医院
张绪新　大连大学附属中山医院
钟　东　重庆医科大学第一附属医院
周庆九　新疆医科大学第一附属医院
朱国华　新疆医科大学第一附属医院

内容提要

本书引进自 Springer 出版社，由美国知名神经外科专家 George I. Jallo 联合 Mohammad Hassan A. Noureldine 及神经科学研究专家 Nir Shimony 共同编写，是一部包含脑干手术及相关疾病诊断和管理的实用著作。全书共 15 章，介绍了从婴儿到成人的脑干相关病理学及几乎所有类型的脑干病变，全视角展示了临床背景下脑干的复杂结构，强调了不同脑干病理变化的循证治疗，同时回顾了相关患者的预后管理，并对先进的术前评估模式及手术方式进行了讨论。本书内容丰富、阐释详尽、图文并茂，可作为脑干疾病诊治工作者的指导用书，还可供热衷学习脑干疾病评估与外科治疗的神经外科医生、神经学家、神经肿瘤学家、神经放射科医生阅读参考。

原书序一

2015 年 3 月 25 日，我 12 岁的二儿子 Amador 下了空手道课回来，说他的右臂和右腿受伤了，并且右腿活动困难，我们认为这是他练习空手道的原因。2 天后，Amador 不能用右手拿盘子了，我还注意到他说话很快，并且跳过了一些单词。又过了 1 天，Amador 走路时右腿偏斜，好像出了什么问题。由于无法用右手吃饭、写字，他开始使用左手。3 月 29 日，Amador 的右臂完全不能活动了，我们立即把他送到儿童医院，医生告诉我们这是神经的问题，必须进行磁共振成像（magnetic resonance imaging，MRI）检查。

当天晚上，Amador 接受了磁共振检查，结果发现他得了脑干肿瘤。由于肿瘤位于非常重要的部位，因此不能进行活检。作为父母，这是我们一生中收到的最令人痛苦的消息，我们知道脑干肿瘤的含义，但我们从未预料到脑干肿瘤如此凶险，甚至危及生命。

我们在国内外寻找最好的解决方案，但我们很害怕"脑部手术"这个词，所以我们尽量避免手术。

在接下来的几天里，Amador 应用激素治疗后症状逐渐好转。他开始像往常一样说话，一些动作也恢复了。4 月 6 日，Amador 做了伽马刀治疗，神经功能得到持续改善，并转到康复中心接受高强度的物理治疗，随后病情有所好转。但 6 周后，他的神经功能开始恶化。5 月 17 日，Amador 出现呼吸困难，被紧急送入加强监护病房（intensive care unit，ICU）。

医生告诉我们 Amador 罹患了严重的肺炎，第二天，他停止了呼吸，并进行了心肺复苏，肿瘤没有生长，而是囊性成分改变了，进一步挤压了重要的神经结构。由于部分囊变的肿瘤在脑干之外，他们能取活检，所以进行了手术。经过 7 天 ICU 的治疗，Amador 开始康复，拔除了气管插管。他是一个非常聪明的孩子，在得知自己的病情后，担心能否回家。由于墨西哥的医疗协议不允许父母在儿科加强监护病房与患儿共处，Amador 在与我们分离的同时也承受着巨大压力。3 天后，他又一次停止呼吸，我们和医生一起决定进行气管切开，由于没有时间告知 Amador，当他醒来后发现自己无法说话和正常呼吸时，他感觉非常生气和沮丧。

几天后，Amador 的伤口开始感染，他的活检显示为 2 级胶质瘤，其他切片显示为 1 级星形细胞瘤。然而，有 1 项研究将其定义为 3 级。肿瘤小组开始对 Amador 进行化疗，但出现了一些并发症，显然是化疗导致其免疫力降低，进而造成伤口感染。Amador 被放置了两个脑室引流管来引流感染的脑脊液。在 ICU 住了 2 个月后，Amador 的感染最终得到了控制，但肿瘤仍在持续生长。在整个过程中，Amador 都是清醒的。我们读书、唱歌、跳舞，与他说话，他什么都能明白，直到最后 1 分钟才失去知觉。

随后，我们转到另一家专业医院。在那里，Amador 病情得到了稳定控制，并为下一次手术做好了准备。Amador 已经 13 岁了，他的病情非常复杂，但我们感觉他能好起来。8 月 13 日上午 10 时，我陪他去手术室。下午 1 时，外科医生告诉我们手术很成功；肿瘤仍为 1 级，并非恶性。不幸的是，脑脊液和囊液中仍有感染，并且是一种耐药菌感染。

手术后第 2 天，Amador 的四肢可以活动了，他很高兴，这是在几个月前无法做到的，但他更希望可以活动嘴唇和脚趾。感染病专家面临着治疗 Amador 脑部感染大肠埃希菌的艰巨任务。尽管 Amador 服用了最强的抗生素，但起初疗效一般，同时 Amador 的精神状态并不好，神经功能也有所下降。8 月 21 日上午，磁共振成像显示他的脑干和脊髓没有实体瘤或囊肿，但有炎症。2 小时后，Amador 陷入昏迷，心脏停搏。ICU 和心脏病专家小组尽力恢复他的心搏，同时我们也曾考虑过是否使用体外膜氧合器（extracorporeal membrane oxygenerator，ECMO）。我们确实已经尽力了！考虑到心肺复苏（cardiopulmonary resuscitation，CPR）后的影响和后果，我的丈夫也意识到死亡不可避免，最终，我们决定让 Amador 安静离开。

50 名医生已经竭尽全力在挽救他的生命。脑干肿瘤是什么时候开始生长的？为什么脑干肿瘤会在儿童大脑中出现？他出生时就有肿瘤吗？我们能及时发现肿瘤吗？这么多问题，我们仍然不知道答案。事实上，现在有许多正在经历相同痛苦的人。这让我们遭遇痛苦、感受痛苦、成长和转变，也让我们与那些努力寻找答案的人相遇。作为 Amador 的母亲，我将永远为这个世界而奋斗，为我们无穷无尽的问题提供更好的答案。

Veronica Martinez Senties

Mexico City, Mexico

原书序二

帮助破解代码……

“我想我们找到了一些东西……我想我们找到了一些东西。”这些话将永远留在我的脑海、心田和灵魂。在过去的 12 年里，这些话一直是我对家人、团队和我自己的回报，也正是这些话让我不停地奋勇前行。

你无法想象，当有人走进房间，突然告诉你他们发现了什么时，你的大脑开始运转，你的思绪开始四处游荡，你不知道应该转向哪里，所有发生的一切意味着什么，你应该思考什么，你应该做什么。作为父母，世上没有比孩子遭遇不幸更糟糕的事情了。愿上帝保佑你的孩子！

当我们的儿子被确诊为无法采用手术治疗的脑干肿瘤时，我们无法袖手旁观，决定必须努力去寻找改变的方法，努力使疾病得到治愈。我们去了很多医生和医院，希望寻求答案，希望寻找一把可以打开这扇门的“特殊钥匙”，而我们得到的答案却是这种钥匙并不存在！当我们问为什么，以及现在研究已经发展到什么程度时，答案都是根本没有进展。我质疑其中的原因，但能够确信的是，这不是因为缺乏智慧，而是因为缺乏研究资金。

因此，朋友成立了 Ians 之友基金会。起初，它只是一个组织，如今得以迅速发展，并且能够在全美国范围内资助儿童脑干肿瘤研究。虽然它已经取得了一些进展，其中部分项目已成功进行了临床试验，但不幸的是，我们仍然没有找到治愈的方法。

最大的问题是肿瘤位置吗？谁知道呢？你总是在房地产行业听到：“位置！位置！位置！”好吧，我可以告诉你，这个肿瘤位置太难了！主要问题是缺乏资金吗？当然，这可能是主要问题之一。在美国，只有不到 4% 的联邦资金被用于儿童肿瘤研究，只有不到 0.5% 的资金用于资助 20 岁以下人群与健康相关头号死亡原因的研究。然而，我们需要更多的资金来寻求治愈脑干肿瘤的方法。

我想说的是这些医生中的许多人都参与了本书的创作，包括 George I. Jallo 博士。这令人难以置信，他们不计得失，努力寻求患儿父母所需的最好礼物、治愈孩子的最好方法。同样，截至目前，人们仍在探寻治愈方法，但我们坚信，只要有希望、爱和努力，我们一定会找到方法。

与这些才华横溢的专家合作，使我们获得了有关脑干肿瘤的更全面认知。然而，正如我先前所说，目前仍然没有治愈的办法，所以，仍需要努力探寻。Yoda 说：“只有做或不做，没有尝试！”通过阅读本书，你可以测试能否破译密码，解开治愈之谜以真正改变生活。如果你是那个人，或者你能以任何方式提供帮助，我向你保证，你所帮助改变的不仅仅是一个人的生活，而是拯救后代。

作为儿科脑干肿瘤研究基金会主席，我感谢您阅读本书并投入您的时间和精力来帮助解决这个问题，因为很多家庭都需要解决方案。作为脑干肿瘤患儿的父母，我请求你帮助寻找治疗方法并破译这个密码!

我真诚地希望本书能够为您带来启发，能够帮助更多的人。感谢你们付出的时间和努力，正如 Ians 之友基金会的箴言：“直到找到治愈的方法！”

Phil Yagoda

Atlanta, GA, USA

致谢

感谢这些治疗复杂疾病的同事、神经肿瘤学家、神经病学家和神经生理学家，他们是多学科团队的重要组成部分。衷心感谢我们的导师 Fred Epstein、Rick Abbott、Shlomi Constantini 和 Zvi Ram，是他们探索和研究神经外科复杂领域的热情激励我们前行。感谢我们的研究员、住院医师和医学生，他们的热情和洞察力对这个领域的研究无疑是至关重要的。最重要的是，很荣幸能够照顾我们的成年患者，是他们相信我们的治疗决定；感激儿童患者的父母，他们对我们是如此信任，并把最珍贵的财富托付给我们。

最后，感谢 Springer 出版社的编辑团队。他们的专业精神、全力协助和完美指导使我们能够顺利完成此书。

译者前言

脑干的解剖结构和功能非常重要，因其邻近丘脑，且具有独特的肿瘤生物学性质。脑干胶质瘤手术的快速发展给神经外科医生带来了新的机遇与挑战。本书着重强调临床实践，通过大量全面的诊断和丰富的外科手术图像，详细阐述了几乎所有类型的脑干病变，特别是脑干胶质瘤的治疗细节。此外，书中还介绍了从婴儿到成人的脑干病理学相关内容。本书可作为临床一线神经科医生的指导用书，希望读者在阅读本书后能从中获益。

为确保本书的专业性与准确性，我们邀请了国内多家大型神经外科医疗中心的专家参与翻译，感谢各位专家在本书翻译过程中的辛苦付出。在翻译过程中，我们反复斟酌，希望在准确传达原著者想要表述含义的基础上，语言更加简洁、条理更加明晰，以便国内读者阅读参考，但由于中外术语规范及语言表达习惯有所差异，中文翻译版中可能存在疏漏或欠妥之处，恳请各位同行及广大读者予以指正。真诚希望本书能够带给读者一些启发，进而提高临床诊疗水平，造福更多患者。

四川省医学科学院·四川省人民医院 陈立华

中国人民解放军总医院神经外科医学部 张玉富

原书前言

在过去的50年中，我们对涉及脑干不同病变的理解经历了指数级别的增长，促成了这些病变管理策略的快速转变。与其他中枢神经系统疾病类似，脑干也会受到多种病理影响，包括但不限于脑干肿瘤（良性或恶性，弥漫或局灶，内生性或外生性，实性、囊性或混合性）、血管病变（出血、动脉瘤、动静脉或海绵状血管瘤）、感染性病变（脓肿、脑炎）和炎症 / 脱髓鞘病变（多发性硬化、视神经脊髓炎、结缔组织病）。脑干肿瘤和血管病变曾经被归类为不可手术治疗的病变，如今由神经外科医生、神经肿瘤学家和（或）血管内外科医生组成的多学科团队管理，使治疗效果比过去要好得多。此类病变的最终治疗目标是以微创方法得到更完善的治疗效果。

目前，脑干病变仍是外科治疗中最具挑战性的病种，因为脑干神经核团密集，位置隐蔽，使脑干病变外科治疗成为神经外科中最复杂和要求最高的领域之一。然而，近年来，技术的进步使我们突破了脑干病变治疗中的局限性，但专注于脑干手术的教科书却很少，因此，我们决定在本书的起始部分介绍脑干外科领域的国际领先人物。我们真诚希望本书能够为读者提供全面的脑干手术视角，以及相关病变的诊断和管理方法。

我们希望引导读者了解这一非常复杂的解剖学领域，在这一领域中，任何病变都将导致严重后果。本书将带领读者深入了解临床背景下脑干的复杂结构，强调不同脑干病变的当前治疗，并展望这些病变的未来治疗。本书回顾了当前最先进的术前评估模式和手术技术，由备受尊敬的专家针对每个主题详细阐述治疗细节，涵盖从婴儿到成人的脑干相关病理学。全书共15章，内容关注当前文献，并得到该领域专家的指正。

本书首先回顾了诊断和治疗脑干病变的历史，其余部分以别出心裁的方式组织起来。第2～4章分别侧重于描述复杂的解剖结构、临床表现及脑干病变影像学检查。第5章详细讨论了术中神经监测，这是脑干手术的重要工具。第6～10章讨论了各种脑干病变及其当前治疗模式。第11～13章分别对中脑、脑桥和延髓的不同手术入路进行了全面描述。最后2章描述了当前的辅助疗法和治疗前景。书中有全面的诊断和丰富的外科手术图像，几乎涵盖了文献中报道的所有类型的脑干病变。本书逻辑层次清晰，使神经外科专家和学者能够轻松地阅读浏览，神经外科住院医师将会发现本书对于理解脑干肿瘤的复杂治疗非常有价值。我们也相信这是一部有价值的参考书，对于处理脑干病变有经验的专家来说也是如此。由于本书强调将复杂问题分解为简单的步骤和解决方案，我们相信其可作为参与脑干病变治疗工作者的参考书，包括热衷于学习脑干病变的外科治疗团队、成人和儿童神经外科医生、神经学家、神经肿瘤学家、住院医师和研究员、临床神经心理学家、电生理学家、神经放射学家和医学生。

本书各章的作者，目前在亚洲、欧洲和北美洲等不同国家执业，涉及的学科广泛，经验丰富。作者在撰写各章节时有相当大的灵活性和独立性，能够不受任何限制地与读者分享自己的经验和知识。我们很荣幸能够胜任繁杂的编撰、整理工作，专注于神经外科如此复杂的领域。感谢各位编者做出的贡献。

George I. Jallo
Saint Petersburg, FL, USA

Mohammad Hassan A. Noureldine
Saint Petersburg, FL, USA

Nir Shimony
Danville, PA, USA

献　词

谨以本书献给我的孩子们 Maxwell、Nicky 和 Lexi，感谢他们无条件的爱、理解和支持。

George I. Jallo

感谢我的父母 Ahmad 和 Fatima。感谢我的兄弟姐妹 Nour Al Zahraa、Mariam、Hussein、Wared 和 Ali。感谢所有患脑干肿瘤的患者及其家属。

Mohammad Hassan A. Noureldine

感谢我的父母、亲爱的妻子 Hila，还有我的孩子们 Liya、Darya 和 Yahav，他们每天都在提醒我关于爱的事情，并给予我持续前进的力量。感谢我的患者，他们给了我不竭的动力，让我不停探索更好的解决方案，为他们的健康和幸福服务。

Nir Shimony

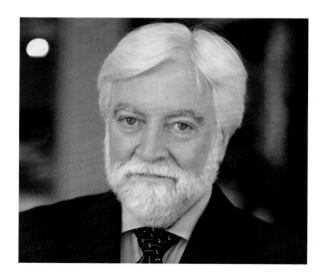

缅怀 James T. Goodrich, MD, PhD（1946—2020）

目　录

第1章 脑干胶质瘤手术史
History of Brainstem Glioma Surgery

Andrew J. Kobets James T. Goodrich 著
杨 军 陈 新 译 陈立华 张洪钿 校

缩略语

BG	brain stem glioma	脑干胶质瘤
CP	cerebellopontine	脑桥小脑
EGFR	epidermal growth factor receptor	表皮生长因子受体
ICU	intensive care unit	加强监护病房
MRI	magnetic resonance imaging	磁共振成像

在过去的2个世纪里，我们对脑干胶质瘤的理解已经非常成熟，但就神经外科甚至是颅后窝外科更深入理解的角度而言，这仍然是一个崭新的领域。在无菌技术和神经定位技术快速发展的背景下，神经外科先驱们渐渐对脑干解剖和脑干手术入路有了更深入的了解，进而逐步归纳总结出脑干胶质瘤的治疗策略，但直到现代，治疗才取得突破性的进展。长久以来，神经外科医师认为脑干是一个对手术操作极为敏感的区域，患者的呼吸、循环和意识状态极易受干扰，进而引起严重的临床症状，甚至是死亡。神经外科医师经常避免在脑干区域进行手术切除，或者术中缺乏足够的经验来直接彻底切除脑干病变。神经解剖学起源于文艺复兴时期从事人体解剖的艺术大师们早期的尸检记录和手术记录，这些记录为之后几代解剖学家、科学家和外科医师进一步研究脑干和脑神经解剖铺垫了道路。随着颅后窝手术入路技术的进步，第一批神经外科先驱尝试切除脑干病变，但效果欠佳。直到20世纪，科学家发现脑干病变具有异质性，在部分患者身上证实脑干术后是可能长期存活的。20世纪后半叶，随着神经影像学和立体定向技术的重大进展，神经外科医师制订了一系列现代化的手术治疗策略，脑干术后患者生存率才得以大幅度提高。当我们回溯脑干胶质瘤的诊疗史时，很明显，少数有意义的成功病例背后是无数死于疾病的不良结果。关于脑干胶质瘤的诊治史，还有很多东西需要发现和总结，我们离治疗的终点还很遥远。本章首先将回顾脑干胶质瘤手术技术和管理的演变，即从脑干功能和解剖学的第一次研究成果，到早期神经外科先驱的第一次脑干胶质瘤手术记录，回顾总结脑干胶质瘤手术技术和术后管理的进展，然后到现代，重点介绍那些推动人类对脑干和脑干胶质瘤理解的天才神经外科专家。

一、古典时代

数千年来，人们对大脑知之甚少，当时任何已知的神经生理学或颅脑解剖学内容都充斥着神话传说，绝大多数神经科学研究都是以治疗颅脑创伤为背景。帕加马的 Galen（129—210 年），这位著名的角斗士外科医师，是第一位编纂颅脑外伤诊疗策略并建立基本解剖关系的杰出人物，这种解剖关系无论正确与否，都将成为一个多世纪后理论的教条[1, 2]。关于脑干结构和功能的研究，Galen 是第一位以科学的方式研究活体猴子和有蹄类动物脑干的人。他证明在脑干进行手术可能导致呼吸停止、肢体感觉障碍、意识障碍、声音嘶哑和死亡。他强调了熟练掌握脑干解剖关系的重要性。虽然他的方法存在缺陷，因为他试图将大部分从解剖动物学到的知识应用于人体，但很遗憾没有成功。尽管如此，他对脑干在维持机体关键功能重要性的描述是极其正确的，这成了我们进一步深入了解脑干解剖的基础。后续对脑干的探索在未来的几个世纪内都不会实现，但 Galen 的记录提示在研究脑干的危险性。

二、15—17 世纪

如前所述，神经外科医师们花了近一个半世纪才开始反驳古代的僵化教条，他们开始质疑过去的理论，因为这往往与他们在解剖和临床观察的结论相冲突。尽管许多庸医仍然受到过去理论的阻碍，这些理论在他们的学徒生涯中根深蒂固，因为很少有人接受过正规医学教育，而接受过正规教育的内科医师也未能形成解剖学研究领域的新理论，因为他们仍然以教条的方式接受 Galen 理论的教导。事实上，第一批伟大的艺术家对希腊罗马教义与文艺复兴时期开始盛行的人体解剖学之间日益增多的差异提出了质疑。Michaelangelo di Lodovico Buonarroti Simoni（1475—1564 年）、Leonardo da Vinci（1452—1519 年）和 Tiziano Vecelli（1488—1576 年）指导了 Berengario da Carpi（1470—1550 年）、Johannes Dryander（1500—1560 年）、Andreas Vesalius（1514—1564 年），还有一些人率先开展了新的研究，通过临床观察来获得颅后窝和脑干的解剖学知识，从而纠正了古代数百年来的错误[3, 4]（图 1–1）。Leonardo 既非外科医生，也非内科医生，但在颅后窝结构观察和描绘方面，他是早期一位关键的人物，这种观察和描绘以临床观察为基础，之前从未有人完成过[5–7]。在他的一生中创作了 750 幅解剖图，描绘了表层和深层的解剖结构，以促进他的艺术创作，同时激发他对人体的好奇心。William Hunter（1728—1793 年）在失传近两个世纪后重新发现了 Leonardo 的这些作品，他说："Leonardo 是一位天才，也是一位杰出的学生。当我意识到他对身体的每个部位都付出了很多痛苦，他那普遍的天才的优越性……以及这样一个人对他所要画的对象的关注时，我完全相信 Leonardo 是当时世界上最好的解剖学家[8]。" 由 Leonardo 领导的这种模式转变启发了许多外科医生，他们致力于基于观察和直接研究来进一步揭秘复杂的大脑，而不是通过很少有人考虑质疑的数百年历史的工作。

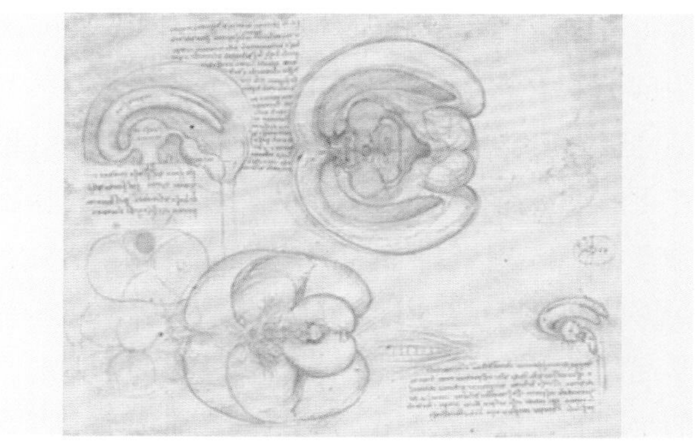

▲ 图 1–1 **Leonardo da Vinci 早期对脑室系统的描绘，右下小角图第一次展现了脑干的第三和第四脑室的基本结构**

经许可转载，引自作者的个人收藏

Johannes Dryander 在 1537 年的专著中对颅后窝解剖进行了精确的描述，详细介绍了已知最早的小脑幕、脑神经的编号，以及早期对小脑和脑干解剖关系的描述[9, 10]（图 1–2）。Andres Vesalius 是 16 世纪的另一位重要人物，他制作了令人印象深刻的解剖板，至今仍被认为是他那个时代最好的解剖作品之一[11]。他用以前未使用过的方式描绘了颅后窝结构的早期关系，因为他坚信解剖学家必须亲自进行解剖。维萨利厄斯于 1543 年发表了《人体构造》，其中收录了迄今为止最详细的脑干解剖示意图，展示了脑干和带有脑神经的颅底旋转图谱（图 1–3 至图 1–5）。Vesalius 描绘出前所未有的细节，为当时的外科医生提供了不同于他们以前所见过的解剖学绘图。

17 世纪，大脑的解剖学插图变得更加详细和精致，如 Thomas Willis（1621—1675 年）的《大脑解剖》，这是他在 Christopher Wren（1632—1723 年）的帮助下，创作了大脑表面解剖，以及脑干和脑神经的插图，展现出前所未有的真实感[12]（图 1–6 至图 1–8）。Humphrey Ridley（1653—1708 年）对松果体和颅后窝的解剖学进行了比 Thomas Willis 更全面的回顾性总结，并首次证明

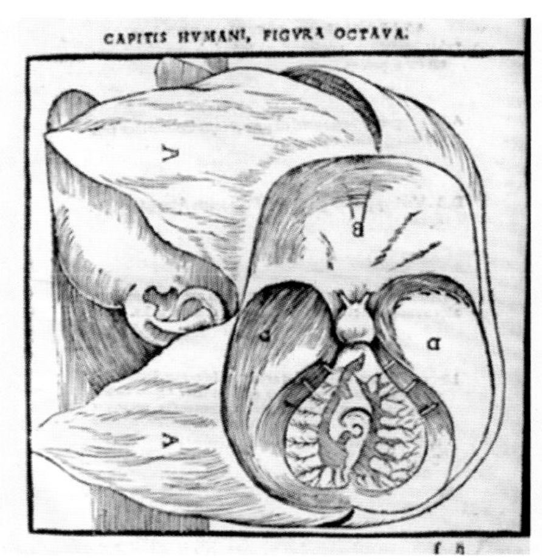

▲ 图 1–2　**Johannes Dryander 提供的颅后窝、小脑和脑干的最早图示**
经许可转载，引自作者的个人收藏

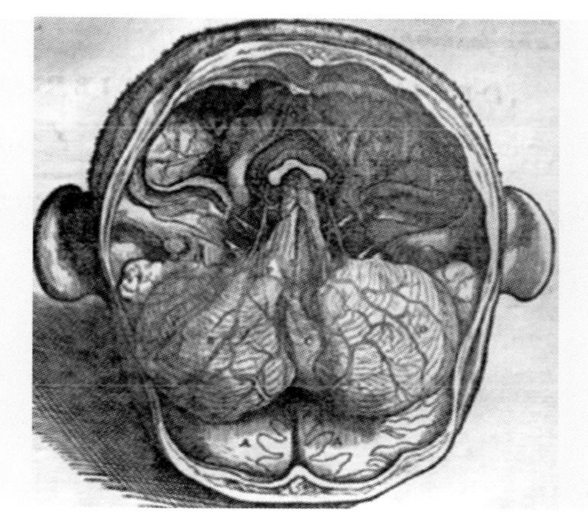

▲ 图 1–3　**Vesalius 的杰作 *De Humani CorponsFabrica*，对小脑和脑干的描绘**
经许可转载，引自作者的个人收藏

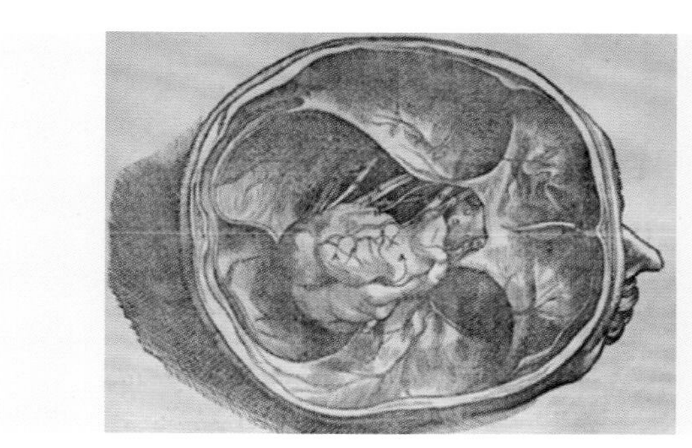

▲ 图 1–4　**切除小脑和大脑后的脑干和脑神经图（该图被认为是由 Vesalius 绘制）**
经许可转载，引自作者的个人收藏

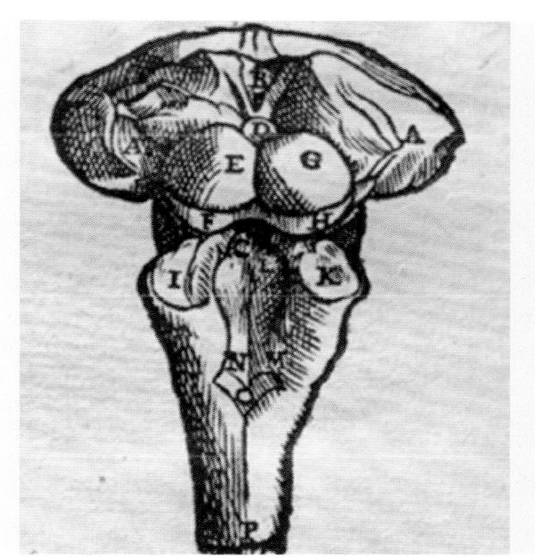

▲ 图 1–5　**Vesalius 绘制的从背侧观察的脑干图谱，图中以上、下丘和第四脑室为中心。这是当时一幅领先、详细的解剖图像**
经许可转载，引自作者的个人收藏

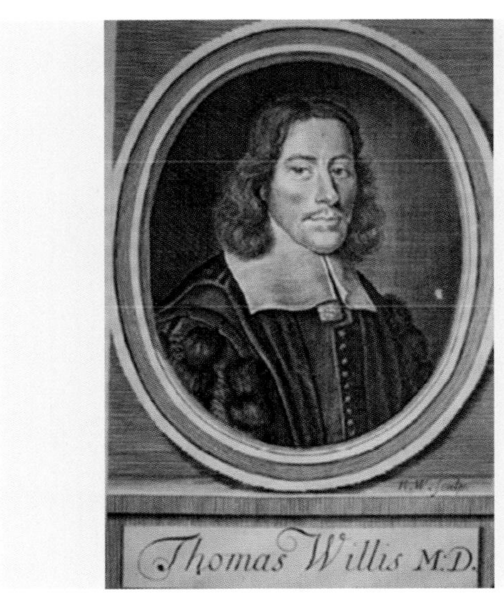

▲ 图 1-6　**Thomas Willis 在撰写 *Cerebri Anatome* 时的画像**
经许可转载，引自作者的个人收藏

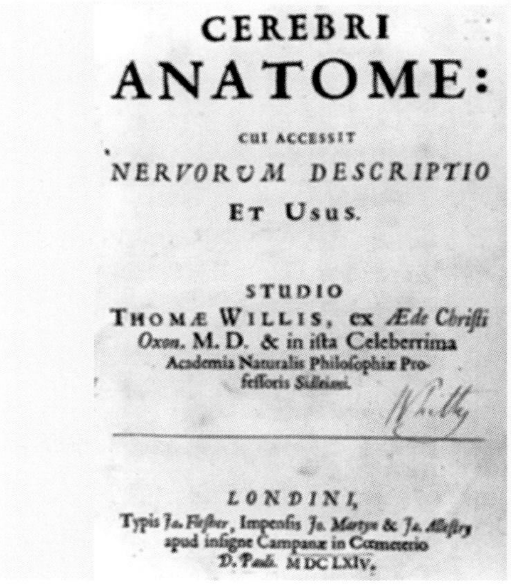
CEREBRI
ANATOME:
CUI ACCESSIT
NERVORUM DESCRIPTIO
ET USUS.

STUDIO
THOMÆ WILLIS, ex Æde Chriſti
Oxon. M. D. & in iſta Celeberrima
Academia Naturalis Philoſophiæ Pro-
feſſoris Sidleiani.

LONDINI,
Typis Ja. Fleſher, Impenſis Jo. Martyn & Ja. Alleſtry
apud inſigne Campanæ in Cœmeterio
D. Pauli. MDCLXIV.

▲ 图 1-7　**1664 年在伦敦出版的 *Cerebri Anatome* 第 1 版的扉页**
经许可转载，引自作者的个人收藏

动眼神经在小脑上动脉和大脑后动脉之间的正确走行路线。脑神经的发出点被清晰地勾勒出来，脑干的解剖结构被 Ridley 更准确的描绘。

15—17 世纪是大脑解剖学描述的一个新时代，它质疑过去的教条，并通过对大脑解剖的临床观察来改正之前的不准确之处。虽然 Galen 的

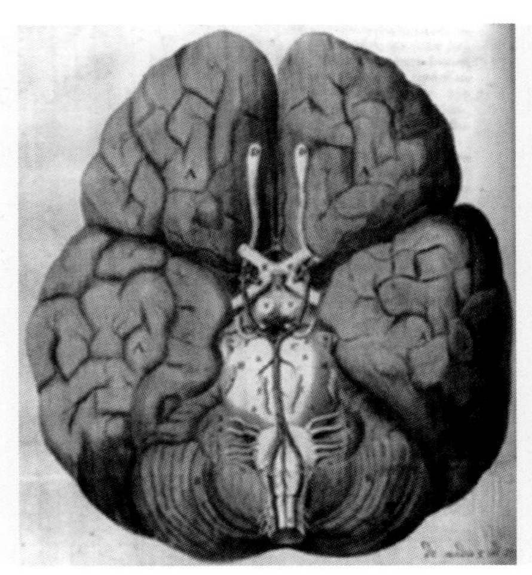

▲ 图 1-8　**与标题同名的“基底动脉环”的图示，展示了颅后窝的结构，以及脑神经、脑桥、脑干和小脑的解剖结构，比之前的更详细**
经许可转载，引自作者的个人收藏

著作可以作为颅脑解剖学的参考，但文艺复兴早期是对古代成就的提炼、修正和补充，这将为我们理解脑干解剖和病理生理学奠定新的基础。在这个时代，神经解剖学开始与大脑生理学联系起来，开始成立科学协会，用前所未有的方式传播医学方面的进展。在此期间，外科医生的技术仍处于初级阶段，但我们对脑干解剖学理解的巨大进步将为未来几个世纪第一次手术探索脑干，以及对脑干病变的病理生理进行正确阐述奠定基础。

三、18 世纪

18 世纪是外科医生教育和手术技能进步的时代，因为他们接受了高等教育，在学习期间更加重视临床评估。在大多数情况下，神经外科干预都是围绕颅脑创伤进行的，真正的脑实质内手术非常罕见。由于肿瘤被认为是一种“真菌”或一种无法解释的大脑生长现象，因此对肿瘤的鉴定仍处于初级阶段。直到 19 世纪，我们对肿瘤和其他颅脑疾病才有了进一步的了解。Francois Sauveur Morand（1697—1773 年）于 1768 年首次报道了一个患者，成功地从一名患有中耳炎和乳

突炎的僧侣的颅底和颅后窝切除了一个巨大脓肿并成功引流，患者术后幸存[13]。瓦萨尔瓦大学的学生 Giovanni Battista Morgagni（1682—1771 年）在 1761 年发表了他的开创性著作 *sedibus*，*et causis morborum per anatomen*（《塞迪布斯与安纳托门的因果关系》），在这篇著作中，他首次讨论了通过病理诊断对病变进行分类，并开始将肿瘤与由感染或炎症引起的其他常见的实体肿物区分开来[14, 15]（图 1–9 和图 1–10）。他在阐述 700 多例尸检的基础上，解释了基于疾病诊断和病理基础的治疗方法。

1778 年，Samuel Thomas von Soemmering（1755—1830 年）在他的著作 *De basi encephali et origini bus nervorum cronial egredientium*（《脑基础和脑神经的起源》）中首次展示了所有 12 对脑神经，完善了 Galen 关于 9 条脑神经的首次报告（图 1–11 和图 1–12）[16]。Félix Vicq D'Azyr（1748—1794 年）在其 *Traité d'anatomie et de physiolge*（《解剖与生理特征》）中首次展示了由巴黎著名雕刻

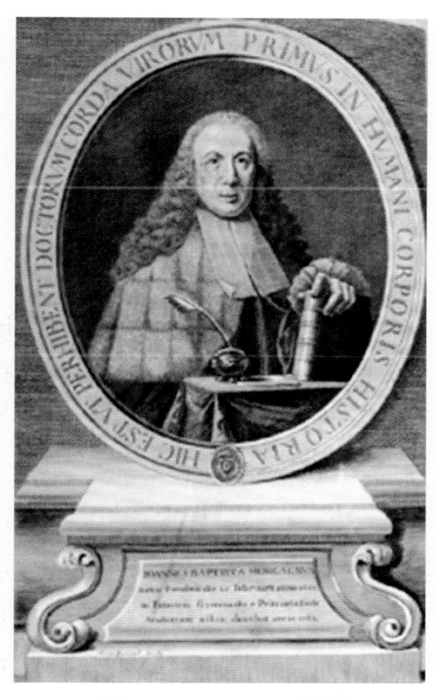

▲ 图 1–9　**Morgagni 的肖像**
经许可转载，引自作者的个人收藏

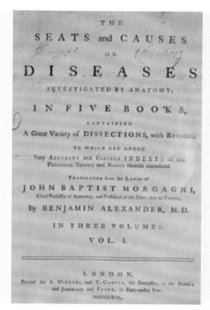
THE
SEATS and CAUSES
OF
DISEASES
INVESTIGATED BY ANATOMY;
IN FIVE BOOKS,
CONTAINING
A Great Variety of DISSECTIONS, with REMARKS.
TO WHICH ARE ADDED
Very ACCURATE and COPIOUS INDEXES of the PRINCIPAL THINGS and NAMES therein contained.
TRANSLATED from the LATIN of
JOHN BAPTIST MORGAGNI,
Chief Professor of Anatomy, and President of the University at Padua,
By BENJAMIN ALEXANDER, M.D.
IN THREE VOLUMES.
VOL. I.
LONDON,
Printed for A. MILLAR; and T. CADELL, his Successor, in the Strand; and JOHNSON and PAYNE, in Pater-noster Row.
MDCCLXIX.

▲ 图 1–10　**Morgagni 作品 *The Seats and Causes of Diseases* 的第一个英文译本的标题页**
经许可转载，引自作者的个人收藏

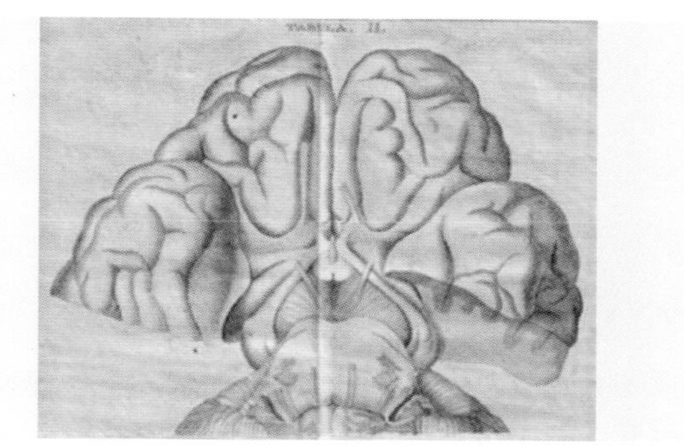

▲ 图 1–11　**Soemmering 对 12 对脑神经的详细介绍**
经许可转载，引自作者个人收藏

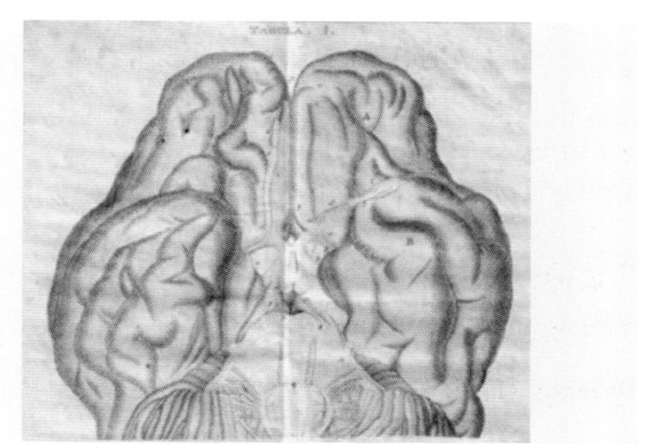

▲ 图 1–12　**Soemmering 对大脑底部、脑桥，以及发出的脑神经的描述**
经许可转载，引自作者个人收藏

家 Alexandre Briceau 制作的手绘大脑图片[17]。其详细的彩色切片是当时最复杂最先进的，展示了小脑和脑干的解剖结构，这是以前从未完成过的（图 1–13 至图 1–15）。Jacques Fabian Gautier D'Agoty（1717—1785 年）创作了一部同样令人震惊的作品，他以印刷师和彩色印刷先驱的身份创作了真人大小的彩色图谱，进一步使神经解剖学研究更适合当时的外科医生（图 1–16 至图 1–19）[18]。

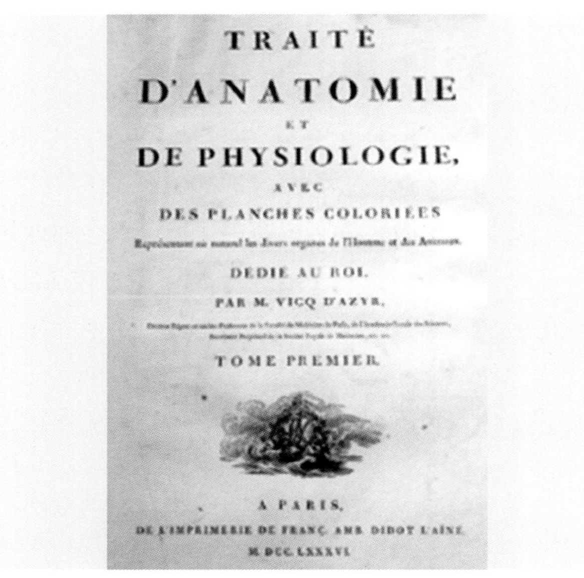
TRAITÉ
D'ANATOMIE
ET
DE PHYSIOLOGIE,
AVEC
DES PLANCHES COLORIÉES
DEDIÉ AU ROI.
PAR M. VICQ D'AZYR,
TOME PREMIER.
A PARIS,
DE L'IMPRIMERIE DE FRANÇ. AMB. DIDOT L'AÎNÉ.
M. DCC. LXXXVI.

▲ 图 1–13　**Vicq D'Azyr 的 *Traité d'anatomie et de physiologe* 的扉页**
经许可转载，引自作者个人收藏

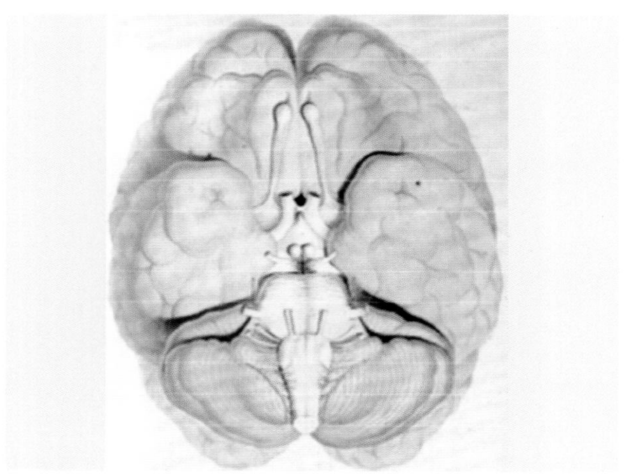

▲ 图 1–14　**Vicq D'Azyr 的插图，详细解剖了脑桥和脑干**
经许可转载，引自作者个人收藏

四、19 世纪

脑病理学不同的概念的发展，加上对脑干和颅后窝更为逼真的解剖学精确描述，以及当时外科医生普遍接受高等教育，使得人类在 18 世纪对脑干解剖的了解不断精进，这将预示着脑干肿瘤在 19 世纪的首次报道，以及对脑干外科手术的首次探索，这在很大程度上是得益于无菌技术、麻醉技术和神经定位技术的发展[19]。

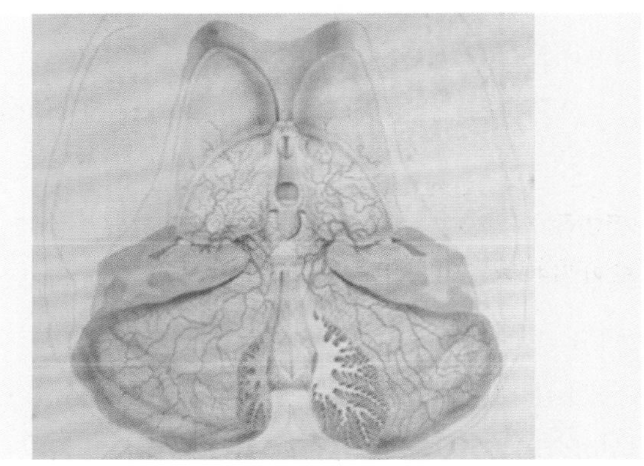

▲ 图 1–15　**Vicq D'Azyr 的小脑横截面，显示了脑干的形成和细节**
经许可转载，引自作者个人收藏

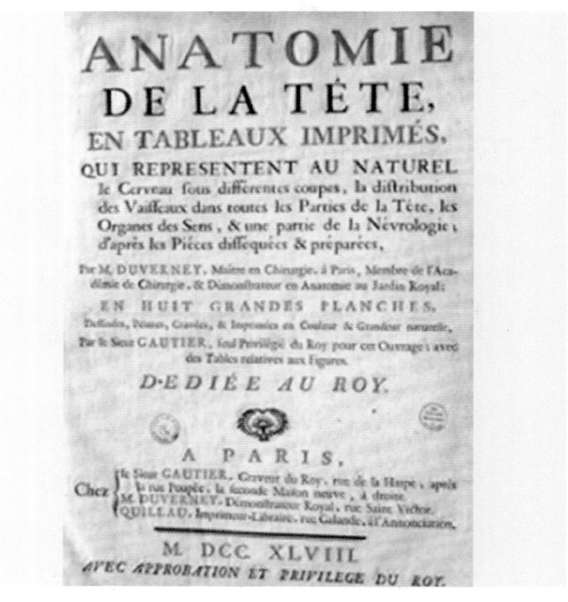
ANATOMIE
DE LA TÊTE,
EN TABLEAUX IMPRIMÉS,
QUI REPRESENTENT AU NATUREL
le Cerveau sous différentes coupes, la distribution des Vaisseaux dans toutes les Parties de la Tête, les Organes des Sens, & une partie de la Névrologie; d'après les Piéces disséquées & préparées,
EN HUIT GRANDES PLANCHES,
D·EDIÉE AU ROY.
A PARIS,
M. DCC. XLVIII.
AVEC APPROBATION ET PRIVILEGE DU ROY.

▲ 图 1–16　**Gautier D'Agoty 关于大脑解剖学的开创性著作的扉页**
经许可转载，引自作者个人收藏

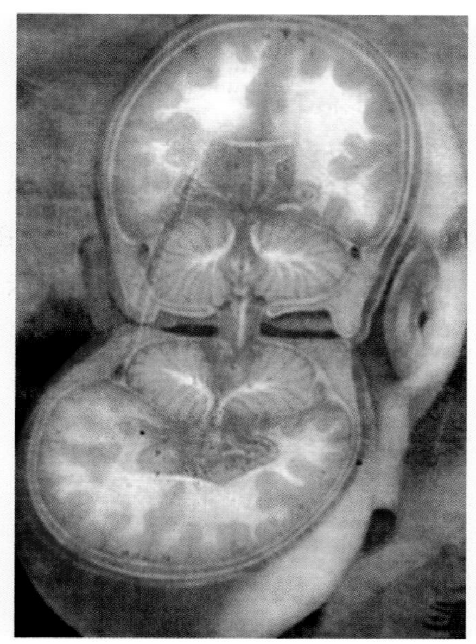

▲ 图 1-17 **Gautier D'Agoty 详细描绘的脑干和小脑冠状切面**

经许可转载，引自作者个人收藏

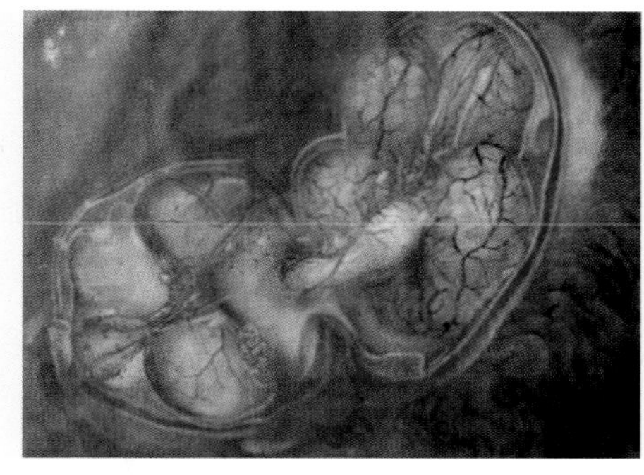

▲ 图 1-18 **Gautier D'Agoty 的作品中，可以从颅底抬起的角度看到大脑和脑干详细的彩色绘图**

经许可转载，引自作者个人收藏

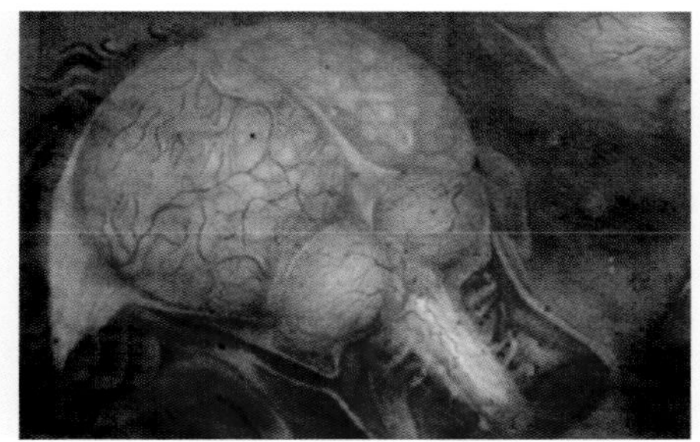

▲ 图 1-19 **Gautier D'Agoty 在这张特写图片中去除了颅骨和硬脑膜，详细描述了静脉窦、小脑半球，以及颈椎和神经根**

经许可转载，引自作者个人收藏

上述 3 项关键技术的进步使得脑外科手术成为一项常规手术，这在 19 世纪之前是不可能的。颅内无菌技术的应用，使患者不会承受过去由感染引起的 95% 的死亡风险。Oliver Wendell Holmes（1808—1894 年）和 Ignác Fülöp Semmelweis（1818—1865 年）注意到，在手术前没有刷手的助产士与刷手和无菌操作的助产士相比，前者所服务的患者感染率要高得多[20, 21]。随着 Louis Pasteur（1822—1895 年）、Robert Koch（1843—1910 年）和 Joseph（1827—1912 年）的发现，他们从同时代人那里遇到的任何困难都慢慢消失了，Lister 在外科领域具体阐述了无菌原理（图 1-20 和图 1-21）[22-24]。随着死亡率直线下降，这些原则影响了外科手术，增加了蒸汽灭菌、无菌手术服和手套的新用途，以及金属外科器械的使用方法。神经定位技术的发展使神经外科医生能够在疑似解剖区域寻找可能导致患者临床综合征的病变。苏格兰外科医生和解剖学家 Charles Bell（1774—1842 年）在他那个时代对脑干进行了极其详细的描绘，并描述了脑神经的运动和感觉成分之间的区别（图 1-22）[25, 26]。除了他在中枢神经系统功能定位方面的工作外，

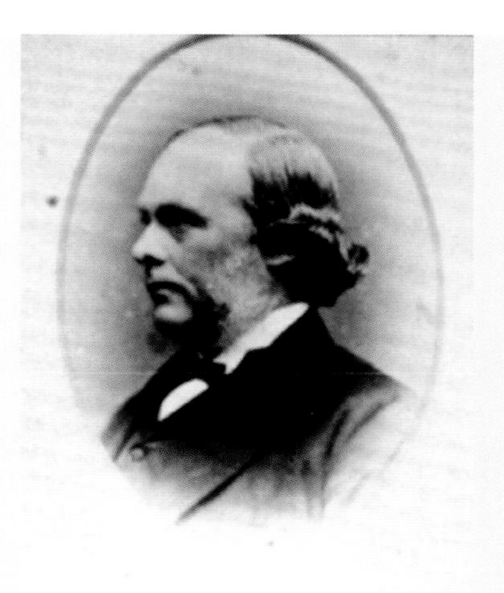

▲ 图 1-20 **Lister 爵士的画像**

经许可转载，引自作者的个人收藏

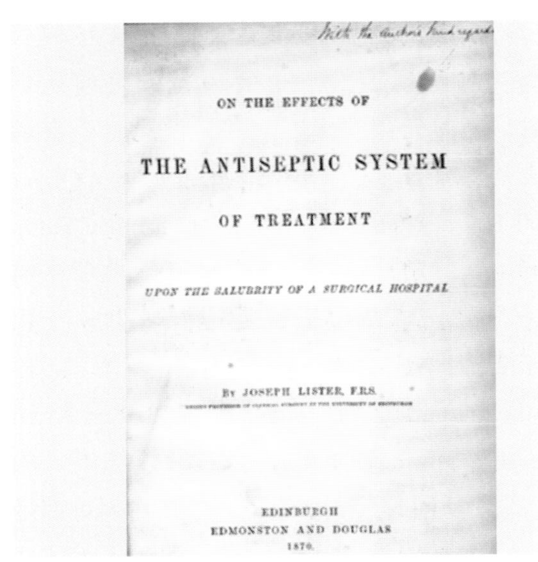
ON THE EFFECTS OF

THE ANTISEPTIC SYSTEM

OF TREATMENT

UPON THE SALUBRITY OF A SURGICAL HOSPITAL

By JOSEPH LISTER, F.R.S.

EDINBURGH
EDMONSTON AND DOUGLAS
1870.

▲ 图 1–21 **Lister 关于无菌手术原理专著的标题页**
经许可转载，引自作者的个人收藏

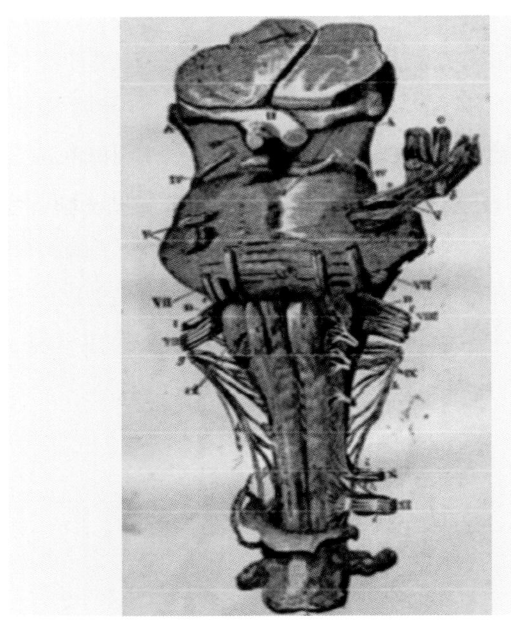

▲ 图 1–22 **Bell 对脑干和脑神经极其详细的描绘**
经许可转载，引自作者的个人收藏

Bell 还报道了第一例位于颅后窝的脑桥小脑三角肿瘤（图 1–23）。在 19 世纪 60 年代，所谓的“大脑 10 年”，G. T. Fritsch（1838—1927 年）、E. Hitzig（1838—1907 年）和 Paul Broca（1824—1880 年）极大地推进了大脑功能的定位技术和精度，开启了一场革命，将允许神经病学家和神经

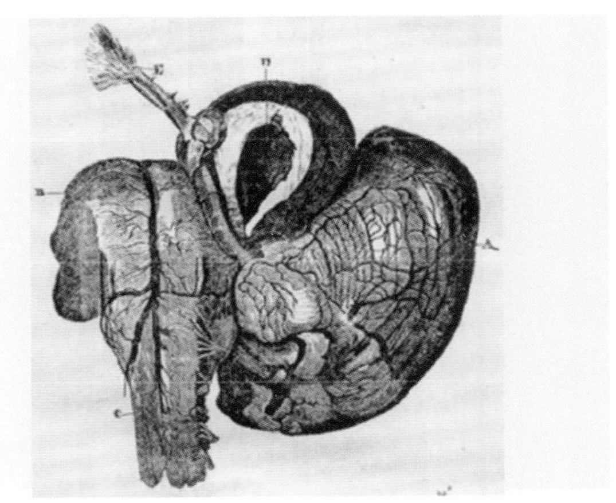

▲ 图 1–23 **Bell 的一幅插图，第一次描绘了一例起源于三叉神经的、位于颅后窝脑桥小脑三角肿瘤**
经许可转载，引自作者的个人收藏

外科医生能够根据神经缺陷定位病灶位置，这比 20 世纪的医学影像技术革命早了近一个世纪[27, 28]。David Ferrier（1843—1928 年）切除了狗的部分大脑区域以定位神经功能，类似于 Roberts Bartholow（1831—1904 年）所做的工作，他直接刺激患者大脑诱发强直阵挛性癫痫发作，随后患者出现对侧肢体无力，他一直在研究与临床症状相关肿瘤的定位[29–31]。最后，麻醉技术使外科医生能够有足够时间为熟睡的患者进行手术治疗，而不会担心患者会醒来危及手术安全。19 世纪 40 年代，麻醉药氧化亚氮、乙醚和氯仿首次被应用于手术中。应用麻醉药已成为神经外科手术的常规，特别是在颅后窝和脑干手术中。

需要特别赞誉的是 Jean Cruveilhier 教授（1791—1874 年）在担任巴黎大学病理学第一任主席期间对颅后窝病理学的研究，以及对大量病理学材料的详细描述。在他的著作 *Anatomie Pathologique de Corpus Humain*（《人体解剖病理学》）（图 1–24 至图 1–29）[32, 33] 中报道了 1 例脑桥小脑三角的表皮样囊肿，肿瘤累及小脑和脑干，图像逼真，令人惊叹。Harvey W.Cushing（1869—1939 年）认为他的作品准确而精美，并在自己的著作中引用了他的部分插图[34, 35]。

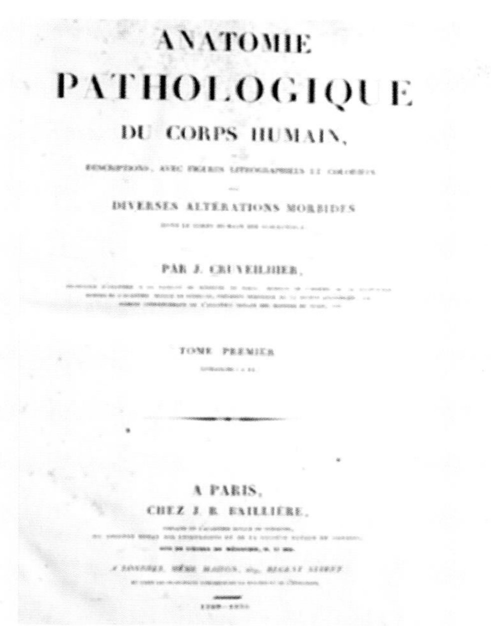

ANATOMIE
PATHOLOGIQUE
DU CORPS HUMAIN,
DIVERSES ALTÉRATIONS MORBIDES
PAR J. CRUVEILHIER,
TOME PREMIER
A PARIS,
CHEZ J. B. BAILLIÈRE,

▲ 图 1–24　**Cruveilhier 的作品 *Anatomie Pathologique de Corpus Humain* 的标题页**

经许可转载，引自作者的个人收藏

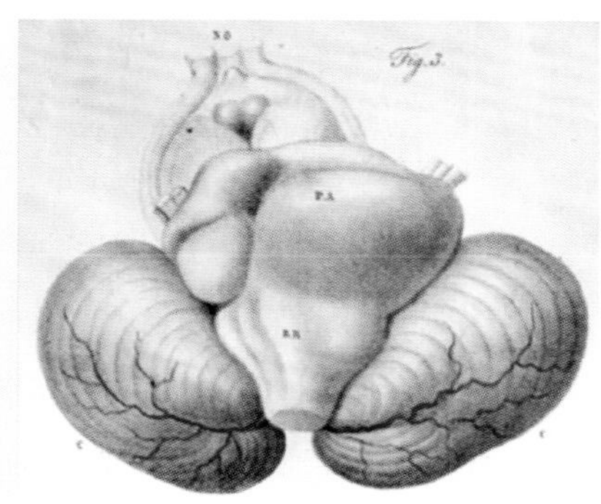

▲ 图 1–25　**Cruveilhier 在其著作 *Anatomie Pathologique de Corpus Humain* 中最早介绍了脑桥浸润性肿瘤**

经许可转载，引自作者的个人收藏

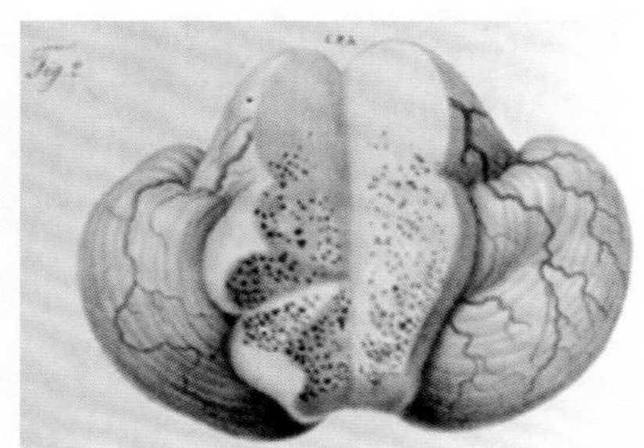

▲ 图 1–26　**Cruveilhier 所描绘脑干浸润性肿瘤，脑干内可见点状出血**

经许可转载，引自作者的个人收藏

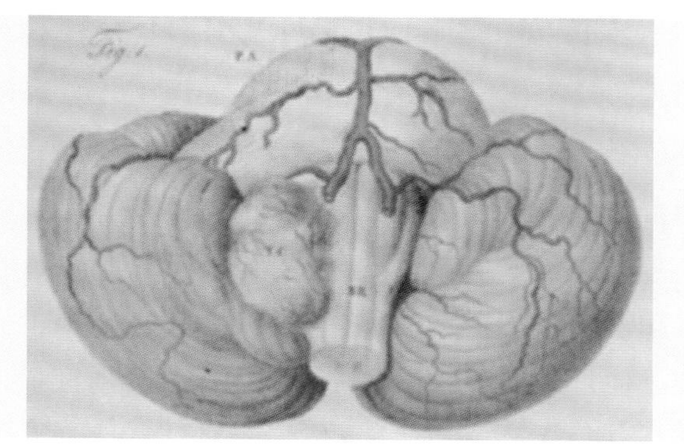

▲ 图 1–27　**Cruveilhier 对脑桥 – 延髓交界处脑干外生性病变的描绘**

经许可转载，引自作者的个人收藏

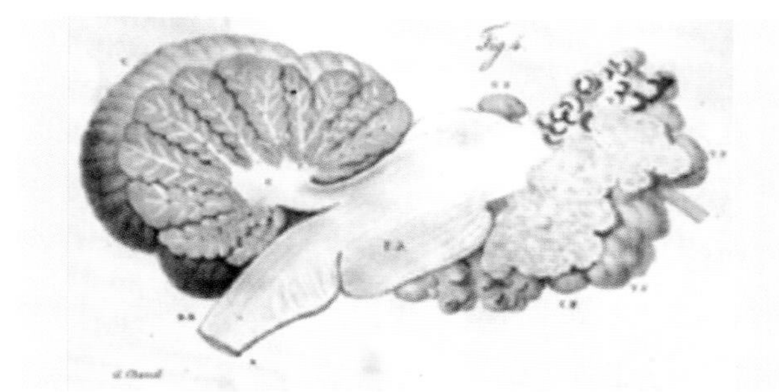

▲ 图 1–28　**脑干矢状切面，可见来自中脑巨大的表皮样囊肿**

经许可转载，引自 *Anatomie Pathologique de Corpus Humain*

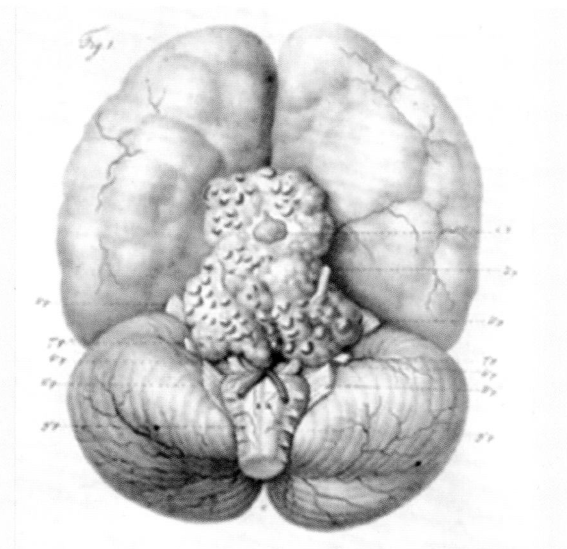

▲ 图 1–29　**覆盖脑干、脑神经和基底动脉的颅底大型表皮样囊肿**

经许可转载，引自作者的个人收藏

19 世纪另一部杰出的早期著作《医疗病例报告》是由病理学家 Richard Bright（1789—1858 年）撰写的，在第二卷中，从阐明症状和治疗的角度，展示了颅后窝结构的详细解剖关系，这将有助于术前确定脑干的手术入路[36]（图 1–30）。在第一卷中，Bright 最为人所知的是他对肾脏的研究，他是第一个通过精确的临床病理学研究描述肾小球肾炎（以其命名的 Bright 病）的人，此外还描述了水肿、蛋白尿与肾病，以及肾炎之间的关系。在 1831 年分两部出版的著作第二部中，Bright 精心总结了 200 多个病例，以及 25 幅精美的绘图，这被认为是当时最精美的颅后窝解剖图绘。Bright 对他的患者进行了详细的临床记录，并在尸检后随访他们的病理结果。Bright 在他的系列著作中首次报道了在尸检中发现患有脑干胶质瘤的儿童患者，他称之为脑桥 Varolii 瘤。这些精美详细的图片首次从表面和矢状位显示脑桥中巨大扩张性病变（图 1–31 和图 1–32）。这项开创性的工作似乎是 1831 年对脑干胶质瘤的首次报道。Bright 的工作为 19 世纪最后 25 年进行第一次真正的脑部手术铺平了道路。

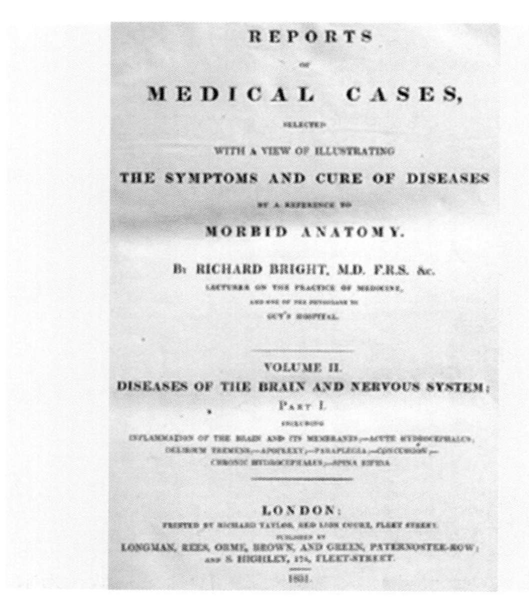
REPORTS

OF

MEDICAL CASES,

SELECTED

WITH A VIEW OF ILLUSTRATING

THE SYMPTOMS AND CURE OF DISEASES

BY A REFERENCE TO

MORBID ANATOMY.

BY RICHARD BRIGHT, M.D. F.R.S. &c.

VOLUME II.

DISEASES OF THE BRAIN AND NERVOUS SYSTEM:

PART I.

LONDON:

LONGMAN, REES, ORME, BROWN, AND GREEN, PATERNOSTER-ROW;

▲ 图 1–30　**Bright 关于大脑和脊髓肿瘤的开创性工作**
经许可转载，引自作者的个人收藏

William Macewen（1848—1924 年）是当时最成功的外科医生之一，他在 40 岁时第一次向英国医学会汇报了由他主刀的 21 例开颅手术，术后 18 名患者获得长期生存[37, 38]。他的汇报代表了当时神经定位技术和无菌技术的最高水平。他对 4 名颅后窝病变患者进行了手术，其中只有 1 名患者在围术期死亡；这在降低颅后窝入路手术死亡率方面是一个巨大的进步。Macewen 还创新性使用气管插管代替气管切开术，应用碳酸喷雾消毒，以及在手术室穿着无菌手术服。根据 Macewen 的经验、尸体解剖和其他人的手术报告，伟大的纽约神经病学家 M. Allen Starr（1854—1932 年）发现并且证明了不同患者和不同脑组织中存在肿瘤的倾向，他说："很明显，大脑的所有部位都可能

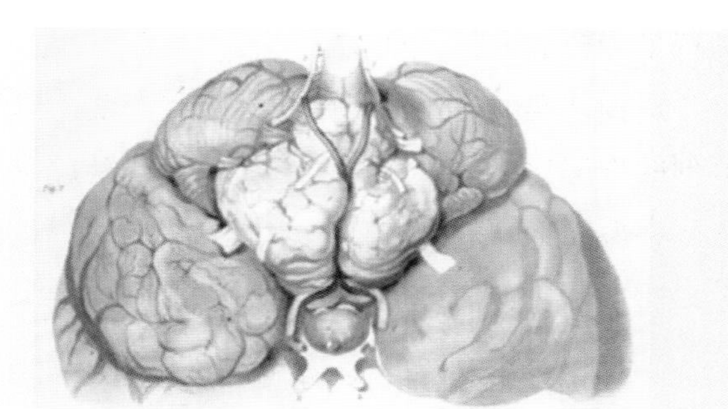

▲ 图 1–31　**Bright 以表面视图描绘的一例脑桥胶质瘤病例**
经许可转载，引自作者的个人收藏

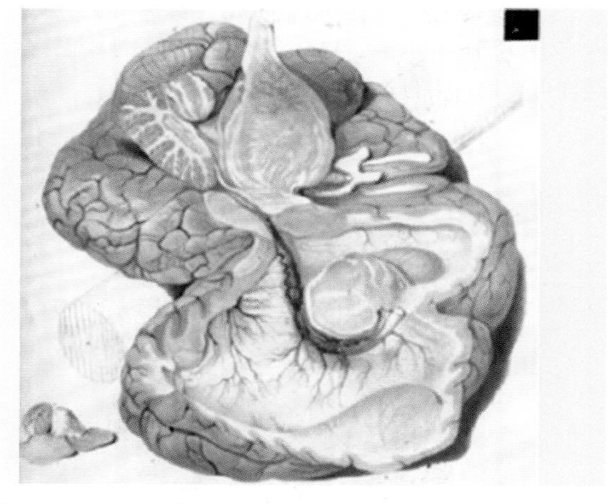

▲ 图 1–32　**Bright 在 *Diseaes of the Brain and Nervous System* 中描绘脑桥病变的同一层的解剖**
经许可转载，引自作者的个人收藏

被肿瘤侵袭，但在儿童和成人患者中，某些部位更容易受侵袭，尤其是儿童的大脑中线部位和小脑，以及成人的大脑皮质[39]”。这种对脑肿瘤临床和神经解剖学特征的分类和完善，进一步开创了神经外科的新时代。

1881 年，Charles Mills（1845—1930 年）报告了一例 32 岁男性脑干损伤，表现为核性眼肌瘫痪、言语不利和偏瘫，并迅速发展为弥漫性麻痹、左侧面部和右侧肢体麻木、斜颈和眼球运动障碍，病变累及脑桥上部 1/4 的结构。患者接受了药物治疗，但不久就死于肿瘤进展[40]。尸检报道显示，患者脑桥呈弥漫性病变，并向脑干两侧浸润，当时认为这是一种更为常见的梅毒性树胶瘤（图 1–33 和图 1–34）。Mills 很好地将临床症状、解剖定位与病变周围的神经核团和脑神经的联系进行了细致的分析，证明了病变可能引起多种症状。这种精准的神经解剖定位代表了人类对脑干解剖的理解比 100 年前有了巨大进步。他报道了更多类似的脑干病变和脑干附近的病变，在他的著作中将它们称为“纤维瘤”。他对这些病变的报道和对邻近脑干解剖结构的全面回顾总结，为后来神经外科医生提供了重要的参考。他们在 Mills 的工作基础上，为首次尝试切除这些脑干病变做准备。

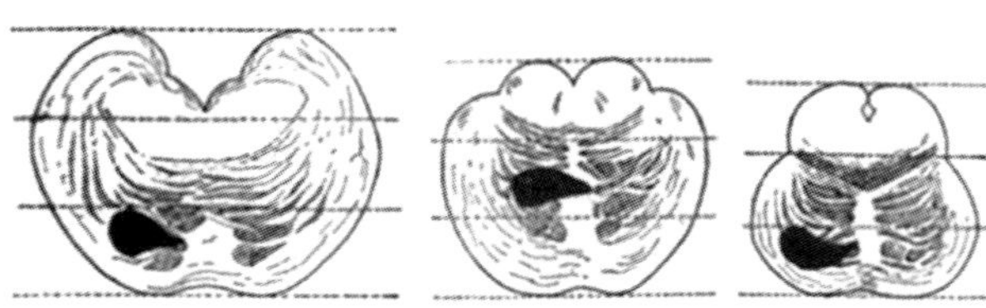

▲ 图 1–33 **Mills 描述的一例脑桥病变**
经许可转载，引自作者的个人收藏

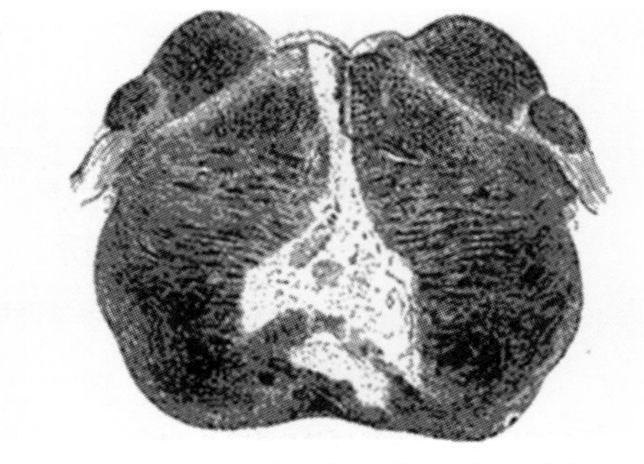

▲ 图 1–34 **Mills 描述的脑桥病变大体解剖标本**
经许可转载，引自作者的个人收藏

1898 年，Leonardo Gigli（1863—1908 年）报道了一组用他新发明的吉利线锯进行手术的病例。该锯能够在开颅手术中保护硬脑膜，并能以一种比之前更安全的方式提升骨瓣，特别是在颅后窝，但是与他同时代的一些医师仍然坚持采用“锤子和凿子”进行开颅[41]（图 1–35）。

James Collier（1870—1935 年）、Theodore Diller（1863—1943 年）和 Mary Putnam Jacobi（1842—1906 年）在 19—20 世纪的报道中进一步阐述了其他多种脑干浸润性病变，但关于它们的解剖关系仍不完全清楚，它们的自然病程和病变的异质性才刚刚开始进入研究者视野[42–44]。James Collier 首先报道了小脑扁桃体疝和小脑幕裂孔疝，并且将大脑和神经功能的快速减退与这些综合征联系起来。在这些病例中，病理学研究仅限于尸检。对于大多数此类病例，脑室穿刺是有限的干预措施，Diller 于 1892 年首次报道了因为脑室穿刺脑积水症状得到缓解而延长患者生存期的病例[43]。

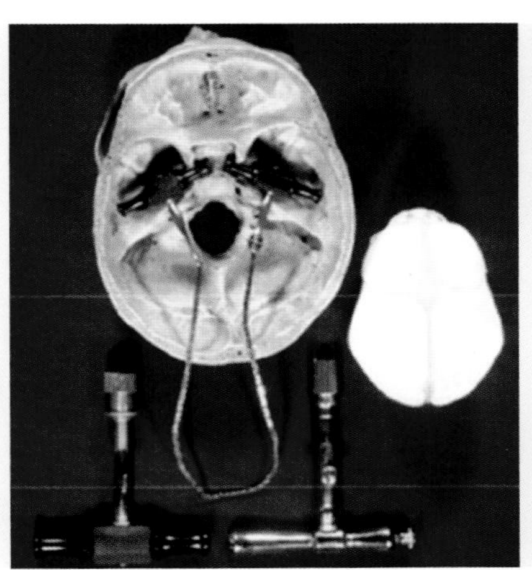

▲ 图 1–35 **吉利线锯，左下角为手动乌木柄环钻，右下角为钢制环钻**
经许可转载，引自作者个人收藏

五、20 世纪初

在世纪之交，正如早期神经外科先驱所报道的那样，随着颅脑手术完成数量的增加，神经定位和手术技术继续得到不断的改进。Victor Alexander Haden Horsley 爵士（1857—1916 年）是一位手术革新者，倡导使用颅后窝减压治疗小脑肿瘤，并发明了第一个头部立体定向框架[45, 46]。他在 1906 年报道了多例颅后窝手术[47]。从这些报道中，Horsley 主张在没有计划肿瘤全切除的情况下对颅后窝肿瘤进行减压，以尽量降低患者的病死率。Antony Maxine Nicholas Chipault（1866—1920 年）受到越来越多的神经外科手术的启发，创办了第一本专门的神经外科杂志 *Travaux de Neurologie Chirurgicale*，对当时世界上所有的脑肿瘤病例进行了回顾[48, 49]。他还发表了一篇关于脑肿瘤手术的历史观点，可以追溯到古代的文章[50]。这些神经外科先驱者通过研究分析他们的病例，真正证明了神经外科手术正在从婴儿期成长起来并走向成熟。其他的一些重要人物在早期先驱者的工作基础上，利用当时的技术，对神经病学和外科解剖学有了更深层次的理解。

1909—1912 年，Fedor Krause（1857—1937 年）在 Horsley、Macewen、Mills 和 Bright 的解剖学工作基础上，以对 Bright 时代解剖学发展为基础出版了三卷本图谱 *Surgery of the Brain and Spinal Cord*（《大脑和脊髓外科手术》），将 Horsley 和 Macewen 时代的手术技术融入 Mills、Starr 等所阐述的神经定位理论[51]。众所周知，Krause 是一位激进的神经外科医生，他在一例 17 岁女性患者的治疗报道中阐述了他的手术方法，以探索进行性听力丧失、右侧肢体轻瘫、复视，以及左侧面瘫和伸舌无力的症状。病灶定位于左侧脑桥和脑桥小脑三角，并尝试进行手术探查。Krause 描述了一个巨大的硬脑膜瓣，之后有“大量的液体被排出”（图 1–36）。由于患者采用坐姿体位，小脑塌陷进入术野，彻底探查小脑蚓部，未发现病变。小脑幕横穿其上，对岩骨进行探查没有发现异常。他继续写道：“没有发现任何病理状况。用示指沿颞骨岩部上缘滑动 6cm，既未发现硬结也未发现波动感。能够在小脑上脚下方直接触到脑桥，它的质地与正常的小脑没有区别。最后用一根长套管针穿过小脑上脚刺破脑桥，吸出 0.5cm^3 的血性液体”。

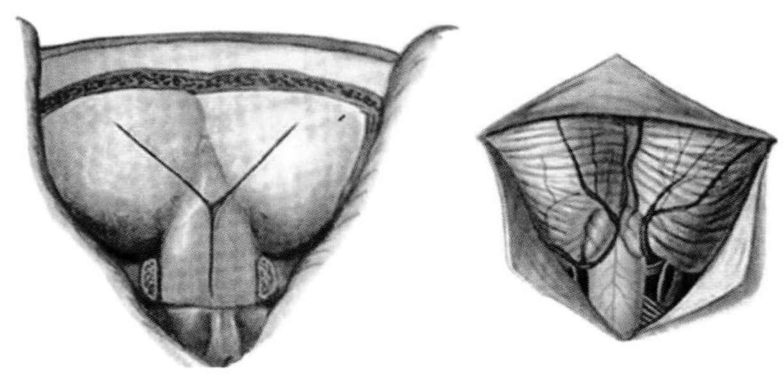

▲ 图 1–36 **Krause 关于颅后窝手术入路的研究中，显示入路和硬脑膜切开示意**
经许可转载，引自作者的个人收藏

他报道说患者术后情况良好，术后长期存活，但对侧肢体偏瘫恢复进展顺利。这项建立在过去基础上的早期开创性工作可能是第一次尝试手术进入脑桥内，并尝试进行减压手术。在接下来的几年里，他在精美的插图病例（图 1–37 和图 1–38）中进一步阐述了这项前沿性的工作。最后，Krause 因倡导脑室外引流术而闻名，以在颅后窝手术前降低颅后窝的颅内压，从而改善预后[52]。他的工作虽然按照今天的标准看起来仍然很激进，但可能对推动脑干疾病治疗效果的提高是必要的，外科医生曾因担心手术结果而被要求避免接收此类患者。

1909 年，Theodore Weisenburg（1876—1934 年）报道了另一名 46 岁患有进行性头痛加重、共济失调、上睑下垂和听力丧失的患者，进行手术尝试，患者仅接受了小脑减压术[53]。术中未见可识别的病变，表面解剖结构显示正常，这意味着与 Krause 不同，一些试图切除脑干胶质瘤的神经外科医生仍然理所当然地不愿意探索脑干内手术，

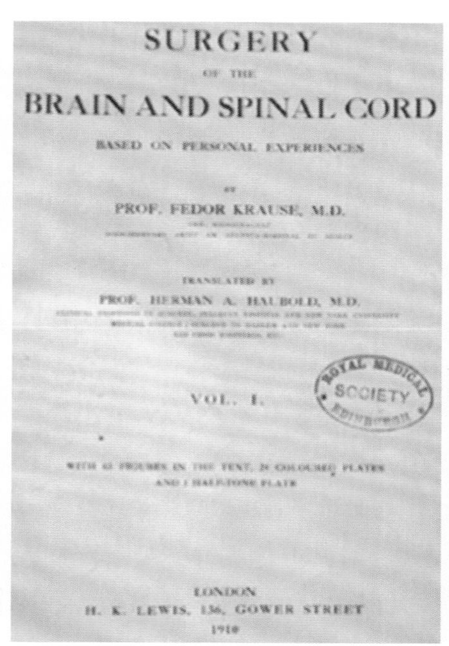

SURGERY
OF THE
BRAIN AND SPINAL CORD
BASED ON PERSONAL EXPERIENCES
BY
PROF. FEDOR KRAUSE, M.D.
TRANSLATED BY
PROF. HERMAN A. HAUBOLD, M.D.
VOL. I.
LONDON
H. K. LEWIS, 136, GOWER STREET
1910

▲ 图 1-37　**Krause 神经外科专著 *Surgery of the Brain and Spinal Cord* 的标题页**

经许可转载，引自作者的个人收藏

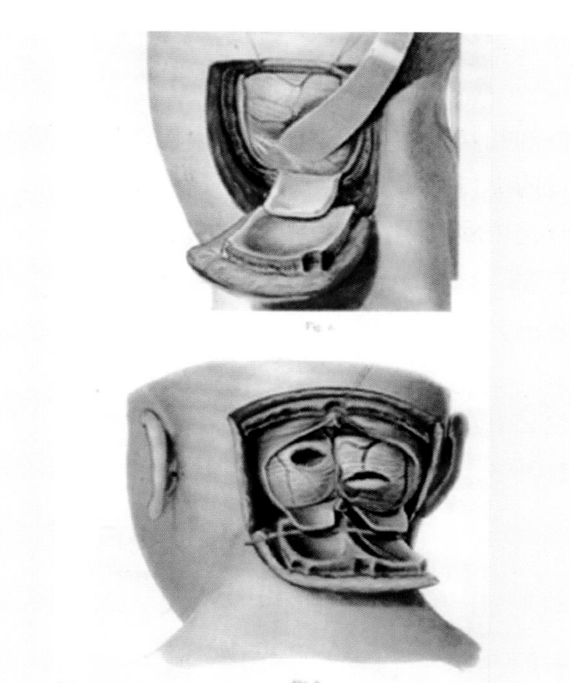

▲ 图 1-38　**Krause 单侧和双侧骨瓣开颅术**

经许可转载，引自作者的个人收藏

因为他们知道这会给患者带来什么后果。由于采用这种保守的治疗方法，患者的术后症状确实略有改善，术后护理也很顺利。患者术后仅存活 6 个月，死于肿瘤进展。尸检显示肿瘤侵犯延髓、脑桥、小脑脚和小脑。

1910 年，Philip Zenner（1852—1956 年）对一名儿童脑干胶质瘤患者施行了开颅探查术[54]。在对脑干进行更详细的探索方面，他的方法更加激进。虽然他是该方法的先驱者，但考虑到手术技术和时代的局限性，该患者在手术后很快死亡也就不足为奇了。对这些病变的神经学定位是粗略的，无法确定其对脑干周围组织的侵袭，也无法提供脑干相关结构的解剖关系的详细信息。因此，神经外科手术在很大程度上是探索性的，并且脑干手术几乎都是致命的。

另一位值得注意的外科医生是 Charles Frazier（1870—1936 年），他与 Virchow 一起训练，后来成为宾夕法尼亚大学的外科学教授。Frazier 在该领域做出了几项重要贡献，这将进一步促进脑干病变的手术治疗。他提倡俯卧位，并改进了他的“无血”中线切口和颅后窝显露[55, 56]。1905 年，他与 Mills 和 Theodore Weisenburg 报道了一系列颅后窝手术，其中记录了他 42% 死亡率的经验（图 1-39）。如前所述，就 Frazier 进行的显露时间和类型而言，仍然要比当时颅后窝手术的死亡率有所改善。

Harvey Cushing 被认为是美国神经外科之父，也是颅后窝手术的先驱。在约翰斯·霍普金斯大学与 William H. Halsted（1752—1922 年）一起培训期间，他出国旅行并与 Theodor Kocher（1841—1917 年）一起工作，在那里他对颅后窝手术有了深入的了解[57]。Cushing 坚持耐心细致地解决问题，并努力扭转人们普遍认为的颅后窝手术不能安全可靠地实施的观点，制订出了几种治疗该区域肿瘤的新技术，并发表了有关小脑和脑干肿瘤的开篇著作[58, 59]。他是“十字”切口的倡导者，该切口虽然不受欢迎，但这种方法可以使小脑得到充分减压、塌陷，以及通过枕骨钻孔来治疗脑积水[60]（图 1–40）。与 Horsley 相似，Cushing 提倡肿瘤内减压手术、组织病理诊断和积极治疗脑积水。他发表了关于小脑髓母细胞瘤和星形细胞瘤切除术的论文，手术死亡率仅为 15%[61]。并于 1910 年 1 月首次报道了一例儿童脑干胶质瘤病例，对其进行了枕下开颅手术探查[62, 63]。1912 年之前，他在约翰斯·霍普金斯大学医学院工作期间，仅报告这一例儿童脑干胶质瘤病例，这是一名 15 岁女性，5 个月前开始出现认知障碍、右侧上睑下垂和右侧面部感觉减退，1 周前出现右耳听力下降、呕吐、头晕、走路不稳、体位性头痛和左侧肢体感觉异常。查体发现她有右侧肢体偏瘫、偏身感觉障碍和钟摆型眼球震颤。卧床 10 天后出现严重构音障碍，为此她开始接受碘化钾治疗，她回家时神经功能有所改善，随后症状快速进展，症状同前。Cushing 对其行枕下开颅颅后窝探查术，对乳突到枕大孔之间的广泛区域进行探查。显露硬脑膜到寰椎后弓水平，打开硬膜后小脑开始不受控制地疝出。然后他决定扩大剪开硬脑膜，小脑通过打开的硬脑膜继续疝出，但没有发现肿瘤。小脑探查无果，终止手术。在未缝合硬脑膜情况下分层缝合肌肉和皮肤。Cushing 总结道："该肿瘤很可能是一种脑桥肿瘤，由于小脑上脚受累而出现的小脑症状。这解释了感觉障碍，以及眼球右侧同向运动麻痹。"尽管进行了简单的手术减压，但患者的体温在数小时内升至 40.9℃，并且发现她的脉搏开始微弱。在第 2 天陷入昏迷并死亡，死因可能是严重的败血症。尸检证实，右侧脑桥小脑区域有一个软胶质肿块，从中线延伸到脑桥小脑三角，前后径为 5cm。肿瘤外侧有囊变。第Ⅲ～Ⅷ对脑神经肯定被肿瘤生长侵犯。肿瘤本身是一个非常复杂的疾病。多处有胶状囊肿和鲜红色出血斑，血管栓塞多见，组织退变呈淡黄色，周围干燥的灰色不透明的组织带，明显生长侵犯周边，像未成熟果实的外观（图 1–41）。该患者最终诊断为脑桥浸润性胶质瘤。Cushing 对进行有限的手术探查没有讨论原因，但他可能已经考虑到进行彻底脑干手术探查带来的致命后果。他的报道进一步详细证明了神经系统查体对诊断这些病变的重要性，解释了脑干中各种神经

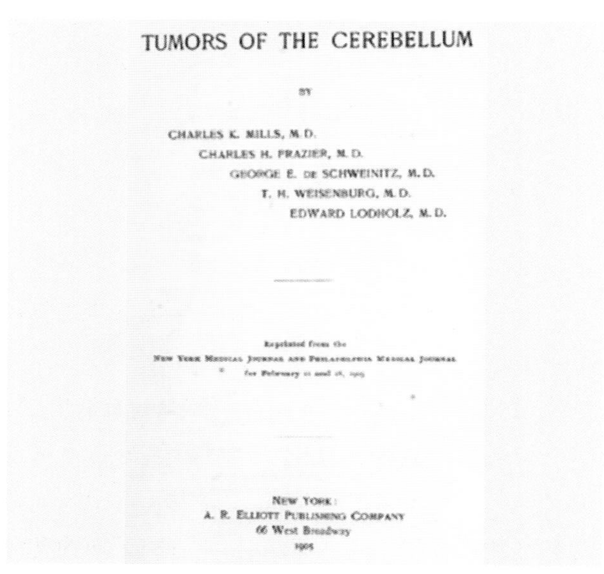

TUMORS OF THE CEREBELLUM

BY

CHARLES K. MILLS, M.D.
CHARLES H. FRAZIER, M.D.
GEORGE E. DE SCHWEINITZ, M.D.
T. H. WEISENBURG, M.D.
EDWARD LODHOLZ, M.D.

Reprinted from the
New York Medical Journal and Philadelphia Medical Journal
for February [illegible]

NEW YORK:
A. R. ELLIOTT PUBLISHING COMPANY
66 West Broadway
1905

▲ 图 1–39 **Mills、Frazier、George Schweinitz、Theodore Weisenburg 和 Edward Lodholz 的专著详细介绍了他们治疗小脑肿瘤的经验，其中讨论了临床评估和手术注意事项**

经许可转载，引自作者的个人收藏

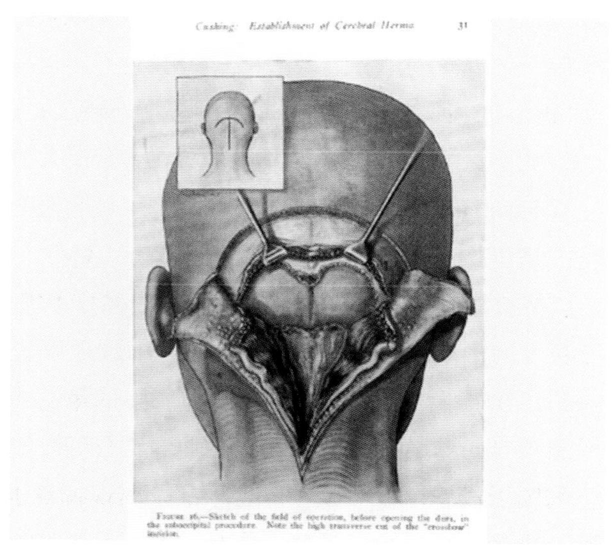

▲ 图 1–40 **Cushing"十字"切口，用于切除颅后窝肿瘤和颅内压升高的治疗**

经许可转载，引自作者的个人收藏

核团之间可能存在密切的关系，尽管在脑干周围仍然存在着许多的未知区域。由于他对儿童幕下肿瘤手术入路的进一步改进，在接下来的几十年中，该疾病的治疗得到了进一步发展，到1928年，他的手术死亡率从20%下降到4%；这是在神经外科史上从未出现过的低死亡率[62]。

跟随Cushing工作的是他以前的学生Walter E. Dandy（1886—1946年）。众所周知，Dandy的手术风格更激进，并且经常不同意他前任导师的观点。Dandy除了致力于发展脑室造影术、加强监护病房，以及加强术后气道和电解质管理外，还主张对脑桥小脑脚的肿瘤进行全切。然而可以理解的是，他的激进手术策略并没有转化为损伤脑干，这种策略甚至在任何时候，更具激进的神经外科医生也不提倡[64-66]。到1946年去世时，Dandy已经做了超过200台颅后窝手术。

这些早期神经外科先驱展示了20世纪初手

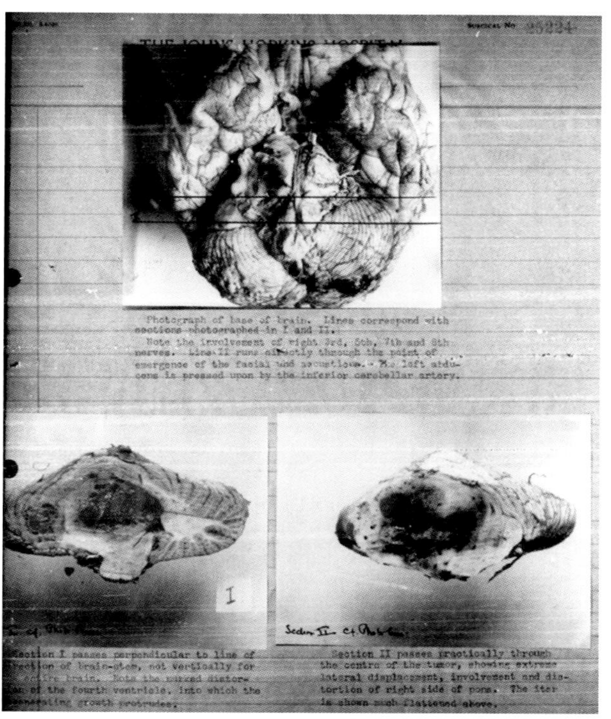

▲ 图1-41 **Cushing经治的脑干胶质瘤患儿的大体标本照片**

经许可转载，图片由The Alan Mason Chesney Archives of The Johns Hopkins Medical Institutions提供

术技术的最前沿，临床诊断在理解这些病变解剖细微差别的复杂性方面的局限性，以及在对患者的病变进行神经外科手术探查时所经历的致命过程。如前所述，许多病例未经肿瘤切除，患者仅接受姑息性手术减压。Donald Matson（1913—1969年）甚至在几十年后指出：“无论具体的病理诊断如何，脑干胶质瘤都必须被归类为恶性肿瘤，因为其位置本身使其无法手术治疗”[67]。

六、20世纪中后期

在早期，由于对脑干胶质瘤（BG）知之甚少，它们都被认为是一个性质独特的肿瘤实体，与脑桥小脑脚和脑干周围的囊性、感染性和炎性占位病变不同。人们对这些病变的异质性知之甚少，直到20世纪初才发现多达10%的儿童肿瘤患者是脑干胶质瘤，这些病变是生长在中脑、脑桥和延髓内的异质性肿瘤，预示完全不同的几种预后结果[68-72]。在接下来的50年里，自从早期神经外科医生试图手术切除这些可怕的病变以来，在改善围术期护理方面的进展甚微。随着越来越多的病例被报道，开始出现流行病学证据，肿瘤的神经系统定位也逐渐准确，医学成像技术的进步允许医师通过前所未有的方式进行肿瘤亚型分类和定位，显微神经外科技术的使用慢慢推动对脑干胶质瘤的管理水平。此外，脑干局灶性占位的患者可能具有良好的预后，这促使神经外科医生尝试对其实施原本计划推迟的手术切除。

1968年，J. Lawrence Pool（1906—2004年）是最早报道接受脑干病变切除术病例的医师之一，患者术后生存10～25年[73]。该组的第一例可能诊断为第四脑室室管膜瘤，肿瘤邻近脑干，但与脑干没有内在关联。患者术前仅出现视盘水肿、头痛和轻度眼球震颤，术后症状缓解。X线片是当时唯一可用的成像方式，虽然这是一个积极的结果，但尚不清楚这种病变是否真的是脑干胶质瘤。第二例是一名 8 岁半女孩，她开始表现为轻度共济失调和头痛，随后出现多向性眼球震颤、面瘫、严重共济失调和轮替运动障碍。1947 年，患者接受了枕下入路开颅探查术，发现第四脑室底部发生了颜色改变，并进行手术探查。在脑桥抽吸出 30ml 肿瘤囊变液体，虽然对部分囊壁结节进行切除，但发现肿瘤严重侵犯延髓和脑桥。医师决定停止进一步手术探查。患者术后恢复非常好，共济失调、眼球震颤和感觉障碍症状得到缓解，在随后 13 年的随访中患者情况保持稳定。最后一名患者于 1957 年接受手术，是一个伴有视盘水肿、复视和轻度共济失调的 13 岁男孩。术前放置侧脑室引流，手术采用枕下入路。在中脑导水管顶部发现了一个灰色肿瘤，估计直径为 8mm。尝试进行组织活检，但引起出血，没有进一步探查。将一根软橡胶导管置入第三脑室，并锚定到小脑延髓池的蛛网膜下腔。硬脑膜水密缝合，病理诊断为星形细胞瘤。患者的视盘水肿和共济失调有所改善，并且在 10 年的随访中表现良好。虽然这些病例展现出脑干胶质瘤术后长期生存是可能的，但很明显，这些病例仅代表了脑干体积小、局灶性或囊性的病变治疗，他们当中并没有尝试真正手术全切肿瘤。考虑到患者在手术后存活了很长时间，谨慎的 Pool 并没有尝试更彻底切除肿瘤，以改善患者的预后。然而，这些病例似乎并不是其他神经外科医师一直以来努力解决的脑干侵袭性弥漫性病变。这些可能是有意挑选的病例，使 Pool 在本报道中得出的结论具有误导性。其报道称脑干胶质瘤通过适当治疗可以获得长期有效的生存。他还认为“X 线疗法”是“明显阻止了肿瘤的生长”，而“X 线疗法”只不过是在术中拍几张 X 线片。尽管他描述了这些病例的术中细节和患者表现，但他向神经外科医生保证，全切脑干胶质瘤可以达到长期生存，但结论并不准确。然而，他在讨论中指出这些肿瘤不是均一性质病变，这些病变看似良性，但在脑干内和第四脑室周围的肿瘤性质明显不均匀。根据这一认识，这些肿瘤的异质性开始真正被认知，所有的脑干胶质瘤都不是相同的，也不应该被同样对待。

在接下来的 30 年中，出现了更多的关于脑干肿瘤预后良好的报道，人们开始接受这种肿瘤事实上不是一种肿瘤，而是一类肿瘤，其治疗策略和结果取决于所采取的外科干预措施。毫无疑问，对较大肿瘤不良预后的报道不足，但医师从磁共振成像技术中获得了更多的知识，这大大提高了人类对这类肿瘤的了解。

在此期间，弥漫性胶质瘤被确定为最常见的脑干肿瘤类型，占所有脑干病变的 58%～75%，其边缘不清，脑干形态肿胀而非受压[68, 74]。病程不到 2 个月的儿童中有 80% 的患者和其肿瘤的影像学特征之间可能存在临床相关性。病程明显更缓慢的患者，通过这些影像学特征能从更具侵袭性的亚型中识别出具有更好预后特征的肿瘤亚型。另外也出现了几种影像学分类系统，即根据肿瘤的增强模式，将肿瘤定性为弥漫性或局灶性、外生性或实质性。背侧外生性病变被确定为起源于第四脑室室管膜下神经胶质成分，随着神经外科医生对其影像学表现越来越了解，他们开始将其与脉络丛乳头状瘤或室管膜瘤进行区分。局灶性肿瘤和来自中脑或颈 – 延交界处的肿瘤可以认为通常是浸润性低的低级别良性肿瘤。这类肿瘤与弥漫性胶质瘤之间的区别使神经外科医生能够理解为什么一些接受手术切除的患者可以显著长期生存。从治疗历史上看，脑干表面颜色或脑干形状、质地异常仅被用作手术探查时安全进入脑干的部位，但之后开始被术前影像分析所取代。

20 世纪 90 年代，脑干胶质瘤的流行病学也进一步发展，如在Ⅰ型神经纤维瘤病患者中发现了更多的缓慢生长的肿瘤，诊疗策略可以先对患者进行磁共振成像检查，对某些患者进行随访监测，直到不手术风险大于手术风险时再考虑手术[75]。

20 世纪 70 年代末，随着医学影像学的进步，首次研究弥漫性脑干胶质瘤患儿放射治疗过程中同步增加化学药物治疗的疗效。放射治疗过程中增加长春新碱，尽管患儿总生存时间为 20%，但长期随访结果没有差异。20 世纪 80 和 90 年代进行了其他临床试验，包括在强化放射治疗方案之前使用环磷酰胺、顺铂、异环磷酰胺和卡铂等药物；但存活率无明显改善。在 20 世纪 90 年代末，依托泊苷与放射治疗和长春新碱联合应用的试验同样没有产生任何生存效益 [76]。骨髓清除化学药物治疗也没有提高生存率。

尽管脑干胶质瘤曾经较为罕见，以至于被认为不可能进行多中心临床试验。但在 1983 年，来自 13 个不同机构的放射肿瘤学家首次参与了一份问卷调查，评估了他们在过去几十年中对脑干胶质瘤进行放射治疗的疗效。结果显示 62 名患者的 3 年生存率仅为 23%。肿瘤局部控制的失败意味着治疗尝试失败，全脑放射治疗没有生存获益。从第一次合作中，临床医生很快意识到，为了在治疗方面取得实质性进展，还需要进行更多的合作。Ⅰ/Ⅱ期试验开始研究各种放射治疗计划和与化学药物治疗药物的组合，发现最大辐射剂量为 64.8～78 Gy，患者存活率没有提高，但皮质类固醇依赖、血管不良事件、脑白质改变、听力下降和癫痫发作等并发症发生率增加。大多数试验患者的中位生存期为 8～13 个月 [71, 72, 76]。因此，根据这项试验推测，脑干胶质瘤可能需要更低的放射剂量，并且在脑干胶质瘤围术期放射治疗或作为单独治疗措施。化学药物治疗难以渗透血脑屏障、放射暴露的风险，以及一些生长缓慢的肿瘤被认为是试验不太成功的原因。

目前，儿童肿瘤小组和儿科脑肿瘤协会正在进行新方案的临床试验，包括表皮生长因子受体（EGFR）抑制药、抗血管生成药、法尼基转移酶抑制药、放射治疗增敏药、组蛋白脱乙酰酶抑制药，以及在治疗其他高级别胶质瘤中被证明是成功的药物（如替莫唑胺）[71, 72, 76]。通过这些疗法实现抑制肿瘤生长，从而为患者带来有意义的长期生存，希望仍然存在。

更重要的是，现代科技的进步也使脑干胶质瘤的外科治疗不断进步和发展 [77]。使用先进的 MRI 可以更好地展示出血、囊肿，并以前所未有的方式对病灶增强扫描，从而优化手术入路，尽可能少地影响表面正常脑组织。神经导航和术中成像可以引导术者尽可能多地切除肿瘤组织，而不再依赖早期开颅手术的术中探查。立体定向活检通过规划最安全、破坏最小的路径实现了肿瘤组织病理诊断，在我们了解到大部分的脑干胶质瘤治疗历史中，这种方式似乎都是科幻小说般的存在。术中电生理监测，包括脑神经诱发电位、脑干听觉诱发电位、运动和感觉诱发电位、脑干监测、神经传导和肌电图，可提高神经外科医生对脑干胶质瘤解剖定位的认识，辅助最大限度地安全切除肿瘤。面丘上、下安全区已被证明是进入脑干的更安全区域，神经生理学监测在实时评估这些进入点和切除范围时非常重要。弥散张量成像可显示被肿瘤组织推挤、移位、变形的重要神经束，使得脑干手术比以往任何时候都更安全。术中成像可以进一步实时评估肿瘤切除的体积，并通过将其加载到神经导航中进一步指导残余肿瘤的切除。术后加强监护病房（ICU）管理、氧合监测、气道保护和吞咽功能评估的改进使患者围术期更安全，大大改善患者预后。在现代，对康复理疗的重视进一步改善了脑干胶质瘤患者术后的生存质量。

即使已经对脑干胶质瘤有了近 200 年的认识和治疗后，大多数脑干病变的预后仍然很差，弥漫性和侵袭性脑干胶质瘤的长期生存只获得部分改善。辅助化学药物治疗和放射治疗对患者的生存获益很小，但无论是否进行手术治疗，患者选择和准确的肿瘤分类对长期生存具有重要的影响。随着预后的改善，再次手术也成为某些患者的选择，这在之前历史上是不可能的[78]。为了使下一代治疗方案能改善患者的生存，必须更深入地了解脑干胶质瘤的遗传特征，以确定治疗的目标。广泛破坏血脑屏障可能促进新疗法的发明，直接给药系统可能更好的控制肿瘤生长，减少全身不良反应。尽管我们对脑干胶质瘤的研究和治疗有着悠久而令人沮丧的历史，但可以说，弥漫性脑干胶质瘤的治疗仍然没有比一个多世纪前更有效，并且依然预示着绝大多数患者在 2 年内有很高的死亡风险。然而，我们在按肿瘤位置和影像特征对肿瘤进行分类方面取得了重大进展，这有助于术前识别可以通过手术切除治愈的肿瘤。随着我们对脑干胶质瘤致病分子机制的不断深入理解，以及各种技术的加速发展，有可能在我们这一代中发现某一致病途径、蛋白质或治疗干预措施，这预示着发现一类新的、有效的治疗方法，步入一个新的治疗时代。我们当前的护理水平向前发展，远远超过 Mills、Krause 和 Cushing 时代提供的护理水平。我们希望，就所有患者可实现的长期生存而言，脑干胶质瘤将再次以同质的方式进行预后分类。回溯我们对脑干胶质瘤的理解呈指数级增长的规律，在过去的 30 年、100 年、200 年和 2000 年中，我们对这些疾病的诊断和治疗发生了惊人的变化。现代神经外科医生发现自己处于一个技术日益进步的时代，这在人类整个历史中是前所未有的，而脑干胶质瘤曾经是一个渐进的治点，事实上可能并不遥远[79]。

结论

在人类科学发展的更大范围内，我们对脑干胶质瘤的理解还处于初级阶段。在人类的很长一段历史中，颅后窝是神经外科医生要避免的区域，侵犯脑干会导致患者死亡。只有在过去的半个世纪，在先进医学成像技术和发展时间较短的立体定向技术帮助下，我们在治疗中才触及这些位于人类神经系统最重要区域无情肿物的表面。目前尚不清楚在这样重要的领域进行手术切除是否是未来治疗脑干胶质瘤的答案，但肯定需要有针对性和高选择性的治疗手段。与身体的任何其他部位肿瘤相比，保留脑干的神经结构和功能至关重要，并且仍然是脑干胶质瘤治疗面临的最大挑战。这是一个在我们整个历史中不断回响的警钟，当我们期待着下一代治疗进展刚刚从地平线升起时，这一警钟再次响起。

参考文献

[1] Viale G. The surgical approach to the posterior cranial fossa according to Galen. Neurosurgery. 2007;61:ON5399–404.

[2] Galen of Pergamon (1576–1577) *Omnia quae extant opera in Latinum sermonem conversa. (Quinta ed)* Apud Juntas, Venice.

[3] Garrison FG, Streeter EC. Sculpture and painting as modes of anatomical illustrations. In: Choulant's history and bibliography of anatomical illustrations, translated by Mortimer Frank. Chicago: University of Chicago Press; 1920.

[4] Goodrich JT. Sixteenth century renaissance art and anatomy: Andreas Vesalius and his great book – a new view. Medical Heritage. 1985;1:280–8.

[5] Leonardo da Vinci. (1911–1916) Quaderni d'anatomia. Jacob Dybwad, Christiania. In six volumes. See also Hopstock, H. Leonardo as an anatomist. In: Singer C, editor. Studies in the history of medicine. Oxford, UK: Clarendon Press; 1921. p. 153–91.

[6] Leonardo da Vinci. In: Keele KD, Pedretti C, editors. Corpus of the anatomical studies in the collection of her majesty the queen at Windsor Castle. New York: Harcourt Brace Jovanovich; 1979.

[7] Todd EM. The Neuroantomy of Leonardo da Vinci. Park Ridge, IL: American Association of Neurological Surgeons; 1991.

[8] Hunter W. Two Introductory Lectures, delivered by Dr. William Hunter, to his last course of Anatomical Lectures, at his Theatre in Windmill Street. . . London, Printed by the Order of the Trustees for J. Johnson, 1784. See page 39 for Leonardo quote.

[9] Dryander J. *Anatomiae* Apud Eucharium Ceruicornum. Marburg, 1537.

[10] Hanigan WC, Ragen W, Foster R. Dryander of Marburg and the

first textbook of neuroanatomy. Neurosurgery. 1990;26:489–98.
[11] Vesalius A. De Humani Corporis Fabrica Libri septum. Ex officina Joannis Oporini. Basel, 1543.
[12] Willis T. Cerebri anatome: cui accessit nervorum descriptio et usus. London: J. Flesher; 1664.
[13] Morand F-S. (1768–1772) Opuscules de Chirurgie. Paris, Guillaume Desprez, see pages 161–68).
[14] Morgagni GB. De sedibus, et causis morborum per anatomen indagatis libri quinque. Venetiis, Italy: Typog Remondiniana; 1761.
[15] Morgagni GB. The seats and cause of diseases investigated by anatomy . . .Translated from the Latin by Benjamin Alexander. London: Millar; 1769.
[16] Soemmering ST. Dissertatio inauguralis anatomica de basi encephali et originibus nervorum cranio egredientium libri quinque. Gottingae, Germany apud A. Vanderboech vid.; 1778.
[17] Vicq d'Azyr F. Traité d'anatomie et de physiologie avec des planches coloriées répresentantfau naturel les divers organs de l'homme et des animaux. Paris, France, A. Didot l'aîné, 1786.
[18] Gautier D'Agoty JF. Anatomie de la téte. Paris: France. Chez le sieur Gautier, M. Duverney, Quillau; 1748.
[19] Dandy WE. Surgery of the brain. In: Lewis practice of surgery. Hagerstown, MD: W.F. Prior Co.; 1945. p. 6–7.
[20] Holmes OW. The contagiousness of puerperal fever. New England Quart J. 1843;1:503–30.
[21] Semmelweis IF. Die Aetiolgie, der Begriff unde die Prophylaxis des Kindbettfiebers. Vienna, and Leipzig: C.A. Hartleben's Verlags-Expedition, Pest; 1861.
[22] Lister J. Collected papers. Oxford, UK: Clarendon Press; 1909.
[23] Lister J. On the principles of antiseptic surgery. Inter Beiträge Wissen Med. 1891;3:1–12. A paper in which Lister summarizes his work on antiseptisis, presented in a festschrift to Rudolf Virchow on his 70th birthday.
[24] Lister J. On the effects of the antiseptic system of tratment upon the salubrity of a surgical hospital. Edmonston & Douglas: Edinburgh; 1870.
[25] Bell C. The nervous system of the human body embracing the papers delivered to the Royal Society on the subject of nerves. London, UK: Longman, Rees, Orme, Brown, and Green; 1830. See pp clxix, plate IV for brain stem illustration.
[26] Bell C. Illustrations of the great operations of surgery, trepan, hernia, amputation, aneurism, and lithotomy. London: Longman, Hurst, Rees, Orme, and Brown; 1821.
[27] Broca P. Remarques sur le Siège de la faculté du language articulé suivie d'une observation d'aphémie (perte de la parole). Bull Soc Anat Paris. 1861;36:330–6.
[28] Broca P. Perte de la parole; ramollissement chronique et destruction partielle du lobe antérieur gauche du cerveau. Bull Soc Anthrop Paris. 1861;2:235–41.
[29] Ferrier D. The functions of the brain. London, UK: Smith, Elder and Co.; 1876.
[30] Bartholow R. Tumours of the brain; clinical history and comments. Am J Med Sci. 1868;110ns:339–59.
[31] Bartholow R. Experimental investigations into the functions of the human brain. Am J Med Sci. 1874;67:305–13.
[32] Cruveilhier J. Anatomie pathologique du corps humain. Paris: J.–B. Baillière; 1829–1842.
[33] Flamm ES. The neurology of Jean Cruveilheir. Med Hist. 1973;17:343–53.
[34] Cushing H. Tumors of the nervus acousticus and the syndrome of the cerebellopontile angle. Philadelphia: WB Saunders; 1917.
[35] Cushing H, Eisenhardt L. Meningiomas. Their classification, regional behaviour, life history, and surgical end results. Charles C Thomas: Springfield; 1938.
[36] Bright R. Reports of Medical Cases, selected with a View of illustrating the symptoms and cure of Diseases by a Reference to Morbid Anatomy. London: Richard Taylor for Longman et al.: 1827–1831.
[37] Macewen W. An address on the surgery of the brain and spinal cord. BMJ. 1888;2:302–9.
[38] Macewen W. Pyogenic infective diseases of the brain and spinal cord. J. Maclehose & Sons: Glasgow; 1893.
[39] Starr A. Brain surgery. New York: William Wood & Company; 1893.
[40] Mills CK. Tumor of the pons Varolii, with conjugate deviation of the eyes and rotation of the head. J Nerv Ment Dis. 1881;8:470–81.
[41] Gigli L. Zur technik der temporären Schädelresecktion mit meiner Drahtsäge. Centrabl für Chir 1989;25:425–8. For an English translation of this article see Wilkins RH. Neurosurgical classics. New York: Johnson Reprint Company; 1965: 380–82.
[42] Collier J. The false localizing signs of intracranial tumour. Brain. 1904;27:490–508.
[43] Diller T. A case of tumor of the pons in which tapping of the lateral ventricles was done for the relief of intra-cranial pressure. Am J Med Sci. 1892;104:509–14.
[44] Jacobi MP. Case of probable tumor of the pons. J Nerv Ment Dis. 1889;14:115–29.
[45] Gotch F, Horsley VAH. On the mammalian nervous system, its functions, and their localisation determined by an electrical method. Phil Trans Royal Society B. 1891;182:267–526.
[46] Horsley VAH, Clarke RH. The structure and functions of the cerebellum examined by a new method. Brain. 1908;31:45–124.
[47] Horsley V. On the techniques of surgeries of the central nervous system. BMJ. 1906; 2:411–23.
[48] Chipault A, editor. Travaux de Neurologie Chirurgicale. Paris, France, 1896–1901.
[49] Chipault A. Chirurgie Opératoire du Système Nerveaus. Paris, France; Rueff Et. C. Editeurs ; 1894–95. For the pediatric cerebellar tumor cases listed by Chipault see case 23 and 24 on pp. 333–34; case 79 on p 354; case 88 on p 357; case 118 on p 369.
[50] Chipault A. Etudes de Chirurgie Médullaire (Historique, chirurgie opértoire, traitement). Felix Alcan: Paris; 1894.
[51] Krause F. Surgery of the brain and spinal cord based on personal experiences. Translated by H. Haubold and M. Thorek. New York: Rebman Co.; 1909–1912. Issued in three volumes.
[52] Krause F. Operative freilegung der Vierhüget nebst beobachtungen über hirndruck und decompression. Zentrabl Chir. 1926;53:2812–9.
[53] Weisenburg TH. Extensive gliomatous tumor involving the cerebellum and the posterior portions of the medulla, pons and cerebral peduncle and the posterior limb of one internal capsule. J Am Med Assoc. 1909;LIII:2086–91.
[54] Zenner P. Two cases of tumor of the pons. J Nerv Ment Dis. 1910;37:27–36.
[55] Frazier CH. Remarks on the surgical aspects of tumors of the

cerebellum. New York State J Med. 1905;18:272–80. 332–7

[56] Frazier CH. The midline bloodless approach to the posterior fossa. Trans Am SA. 1926;44:229–47.

[57] Cushing H. The intracranial tumors of preadolescence. Report of a clinic for a combined meeting for the Pediatric Section of the New York Academy of Medicine, Philadelphia Pediatric Society, the New England Pediatric Society, held at the Peter Bent Brigham Hospital, Boson, October 16, 1926. Am J Dis Child. 1927;33:551–84.

[58] Cushing H. Experiences with cerebellar astrocytomas. Surg Gynecol Obstet. 1931;52:129–204.

[59] Cushing H. Experiences with cerebellar medulloblastomas. Acta Path Microbial Scand. 1930;7:1–86.

[60] Cushing H. The establishment of the cerebral hernia as a decompressive measure for inaccessible brain tumors, with the description of the intermuscular making of the bone defects in the temporal and occipital regions. Surg Gynecol Obstet. 1905;1:297–314.

[61] Cushing H. Intracranial tumors. Notes on a series of two thousand verified cases with surgical mortality percentages pertaining thereto. Springfield: Charles C Thomas; 1932.

[62] Sedora-Román NI, Pendleton C, Mohyeldin A, Quiñones-Hinojosa A. Harvey Cushing's early experience with pediatric gliomas. Childs Nerv Syst. 2011;27(5):819–24. https://doi.org/10.1007/s00381–011–1392–2. Epub 2011 Feb 2.

[63] Dmetrichuk JM, Pendleton C, Jallo GI, Quiñones-Hinojosa A. Father of neurosurgery: Harvey Cushing's early experience with a pediatric brainstem glioma at the Johns Hopkins Hospital. J Neurosurg Pediatr. 2011;8(4):337–41. https://doi.org/10.3171/2011.7.PEDS11101.

[64] Dandy WE. Ventriculography following the injection of air into the cerebral ventricles. Ann Surg. 1918;68:5–11.

[65] Dandy WE. Röntgenography of the brain after the injection of air into the spinal canal. Ann Surg. 1919;70:397–403.

[66] Dandy WE. Localization or elimination of cerebral tumors by ventriculography. Surg Gynecol Obstet. 1920;30:329–42.

[67] Matson D. Tumors of the posterior fossa. In: Neurosurgery of infancy and childhood. 2nd ed. Springfield: Charles C Thomas; 1969. p. 469–77.

[68] Jallo GI, Biser-Rohrbaugh A, Freed D. Brainstem gliomas. Childs Nerv Syst. 2004;20(3):143–53. Epub 2003 Dec 11. Review.

[69] Littman P, Jarrett P, Bilaniuk LT, Rorke LB, Zimmerman RA, Bruce DA, et al. Pediatric brain stem gliomas. Cancer. 1980;45:2787–92.

[70] Berger MS, Edwards MS, LaMasters D, Davis RL, Wilson CB. Pediatric brain stem tumors: radiographic, pathological, and clinical correlations. Neurosurgery. 1983;12:298–302.

[71] Donaldson SS, Laningham F, Fisher PG. Advances toward an understanding of brainstem gliomas. J Clin Oncol. 2006;24(8):1266–72. Review.

[72] Recinos PF, Sciubba DM, Jallo GI. Brainstem tumors: where are we today? Pediatr Neurosurg. 2007;43(3):192–201. Review.

[73] Pool JL. Gliomas in the region of the brain stem. J Neurosurg. 1968;29:164–7.

[74] Epstein F, Wisoff JH. Intrinsic brainstem tumors in childhood: surgical indications. J Neuro-Oncol. 1988;6:309–17.

[75] Pollack IF, Schultz B, Mulvihill JJ. The management of brainstem gliomas in patients with neurofibromatosis 1. Neurology. 1996;46:1652–60.

[76] Finlay JL, Zacharoulis S. The treatment of high grade gliomas and diffuse intrinsic pontine tumors of childhood and adolescence: a historical – and futuristic – perspective. J Neuro-Oncol. 2005;75(3):253–66.

[77] Sabbagh AJ, Alaqeel AM. Focal brainstem gliomas. Advances in intra-operative management. Neurosciences (Riyadh). 2015;20(2):98–106.

[78] Bowers DC, Krause TP, Aronson LJ, Barzi A, Burger PC, Carson BS, et al. Second surgery for recurrent pilocytic astrocytoma in children. Pediatr Neurosurg. 2001;34:229–34.

[79] Goodrich JT. History of posterior Fossa tumor surgery. Surgery of the posterior Fossa. Springer Italia: Milan; 2011.

第2章　脑干的解剖
Anatomy of the Brainstem

Jaafar Basma　Dom E. Mahoney　Andrei Tudose　Douglas Taylor　Kaan Yağmurlu　Jeffrey Sorenson　著
汤文龙　姜永强　译　　陈立华　张洪钿　校

缩略语

AICA	anterior inferior cerebellar artery	小脑下前动脉
CN	cranial nerve	脑神经
CSF	cerebrospinal fluid	脑脊液
IAC	internal auditory canal	内耳道
PCA	posterior cerebral artery	大脑后动脉
PICA	posterior inferior cerebellar artery	小脑下后动脉
SCA	superior cerebellar artery	小脑上动脉
VA	vertebral artery	椎动脉

脑干位于斜坡和小脑之间，是一个相对较小但高度互联的结构。除了嗅觉和视觉，所有的感觉和运动传导通路均穿行于脑干，使其成为大脑和身体之间的主要通道。脑干的复杂性，加上它集中的重要结构和深层位置，给外科手术带来了巨大的挑战。其密集的上行和下行传导束，以及对重要神经功能所必需的核团，只占其复杂性的一部分。外科医生还必须了解其与周围神经、脑室、脑池、动脉、静脉和骨性结构复杂的解剖关系。这些知识将有助于术者预判进入脑干的各种手术径路可能会出现何种神经功能损伤。当然，在进行手术规划时，病变的位置及其与脑干表面的接近程度是非常重要的因素。文献已经报道了移除脑干深层病变的安全进入区，同时也描述了到达软脑膜 – 室管膜层病变的两点法则：一个点位于病变中心；另一个点位于病变最靠近软脑膜 – 室管膜表面的部位，以获得手术入路的方向[1]。这两种方法的结合，以及显微神经外科解剖学和神经影像技术的知识，对于最大限度地提高手术的准确性和安全性至关重要。

一、发育解剖学：系统发育和个体发育

了解脑干如何发育，有助于掌握脑干的基本结构。据推测，脑干进化为脊髓的超级特殊部分，以帮助脊椎动物适应特殊感觉和原始运动协调的需要[2]。与直接环境（触觉、味觉）相关的感觉可能是早期出现的，并局限于后脑。距离感觉（视觉、嗅觉）出现较晚；因此，它们位于中

脑和端脑。另外，空间定向（迷路）起源于早期的运动协调。听觉后来发展为前庭系统和振动感知的一种适应。联络和相关功能开始在中脑（如视觉顶盖）展开，随后出现更高的间脑中心[2]。因此，丘脑在解剖学上构成中脑的喙侧延续，两者之间没有脑沟分隔。

在妊娠的3周后，神经管组织经历了翼（背侧）和基底（腹侧）区域的基本分化。这两部分由神经管内腔内的双侧沟 – 界沟所界定。翼和基底膜分别构成脊髓的感觉灰质和运动灰质。这种模式最初在脑干发育过程中保留下来，但后来由于出现更复杂的细胞核，以及皮质、脊髓和小脑投射纤维的转运而被破坏。在妊期4周内，神经管开始经历折叠和扩张，形成前脑、中脑和菱脑（后脑）。后两者继续形成脑干结构，菱脑随后分化为后脑和脊髓[3]。

在3个月的妊娠期，脑干的神经管会改变形状，向背侧开放，并在管腔的这一部分扩张为背侧顶板。在脑干的大部分区域，顶板被缩小为一薄层室管膜，通过该层上覆的小血管形成脉络丛[3]。这种扩张导致脑干内界沟的重新定位。在脊髓中，沟位于管腔的侧壁，将运动区和感觉区分别划分为腹侧和背侧。当神经管扩张形成脑干时，界沟位于脑室前部，在两侧脑干后表面形成一条沟槽，分别从内侧和外侧分离运动核和感觉核。然而，在中脑，翼板仍位于后部，形成顶盖。四叠体或顶盖形成了 sylvian 导水管的顶壁，并参与了听觉和视觉通路的形成。在这以水平面以下，第四脑室的顶壁与小脑脚一起由小脑帆形成，小脑帆是一种神经膜，其下部具有退化的神经功能。

被盖（拉丁语表述为 covering，即覆盖层）起源于基板，形成脑干室腔系统的底壁。被盖灰质形成脑神经核团、分泌核和网状结构。然而，脑干的最前面部分不是由被盖形成的，而主要是由大脑脚和锥体内的皮质脊髓束和皮质核束纤维形成的。脑桥是延髓的一种特化，由于皮质 – 脑桥 – 小脑束、皮质脊髓束和脑桥核团的发育，仅在哺乳动物中较为明显。皮质脊髓束纤维通过可识别的标志物（如延髓外侧沟、三叉神经周围区、下橄榄核）与更多的后部被盖分离，这些标志物已在以前的解剖学报告中描述过，与潜在的进入软膜下脑干病变的安全进入区有关。另外，感觉纤维，如内侧丘系和脊髓丘脑束，则更多地通过被盖向后方穿过脑干。

二、脑干的解剖特征

了解脑干的外部特征及其与下方深部结构的解剖关系是非常重要的。术者应该熟悉脑干周围各个层面的解剖结构。在每个方向上，除了小脑中脚和第四脑室外，脑干周围都存在一个蛛网膜下腔脑脊液（CSF）池。其中每一个脑池通常包含多条血管和一条或多条脑神经（图 2–1）。

（一）中脑

中脑从丘脑延伸到脑桥中脑沟。在前方，自外向内，大脑脚由同侧排列的额 – 顶 – 颞桥束、皮质脊髓束、皮质延髓束和额桥束纤维自内囊下行组成。在两脚之间有一缺口，称为脚间窝，其中包含一个同名的脑池，后界为后穿质，该部位接受来自大脑后动脉（PCA）靠近基底动脉尖的穿支供血。动眼神经起自大脑脚内侧，由环绕大脑脚其余部分的脑池（大脑脚池）所包含。在大脑脚和中脑外侧沟之外，中脑的后外侧部分被环池所包围。中脑外侧沟的一个切迹朝向前方，指向内侧丘系，内侧丘系将对侧触觉和位置觉传递到丘脑。黑质是锥体外系的一部分，它将大脑脚前部的下行纤维和后部的上行纤维束（内侧丘系、腹侧脊髓丘脑束、腹侧三叉神经丘脑束和齿状回 – 红核 – 丘脑束）分开。红核位于上行纤维束内侧，并与动眼神经纤维交叉。小脑上脚的

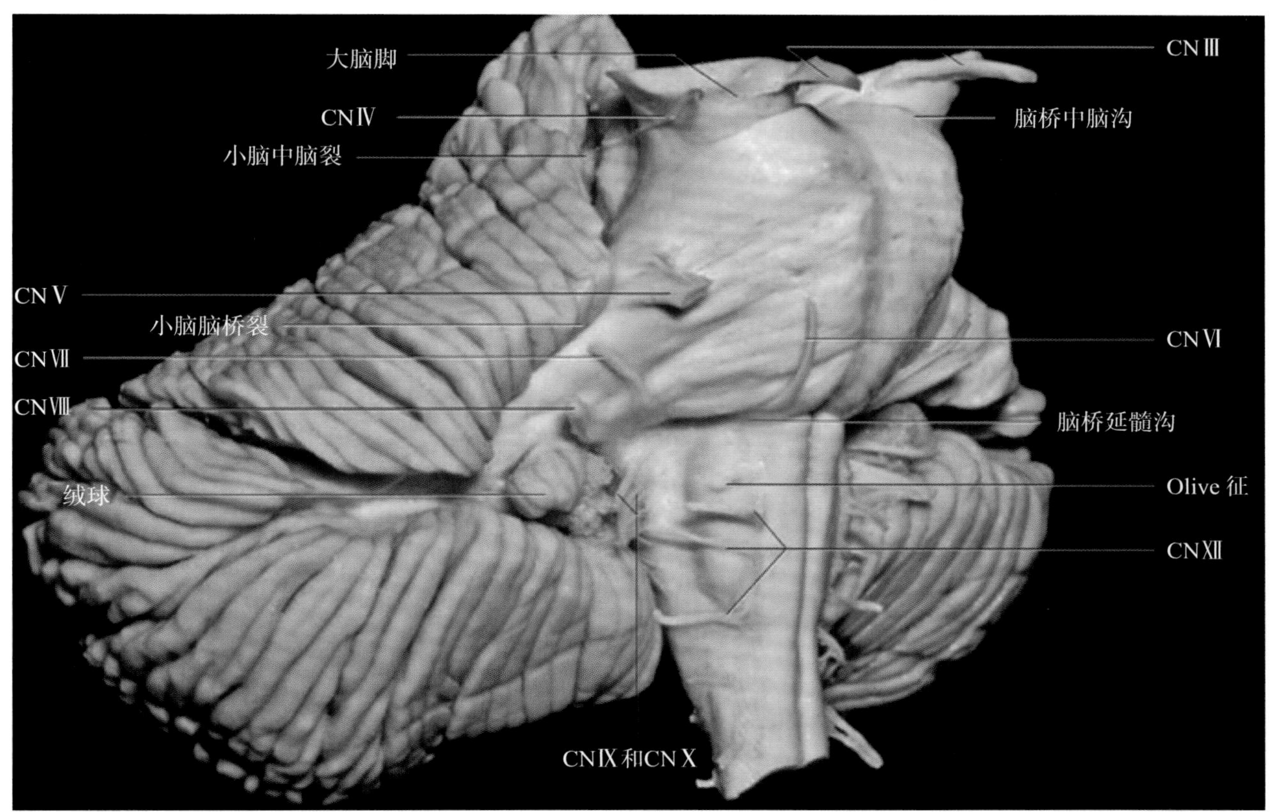

▲ 图 2-1 从前外侧面观察脑干
CN. 脑神经

纤维走行于内侧丘系的内侧和后部，到达红核和丘脑。

沿中线向后，可见连通第三脑室和第四脑室的 Sylvian 导水管（中脑导水管）。中脑导水管周围的被盖有密集的核团，包括中脑导水管周围灰质、网状结构、中缝核，以及第 Ⅲ 、Ⅳ 对脑神经的核团。后者的纤维在中脑导水管周围灰质后向内侧弯曲，穿过中线从脑干后表面出中脑。在中脑的最外侧和最下部，可发现另一系列的上行纤维束，包括外侧丘系（听觉传入）和脊髓丘脑背侧束（痛温觉）。导水管后面是四叠体，包含上丘和下丘，分别与视觉和听觉反射相关。四叠体池将四叠体从小脑舌后方分开[4]。

（二）脑桥

脑桥是一个凸形结构，从上方的脑桥中脑沟延伸至下方的脑桥延髓沟。位于其前半部分的下行纤维（皮质脊髓束和皮质核束）与来自脑桥核的横向纤维混合，汇入对侧小脑中脚。脑桥核交织在这些上下走向和两侧走向的神经纤维之间，将各种传入信号整合到皮质 – 脑桥 – 小脑通路中，被认为可以为运动学习提供纠错功能。在脑桥凸起的中部，起自三叉神经感觉核的纤维在小脑中脚出现之前汇合形成三叉神经感觉根。运动神经根在与感觉神经根融合前起自感觉根上方。大多数上行纤维束（如内侧和外侧丘系、腹侧和背侧脊髓丘脑束）位于脑桥横纤维后方和网状结构前方。

脑桥的后部可视为第四脑室底的上半部分，近似菱形，脑脊液流经第四脑室顶点的开口，经两侧的外侧隐窝（Luschka 孔）流入脑桥小脑三角池，经闩部（Magendie 孔）向下流入枕大池和脊髓的室管膜管，从上自中脑导水管流出。在室腔两侧之间由小脑脚勾勒出菱形。第四脑室底由正中沟、旁正中沟和界沟在垂直方向分开；在水平方向上，通过两两的外侧隐窝之间的假想线将其分为上半部分（脑桥）和下半部分的（延髓）。髓纹沿着这条线到达外侧隐窝，进入听觉区。在第四脑室底部附近有几个脑神经核团，被界沟分为内侧运动区和外侧感觉区。在上半部，最突出的结构是面丘，位于内侧隆起，覆盖在展神经核和面神经纤维之上，这些神经纤维起源于更靠前的脑桥延髓沟附近的面神经核[4]。

（三）延髓

延髓是脑干最下方的部分。其前表面主要由锥体构成，锥体包含皮质脊髓束和皮质延髓束。在延髓的最下方（闭合）部分，皮质脊髓束部分交叉，85% 的纤维在汇入对侧脊髓之前跨过中线。在锥体的外侧，橄榄隆起或橄榄体，前界为其前方的橄榄前沟，舌下神经根丝在此发出。在橄榄后方有橄榄后沟，有舌咽神经、迷走神经和副神经发出[5, 6]。继续向后，外侧隆起以三叉神经节为特征，三叉神经节是包含三叉神经脊束核和纤维束的突起；更靠后方的是楔束结节和薄束结节，它们包含背柱纤维及其各自核团的延续纤维，在形成内侧丘系纤维交叉之前在此处交换神经元。这种“感觉交叉”比锥体交叉更靠上方，继续向上延伸为内侧丘系，内侧丘系在延髓上部中线附近的锥体后方。

延髓的上部向后敞开形成第四脑室下部。可见的解剖标志包括内侧的舌下神经核，其两侧为迷走神经背核和外侧的前庭神经核。前庭区的深处是孤束核。在延髓内，舌下神经纤维离开其核团，在锥体和下橄榄核之间向前走行。延髓的网状结构位于橄榄核的后方，第四脑室及其核团的底部前方，它包含了投射到大脑和脊髓多个区域的神经元，前庭脊髓束经过该结构。在网状结构的侧面，疑核的纤维连接迷走神经背核的运动纤维，而后作为迷走神经根丝离开延髓[4]。

三、脑干的血管解剖

（一）动脉血供[7, 8]

1. 中脑

中脑大部分的血供来自大脑后动脉（PCA）的穿支血管，但脉络膜前动脉的分支通常向大脑脚和黑质供血，后交通动脉的分支亦可穿透后穿质。另一个特例是由小脑上动脉（SCA）供应的四叠体下部。中脑前内侧由来自基底动脉分叉和大脑后动脉 P_1 段的旁正中穿支进入位于脚间窝的后穿质来供血，该区域的结构包括红核、内侧纵束、动眼神经核和 Edinger-Westphal 核。中脑的前外侧结构，包括部分大脑脚和内侧丘系，从四叠体和脉络膜后内侧动脉的小分支获得血液供应。根据文献报道，四叠体动脉的起源会有一些变异，可起自包括 P_1、P_2 近端或远端的任何部位。四叠体板由四叠体动脉供血，其起源也来自上方的脉络膜后内侧动脉和下方的 SCA。丘脑膝状体位于大脑脚外侧，由 PCA 发出的丘脑膝状体动脉供血（图 2–2 和图 2–3）。

2. 脑桥

脑桥最内侧区域（由展神经核、内侧纵束和皮质脊髓束的纤维所占据）由基底动脉旁正中支供血。从侧面看，脑桥的前外侧部分由基底动脉的短旋分支供血；脑桥的后外侧区由长旋动脉供血。长旋动脉的血供区在上方和后方由小脑上动脉（SCA）、在下方和前部由小脑下前动脉（AICA）参与补充供血。小脑中脚由上方的 SCA 和下方的 AICA 供血（图 2–2 和图 2–3）。

3. 延髓

来自基底动脉下端的旁正中穿支也供应延髓上方的内侧，来自椎动脉（VA）的小分支对该区

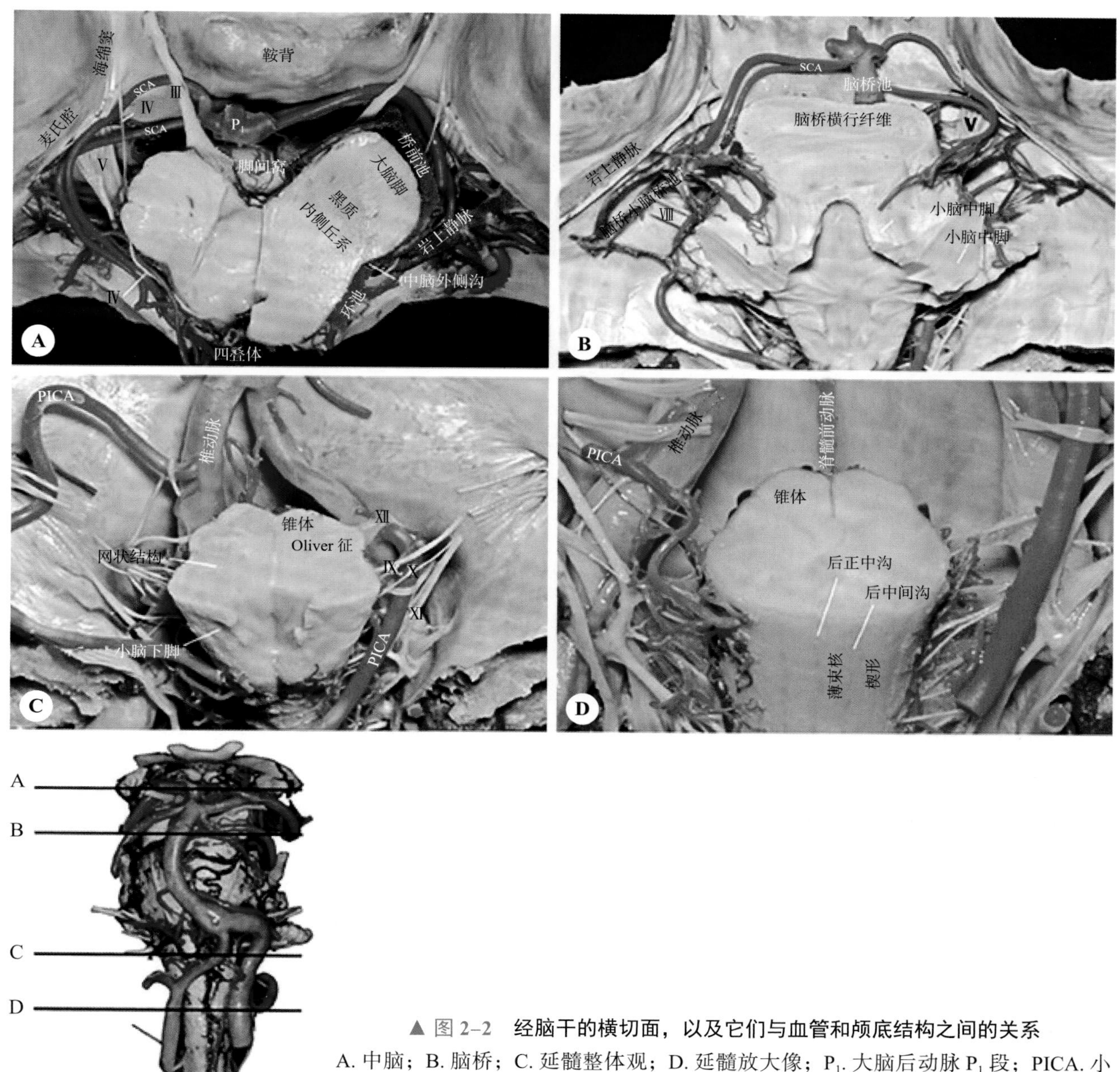

▲ 图 2-2 经脑干的横切面，以及它们与血管和颅底结构之间的关系

A. 中脑；B. 脑桥；C. 延髓整体观；D. 延髓放大像；P_1. 大脑后动脉 P_1 段；PICA. 小脑下后动脉；SCA. 小脑上动脉

域的血供起到了一定的代偿补充作用。该区域内的结构包括内侧纵束、顶盖脊髓束、内侧丘系和皮质脊髓束。在下方，这些结构和舌下神经核由脊髓前动脉供血。椎动脉发出脊髓前动脉，与对侧脊髓前动脉融合，沿延髓和脊髓表面的前正中裂下行，为延髓下部区域供血。与脑桥相似，延髓的内侧结构形成一个不同的血供区域，外侧结构形成多个区域，由不同的动脉供血。在延髓的外侧区域由小脑下前动脉（AICA）和小脑下后动脉（PICA）供血。延髓下方的血供区域与脊髓的血供区域相似，脊髓后动脉供应所有后部结构，脊髓前动脉穿过腹侧正中沟，间断地发出穿支动脉，成为沟丛动脉（图 2-2 和图 2-3）。

（二）静脉解剖 [9]

脑干的静脉引流变异很大。通常存在水平

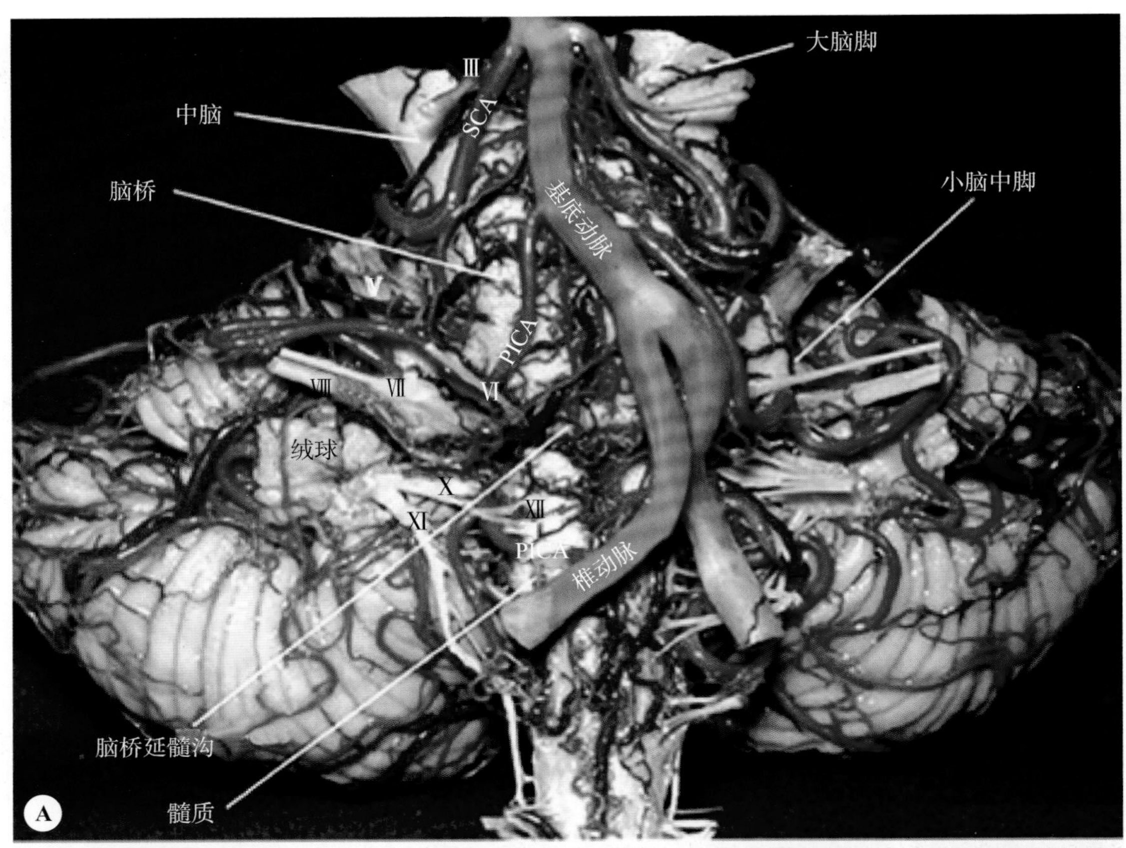

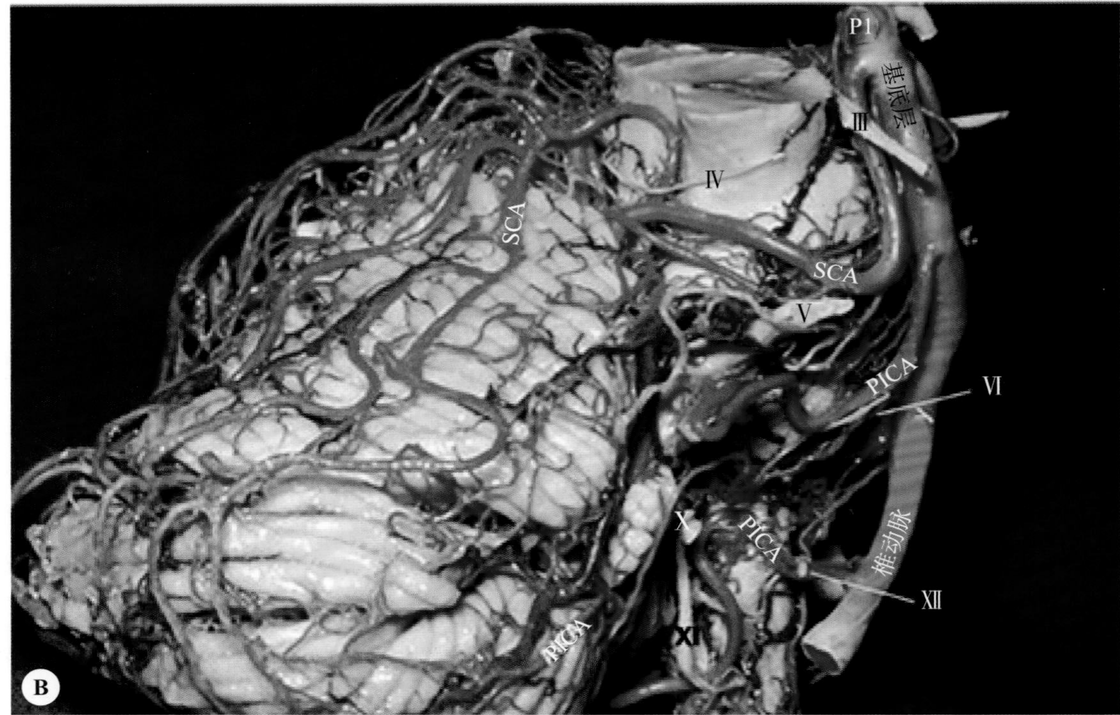

▲ 图 2-3 脑干的神经血管邻近关系

A. 前面观；B. 侧面观。Ⅲ. 动眼神经；Ⅳ. 滑车神经；Ⅴ. 三叉神经；Ⅶ. 面神经；Ⅷ. 前庭蜗神经；Ⅸ. 舌咽神经；Ⅹ. 迷走神经；Ⅺ. 副神经脊髓根；Ⅻ. 舌下神经；PICA. 小脑下后动脉；SCA. 小脑上动脉

和垂直的静脉网。这些静脉中有许多在脑干的沟和裂中走行，因此成为这些沟、裂的同名静脉（图 2–3）。

1. 中脑

中脑由静脉网所包围。在前方，位于脚间窝的是脑桥前内侧静脉。在某些情况下，该静脉可以是 2 条，2 条静脉在动眼神经之间向上延伸，并由连合静脉连接。脑桥中脑前内侧静脉流入大脑脚静脉，大脑脚静脉又与 Rosenthal 基底静脉汇合。中脑外侧部分由中脑外侧静脉引流，而中脑外侧静脉又流入大脑脚静脉。这些中脑外侧静脉与脑桥中脑沟静脉形成吻合，脑桥中脑沟静脉本身向前延伸，连接脑桥中脑静脉。

2. 脑桥

与中脑一样，脑桥静脉沿着脑桥的前表面走行。这些静脉在解剖结构上有一些变异是正常的，如双干型静脉。多条横向走行的分支将静脉血从脑桥的外侧部引流到脑桥中脑前静脉。小脑中脚静脉在脑桥上沿更靠外侧的垂直方向走行，与小脑裂静脉和脑桥横静脉汇合形成岩上静脉（Dandy 静脉）。各种桥静脉从脑干表面的吻合静脉网发出，流入至硬脑膜窦。

3. 延髓

延髓由垂直走行的血管网引流，通过延髓横静脉间断性地相互吻合。延髓前内侧静脉位于最前方，橄榄前静脉和橄榄后静脉位置更靠后。尽管延髓静脉部分汇入脑桥静脉网，但它们也发出桥静脉流入枕骨大孔边缘窦和舌下神经管静脉。

（三）血管比邻关系和三原则[8]

Rhoton 教授将颅后窝分为 3 组结构，每一组结构围绕颅后窝的一条大动脉。椎基底动脉系统的分支供应脑干和小脑。两侧的椎动脉穿过枕髁内侧的颅后窝硬脑膜，在靠近桥 – 延交界处的椎基底动脉汇合，汇合前走行于后组脑神经的前方。基底动脉在中脑水平最终分叉为 PCA 之前，向脑桥发出短旋和长旋动脉。3 对小脑动脉起源于椎基底动脉系统，在其走行过程中具有特定的比邻关系。在学习颅后窝解剖时，将颅后窝主要的动脉与脑池、脑干和小脑表面，以及脑神经联系起来是很有帮助的（图 2–2 和图 2–3）。

上神经血管复合体循 SCA，包括中脑和脑桥上部、三叉神经、滑车神经、岩上静脉及汇合的分支和小脑上表面。SCA 在靠近脑桥中脑交界处从基底动脉尖发出后，环绕脑干走行之前，恰好位于动眼神经下方。它通常分为腹侧和背侧分支。从侧面看，这些分支进入小脑中脑裂，与滑车神经伴行。在进入该裂之前，SCA 的分支可能会向下成襻接，与三叉神经接触，可能会引起三叉神经痛。这些分支向后绕小脑上脚走行，然后出小脑中脑裂，向蚓部和小脑半球的上表面供血。其穿支进入小脑上脚并供应更深层的结构，如齿状核。

中神经血管复合体循 AICA，包括脑桥下部、小脑中脚、脑桥小脑三角、面神经和前庭耳蜗神经。AICA 通常起源于基底动脉的下半段。当它在脑干周围走行时，可能经过自脑桥 – 延髓裂中发出的任何脑神经附近，如展神经、面神经、蜗神经和前庭神经。动脉压迫面神经起始部可能会引起面肌痉挛。AICA 进入脑桥小脑三角，供应小脑中脚和小脑岩面。通常，AICA 襻可能会延伸进入内耳道（IAC），并可能压迫中间神经，导致膝状节神经痛。在面听神经复合体进入 IAC 之前，AICA 也可能走行在它们之间。

下神经血管复合体循 PICA，包括延髓、后组脑神经和小脑下部。PICA 通常起源于椎动脉远端，但也可起源于椎动脉的任何部位，包括其硬膜外部分，或者起源于基底动脉近端。PICA 从延髓前方向后走行于舌下神经根丝的上方或下方。当它行走延髓外侧时，在到达小脑扁桃体之前转向下方，然后以不同的方式穿过舌咽神经、迷走神经和副神经脊髓根的前部或后部。在形成尾襻后，PICA 沿着小脑下脚上行并深入小脑扁桃体，然后分叉为供应下蚓部和小脑半球下部的分支。在分叉之前，也有分支通过脉络膜供应第四脑室脉络丛。

四、特殊的显微外科区域和安全的手术进入区

鉴于脑干神经结构的高度集中，如果存在病变，通常通过其外生部分进行切除。当病变没有出现在软脑膜表面时，可以利用解剖上的安全进入区（表 2–1）[10–14]，以尽可能低的神经损伤风险到达病变。

（一）脚间窝和大脑脚[15, 16]

脚间窝入路通常用于治疗基底动脉尖动脉瘤或从鞍旁和视交叉周围向下延伸的肿瘤。通过打开 Liliequist 膜，可经视神经 – 颈内动脉和颈内动脉 – 动眼神经间隙进入，Liliequist 膜是多变的结构[15]。这一显露可以通过牵开颈内动脉和视神经或动眼神经来扩大。进行前床突切除术，去除海绵窦后部和后床突，可扩大此间隙，允许通过动眼神经外侧的动眼神经 – 小脑幕通道进入[17]。还可以采用内镜移位垂体和磨除鞍背来到达脚间窝。对于中脑前部的病变，提出了动眼神经周围

表 2–1　脑干的安全进入区

区　域		安全进入区	边　界	手术入路
中脑	腹侧	动眼神经周围区	锥体束和动眼神经出脑干处	翼点 /FOZ– 经海绵窦入路
	前外侧	中脑外侧沟	大脑脚和顶盖区	颞下 / 幕下小脑外侧入路
	后方	上丘区	上丘上方水平线	SCIT 枕下经小脑幕
		下丘区	下丘下方水平线	
		丘间区	丘间垂直线	
脑桥	前外侧	三叉神经周围区	三叉神经和面神经出脑干点内侧的垂直线，锥体束的外侧	乙状窦后经岩尖入路
		第Ⅴ～Ⅶ对脑神经外侧区；MCP	三叉神经和面神经入脑干点的外侧	
	背侧	正中沟	两侧内侧纵束之间的中线	经小脑延髓裂膜帆入路 经蚓部入路
		面丘上区	面丘上方	
		面丘下区	面丘和舌下神经三角	
延髓	前外侧	橄榄前沟	橄榄和锥体束	远外侧入路
		橄榄后沟	橄榄和 ICP/ 第Ⅸ、Ⅹ对脑神经	
	背侧	后正中沟	两侧薄束结节	枕下入路
		后中间沟	薄束结节和楔束结节	
		后外侧沟	楔束结节外侧	

FOZ. 额 – 眶 – 颧；ICP. 小脑下脚；MCP. 小脑中脚；SCIT. 幕下小脑上入路

脑干进入区。这个区域位于锥体束和动眼神经之间。此处的垂直切口通常会离断额－桥束纤维。因此，垂直切口的宽度应限制在大脑脚的 1/4 以内。乳头体和基底动脉尖之间，以及通过脚间窝的脚间窝入路也可用于位于中脑腹内侧部的病变（图 2–4）[18]。

（二）四叠体池和环池

松果体区是脑干的最上端和最后面的部分，包括松果体（部分上丘脑）和四叠体（中脑后部）。松果体区被四叠体池包围，在后切迹处有一个过渡区，连接颅后窝的幕下结构和幕上的端脑。因此，可以通过幕上或幕下入路进行显露。该区域的上界为前内侧的丘脑枕和中央的胼胝体压部，在幕上入路时可将其分开[15]。穹窿位于外侧，走行于丘脑枕上方，但穹隆间连合位于胼胝体压部的腹侧。此外，在这个区域的顶部，一个位于压部下方的蛛网膜袖套，其前方与脉络膜和中间帆

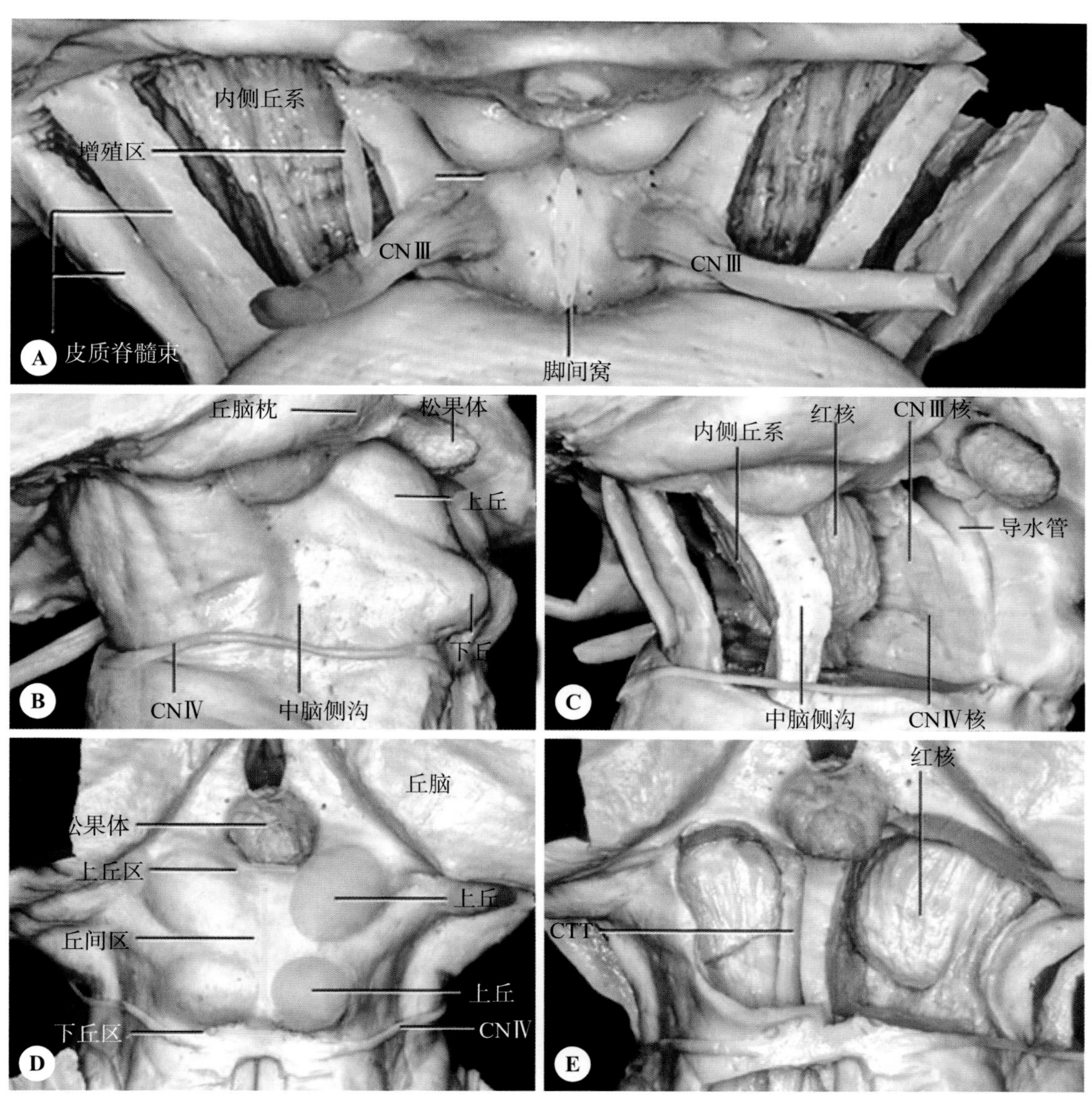

▲ 图 2–4　中脑的安全进入区域

A. 大脑脚和脚间窝的前面观；B. 左侧中脑外侧观；C. 左侧中脑解剖后的外侧观；D. 中脑的后面观；E. 解剖后中脑后面观。CN. 脑神经；CTT. 被盖中央束

连接，形成一个复杂的静脉网。大脑内静脉自前内侧从中间帆穿出，与 Rosenthal 基底静脉一起汇入后内侧的 Galen 静脉。在这里，来自幕上和幕下深部静脉分支汇合，形成静脉流出口，最终汇入直窦。

松果体柄在前方连接松果体。第三脑室的松果体上隐窝位于腺体的腹侧和缰三角内侧。在松果体下方，后连合位于上丘的上方，纤维向背侧走行至中脑导水管周围灰质。滑车神经（CNⅣ）起自下丘的下内侧。在下方的小脑中脑裂水平，位于内侧的上髓帆和小脑上脚的上方。松果体区的外侧由环池及其内容物组成。在前面所述的静脉结构之下，PCA 和 SCA 的分支从环池中穿出，供应四叠体池的内侧结构 [15]。PCA 所发出的脉络膜后内侧动脉沿此路径转向内侧和松果体前部，供应中间帆，中间帆覆盖第三脑室后部的顶壁。PCA 的穿支同时也供应上丘和下丘之间、脑沟上方的脑干外侧部。相反，SCA 的分支在行至蚓部和小脑半球之前，供应位于上下丘之间的丘间沟下方脑干。

中脑病变的后方入路通常采用 4 个安全进入区。上丘区是上丘上方的一个横向区域，上界为松果体和缰联合。深部解剖分离应止于中脑导水管水平，以免损伤动眼神经和内侧纵束。该区域通常由汇入 Galen 静脉的小脑前中央静脉覆盖，在分离时必须小心。下丘区是位于下丘下方和滑车神经上方的一个横向区域，在四叠体的中线上垂直地定位丘间切口（图 2–4）。此处的深层解剖操作也应在中脑导水管水平终止，以保护滑车神经核、内侧纵束和小脑上交叉纤维。最后，中脑外侧沟邻近大脑脚和中脑被盖之间的边界，可以通过外侧幕下或颞下入路到达，该路径受到内侧的大脑脚、外侧的顶盖丘、下方的中脑 – 脑桥沟和上方的内侧膝状体的限制。中脑外侧静脉覆盖在脑沟上，有助于识别该沟。此处的切口可以进入黑质、内侧丘系和更多的后部区域。随着分离的深入，会有损伤红核、动眼神经和滑车神经核的风险 [10–14]。

（三）第四脑室底 [4, 19]

如前所述，正中沟垂直分隔第四脑室底，而界沟分隔运动区和感觉区（图 2–5）。正中沟的外侧是内侧隆起，这是第四脑室底上半部分的一个显著的隆起，在外侧以界沟为界。第四脑室上部界沟的外侧是三角形的上凹，它由上方的小脑上脚和下方的前庭区为界。在第四脑室底外侧的界沟上端，有一个蓝灰色区域，称为蓝斑，将去甲肾上腺素分泌纤维输送到大脑的许多区域。这种颜色是由含有黑色素的底层色素细胞产生的。这一结构的外侧是前庭区。内侧隆起包含面丘，由展神经核和环绕该核的面部运动纤维形成的突起。在内侧隆起下方有 3 个三角形区域，使第四脑室底的下部形成类似笔尖样的形状。这些三角形是根据其下方的结构命名的，包含舌下神经核的舌下神经三角，这是最内侧的结构，恰好位于正中沟的外侧。舌下神经三角的外侧是包含迷走神经运动背核的迷走神经三角。最后的三角区位于第四脑室最下方，靠近中央管的迷走神经三角的外侧。

通过第四脑室进入脑干有几个安全区域，如通过膜髓帆入路（telovelar）。打开正中沟可以进入面丘上方位于中线的病变，但经第四脑室背侧的正中沟将两条内侧纵束分开，经此入路有引起核间性眼肌瘫痪的风险。面丘上区位于面丘正上方，内界受内侧纵束限制，外界受界沟限制，术中需避开蓝斑及其深部的纤维，如三叉神经中脑束和被盖中央束。更重要的是，其上界受到包含滑车神经的髓帆系带的限制。面丘下区位于面丘下方和舌下神经三角上方，可在第四脑室外侧隐窝内，髓纹正上方作横切口。这一区域也受到内侧纵束、面神经核，以及疑核的限制。上三角凹入路的上外侧界是小脑上脚，下外侧界为前庭

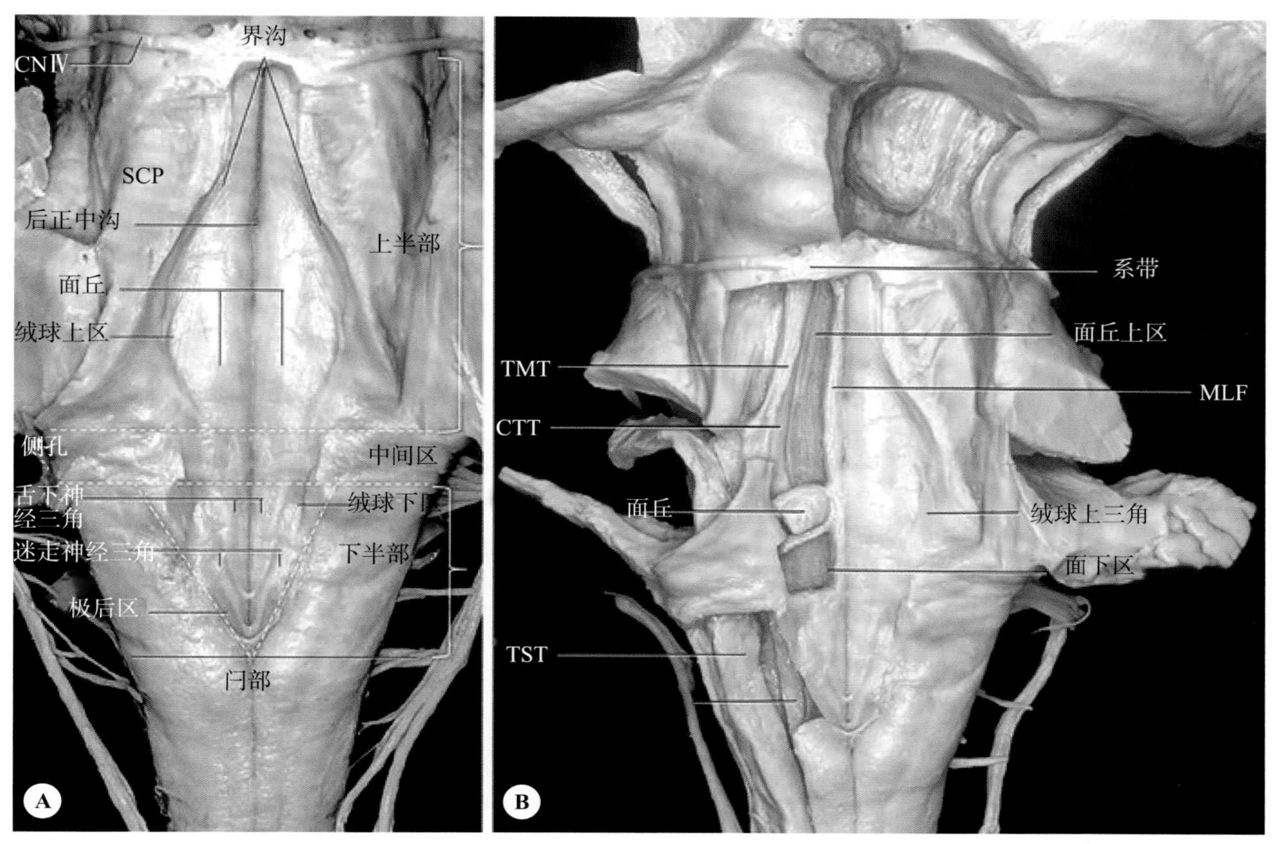

▲ 图 2-5　经第四脑室进入脑干的安全区域

A. 脑干和第四脑室的后面观；B. 解剖后的脑干和第四脑室的后面观。CN. 脑神经；CTT. 被盖中央束；MLF. 内侧纵束；SCP. 小脑上脚；CTT. 被盖中央束；TMT. 三叉神经中脑束；TST. 三叉神经脊髓束

区，内界为界沟，用于位于脑桥背侧、面丘水平病变的手术路径[20]。

（四）脑桥小脑三角和相关的脑池

脑桥小脑三角是位于脑桥小脑裂上部和下部之间的一个空间，其后方为小脑岩面，内侧为小脑中脚，前方为岩骨[5]。第Ⅳ～Ⅺ对脑神经位于脑桥小脑三角内或附近，在计划行脑干切口时必须考虑到这一点。桥前池和延髓前池面向斜坡。延髓前池包含舌下神经，该神经起源于锥体和下橄榄核之间，以及椎动脉入颅并发出脊髓前动脉[15]。小脑延髓池内界为小脑扁桃体，外界为枕骨大孔、枕髁和颈静脉结节。其内容包括椎动脉、第Ⅸ～Ⅻ对脑神经和 PICA 的起始处。在下橄榄核（橄榄后沟）背侧，第Ⅸ～Ⅺ对脑神经前方的蛛网膜小梁将其与延髓前池分开[21]。小脑延髓裂由扁桃体 – 延髓和蚓垂 – 扁桃体间隙组成，共同形成 L 形结构。当它与枕大池内侧相通时，向小脑延髓池和小脑脑桥池外侧延伸。在前上方，该裂的界限为小脑下脚和小脑中脚。蚓垂 – 扁桃体和扁桃体 – 延髓裂的分离是在膜帆入路中松解小脑扁桃体和显露外侧隐窝的关键步骤[21]。

第Ⅳ～Ⅺ对脑神经位于脑桥小脑三角内或附近，在设计脑干切口时必须考虑这一点。桥前池和延髓前池面向斜坡。延髓前池包含舌下神经，该神经起源于锥体和下橄榄核及 VA 之间，进入颅腔与发出脊髓前动脉之间[15]。小脑延髓池在内侧受小脑扁桃体的限制，在外侧受枕大孔、枕髁和颈静脉结节的限制。其内容包括 VA、第Ⅸ～Ⅻ对脑神经和 PICA 的起始部。在下橄榄

（橄榄后沟）背侧，第Ⅸ～Ⅺ对脑神经前方的蛛网膜小梁将其与延髓前池分隔[21]。小脑延髓裂由扁桃体延髓裂和悬雍垂扁桃体间隙组成，共同形成L形结构。虽然它与枕大池内侧相通，但它向小脑延髓池和脑桥小脑三角池的侧面延伸。前上裂受小脑下脚和中脚的限制。悬雍垂扁桃体和扁桃体延髓裂隙的解剖是经 telovelar 入路中分离小脑扁桃体和显露外侧隐窝的关键步骤[21]。

脑干入路应考虑与脑神经相关的解剖结构。滑车神经最靠上方的脑神经，在到达海绵窦之前走行于小脑幕切迹水平。三叉神经在小脑中脚前外侧离开脑桥后，向前和上方行进至岩尖，然后在进入中颅窝的 Meckel 腔，在岩上窦下方前行。第Ⅵ～Ⅷ对脑神经从桥延沟发出。更靠内侧的第Ⅵ对脑神经向上走行，穿过硬脑膜，进入 Dorello 管，进入斜坡旁静脉汇合处和海绵窦。靠外侧的第Ⅶ对和第Ⅷ对脑神经一起向内耳道方向走行。第Ⅸ～Ⅺ对脑神经自下橄榄核后方发出，向外侧行走进入颈静脉孔，而第Ⅻ对脑神经有多个小根丝从橄榄前沟发出，这些小根丝从颈静脉孔下方的舌下神经管出颅后窝[5]。

通过这些安全的区域进入到脑干，包括三叉神经周围区，被描述为锥体束的外侧、三叉神经和面神经发出点之间的垂直区域的间隙（图 2-6）[11]。深入解剖该区域会穿过桥横纤维，最终会到达脑桥核团。三叉神经运动核位于三叉神经与脑桥连接处的背内侧 1cm 处。面神经核位于面神经发出处的尾侧。更靠外侧，小脑中脚可能会被切开。分开小脑岩裂以尽量减少对小脑的牵拉[22]。小脑中脚携带着脑桥小脑传入纤维，从脑桥核团至小脑半球的病变，可能会导致在同侧肢体自主运动的共济失调和肌张力减退。软脑膜切口应平行于脑桥小脑束进行，以尽量减少受损的纤维。立体定向导航可用于引导脑桥更深部位的解剖分离。

在延髓中，橄榄前沟（前外侧）是位于延髓橄榄前方和锥体束后外侧的一个小区域。它位于舌下神经和 C_1 神经根之间。锥体束直接位于其内侧，有受损的风险。橄榄后沟也是一个安全进入区，位于橄榄后方，小脑下脚、舌咽神经和迷走神经根丝的前方[10-14]。网状结构内的疑核在该区域深处有损伤的风险。对于更靠近背侧的病变可切开小脑下脚上方的延髓外侧区[23]。延髓背侧区位于延髓的下端背侧，包含多个沟，可在第四脑室闩部下方识别，代表脊髓沟的自然延伸。后正中沟分隔两侧的薄束结节。后中间沟位于薄束结节和楔束结节之间，后外侧沟位于楔束结节的外侧。三叉神经脊束可能在楔束外侧的深部穿行（图 2-6）[10-14]。

结论

虽然这不是一篇关于脑干解剖学的详尽论述，但我们概述了手术相关的外部解剖标志和相关的神经结构。脑干没有完全“安全”的进入区域，但脑干解剖学知识，以及脑干解剖与特定病变的关系将有助于指导外科医生找到最佳的入路。

在计划行脑干手术时，应选择一种将并发症降至最低的入路。当病灶到达脑干表面时，邻近的重要结构已经从手术路径上移位，因此风险通常较低。要显露深部的病变，正常的神经结构必定在一定程度上会受到损伤，因此处理更深部的病灶会带来更大的风险。这需要准确了解脑干外部解剖标志与潜在关键结构（如脑神经核或纤维束）之间的关系，这些结构可能在手术显露期间受损。由于重要结构的密度很高，任何进入脑干的入路都存在一定的风险。尽管如此，在本章所述的解剖学原则指导下，各种“安全进入区”的经验不断积累。这在大脑半球中没有其他部位的解剖学知识对手术计划有如此的重要。

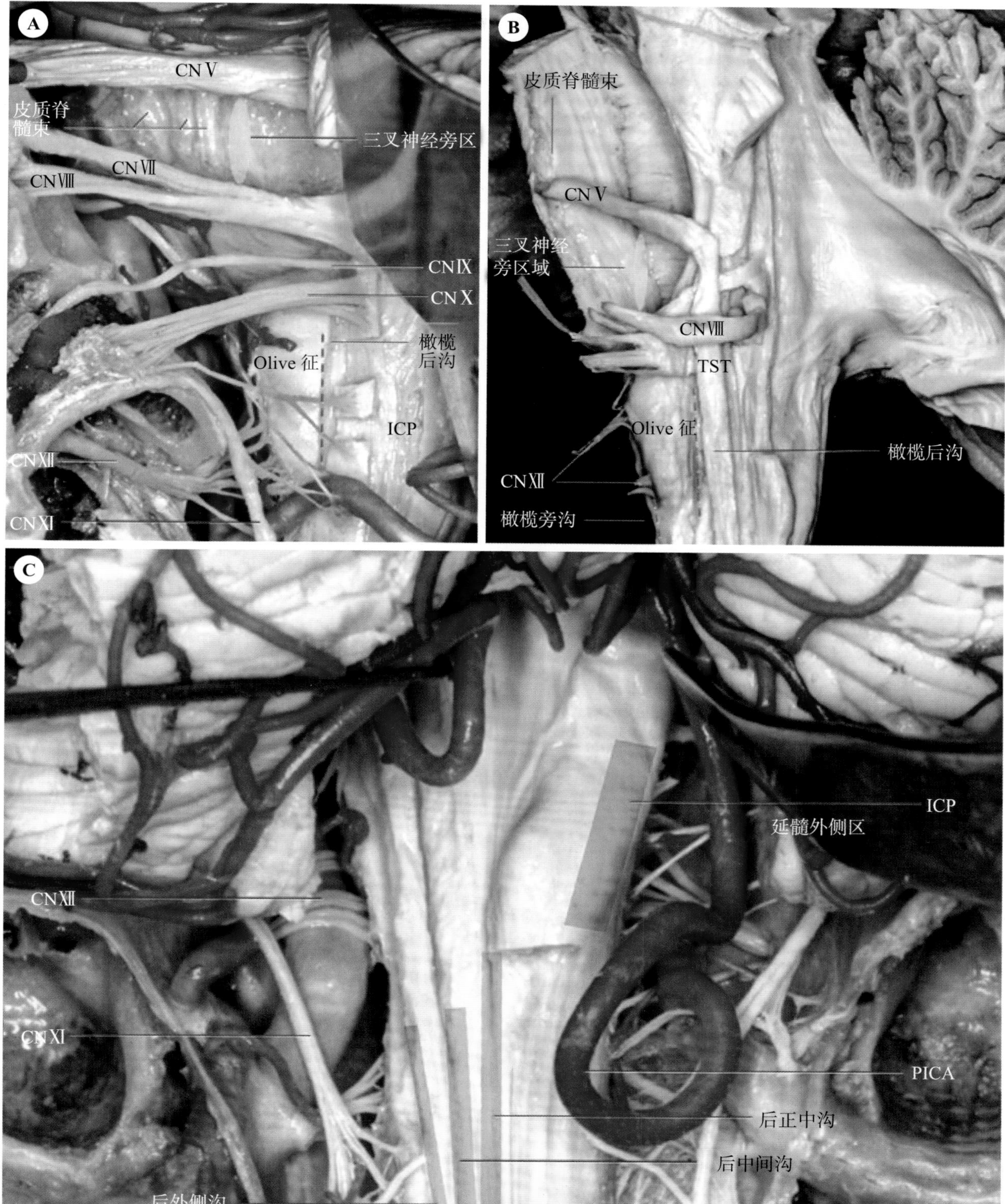

▲ 图 2-6　脑桥和延髓腹侧及背侧的安全进入区域

A. 左侧脑桥和延髓安全进入区域的外侧观；B. 后脑干外侧的解剖；C. 解剖后的延髓安全进入区域外侧观。CN. 脑神经；ICP. 小脑下脚；PICA. 小脑下后动脉；TST. 三叉神经脊髓束

声明

本章所有图片均由 Rhoton 收集提供（http://rhoton.ineurodb. org）。Hiroshi Abe、Antonio Mussi、Hung Wen 和 Kaan Yağmurlu 进行了脑干相关解剖。

参考文献

[1] Kalani MY, Yagmurlu K, Martirosyan NL, Cavalcanti DD, Spetzler RF. Approach selection for intrinsic brainstem pathologies. J Neurosurg. 2016;125(6):1596–607.
[2] Sarnat HB, Netsky MG. Evolution of the nervous system. Oxford, UK: Oxford University Press; 1974.
[3] Molnar Z. Development of the nervous system. In: Standring S, editor. Gray's anatomy: the anatomical basis of clinical practice. 41st ed. London: Elsevier; 2016.
[4] Rhoton AL Jr. Cerebellum and fourth ventricle. Neurosurgery. 2000;47(3 Suppl):S7–27.
[5] Rhoton AL Jr. The cerebellopontine angle and posterior fossa cranial nerves by the retrosigmoid approach. Neurosurgery. 2000;47(3 Suppl):S93–129.
[6] Matsushima T, Inoue T, Inamura T, Natori Y, Ikezaki K, Fukui M. Transcerebellomedullary fissure approach with special reference to methods of dissecting the fissure. J Neurosurg. 2001;94(2):257–64.
[7] Rhoton AL Jr. The cerebellar arteries. Neurosurgery. 2000;47(3 Suppl):S29–68.
[8] Rhoton AL Jr. The three neurovascular complexes in the posterior fossa and vascular compression syndromes (honored guest lecture). Clin Neurosurg. 1994;41:112–49.
[9] Rhoton AL Jr. The posterior fossa veins. Neurosurgery. 2000;47(3 Suppl):S69–92.
[10] Cavalcanti DD, Preul MC, Kalani MY, Spetzler RF. Microsurgical anatomy of safe entry zones to the brainstem. J Neurosurg. 2016;124(5):1359–76.
[11] Recalde RJ, Figueiredo EG, de Oliveira E. Microsurgical anatomy of the safe entry zones on the anterolateral brainstem related to surgical approaches to cavernous malformations. Neurosurgery. 2008;62(3 Suppl 1):9–15; discussion –7.
[12] Yagmurlu K, Rhoton AL Jr, Tanriover N, Bennett JA. Three-dimensional microsurgical anatomy and the safe entry zones of the brainstem. Neurosurgery. 2014;10(Suppl 4):602–19; discussion 19–20.
[13] Bricolo A. Surgical management of intrinsic brain stem gliomas. Op Tech Neurosurg. 2000;3(2):137–54.
[14] Giliberto G, Lanzino DJ, Diehn FE, Factor D, Flemming KD, Lanzino G. Brainstem cavernous malformations: anatomical, clinical, and surgical considerations. Neurosurg Focus. 2010;29(3):E9.
[15] Rhoton AL Jr. The posterior fossa cisterns. Neurosurgery. 2000;47(3 Suppl):S287–97.
[16] Hebb MO, Spetzler RF. Lateral transpeduncular approach to intrinsic lesions of the rostral pons. Neurosurgery. 2010;66(3 Suppl Operative):26–9; discussion 9.
[17] Basma J, Ryttlefors M, Latini F, Pravdenkova S, Krisht A. Mobilization of the transcavernous oculomotor nerve during basilar aneurysm surgery: biomechanical bases for better outcome. Neurosurgery. 2014;10(Suppl 1):106–14; discussion 14–5.
[18] Kalani MYS, Yagmurlu K, Spetzler RF. The interpeduncular fossa approach for resection of ventromedial midbrain lesions. J Neurosurg. 2018;128(3):834–9.
[19] Mussi AC, Rhoton AL Jr. Telovelar approach to the fourth ventricle: microsurgical anatomy. J Neurosurg. 2000;92(5): 812–23.
[20] Yagmurlu K, Kalani MYS, Preul MC, Spetzler RF. The superior fovea triangle approach: a novel safe entry zone to the brainstem. J Neurosurg. 2017;127(5):1134–8.
[21] Matsushima T, Fukui M, Inoue T, Natori Y, Baba T, Fujii K. Microsurgical and magnetic resonance imaging anatomy of the cerebello-medullary fissure and its application during fourth ventricle surgery. Neurosurgery. 1992;30(3):325–30.
[22] Kalani MY, Yagmurlu K, Martirosyan NL, Spetzler RF. The Retrosigmoid petrosal fissure Transpeduncular approach to central pontine lesions. World Neurosurg. 2016;87:235–41.
[23] Bozkurt B, Kalani MYS, Yagmurlu K, Belykh E, Preul MC, Nakaji P, et al. Low Retrosigmoid Infratonsillar approach to lateral medullary lesions. World Neurosurg. 2018;111:311–6.

第 3 章 脑干病变影像学检查

Imaging of Brainstem Lesions

Miguel A. Flores　Ari M. Blitz　Sachin K. Gujar　Thierry A. G. M. Huisman　著

杨　艺　何蕲恒　译　　陈立华　张洪钿　校

缩略语

^{18}F-FDG PET	^{18}F-2-fluoro-2-deoxy-D-glucose positron emission tomography	^{18}F-2– 氟 –2– 脱氧 –D– 葡萄糖正电子发射体层成像
^{18}F-FET PET	^{18}F-fluoro-ethyl-tyrosine positron emission tomography	^{18}F– 氟乙基酪氨酸正电子发射体层成像
^{1}H-MRS	^{1}H-MR-spectroscopy	氢质子磁共振波谱
^{1}H-MRSI	^{1}H-magnetic resonance spectroscopic imaging	氢质子磁共振波谱成像
3D	three-dimensional	三维
ADC	apparent diffusion coefficient	表观扩散系数
ADEM	acute disseminated encephalomyelitis	急性播散性脑脊髓炎
ASL	arterial spin labeling	动脉自旋标记
AVM	arteriovenous malformation	动静脉畸形
BBB	blood brain barrier	血脑屏障
BSCM	brainstem cavernous malformations	脑干海绵状血管瘤
BSG	brainstem glioma	脑干胶质瘤
b-SSFP	balanced steady-state free procession	平衡稳态自由运动
CBF	cerebral blood flow	脑血流量
CBV	cerebral blood volume	脑血容量
Cho	choline	胆碱
CISS	constructive interference in steady state	稳态构成干扰序列
CN	cranial nerve	脑神经
CNS	central nervous system	中枢神经系统
CPA	cerebellopontine angle cistern	脑桥小脑三角
Cr	creatine	肌酸
CSF	cerebrospinal fluid	脑脊液

CT	computed tomography	计算机体层成像
DCE	dynamic contrast enhancement	动态对比增强
DIPG	diffuse intrinsic pontine glioma	弥漫内生性脑桥胶质瘤
DRO	dentate-rubro-olivary	齿状核 – 红核 – 下橄榄核
DSC	dynamic susceptibility contrast	动态磁敏感对比
DTI	diffusion tensor imaging	弥散张量成像
DTT	diffusion tensor tractography	弥散张量纤维束成像
DVA	developmental venous anomaly	脑发育性静脉异常
DWI	diffusion weighted imaging	弥散加权成像
DWI/DTI	diffusion weighted or tensor imaging	弥散加权成像 / 弥散张量成像
ED	emergency department	急诊科
EV71	enterovirus 71	肠道病毒 71 型
FA	fractional anisotropy	各向异性分数
FIESTA	fast imaging employing steady-state acquisition	稳态采集快速成像
FLAIR	fluid-attented inversion recovery	液体衰减反转恢复
HOD	hypertrophic olivary degeneration	肥大性下橄榄核变性
HSV1	herpes simplex virus 1	单纯疱疹病毒 1 型
HU	Hounsfield unit	亨氏单位
IAC	internal auditory canal	内耳道
ICH	intracranial hemorrhage	颅内出血
ION	inferior olivary nucleus	下橄榄核
IV	intravenous	静脉
MRI	magnetic resonance imaging	磁共振成像
MS	multiple sclerosis	多发性硬化
MTT	mean transit time	平均通过时间
NAA	N-acetyl aspartate	N– 乙酰天冬氨酸
ODS	osmotic demyelination syndrome	渗透性脱髓鞘综合征
PCNSL	primary central nervous system lymphoma	原发中枢神经系统淋巴瘤
PET	positron emission tomography	正电子发射体层成像
PPH	primary pontine hemorrhage	原发性脑桥出血
PWI	perfusion weighted imaging	灌注加权成像
rCBV	relative cerebral blood volume	相对脑血容量
RE	rhombencephalitis	菱脑炎
SWI	susceptibility weighted imaging	磁敏感加权成像

TB	tuberculosis	结核病
TTP	time to peak	达峰时间
WHO	World Health Organization	世界卫生组织

脑干病变是指集中在中脑、脑桥或延髓内的病变。脑干具有促进和控制维持生命的重要功能，许多解剖结构位于这一紧凑的空间内。脑干不仅负责在大脑、小脑和脊髓之间传递信息，还具有调节意识、肌张力、姿势和呼吸的作用[1]。此外，脑干内还有多个脑神经（CN），脑神经可延伸至脑干表面。由于脑干内结构密集，即使是脑干轴内或轴外的小病变，也可能导致严重的功能障碍[1]。此外，脑干内的病变还可能压迫导水管或第四脑室，进而产生梗阻性脑积水。

起源于邻近小脑脚的病变，虽然不是原发性脑干病变[2]，但也可能侵犯脑干或对脑干产生占位效应。类似地，邻近结构的轴外病变也可能对脑干造成显著的占位效应，最常见于脑桥小脑三角池（CPA）病变。轴外病变也可能起源于松果体区、斜坡或海绵窦，或者从鞍上区向背侧延伸的病变侵犯脑干。

脑干病变的神经影像学检查包括磁共振成像（MRI）、计算机体层成像（CT）和正电子发射体层成像（PET）等。新生儿的颅后窝病变可采用超声成像进行评估。

一、影像学检查技术

（一）磁共振成像（MRI）

MRI 是评估脑干病变的首选方式。与其他常见影像学检查相比，MRI 提供了最佳的组织对比度，并且可以提供详细的信号特征、病变部位、内在特征和累及范围等信息[3]。此外，新型 MRI 序列，包括弥散加权或张量成像（DWI/DTI）、灌注加权成像（PWI）、磁敏感加权成像（SWI）和氢质子磁共振波谱（^{1}H-MRS）技术，有效补充了病变的额外特征。但是，序列采集需要大量时间，在采集时需保持头部静止，通常要求患者头部保持在“头部线圈”内。因此，依从性较差的患者（如儿童或行为异常者）可能会影响成像效果。

标准的 MRI 可显示脑干病变的结构特征，如原发部位、肿瘤大小、对比增强特征，以及囊实性的区分。在 T_1 加权像上可清晰观察到病变，经静脉（IV）给药后进行对比增强成像，评估血脑屏障（BBB）情况。各向同性或近各向同性的 3D T_1 加权像可以在合理时间内获得扫描成像[4]。这有助于更好地评估脑干解剖结构，并进一步区分病变内的细微差别。3D 数据集允许进行多维度重建。T_1 加权像上，脂肪、脂质、富含蛋白质的成分和亚急性出血均可表现为高信号。对病变进行评估时，应对比 T_1 加权像增强前后的成像，因为病变可能表现出 T_1 加权像上固有的 T_1 低信号，而高信号与对比增强无关，提示局部脂肪成分或出血性病变。

T_2 加权 MRI 可进一步评估解剖结构，并在脑室或蛛网膜下腔的脑干实质或病变与脑脊液（CSF）之间的交界处提供良好的对比度。此外，在评估高度血管性的病变时，考虑到血管会导致明显的“血流相关信号空洞”，并且在 T_2 加权像上相对于相邻的实质和脑脊液表现出低信号，对 T_2 加权像的正确判读十分重要。水、液态成分和慢性出血（如含铁血黄素）在 T_2 加权像上可表现为高信号。

T_2 液体抑制反转恢复序列（FLAIR）包括 CSF 在内的简单液体。T_2-FLAIR 像可以提高脑实质水肿（血管源性或细胞毒性）的判读和 T_2- 高信号病变的显著性。否则上述情况可能难以检测，尤其是靠近脑室系统时更加难以鉴别。

高分辨率 3D 平衡稳态自由进动（b-SSFP）梯度回波 MRI 可增强 CSF- 软组织对比度，并提供高空间分辨率图像。3D b-SSFP 序列，包括稳态构成干扰序列（CISS，Siemens）和稳态采集快速成像（FIESTA，GE）。这些序列适合评估由脑干发出的脑神经[5, 6]。中线矢状位高分辨率图像可用于评估继发于脑干占位性病变时中脑导水管的通畅性。b-SSFP MRI 的主要缺点是其固有的软组织对比度不足，限制了对实质性病变的评估。

磁敏感加权成像（SWI）增强了对血液制品和钙化的检测[4]。与 T_2- 梯度回波（GRE）MRI 相比，尽管 SWI 图像处理需要更长的时间，但 SWI 对出血和钙化的检测更为敏感。弥散加权成像（DWI）可检测出病变的异常弥散特征。弥散减少或受限制表现为高信号，表观扩散系数（ADC）为低信号，最常见于缺血或肿瘤细胞丰富的病变。存在出血或钙化时，应谨慎判读 DWI/ADC 序列，因为出血或钙化会导致信号异常。弥散增强的序列通常继发于肿瘤或感染灶周围的血管源性水肿。弥散增强在 DWI 序列和 ADC 均表现为高信号。

弥散张量成像（DTI）是通过测量弥散的全张量来测定的，因此可以用来研究弥散的 3D 形状、大小，以及弥散的主要方向[3]。各向异性分数（FA）图可以从 DTI 导出，高级别的肿瘤表现为较低的 FA 值[3, 7, 8]。对 FA 图生成的数据进行后处理，可以描绘大脑和脑干内不同的纤维束，称为弥散张量纤维束成像（DTT）。纤维束成像在评估脑干病变方面特别有用，因为它可以检测到邻近病变引起的纤维束移位、侵犯或破坏[3]。既往文献对脑干病变术前应用 DTI/DTT 进行手术计划已有广泛报道[9–14]。

灌注加权成像（PWI）通过静脉注射钆对比剂后反复快速扫描获取图像。通常采用动态磁敏感对比（DSC）或动态对比增强（DCE）进行成像，DSC 是临床上最常用的技术。原始数据经过后处理可生成灌注图，包括脑血流量（CBF）、脑血容量（CBV）、达峰时间（TTP）和平均通过时间（MTT）等。其中，相对脑血容量（rCBV）的增加与脑干病变中的新生血管相关[2]。rCBV 也可用于评估肿瘤进展和治疗后的变化，如评估Ⅰ/Ⅱ级胶质瘤是否进展到Ⅲ/Ⅳ级[2, 15]。动脉自旋标记（ASL）是一种非对比增强的替代技术，用于生成单一的 CBF 灌注图像。脑干的灌注成像可能受限于颅底骨质伪影[2]。此外，如先前提到的，在出血和钙化时谨慎应用 DWI/ADC，这些情况都可能导致灌注成像难以诊断。

氢质子磁共振波谱成像（^{1}H-MRSI）可以对正常脑实质和（或）脑干的病变进行代谢指标无创评估[16]。MR 波谱的采集利用单体素或多体素均能实现。^{1}H –MRS 可评估特定代谢物，包括胆碱（Cho）、N- 乙酰天冬氨酸（NAA）、乳酸、脂质和肌酸（Cr）[15]。这些代谢物的浓度可用于评估恶性程度或肿瘤进展。例如，Cho/NAA 比例的增加已被证明与恶性程度相关[15]。由于脑干体积较小、邻近颅底和鼻旁窦[2]，颅后窝病变的 ^{1}H-MRS 在技术上比幕上病变更加困难。因此，最终成像准确性可能受邻近骨质、脂肪和空气表面产生的伪影影响而降低[16]。

儿童 MRI 成像可展示清晰的颅后窝结构，需行 3D T_1/T_2 加权、T_2-FLAIR、DWI/ADC、SWI 检查，层厚≤4mm。DWI 与相应的 ADC 图，在检测后窝内炎症、感染或缺血引起的急性细胞毒性或血管源性水肿方面具有良好的作用。SWI 提高了颅后窝出血的检出。在感染或炎症诊断中，可以给予 0.2ml/kg 的钆螯合物静脉注射增强检查[17]。

（二）计算机体层成像（CT）

CT 在急诊神经放射学检查中特别有价值。相对于 MRI 而言，CT 可以更快地采集图像，有更高的效率和更低的成本。缺点包括有辐射和组织对比度有限等。此外，由于颅底颞骨致密骨质产生的伪影，累及脑干的病变可能难以在 CT 图像上显示（图 3-1）[18]。

CT 的主要适应证包括头部急性创伤、缺血性卒中或脑出血、脑积水和（或）脑疝，以及术后颅内评估[19]。颅后窝病变（包括脑干）的患者通常表现为恶心、呕吐和共济失调。上述患者可受益于 CT。

（三）正电子发射体层成像（PET）

^{18}F-2- 氟 -2- 脱氧 -D- 葡萄糖正电子发射体层成像（^{18}F-FDG PET）可用于评估脑干病变是否继发于葡萄糖消耗增加的高代谢活性，肿瘤性和非肿瘤性病变均可出现摄取活性增高。就脑干胶质瘤而言，高代谢活动与预后有关[2]。然而，在大脑内，特别是皮质和基底神经节，^{18}F-FDG 背景较高，进而导致了较低的信噪比[20]。

^{18}F- 氟乙基酪氨酸正电子发射体层成像（^{18}F-FET PET）也可用于评估脑干病变的代谢信息，与非肿瘤性病变相比，肿瘤性病变显示出显著增高的 ^{18}F-FET PET 摄取[2]。与 ^{18}F-FDG PET 不同，^{18}F-FET PET 是一种氨基酸示踪剂，这种示踪剂在大脑的背景活动更低[20]。

（四）超声波

在产前及围产期患者中，超声可用来评估颅后窝先天性异常或病变，避免了 CT 的辐射或 MRI 较长的采集时间[4]。超声的使用仅用于出生后的最初几个月，当颅囟闭合后不再使用[17]。一项关于早产儿的研究发现，使用后外侧囟比使用前囟可以更好地检测小脑出血情况[17]。然而，有限的深部空间分辨率和图像对比度限制了超声的广泛使用，目前主要用于胎儿的筛查，以及继发于脑积水的大头畸形新生儿。可通过产前或产后 MRI 对异常情况进一步评估。

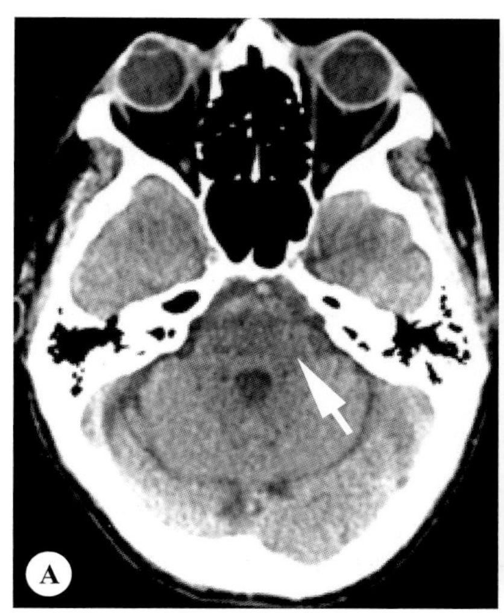

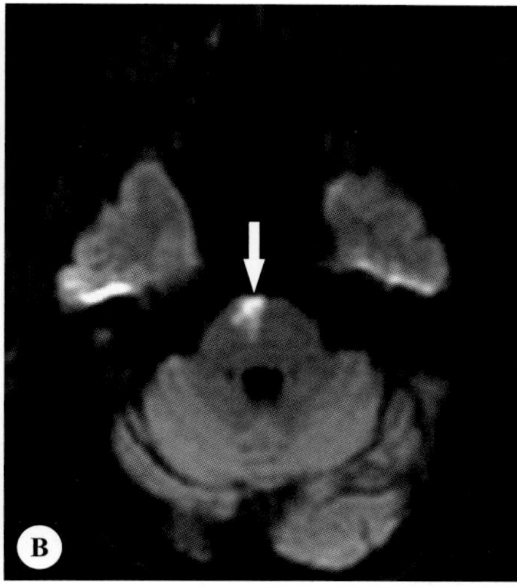

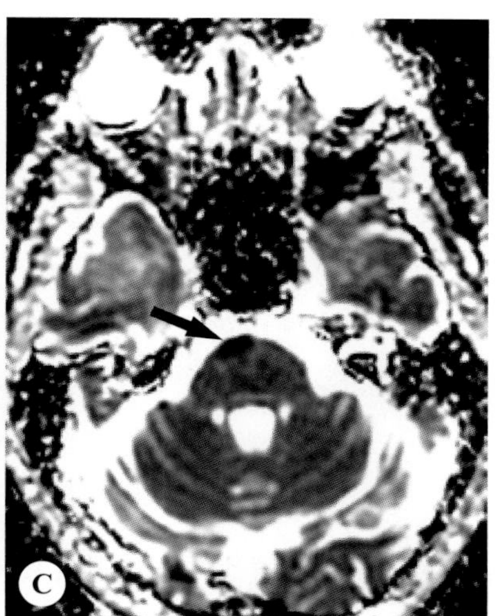

▲ 图 3-1　颅底 CT 伪影限制了对脑干（脑桥）的评估

A. 脑桥平面的 CT 轴位像显示由颅底伪影产生的线性低衰减带（白箭）；B. 同一平面的 MRI 显示右侧脑桥旁正中梗死，DWI 表现为弥散受限的高信号；C. ADC 图像上的低信号

二、轴内病变：肿瘤

（一）脑干胶质瘤

脑干胶质瘤（BSG）是儿童和成人最常见的脑干原发性肿瘤，发病年龄具有双峰分布特点[2]。

儿童 BSG 最常见于 10 岁以内，占所有儿童中枢神经系统（CNS）肿瘤的 10%～20%[2, 21, 22]。一般而言，BSG 可分为两种主要亚型，局灶或弥漫性脑干胶质瘤，前者为典型的低级别恶性肿瘤，而后者为典型的高级别恶性肿瘤[21, 23]。局灶性胶质瘤占 BSG 的 20%～35%，常见于中脑和延髓，包括中脑、脑桥背外侧和颈 – 延交界处[21]。弥漫性胶质瘤最常见于脑桥内，占儿童 BSG 的 75%～85%[21]。

成人 BSG 最常见于 40 岁年龄段人群，占所有 CNS 肿瘤的 1%～2%[2]。肿瘤的影像特征和位置对预后和分类至关重要，分为 4 个亚型：①低级别弥漫内生性胶质瘤；②增强恶性胶质瘤；③局灶型顶盖胶质瘤；④外生型胶质瘤 / 其他亚型[2, 21]。成人最常见的亚型是弥漫性低级别胶质瘤。这类胶质瘤 60% 位于延髓，30% 位于脑桥[2]。

影像学

BSG 的 MRI 特征因肿瘤级别、位置和患者的年龄不同而异。

(1) 低级别胶质瘤：儿童 BSG 表现为局灶性、边界清晰的病变。胶质瘤在 T_1 加权像上表现为低信号到等信号，在 T_2 加权像上显示为相对于邻近脑实质的高信号。病变表现出固有 T_2-FLAIR 信号，周围组织血管源性水肿较少[2, 21]。顶盖胶质瘤是位于脑干顶盖的局灶性胶质瘤（图 3–2）。局灶性中脑胶质瘤可表现出轻微的对比增强，通常对中脑导水管具有占位效应，可导致脑积水。背侧外生型胶质瘤表现为轻度的增强，增强主要表现在外生部分[21]。

成人低级别胶质瘤在 MRI 上表现为局灶或弥漫浸润特征。局灶性胶质瘤在 T_1 加权序列显示低信号，T_2 加权像 /T_2-FLAIR 显示为高信号，并可显示对比增强。成人局灶性胶质瘤也可能具有儿童患者中所显示的外生成分（图 3–3）。弥漫性低级胶质瘤表现出与局灶性胶质瘤相似的 T_1/T_2 信号，但不伴有增强后强化、DWI/ADC 弥散受限区域或内部坏死[2]。

儿童和成人低级别胶质瘤的 DTI/DTT 有助于观察脑干内横穿纤维束的移位，在术前为神经外科医生提供有关解剖结构改变的宝贵信息[2]。

(2) 高级别胶质瘤：儿童弥漫性中线胶质瘤，以前称为弥漫内生性脑桥胶质瘤（DIPG），在 2016 年世界卫生组织（WHO）分类归类为一个

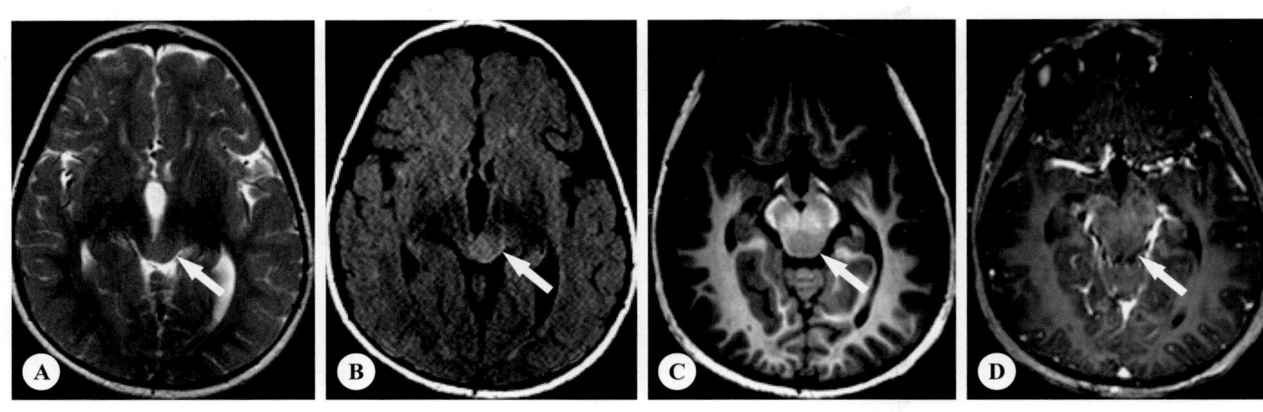

▲ 图 3–2 顶盖胶质瘤。轴位 MRI 显示左侧中脑顶盖内局灶性占位

A 和 B. 肿瘤在 T_2 加权像和 T_2-FLAIR 表现为高信号；C. T_1 加权像增强前显示为轻度低信号；D. 静脉注射对比剂后无增强

新的类型[24]。根据这一分类，在组蛋白 H3 基因中存在 K27M 位点相关突变的胶质瘤，都被归类为Ⅳ级，而与形态特征无关[24]。这一新命名也说明，该类高级别胶质瘤可能跨越中线，由丘脑发展至脊髓。典型的成像特征包括以脑桥为中心的弥散扩张肿物（图 3–4 和图 3–5）。当以脑桥为中心时，腹侧肿瘤扩张并伴有基底动脉包裹的情况并不少见[24]。这些胶质瘤在 T_1 加权像上显示为低信号，T_2 加权像上显示为高信号。增强后<25% 的瘤体显示出强化，并且不具特异性[24]。1/3 的患者在出现软脑膜播散时即可诊断出来[21]。

既往研究表明，在弥漫性中线胶质瘤中应用 ^{1}H-MRS 具有显著的预后评估价值。文献报道了 Cho/NAA>4.5 的患者在 63 周时，死亡率为 100%；而 Cho/NAA<4.5 的患者，在 63 周时生存率为 50%[21]。

成人高级别胶质瘤（Ⅲ/Ⅳ级）在 T_1 加权像上表现为低信号，在 T_2 加权像上表现为高信号。弥漫性中线胶质瘤（Ⅳ级）也可见于成人。高级别胶质瘤对比增强后显示出边界不清的增强，可能包含坏死和（或）对比增强后的区域（图 3–6）。灌注成像可显示肿瘤内 rCBV 升高，有助于评估治疗后反应，也有助于评价治疗后的肿瘤进展[2]。

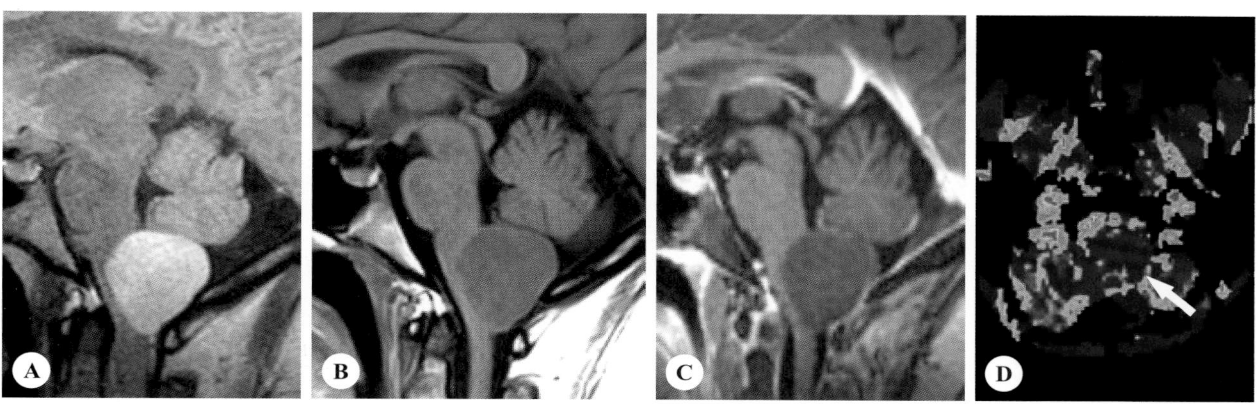

▲ 图 3–3　局灶性低级别胶质瘤（成人）

A. 矢状位 T_2-FLAIR 像显示延髓背侧有一个高信号外生型肿块；B. 在强化前 T_1 加权像上，显示为弥漫性低信号；C. 无增强；D. 灌注成像显示病灶内脑血容量无显著改变

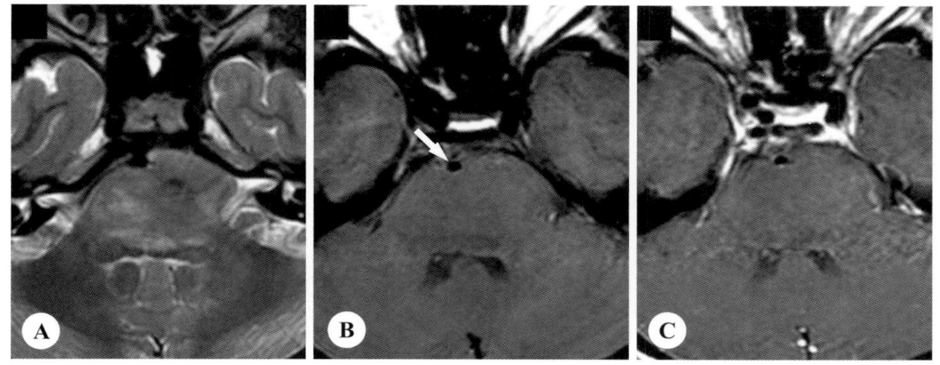

▲ 图 3–4　弥漫型中线胶质瘤（儿童）

A. 轴位 T_2 加权像；B. T_1 加权像；C. 增强后 T_1 加权像显示脑桥内肿瘤的弥漫性特征。肿瘤在 T_1 加权像和 T_2 加权像上边缘模糊，在 T_2 加权像上表现为高信号。基底动脉有特征性腹侧移位和包裹（白箭）。经许可转载，图片由 Thierry A.G.M.Huisman 博士提供

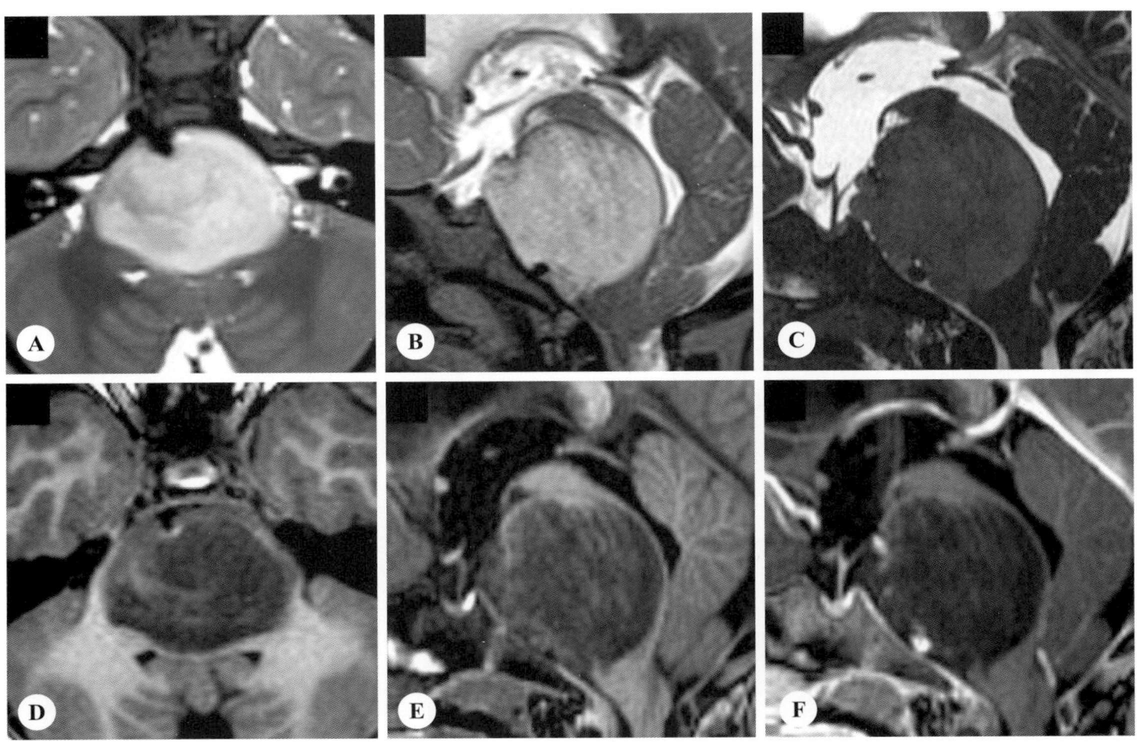

▲ 图 3-5 弥漫性中线胶质瘤（儿童）

A 至 C. T_2 加权像显示为典型的脑桥扩张，并且为高信号；D 和 E. T_1 加权像显示为低信号；F. 在 T_1 加权增强像上无相关增强。经许可转载，图片由 Daniel Bess 博士提供

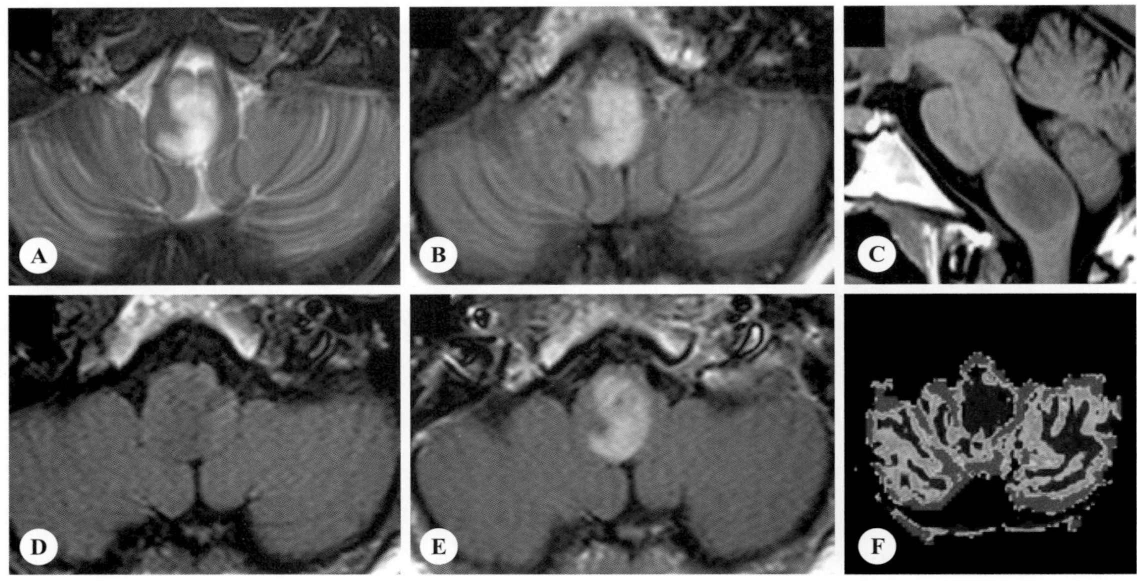

▲ 图 3-6 弥漫性中线胶质瘤，**H3K27M** 突变（成人）

A. 轴位 T_2 加权像，病灶集中在延髓内；B.T_2-FLAIR 像表现为高信号；C 和 D. 矢状位和轴位 T_1 加权像表现为延髓膨胀、边界不清的 T_1 低信号；E. 在轴位 T_1 加权增强像上表现为相应的增强；F. CBV 像未见过度灌注

肿瘤的非坏死性高级别成分在 DWI/ADC 上显示出有限的弥散性。DTI/DTT 有助于判读脑干内横穿纤维束的肿瘤浸润[2]。

^{1}H-MRS 可用于代谢物的初步评估，Cho/NAA 值升高与较短的生存期有关。在随访中，其有助于监测治疗反应与评价肿瘤进展，肿瘤进展表现为 Cho/NAA 值逐渐升高[15]。恶性 BSG 可同时表现出特征性脂乳酸峰，提示组织坏死[2]。

^{18}F-FET PET 成像可提供 BSG 的生物行为信息。研究表明，随胶质瘤级别增高，^{18}F-FET PET 摄取倾向增加，其中Ⅳ级胶质瘤 100% 表现出高代谢活性[2]。在肿瘤分级和治疗后随访中，代谢评估也具有重要作用[2]。

（二）淋巴瘤

原发中枢神经系统淋巴瘤（PCNSL）更常见于免疫功能低下的个体，占原发性脑肿瘤的 2%。脑干内 PCNSL 少见，占 PCNSL 患者的 3%[25–27]。位于脑干的原发性淋巴瘤大多来源于 T 细胞[28]。脑干 PCNSL 好发于 70—90 岁的老年人[29]，儿童患者罕见。

影像学

脑干 PCNSL 无特定好发位置[25]。使用皮质类固醇激素可能会改变肿瘤特性，在病变区域内引发细胞凋亡或坏死[30]。有研究也报道在使用皮质类固醇治疗后 PCNSL 缓解或完全消失，因此 PCNSL 有时也被称为“幽灵肿瘤”[31]。

(1) 磁共振成像（MRI）：MRI 表现是可变的，随免疫状态的不同而改变。在大多数情况下，免疫功能正常的个体会出现均匀增强的肿块影（图 3–7）。免疫功能低下的个体有可能在 T_1 加权增强像上观察到环形增强和内部坏死[30]，在 75% 的患者中可见该现象[30]。病变周边有时还可见不同程度的血管源性水肿。

PCNSL 是一种富细胞肿瘤，在 DWI/ADC 上表现为弥散受限，ADC 上表现出明显低信号。多项研究比较了淋巴瘤与胶质母细胞瘤的定量 ADC，结论是淋巴瘤的 ADC 信号更低[30]。此外，ADC 还与预后相关。另有研究表明，ADC 低信号区对应肿瘤增强区域与较短的无进展生存期和总生存期有关[32]。

与正常对侧大脑半球相比，幕上 PCNSL 可能表现为 rCBV 升高[33]。据我们所知，尚未有针对脑干 PCNSL 的特异性灌注成像。考虑到颅底平面带来的局限性，脑干 PCNSL 的 rCBV 判读可能更加困难。

(2) 计算机体层成像（CT）：CT 可显示脑干内非特异的等密度到高密度病变，以及伴随的占位效应[34]。在没有出血的情况下，由于 PCNSL 富细胞，CT 表现为低信号。

（三）转移性疾病

颅内转移性疾病可能涉及幕上、幕下脑组织或硬脑膜。转移性疾病是成人最常见的颅内肿瘤，发病率为（8.3～11）/10 万[35]。在儿童患者中，外周肿瘤的颅内转移少见，发生率为 2%～6%[3]，更常见的是继发于神经母细胞瘤的颅骨和硬脑膜转移。儿童患者的颅内转移性播散通常由原发脑肿瘤引起，其中最常见的包括高级别 / 间变性胶质瘤、室管膜瘤和髓母细胞瘤。

影像学

转移性疾病的影像学特点是没有特异性，但是在已知患者存在原发性恶性肿瘤时，正确判读概率有所增加。颅内转移病变通常有多个病灶。尽管病变可能涉及脑干，但更倾向于发生在幕上和小脑半球的脑实质内。

(1) 磁共振成像（MRI）：在此类疾病中，首选 MRI 检查，较高磁场强度的 MRI 可提高对转移性病变的检测率[20]，3D T_1 加权像可以改善对小转移灶的判读。病变通常在 T_1 上显示为低信号，增强可见高信号（图 3–8）。延时增强（15～20min）有助于转移灶判读，特别是＜10mm

的病变和颅后窝转移性病变[20]。病变在 T_2-FLAIR 显示为高信号，周围伴有融合性血管源性脑水肿，病灶周围 T_2-FLAIR 高信号明显异常。DWI/ADC 上显示为弥散减少或受限，影像学特点有助于发现转移性病灶。

亚急性出血病灶在 T_1 加权像上包含高信号病灶。慢性血肿形成含铁血黄素，在 T_2 加权像上显示出明显的低信号。尽管并不常见，但在含有黑色素的病变中也可以观察到 T_1 高信号的固有病灶。SWI 提高了检测小出血性转移病灶的灵敏度[20]。

(2) 计算机体层成像（CT）：CT 可用作急性神经功能缺损和已知颅内转移性疾病患者的筛查。CT 非增强扫描可显示占位、脑积水和出血的发生发展[20]。转移性病变位于脑实质时，可能伴有血管源性脑水肿导致的局灶性低密度。尽管增强 CT 可以提高检出率，但其敏感性仍有限[20]。

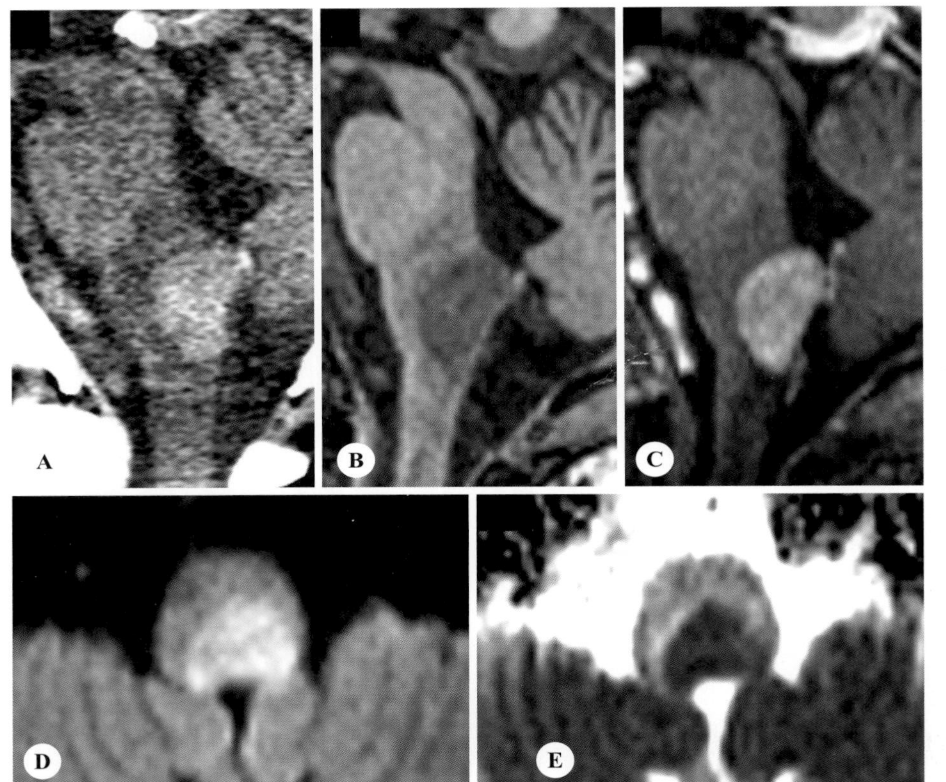

◀ 图 3-7 淋巴瘤

A. 颅后窝 CT 通常受伪影影响。然而，淋巴瘤的富细胞成分通常会在 CT 矢状位上看到明确的高密度肿块。B. T_1 加权像上显示具有内生性低信号的局灶性脑干内肿块。C. 相关均匀增强。D. DWI 表现为弥散受限的高信号。E. 在 ADC 上相匹配的低信号

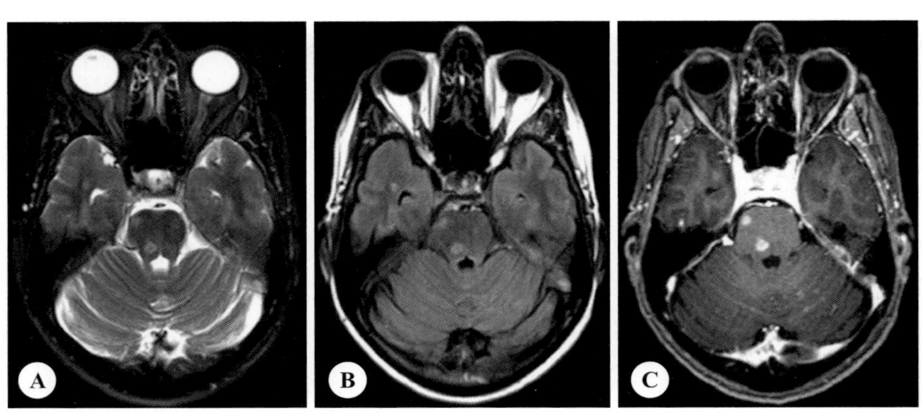

◀ 图 3-8 转移性疾病

A. 轴位 T_2 加权像；B. T_2-FLAIR；C. 增强 T_1 加权像，显示右侧脑桥内的转移性病灶

(3) 正电子发射体层成像（PET）：^{18}F-FET PET，一种氨基酸示踪剂，目前正被广泛研究，可用于颅内转移性灶的成像及评估[20]。

三、轴内病变：非肿瘤性疾病

（一）海绵状血管畸形

脑干海绵状血管瘤（BSCM）又称脑干海绵状血管畸形，是4种主要的脑血管畸形之一，另外3种是毛细血管扩张症、静脉发育性异常（DVA）和动静脉畸形（AVM）[36]。BSCM是一种低流量的静脉血管畸形，由扩张的畸形毛细血管组成[37]，邻近部位常伴有DVA。BSCM不如幕上海绵状血管畸形常见，占所有颅内海绵状血管畸形的20%。自发性颅内海绵状血管畸形的患病率为0.16%～0.5%[38]。BSCM最常见的位置是脑桥，然后是中脑和延髓。根据脑干位置的不同，病变大小也有所不同，延髓病灶较小，脑桥–中脑交界处病灶较大[39]。一项对拉丁美洲患者群体的回顾性研究表明，直径＞15mm的BSCM手术预后较差[37]。BSCM可能自发，也可能有遗传/家族病史，或者继发于放射治疗。如患者无放射治疗史，应考虑对其直系亲属进行MRI检查以排除家族性因素。

影像学

影像学在BSCM的诊断和评估中发挥重要作用，在血管瘤联盟发布的《脑海绵状血管畸形临床治疗指南纲要》中有详细说明，MRI被认为是首选的成像方式[38, 40]，推荐在症状出现后2周内进行评估，以增加海绵状畸形检测的敏感性和特异性[38]。

(1) 磁共振成像（MRI）：海绵状血管畸形在T_1加权像和T_2加权像上的表现与血肿演变的内在信号相关。随着血肿机化，T_1加权像上显示特征性“爆米花样”外观[41]。从2～3天到2个月，亚急性血肿在T_1加权像显示出高信号。慢性血肿在T_1加权像和T_2加权像显示为低信号。慢性含铁血黄素沉积在T_2加权像上显示环周低信号，是该病的特征性表现（图3–9）[41]。病灶新的出血在T_2-FLAIR显示出病灶周围继发于血管源性水肿的高信号。

不断演变的血红蛋白分解和随后的含铁血黄素沉积导致在T_2加权GRE和SWI显示出敏感的“爆米花样”影像[40]。与传统的T_1加权像和T_2加权像相比，该影像在诊断海绵状血管畸形中有更高的灵敏度。此外，SWI在检测海绵状血管畸形方面的灵敏度高于GRE成像[40, 42, 43]。在术前应完成增强T_1加权像，以诊断是否伴有DVA。

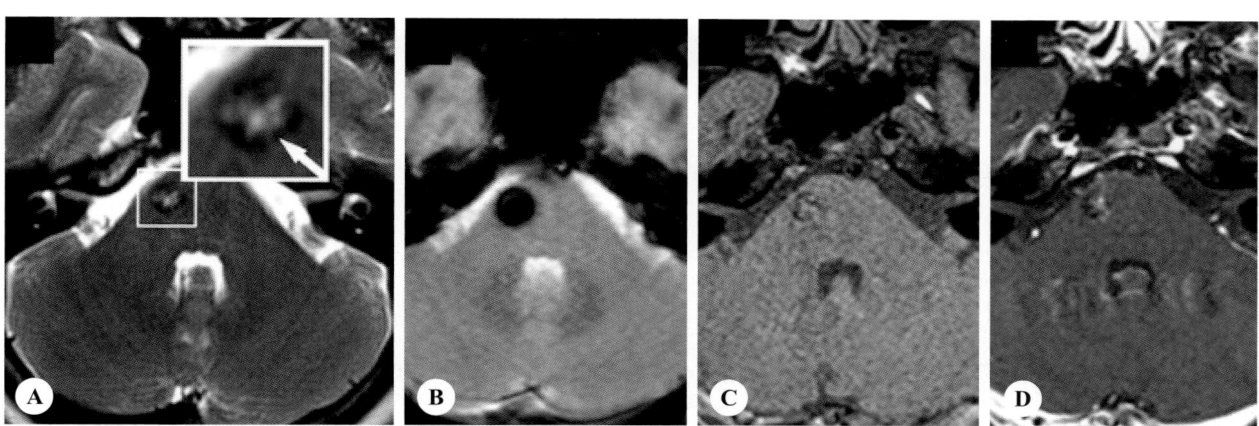

▲ 图3–9　海绵状血管畸形

A.病变位于右侧脑桥腹外侧，在T_2加权像上具有特征性的低信号边缘（白箭）；B.轴位SWI显示继发于血肿顺磁效应的磁化伪影；C.T_1加权像显示病灶内斑点状高信号；D.T_1加权对比增强像的轻度强化

SWI 也可用于诊断是否伴有 DVA。病变会逐渐变大，并且随着时间的推移可能继发病灶内出血。病灶内无白质或灰质。

对于选择外科治疗的患者，术前 DTI/DTT 可评估 BSCM 相对于脑干内密集的功能区或纤维束的空间位置[40, 44]。此外，DTI/DTT 还有助于术前计划手术入路[9, 40, 45, 46]。

(2) 计算机体层成像（CT）：CT 上显示为形状不定的高密度区域或点状钙化灶。已发表的指南不推荐对发病＞1 周的患者使用 CT[38]。CT 可用于评估脑干病灶及急性出血或脑室梗阻继发性的占位效应。

（二）毛细血管扩张症

毛细血管扩张症是一种脑血管畸形，表现为正常神经纤维中薄壁扩张血管的集合[36, 47]。这些病变通常是在 MRI 上偶然发现的。一项 6399 例增强 MRI 的研究阐明，毛细血管扩张症患病率为 0.67%[47]。文献报道该病在 Sturge-Weber-Dimitri 综合征，以及 Rendu-Osler-Weber 综合征中发病率增加。毛细血管扩张症多见于脑桥内，小部分可发生在脑桥外[36]。

影像学

MRI 是首选诊断方式，因为它们在常规血管造影中隐匿，而在 CT 上不可见。

磁共振成像（MRI）：毛细血管扩张症通常在 T_1 加权像和 T_2 加权像上与周围组织呈等密度。39% 的病变可能在 T_1 加权像、T_2 加权像或 T_2-FLAIR 显示轻微的信号改变（图 3–10）[47]。与其他成像序列相比，T_2-FLAIR 的特征性改变是非常正常或接近正常。相对于邻近组织，T_1 加权像显示为低信号，T_2 加权像显示为高信号。所有病变在增强 MRI 上都会表现出轻微、均匀的增强，部分呈网状，反映了潜在的血管扩张表现[47]。

考虑到所有病变都应显示相关的信号丢失，SWI 评估是有用的。一项研究表明，在 T_1 加权像或 T_2 加权像不显著时，SWI 的信号丢失和 T_1 加权像或 T_2 加权增强成像上的改变，对诊断脑干毛细血管扩张症具有高度特异性[47]。

（三）出血或血肿

脑干内的急性出血可能继发于 AVM 或 BSCM 的病变，也可能自发。根据一项前瞻性研究[48]，颅内出血（ICH）的发病率为每年 13.9/10 万（男性）和 12.3/10 万（女性）。自发性脑干出血更常见于脑桥。原发性脑桥出血（PPH）占所有颅内出血的 10%[49, 50]。两项评估 PPH 的研究纳入了 30—90 岁的患者，都没有包含儿童[49, 50]。

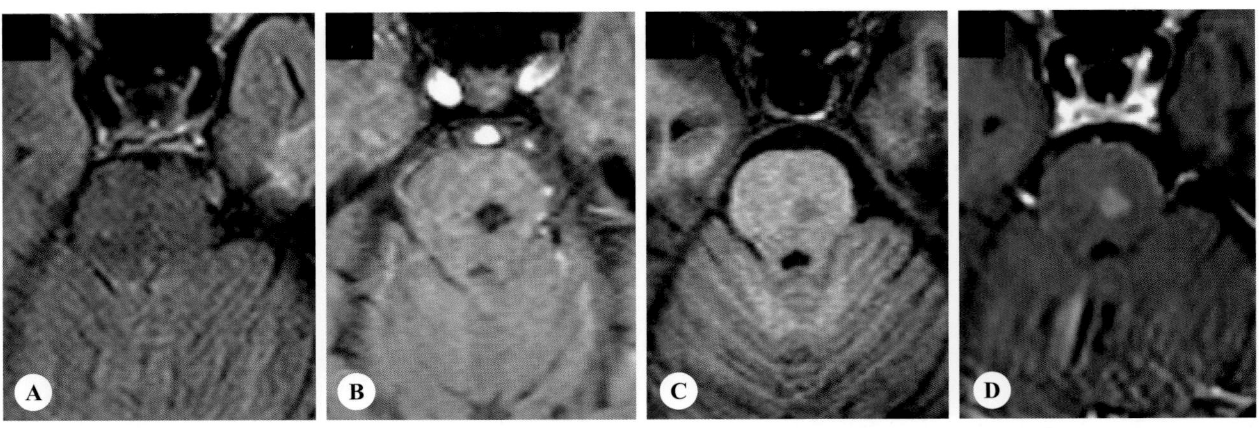

▲ 图 3–10 毛细血管扩张症。左侧旁正中脑桥内的轻微病变，无明显占位效应

A. 轴位 T_2-FLAIR 显示与邻近脑干实质等信号，不伴血管源性水肿；B. SWI 上有轻度伪影；C. 在 T_1 加权像显示轻度低信号病变；D. T_1 加权增强像显示微弱、均匀的增强

PPH 的主要原因是动脉高血压，占所有病因的 90%，其他病因包括抗凝和潜在的淀粉样血管病变[50]。继发于抗凝治疗的脑干出血通常较大，预后较差[51]。一般来说，不良预后的指标包括昏迷、脑室血肿扩大和急性脑积水[50]。

影像学

急诊科（ED）就诊的急性起病患者首先行 CT 检查。初步成像将确定可能需要紧急干预的关键发现。一旦患者病情稳定，可以进行 MRI 检查，以评估潜在的血管异常或肿瘤。

(1) 磁共振成像（MRI）：在脑干实质出血时，可采用常规 T_1 加权像和 T_2 加权像提供有关出血的信息。例如，T_1 加权像可以帮助区分超急性 / 急性和早 / 晚期亚急性出血的类型，前者为低到等信号，后者表现出高信号。T_1 加权像为高信号可能提示亚急性出血（图 3–11）。此外，T_2 加权像可用于区分早期和晚期亚急性血肿，前者显示低信号，后者显示高信号[52]。T_2 加权像和 T_2-FLAIR 显示血肿附近的血管源性水肿或血肿。

SWI 将显示不再被视为超急性（＞12h）血块的相关低信号，因为血液从含氧血红蛋白演变为脱氧血红蛋白，以及脱氧血红蛋白产生的顺磁效应[52]。

增强 T_1 加权像可用来评估潜在病因，尽管亚急性血肿演变过程中可能显示出强化特征。然而，考虑到 T_1 加权像上亚急性期血肿的高信号程度，这一时间窗内相关的增强可能难以在亚急性时间段内检测到。此外，急性出血可能压缩和限制潜在病变，如血管异常或肿瘤。

时间分辨对比增强 MRA 也可用于进一步评估血管异常，并要应用于急性或亚急性出血的诊断[53]。

(2) 计算机体层成像（CT）：如前所述，患有脑干出血的 ED 患者将反复行 CT 检查。即时诊断超急性期 / 急性出血，以及相关的并发症，如继发于占位效应的急性脑积水。超急性期出血与

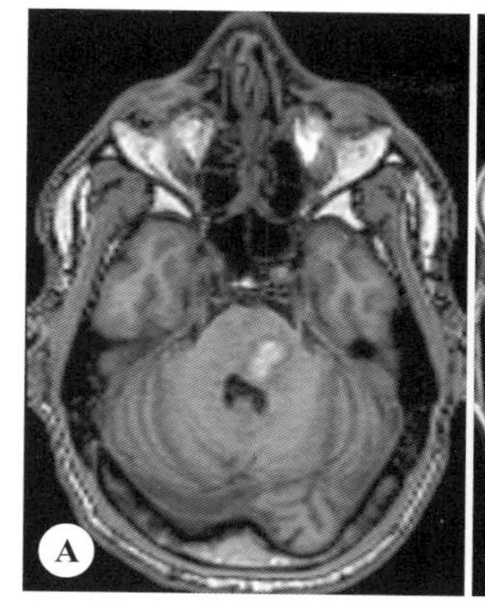

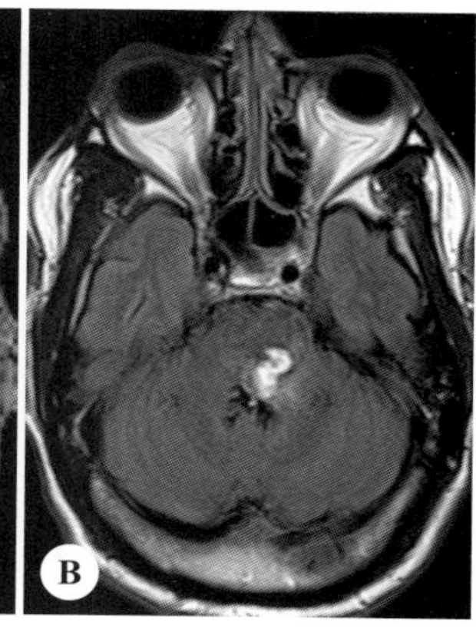

▲ **图 3–11　原发性脑桥出血**

局灶性异常信号集中在左侧脑桥背侧，伴有占位效应，左侧脑桥背外侧边缘伴有血管源性脑水肿。在 T_1 加权像和 FLAIR 上，存在与晚期亚急性血肿相关的高信号

邻近脑实质呈等密度，出血后数小时内血肿逐渐减弱[52]。随血肿的持续演化，导致衰减降低，从而在亚急性期对相邻的脑实质产生等衰减。考虑到非增强 CT 上的等密度衰减，亚急性血肿可能难以显示，但可能表现出继发于血脑屏障破坏的环周对比增强[52, 54]。

（四）急性缺血性卒中

急性缺血性卒中是成人生理和认知发生严重长期残疾的主要病因[55]。一项美国人群急性缺血性脑卒中的研究指出，该病发病率为 3.29‰[55]，其中 1/3 涉及椎基底动脉系统[51]。当急性缺血性脑卒中累及椎基底动脉循环时，脑桥是最常见的损伤部位[56]。虽然小儿脑干缺血少见，但它仍可能发生在患有系统性血液系统疾病（如镰状细胞病或白血病）的儿童中，局部放射治疗也可能继发缺血。

影像学

出现急性脑卒中症状的患者应首先进行 CT 检查。如前所述，脑干平面的 CT 检查受限于骨伪影。如果临床考虑急性缺血性脑卒中累及脑干，MRI 是进一步评估的首选方式。

(1) 磁共振成像（MRI）：涉及幕上或幕下的

大脑缺血性损伤，表现出继发于水分子扩散受限的相关信号异常，高 DWI 信号，低 ADC（图 3–12 和图 3–13）。幕上是前循环灌注区，采用 DWI/ADC 评估具有高度灵敏性和特异性，假阴性率为 2%[51]。然而，后循环供血区的 DWI/ADC 评估假阴性率可能高达 31%[51]。DWI/ADC 对后循环梗死的检测受限，通常是由于颅底水平的磁化伪影[51]。DWI/ADC 也可能有助于检测血管内血栓，显示为高 DWI 信号。

脑桥和延髓的梗死可表现出特征性的影像学表现（边界清晰及旁正中位置），在 T_2 加权像上最明确。MRI 上可显示出沿供应脑桥穿支动脉轴线的梗死[51]。基底动脉闭塞时，梗死可能累及双侧大部分脑桥。急性缺血性脑卒中的细胞毒性水肿在 MRI 上显示为 T_2 加权高信号和弥散限制。

(2) 计算机体层成像（CT）：CT 在急性脑干梗死中的作用有限。然而，CT 可以提示出血的信息，或者发现血管致密征（基底动脉），提示血栓形成[51]。诊断血管致密征必须谨慎，特别是颅后窝的血管，因为致密血管与人为后处理有关。

（五）肥大性下橄榄核变性

肥大性下橄榄核变性（HOD）指下橄榄核（ION）的跨突触（或跨神经元）变性，由齿状核–红核–下橄榄核（DRO）通路（Guillain-Mollaret

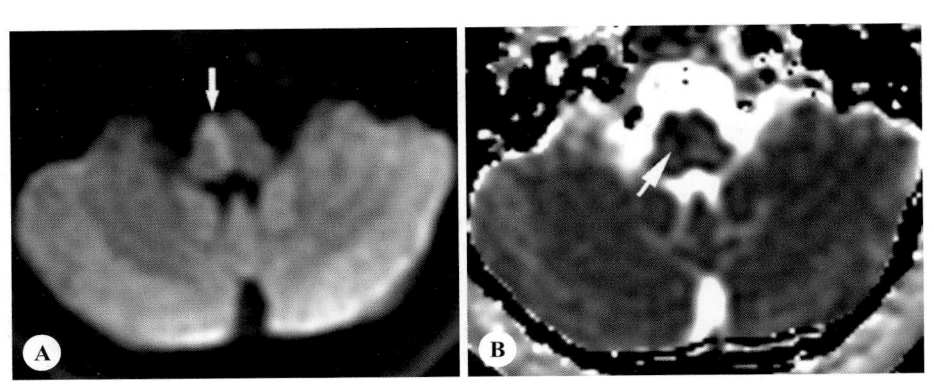

▲ 图 3–12　右侧延髓内侧梗死，MRI 显示弥散受限

A. DWI 上高信号；B. ADC 低值

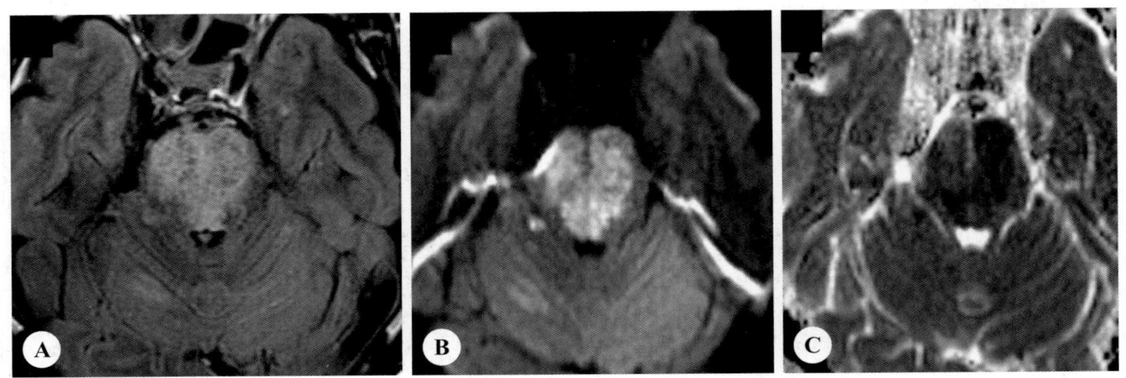

▲ 图 3–13　弥漫性脑桥梗死

A. 脑桥显示异常的 T_2-FLAIR 高信号及扩张，伴有水肿；B. DWI 上高信号伴弥散受限；C. ADC 对应区域低信号，右小脑半球腹侧也可观察到弥散受限

三角）损伤所致[57-59]。DRO通路损伤可能继发于梗死或出血、脑干病变（肿瘤性或非肿瘤性）、手术或创伤[57-59]。既往文献报道的大多数病例继发于海绵状血管畸形、肿瘤或血肿[57]。组织病理学分析表明，神经元细胞质空泡化、星形胶质细胞肥大、神经胶质增生和脱髓鞘增多是继发于肉眼可见的肥大[58, 60]。腭肌阵挛是HOD的一个典型临床表现，发生在解剖损伤后10～11个月[57-59]。

影像学

HOD通常在对原发灶进行常规MRI时诊断，并且通常在诊断时无症状[57]。熟悉该病可避免与其他病理混淆，识别导致DRO通路损伤的原发性病变对于诊断至关重要[58]。

(1) 磁共振成像（MRI）：一旦延伸到ION的传入纤维损伤，T_2加权像高信号将在1～2个月出现[58, 59]。ION在解剖损伤6个月后可在MRI上检测到肥大，这一过程持续长达3～4年（图3-14）。最终，肥大会持续演化，ION逐渐萎缩，尽管T_2加权成像上的高信号可能会消退或无限期持续[57-59]。

HOD与钆增强无关[57, 58]，检测到增强应考虑为肿瘤、感染或炎症因素[58]。

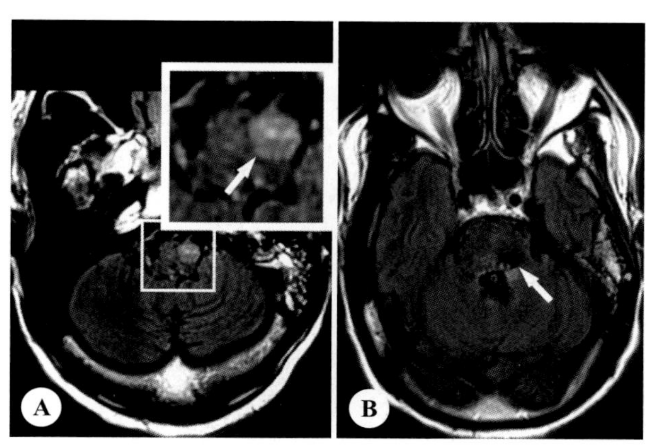

▲ 图3-14　**肥大性下橄榄核变性**

A. 延髓的轴位T_2-FLAIR显示局灶性高信号和左下橄榄核轻度增大（白箭）；B. 对脑桥的评估提示先前出血的部位最有可能是导致Guillain-Mollare三角受损的原因（白箭）

DTI在ION肥大的初始阶段可能显示轴向/径向弥散率降低，并在随后增加，这可能是由于星形细胞增殖和神经胶质增生[61]。术前DTI/DTT可用于评估因脑干病变引起的DRO通路改变及其解剖关系，有助于评估术后发生HOD的风险。既往文献表明DTT、T_1加权像整合到立体导航系统中，能够降低手术DRO通路损伤的风险，避免HOD的发生[61]。

(2) 计算机体层成像（CT）：常规CT在HOD评估中作用有限。^{18}F-FDG PET/CT可观察到受影响的ION代谢活性增强[57, 62]。

（六）脱髓鞘病变

脑干脱髓鞘可能继发于多种病因，包括炎症、获得性或先天性代谢缺陷[63, 64]。多发性硬化（MS）和急性播散性脑脊髓炎（ADEM）可引起脑干的炎症性脱髓鞘。早发型多发性硬化患者（18岁以下），占所有MS患者的2%～10%[17]。渗透性脱髓鞘综合征（ODS）继发于代谢病因，特征是发生在快速纠正低钠血症[65]。尽管脑干脱髓鞘可能表现出非特异的影像学特征，但与临床表现相结合有助于病理诊断。例如，继发于ADEM的症状也可能出现在病毒感染或免疫接种后[66]。ODS患者可能会有既往低钠血症，并被迅速纠正。典型的临床症状包括痉挛性四肢瘫痪和假性延髓麻痹[65, 67]。

影像学

炎症与代谢性脱髓鞘的MRI特征可能有重叠。除临床背景外，评估脑干病变的位置和识别影像特征性表现也有助于诊断。对幕上脑的评估也可以提供宝贵的参考信息。在儿童中，先天性代谢异常可能导致局灶性脑干病变，并在增强T_1上出现强化，与原发性恶性肿瘤相似。类似情况可见于亚历山大病（图3-15）[63, 64]。

(1) 磁共振成像（MRI）

①炎症性脱髓鞘：病变位置和信号特征的差异已在 MS 或 ADEM 中描述。MS 多见于脑桥，多为非对称 / 单侧的病灶，在 T_2 加权像上其边界常常清晰（图 3–16）。相反，ADEM 患者在 T_2 加权像上边界多数不明确，在脑干内对称性或呈双侧分布（图 3–17）[66]。疑似 MS 患者进行幕上评估有助于鉴别或确诊。MS 是脑室周围炎症的表现（图 3–18）[65]。因此，在 T_2 加权和 T_2-FLAIR 呈高信号，并且在静脉周分布，其特征性表现是与侧脑室平面正交，容易被识别。

②代谢性脱髓鞘：渗透性脱髓鞘最常累及中央脑桥，在 T_2 加权像和 T_2-FLAIR 表现为对称性的高信号（图 3–19）。T_2 加权像 /T_2-FLAIR 上特征性脑桥中央信号异常，类似于“三叉戟样”，这是由于脑桥腹外侧和皮质脊髓束稀疏所致[65]。早期 MRI 表现可能包括中央脑桥内 DWI/ADC 弥散受限[65]。对幕上脑组织的评估可能表现出 T_2 加权像异常高信号，包括外囊、内囊、基底节、丘脑和外侧膝状体核[65, 67, 68]。

(2) 计算机体层成像（CT）：因缺乏占位和出血表现，CT 不易检出。ODS 患者的脑桥内可能

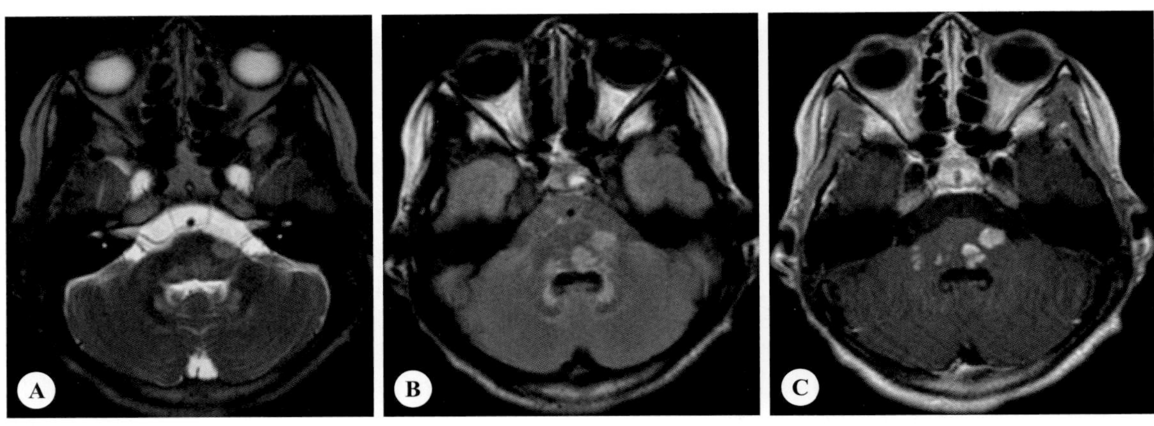

▲ 图 3–15 亚历山大病（儿童）

A 和 B. 轴位 T_2 加权和 T_2-FLAIR 表明在脑桥下部有多个高信号病变；C. T_1 加权增强成像可见强化。经许可转载，图片由 Thierry A.G.M.Huisman 博士提供

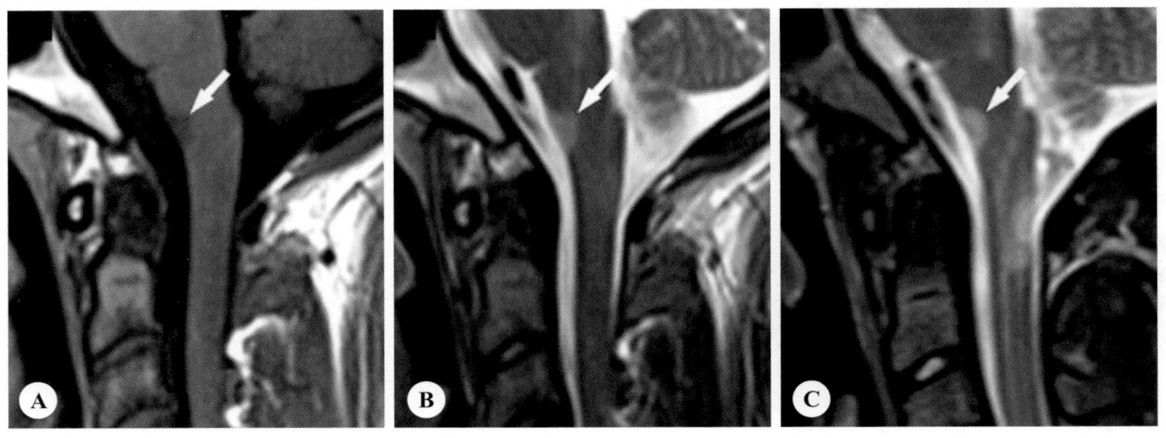

▲ 图 3–16 多发性硬化

A. 矢状位 T_1 加权像（白箭）；B 和 C.T_2 加权像（白箭）显示延髓病变，边界清楚，T_1 加权像呈低信号，T_2 加权像显示为高信号。需注意脑桥和上颈髓背侧内的其他病灶

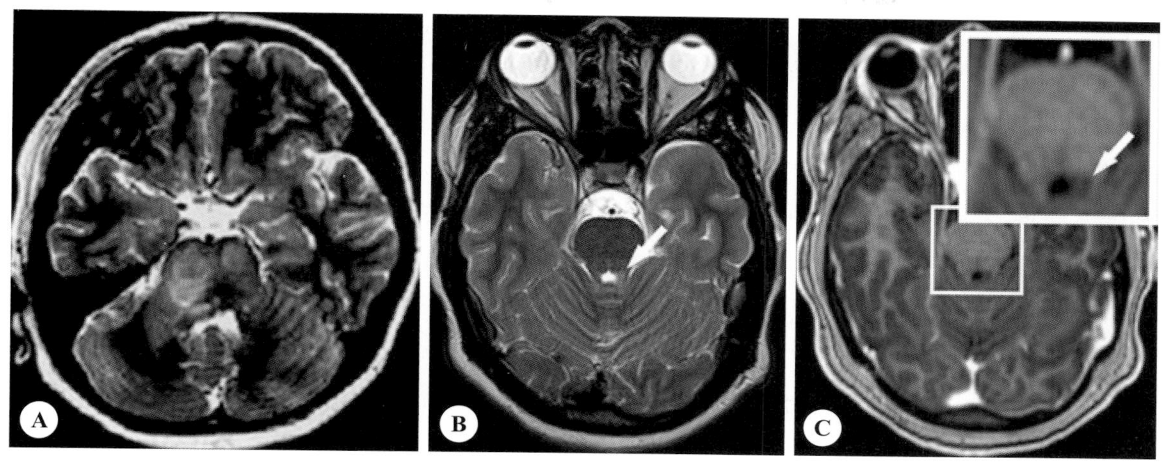

▲ 图 3-17　急性脱髓鞘性脑脊髓炎与多发性硬化（儿童）

A. ADEM 的轴位 T_2 加权像显示脑桥内弥漫性高信号，边界不清；B 和 C. 与此相反，儿童期发病的多发性硬化患者表现为左侧脑桥背侧的界限清楚的单一病灶，并延伸至左侧小脑上脚。经许可转载，图片由 Thierry A.G.M.Huisman 博士提供[a]

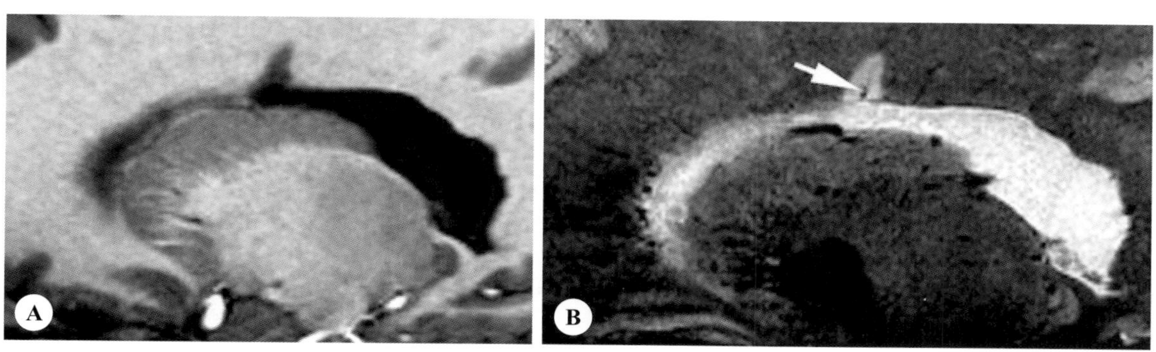

▲ 图 3-18　多发性硬化

在 7.0T MRI 的矢状位 T_1 加权像和 T_2 加权像显示在幕上脑室周围沿脑室周围分布的病变（白箭）

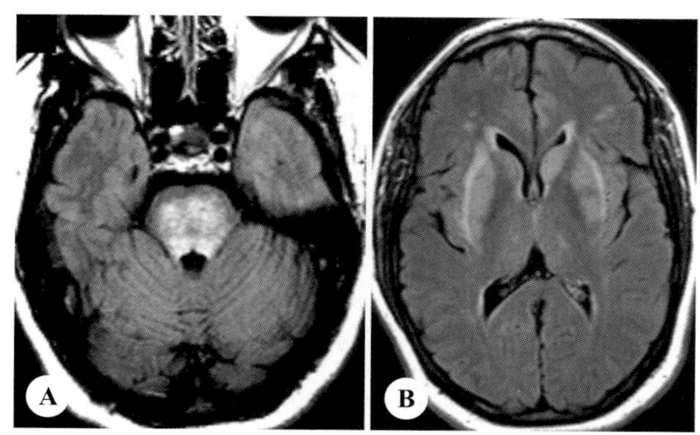

▲ 图 3-19　渗透性脱髓鞘综合征

A. 脑桥的轴位 T_2-FLAIR 表现为弥漫性异常高信号，右侧脑桥腹外侧相对左侧稀疏；B. 同一患者的幕上检查显示，在外囊和基底节内可见对称性异常的 T_2-FLAIR 信号

出现非特异性低衰减，但颅底伪影可能会严重干扰其差异的显著性[67]。

（七）感染

菱脑也被称为“后脑”，由脑桥、延髓和小脑组成。尽管排除了中脑，但菱脑炎（RE）与“脑干脑炎”可互换使用[17, 69, 70]；在本章中，它将被用来表示包括中脑的脑干脑炎。RE 可能继发于感染、自身免疫或副肿瘤性疾病[69]。影响成人和儿童最常见的传染源是 Listeria 菌、肠道病毒 71 型（EV71）和疱疹病毒[17, 69, 70]。Listeria 菌是革兰阳性、兼性厌氧的细胞内短杆菌，是导致 RE 的主要病原体，主要影响 14—79 岁的患者[69]。

影像学

尽管 MRI 评估感染性 RE 的结果可能是非特异性的，但其仍然是首选方法[70]。MRI 拥有优越的对比度，并且与 CT 相比，MRI 无辐射且颅后窝成像不受伪影影响。此外，在感染性 RE 患者中，＞70% 的病例会出现 MRI 异常[17]。在继发于 Listeria 菌感染的 RE 患者中，100% 的病例存在 MRI 异常[69]。

磁共振成像（MRI）：RE 患者在 T_2 加权像和 T_2-FLAIR 呈高信号，包括脑桥、延髓、上颈髓、小脑和中脑[17, 69]。Listeria 菌感染后出现脑干非特异性异常信号。然而，与前述病因不同的是，Listeria 菌感染在脓肿形成后 T_1 加权像可能发展为实质的环状强化病灶[69]。细菌性脓肿通常与 DWI/ADC 的中央弥散受限和 T_2 加权像上的高信号有关。相反，继发于结核病（TB）的脑干结核瘤在 T_1 和 T_2 加权像上表现出特征性的中央低信号[70, 71]，DWI/ADC 未见弥散受限（图 3–20）[71]。

继发于 EV71 的 RE 可能在 T_1 加权像和 T_2 加权像上显示特征性的低信号和高信号，多出现在脑桥 – 延髓交界处的脑干背侧，这种信号异常可出现在脑干单侧或双侧[17]。

单纯疱疹病毒在 T_2 加权像和 T_2-FLAIR 显示为异常高信号，先累及延髓和上颈髓[69]。既往文献报道单纯疱疹病毒 1 型（HSV-1）对小脑脚显示出亲和力[17]。

^{1}H-MRS 可见 Cho/Cr 升高和 NAA/Cr 的降低，包括琥珀酸盐或醋酸盐峰在内的鉴定与感染密切相关[17]。

四、轴外病变

轴外病变可发生在邻近脑干的不同位置，并产生显著的占位效应。如本章章首所述，轴外病变的起源包括 CPA、松果体区、斜坡、海绵窦或鞍上区。相关的占位效应可能导致实质水肿，有时甚至引起类似于脑干轴内的占位效应（图 3–21）。CPA 起源的病变最常见，占成人所有肿瘤的 5%～10%[72]。CPA 中最常见的病变包括神经鞘瘤、脑膜瘤和表皮样囊肿，发病率依次降低[72]。

（一）神经鞘瘤

影像学

(1) 磁共振成像（MRI）：神经鞘瘤在 T_1 和

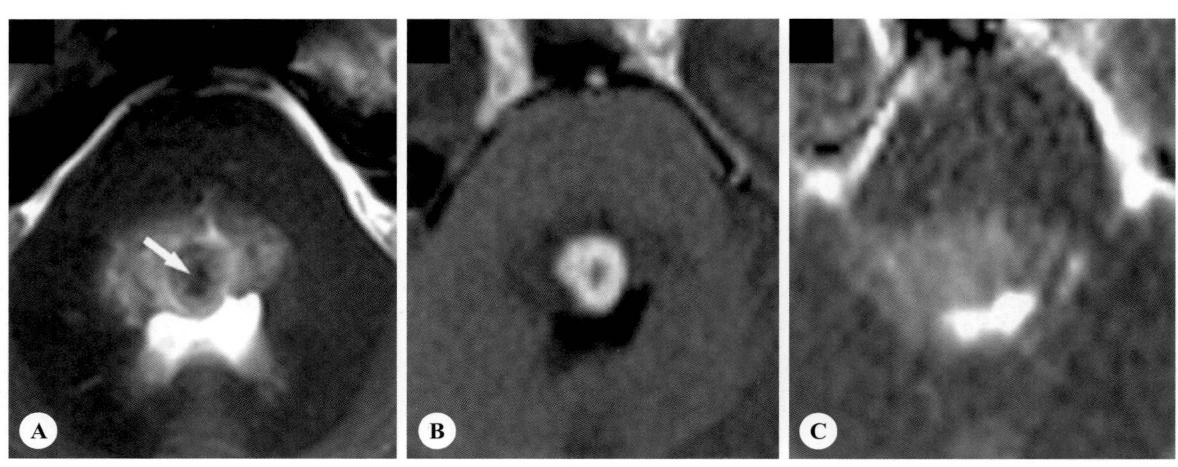

▲ 图 3–20　结核瘤

A. 轴位像显示以右侧面丘区域为中心的圆形病变，T_2 加权像显示病灶中心区域低信号（白箭）；B. 周边增强；C. ADC 图未见低信号及弥散受限

T_2 加权像上分别显示等低信号和高信号。T_1 加权增强像通常显示以内耳道（IAC）为中心的均匀强化。神经鞘瘤进展时，特征性地与 IAC 的骨性扩张和向 CPA 生长相关，从而导致“冰淇淋蛋卷样”外观（图 3–22）。神经鞘瘤的脑池部分可能在 T_2 加权像上显示出囊性变化[72]。高分辨率 3D T_2 加权像可能有助于识别受压 / 移位的脑神经。

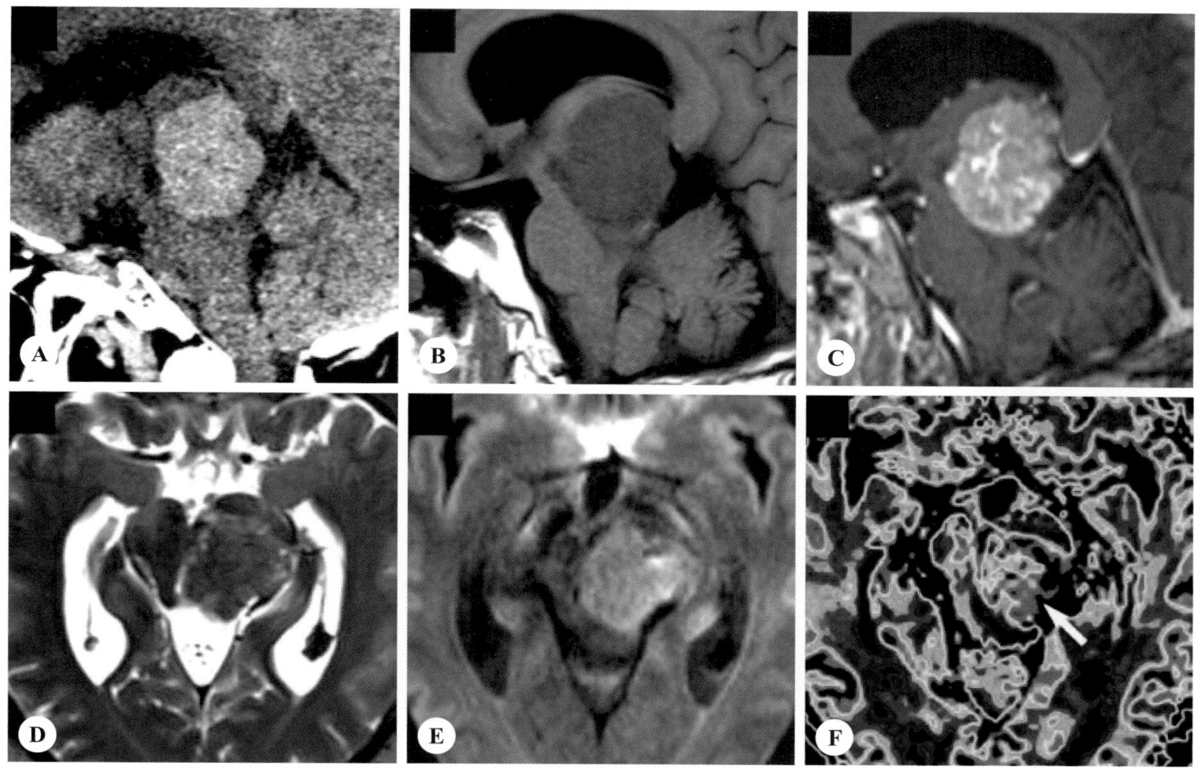

▲ 图 3–21 **生殖细胞瘤［类似轴内起源的松果体区肿瘤（A 至 E）］**

A. 矢状位重建 CT 显示以松果体区为中心的肿块，具有内生性高衰减，反映富细胞的特征；B 和 C. 增强前和增强后 T_1 加权像显示肿瘤强化和中脑占位效应；F. 灌注成像显示脑血容量升高。经许可转载，图片由 Gary Gong 博士提供

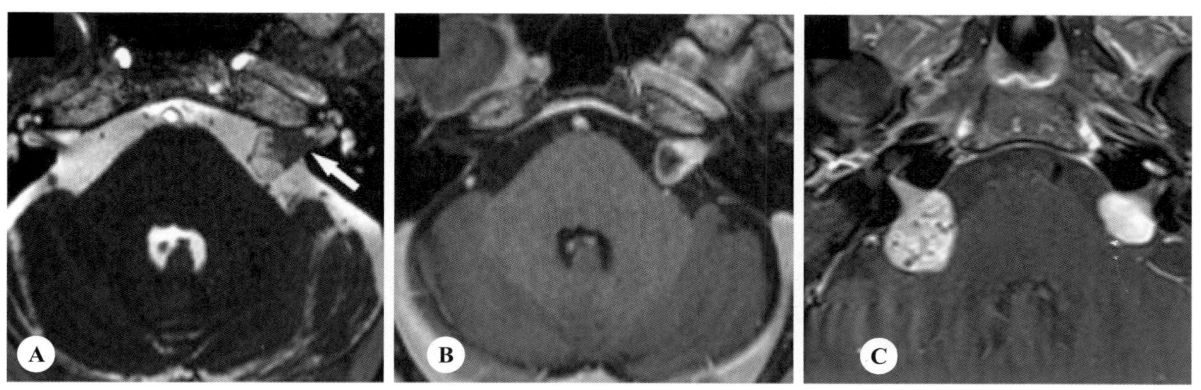

▲ 图 3–22 **神经鞘瘤**

A. 轴位高分辨率 CISS；B. 增强 T_1 加权像显示以左侧 IAC 为中心的实性和囊性肿块，延伸到 CPA，左侧 IAC 肿物导致内耳门（白箭）相对于右侧轻度扩张；C. 增强 T_1 加权像显示Ⅱ型神经纤维瘤病，双侧肿瘤从 IAC 产生并延伸到 CPA。双侧 IAC 肿瘤显示右侧脑桥和小脑的占位效应大于左侧

(2) 计算机体层成像（CT）：CT 是评估骨性 IAC 重建的首选影像技术。

（二）脑膜瘤

影像学

(1) 磁共振成像（MRI）：脑膜瘤在 T_1 加权像上显示为低或等信号，与神经鞘瘤不同，脑膜瘤在 T_2 加权像上显示为低信号或等信号。脑膜瘤在增强 T_1 加权像上会显示为明显的强化，并可伴有硬脑膜增强，类似“硬脑膜尾征”（图 3-23）。硬脑膜强化可能反映浸润或硬脑膜的反应性增生。脑膜瘤的中心位于 CPA，而不是在 IAC 内。因此，IAC 的同侧扩张与脑膜瘤不相关。然而，脑膜瘤通常会伴有累及底部骨质的骨质增生[72]。

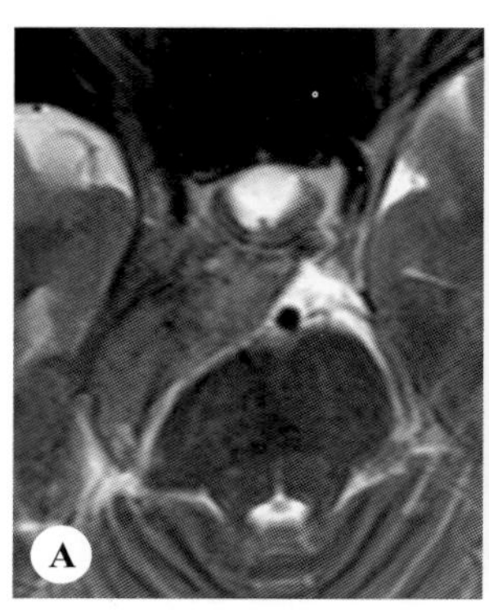
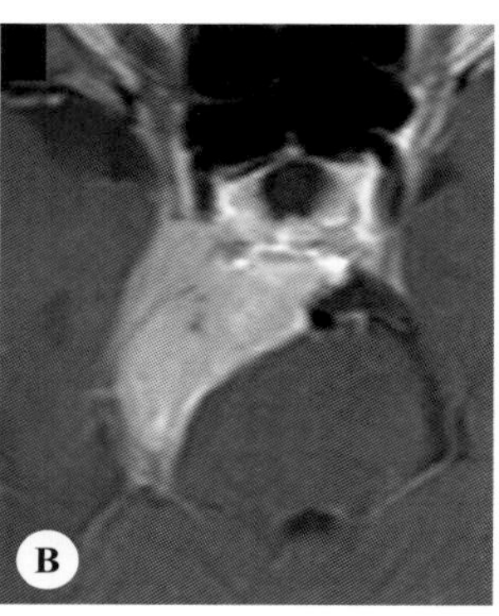

▲ 图 3-23　脑膜瘤

轴位 T_2 加权和增强 T_1 加权像显示 T_2 低信号肿块起源于右侧海绵窦，并向后延伸至桥前池。肿物呈均匀强化，并对右侧脑桥腹外侧产生占位效应

(2) 计算机体层成像（CT）：CT 是评价脑膜瘤骨性结构是否增生的首选影像技术。

（三）表皮样囊肿

影像学

(1) 磁共振成像（MRI）：表皮样囊肿的 MRI 极具特征性。该肿瘤在 T_1 加权像上主要表现为低信号，T_2 加权像上表现为高信号，对 T_2-FLAIR 的抑制不完全。MRI 可能表现出继发于脱屑物质堆积的层状（洋葱皮）外观。DWI/ADC 显示继发于内部蛋白质和（或）脂质的弥散减少或受限（图 3-24）[72]。考虑到基底池内 DWI 低信号的 CSF，DWI 上产生的高信号显著增强了病变的辨认。MRI 很好地显示了对相邻脑干结构的占位效应程度。

(2) 计算机体层成像（CT）：CT 可能包含低衰减病灶，反映 10～20HU 的内部脂质含量。根据位置的不同，相邻骨骼可能会出现呈扇形结构。

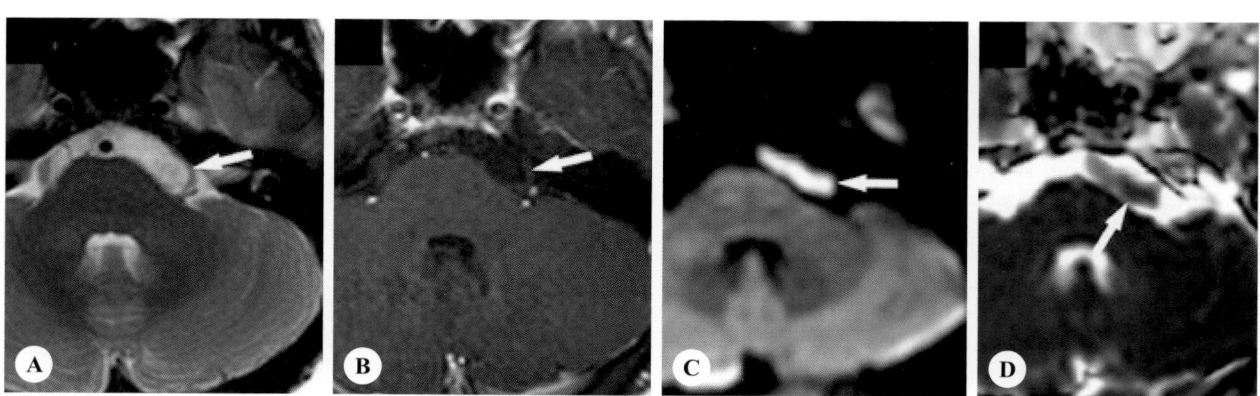

▲ 图 3-24　表皮样囊肿

A 和 B. 轴位 T_2 加权像显示左侧桥前池内的囊性病变延伸到左侧 CPA 池。在 T_2 加权像上，囊性病变与 CSF 呈等信号，无强化。C 和 D. DWI 上可看到弥散受限的高信号和 ADC 上对应的低信号。经许可转载，图片由 Thierry A.G.M.Huisman 博士提供

结论

脑干病变包含广泛的病理特征。占位效应可能继发于原发性肿瘤（良性或恶性）、转移性疾病、先天性血管畸形、感染、梗死或炎症。此外，脑干内也可能存在假性病变，如之前在HOD中所见。对幕上脑结构的检查有助于明确诊断，如MS患者脑室周围分布的脑室旁病变。尽管可以使用不同的成像方式，但MRI仍然是评估脑干病变的首选方式。病灶特异性的影像学表现为治疗前提供了宝贵的信息，有助于诊断病因、评估对邻近结构的影响、协助制订治疗方案，并评估治疗效果。

参考文献

[1] Querol-Pascual M. Clinical approach to brainstem lesions. Semin Ultrasound CT MR. 2010;31(3):220–9.

[2] Purohit B, Kamli AA, Kollias SS. Imaging of adult brainstem gliomas. Eur J Radiol. 2015;84(4):709–20.

[3] Poretti A, Meoded A, Huisman TAGM. Neuroimaging of pediatric posterior fossa tumors including review of the literature. J Magn Reson Imaging. 2012;35(1):32–47.

[4] Bosemani T, Orman G, Boltshauser E, Tekes A, Huisman TAGM, Poretti A. Congenital abnormalities of the posterior fossa. Radiographics. 2015;35(1):200–20.

[5] Blitz AM, Macedo LL, Chonka ZD, Ilica AT, Choudhri AF, Gallia GL, et al. High-resolution CISS MR imaging with and without contrast for evaluation of the upper cranial nerves. Neuroimaging Clin. 2014;24(1):17–34.

[6] Blitz AM, Choudhri AF, Chonka ZD, Ilica AT, Macedo LL, Chhabra A, et al. Anatomic considerations, nomenclature, and advanced cross-sectional imaging techniques for visualization of the cranial nerve segments by MR imaging. Neuroimaging Clin. 2014;24(1):1–15.

[7] Inoue T, Ogasawara K, Beppu T, Ogawa A, Kabasawa H. Diffusion tensor imaging for preoperative evaluation of tumor grade in gliomas. Clin Neurol Neurosurg. 2005;107(3):174–80.

[8] Price SJ, Burnet NG, Donovan T, Green HL, Peña A, Antoun NM, et al. Diffusion tensor imaging of brain tumours at 3T: a potential tool for assessing white matter tract invasion? Clin Radiol. 2003;58(6):455–62.

[9] Li D, Jiao YM, Wang L, Lin FX, Wu J, Tong XZ, et al. Surgical outcome of motor deficits and neurological status in brainstem cavernous malformations based on preoperative diffusion tensor imaging: a prospective randomized clinical trial. J Neurosurg. 2018;130(1):286–301.

[10] Cao Z, Lv J, Wei X, Quan W. Appliance of preoperative diffusion tensor imaging and fiber tractography in patients with brainstem lesions. Neurol India. 2010;58(6):886–90.

[11] Chen X, Weigel D, Ganslandt O, Buchfelder M, Nimsky C. Diffusion tensor imaging and white matter tractography in patients with brainstem lesions. Acta Neurochir. 2007;149(11):1131; discussion 1131.

[12] Chen X, Weigel D, Ganslandt O, Fahlbusch R, Buchfelder M, Nimsky C. Diffusion tensor-based fiber tracking and intraoperative neuronavigation for the resection of a brainstem cavernous angioma. Surg Neurol. 2007;68(3):291; discussion 291.

[13] Wu J, Zhou L, Tang W, Mao Y, Hu J, Song Y, et al. Clinical evaluation and follow-up outcome of diffusion tensor imaging-based functional neuronavigation: a prospective, controlled study in patients with gliomas involving pyramidal tracts. Neurosurgery. 2007;61(5):949.

[14] Yao Y, Ulrich NH, Guggenberger R, Alzarhani YA, Bertalanffy H, Kollias SS. Quantification of corticospinal tracts with diffusion tensor imaging in brainstem surgery: prognostic value in 14 consecutive cases at 3T magnetic resonance imaging. World Neurosurg. 2015;83(6): 1006–14.

[15] Hipp SJ, Steffen-Smith E, Hammoud D, Shih JH, Bent R, Warren KE. Predicting outcome of children with diffuse intrinsic pontine gliomas using multiparametric imaging. Neuro-Oncology. 2011;13(8):904–9.

[16] Laprie A, Pirzkall A, Haas-Kogan DA, Cha S, Banerjee A, Le TP, et al. Longitudinal multivoxel MR spectroscopy study of pediatric diffuse brainstem gliomas treated with radiotherapy. Int J Radiat Oncol Biol Phys. 2005;62(1):20–31.

[17] Rossi A, Martinetti C, Morana G, Severino M, Tortora D. Neuroimaging of infectious and inflammatory diseases of the pediatric cerebellum and brainstem. Neuroimaging Clin N Am. 2016;26(3):471–87.

[18] Bahrami S, Yim CM. Quality initiatives: blind spots at brain imaging. Radiographics. 2009;29(7):1877–96.

[19] Vogl T, Harth M. Chapter 3: neuro imaging of the posterior Fossa. 2011; Available at: https:// pdfs.semanticscholar.org/5f8d/0abf76715d2dfadca3fc943da1beba32acb1.pdf.

[20] Pope WB. Brain metastases: neuroimaging. Handb Clin Neurol. 2018;149:89–112.

[21] Lin TF, Prados M. Brainstem Gliomas. In: Gupta N, Banerjee A, Haas-Kogan DA, editors. Pediatric CNS tumors. Cham: Springer International Publishing; 2017. p. 51–67.

[22] Jallo G. Brainstem gliomas. Childs Nerv Syst. 2006;22(1):1–2.

[23] Green AL, Kieran MW. Pediatric brainstem gliomas: new understanding leads to potential new treatments for two very different tumors. Curr Oncol Rep. 2015;17(3):436.

[24] Johnson DR, Guerin JB, Giannini C, Morris JM, Eckel LJ, Kaufmann TJ. 2016 updates to the WHO brain tumor classification system: what the radiologist needs to know. Radiographics. 2017;37(7):2164–80.

[25] Guzmán-De-Villoria JA, Ferreiro-Argüelles C, Fernández-García P. Differential diagnosis of T2 hyperintense brainstem

lesions: Part 2. Diffuse lesions. Semin Ultrasound CT MR. 2010;31(3):260–74.
[26] O'Neill BP, Illig JJ. Primary central nervous system lymphoma. Mayo Clin Proc. 1989;64(8):1005–20.
[27] Murray K, Kun L, Cox J. Primary malignant lymphoma of the central nervous system. Results of treatment of 11 cases and review of the literature. J Neurosurg. 1986;65(5):600–7.
[28] Shams PN, Waldman A, Plant GT. B cell lymphoma of the brain stem masquerading as myasthenia. J Neurol Neurosurg Psychiatry. 2002;72(2):271–3.
[29] Carlson BA. Rapidly progressive dementia caused by nonenhancing primary lymphoma of the central nervous system. AJNR Am J Neuroradiol. 1996;17(9):1695–7.
[30] Nabavizadeh SA, Vossough A, Hajmomenian M, Assadsangabi R, Mohan S. Neuroimaging in central nervous system lymphoma. Hematol Oncol Clin North Am. 2016;30(4):799–821.
[31] Vaquero J, Martínez R, Rossi E, López R. Primary cerebral lymphoma: the "ghost tumor". Case report. J Neurosurg. 1984;60(1):174–6.
[32] Barajas RF, Rubenstein JL, Chang JS, Hwang J, Cha S. Diffusion-weighted MR imaging derived apparent diffusion coefficient is predictive of clinical outcome in primary central nervous system lymphoma. AJNR Am J Neuroradiol. 2010;31(1):60–6.
[33] Blasel S, Vorwerk R, Kiyose M, Mittelbronn M, Brunnberg U, Ackermann H, et al. New MR perfusion features in primary central nervous system lymphomas: pattern and prognostic impact. J Neurol. 2018;265(3):647–58.
[34] Haldorsen IS, Kråkenes J, Krossnes BK, Mella O, Espeland A. CT and MR imaging features of primary central nervous system lymphoma in Norway, 1989–2003. AJNR Am J Neuroradiol. 2009;30(4):744–51.
[35] Barnholtz-Sloan JS, Sloan AE, Davis FG, Vigneau FD, Lai P, Sawaya RE. Incidence proportions of brain metastases in patients diagnosed (1973 to 2001) in the Metropolitan Detroit Cancer Surveillance System. J Clin Oncol. 2004;22(14):2865–72.
[36] Lee RR, Becher MW, Benson ML, Rigamonti D. Brain capillary telangiectasia: MR imaging appearance and clinicohistopathologic findings. Radiology. 1997;205(3):797–805.
[37] Nathal E, Patiño-Rodriguez HM, Arauz A, Imam SS, Acosta E, Evins AI, et al. Risk factors for unfavorable outcomes in surgically treated brainstem cavernous malformations. World Neurosurg. 2018;111:e484.
[38] Akers A, Al-Shahi Salman R, Awad I, Dahlem K, Flemming K, Hart B, et al. Synopsis of guidelines for the clinical Management of Cerebral Cavernous Malformations: consensus recommendations based on systematic literature review by the Angioma Alliance Scientific Advisory Board Clinical Experts Panel. Neurosurgery. 2017;80(5):665–80.
[39] Abla AA, Lekovic GP, Turner JD, de Oliveira JG, Porter R, Spetzler RF. Advances in the treatment and outcome of brainstem cavernous malformation surgery: a single-center case series of 300 surgically treated patients. Neurosurgery. 2011;68(2):5.
[40] Mokin M, Agazzi S, Dawson L, Primiani CT. Neuroimaging of cavernous malformations. Curr Pain Headache Rep. 2017;21(12):47.
[41] Rivera PP, Willinsky RA, Porter PJ. Intracranial cavernous malformations. Neuroimaging Clin N Am. 2003;13(1):27–40.
[42] de Souza JM, Domingues RC, Cruz LCH, Domingues FS, Iasbeck T, Gasparetto EL. Susceptibility-weighted imaging for the evaluation of patients with familial cerebral cavernous malformations: a comparison with t2-weighted fast spin-echo and gradient-echo sequences. AJNR Am J Neuroradiol. 2008;29(1):154–8.
[43] Bulut HT, Sarica MA, Baykan AH. The value of susceptibility weighted magnetic resonance imaging in evaluation of patients with familial cerebral cavernous angioma. Int J Clin Exp Med. 2014;7(12):5296.
[44] Flores BC, Whittemore AR, Samson DS, Barnett SL. The utility of preoperative diffusion tensor imaging in the surgical management of brainstem cavernous malformations. J Neurosurg. 2015;122(3):653–62.
[45] Faraji AH, Abhinav K, Jarbo K, Yeh F, Shin SS, Pathak S, et al. Longitudinal evaluation of corticospinal tract in patients with resected brainstem cavernous malformations using high-definition fiber tractography and diffusion connectometry analysis: preliminary experience. J Neurosurg. 2015;123(5):1133–44.
[46] Kovanlikaya I, Firat Z, Kovanlikaya A, Uluğ AM, Cihangiroglu MM, John M, et al. Assessment of the corticospinal tract alterations before and after resection of brainstem lesions using Diffusion Tensor Imaging (DTI) and tractography at 3T. Eur J Radiol. 2011;77(3):383–91.
[47] El-Koussy M, Schroth G, Gralla J, Brekenfeld C, Andres RH, Jung S, et al. Susceptibility-weighted MR imaging for diagnosis of capillary telangiectasia of the brain. Am J Neuroradiol. 2012;33(4):715–20.
[48] Giroud M, Gras P, Chadan N, Beuriat P, Milan C, Arveux P, et al. Cerebral haemorrhage in a French prospective population study. J Neurol Neurosurg Psychiatry. 1991;54(7):595–8.
[49] Murata Y, Yamaguchi S, Kajikawa H, Yamamura K, Sumioka S, Nakamura S. Relationship between the clinical manifestations, computed tomographic findings and the outcome in 80 patients with primary pontine hemorrhage. J Neurol Sci. 1999;167(2):107–11.
[50] Wessels T, Möller-Hartmann W, Noth J, Klötzsch C. CT findings and clinical features as markers for patient outcome in primary pontine hemorrhage. Am J Neuroradiol. 2004;25(2):257–60.
[51] Ortiz de Mendivil A, Alcalá-Galiano A, Ochoa M, Salvador E, Millán JM. Brainstem stroke: anatomy, clinical and radiological findings. Semin Ultrasound CT MR. 2013;34(2):131–41.
[52] Parizel PM, Makkat S, Van Miert E, Van Goethem JW, van den Hauwe L, De Schepper AM. Intracranial hemorrhage: principles of CT and MRI interpretation. Eur Radiol. 2001;11(9):1770–83.
[53] Higgins LJ, Koshy J, Mitchell SE, Weiss CR, Carson KA, Huisman TAGM, et al. Time-resolved contrast-enhanced MRA (TWIST) with gadofosveset trisodium in the classification of soft-tissue vascular anomalies in the head and neck in children following updated 2014 ISSVA classification: first report on systematic evaluation of MRI and TWIST in a cohort of 47 children. Clin Radiol. 2016;71(1):32–9.
[54] Huisman TAGM. Intracranial hemorrhage: ultrasound, CT and MRI findings. Eur Radiol. 2005;15(3):434–40.
[55] Koton S, Schneider ALC, Rosamond WD, Shahar E, Sang Y, Gottesman RF, et al. Stroke incidence and mortality trends in US communities, 1987 to 2011. JAMA. 2014;312(3):259–68.
[56] Burger KM, Tuhrim S, Naidich TP. Brainstem vascular stroke

anatomy. Neuroimaging Clin N Am. 2005;15(2):324, x.
[57] Onen MR, Moore K, Cikla U, Ucer M, Schmidt B, Field AS, et al. Hypertrophic Olivary degeneration: neurosurgical perspective and literature review. World Neurosurg. 2018;112:e771.
[58] Gatlin JL, Wineman R, Schlakman B, Buciuc R, Khan M. Hypertrophic Olivary degeneration after resection of a pontine cavernous malformation: a case report. J Radiol Case Rep. 2011;5(3):24–9.
[59] Goyal M, Versnick E, Tuite P, Cyr JS, Kucharczyk W, Montanera W, et al. Hypertrophic olivary degeneration: metaanalysis of the temporal evolution of MR findings. AJNR Am J Neuroradiol. 2000;21(6):1073–7.
[60] Kitajima M, Korogi Y, Shimomura O, Sakamoto Y, Hirai T, Miyayama H, et al. Hypertrophic olivary degeneration: MR imaging and pathologic findings. Radiology. 1994;192(2): 539–43.
[61] Orman G, Bosemani T, Jallo GI, Huisman TAGM, Poretti A. Hypertrophic olivary degeneration in a child following midbrain tumor resection: longitudinal diffusion tensor imaging studies. J Neurosurg Pediatr. 2014;13(4):408–13.
[62] Dubinsky RM, Hallett M, Di Chiro G, Fulham M, Schwankhaus J. Increased glucose metabolism in the medulla of patients with palatal myoclonus. Neurology. 1991;41(4):557–62.
[63] Huisman TAGM. Tumor-like lesions of the brain. Cancer Imaging. 2009;9(Special issue A):S13.
[64] Tavasoli A, Armangue T, Ho C, Whitehead M, Bornhorst M, Rhee J, et al. Alexander disease. J Child Neurol. 2017;32(2):184–7.
[65] Ruzek KA, Campeau NG, Miller GM. Early diagnosis of central pontine myelinolysis with diffusion-weighted imaging. AJNR Am J Neuroradiol. 2004;25(2):210–3.
[66] Lu Z, Zhang B, Qiu W, Kang Z, Shen L, Long Y, et al. Comparative brain stem lesions on MRI of acute disseminated encephalomyelitis, neuromyelitis optica, and multiple sclerosis. PLoS One. 2011;6(8):e22766.
[67] Miller GM, Baker HL, Okazaki H, Whisnant JP. Central pontine myelinolysis and its imitators: MR findings. Radiology. 1988;168(3):795–802.
[68] Alleman AM. Osmotic demyelination syndrome: central pontine myelinolysis and extrapontine myelinolysis. Semin Ultrasound CT MR. 2014;35(2):153–9.
[69] Jubelt B, Mihai C, Li TM, Veerapaneni P. Rhombencephalitis/ brainstem encephalitis. Curr Neurol Neurosci Rep. 2011;11(6):543–52.
[70] Quattrocchi CC, Errante Y, Rossi Espagnet MC, Galassi S, Della Sala SW, Bernardi B, et al. Magnetic resonance imaging differential diagnosis of brainstem lesions in children. World J Radiol. 2016;8(1):1–20.
[71] Lyons JL, Neagu MR, Norton IH, Klein JP. Diffusion tensor imaging in brainstem tuberculoma. J Clin Neurosci. 2013;20(11):1598–9.
[72] Smirniotopoulos JG, Yue NC, Rushing EJ. Cerebellopontine angle masses: radiologic-pathologic correlation. Radiographics. 1993;13(5):1131–47.

第4章 脑干肿瘤的临床表现与评估

Clinical Presentation and Assessment for Brainstem Tumors

Bahattin Tanrıkulu M. Memet Özek 著

夏 勋 刘卫东 译 陈立华 刘海波 校

缩略语

LCN	lower cranial nerve	后组脑神经
MLF	medial longitudinal fasciculus	内侧纵束

脑干肿瘤占儿童年龄组所有中枢神经系统肿瘤的10%～20%[1]。脑干肿瘤包括来源于中脑、脑桥、延髓和上颈髓的肿瘤[2]，其发病高峰年龄在7—9岁，无性别差异[3]。这些肿瘤可发展为局灶性或弥漫性病变[4]。根据其位置和生长方式的不同，可分为弥漫性、局灶性、背侧外生性和颈－延髓肿瘤[4, 5]。近75%的脑干肿瘤是弥漫性胶质瘤，预后不佳；而局灶性脑干肿瘤可手术切除且预后良好[5, 6]。

一、病史

由于在脑干内的生长方式和位置不同，脑干胶质瘤患者的病史和神经功能缺损表现各异。有急性发作史且有多个脑干核受累迹象的患者，最有可能患有弥漫性脑干肿瘤，并且预后不良。另外，局灶性脑干肿瘤患者通常有持续时间较长的症状史[7-9]。病史可能会显示脑干肿瘤的细微症状，如大量呕吐导致的无法生长、头部倾斜、复视导致学习成绩低下、发音困难、面部表情改变，以及因脑神经核受累导致吞咽问题而继发咳嗽[2, 10]。

二、神经系统检查

脑干胶质瘤患者的神经系统检查结果可分为不同类别，如脑神经麻痹、锥体束征、躯干共济失调和眼底改变[11]。Selvapandian等报道小儿脑干胶质瘤最常见的临床体征为肢体无力（83.1%）和面瘫（80.3%），其次是小脑体征（76.1%）和腭神经麻痹（69%）。他们还报道成人脑干胶质瘤患者最常见的临床体征是面瘫（86.7%）和肢体无力（83.3%），其次为腭神经麻痹（80%）和小脑体征（76.7%）。21.1%的儿童和40%的成人脑干胶质瘤患者也会出现视盘水肿[12]。

（一）脑神经麻痹

1. 滑车神经麻痹

滑车神经核位于动眼神经核下方、内侧纵束（MLF）的后方、下丘水平的中脑导水管前外侧[13, 14]。运动纤维从滑车神经核发出，绕过中脑导水管，并在上髓帆处交叉[15]。然后，滑车神经从中脑下部下丘下方发出，滑车神经纤维从其核的对侧出脑干[16]。滑车神经是最细的脑神经，颅内走行较长，也是唯一从脑干背侧发出的脑神经[15]。滑车神经为上斜肌提供运动冲动，主要功能是使眼球内旋，其他功能是眼球下转和外展[13]。累及中脑或上髓帆的病变可导致滑车神经麻痹[17]。由于上斜肌的功能之一是下转眼球，因此上斜肌麻痹会导致眼球向上偏斜。这些患者会出现垂直复视，尤其是在向下凝视和注视受影响的上斜肌对侧时症状更明显[13]。许多患者倾向于将头部倾斜到受影响眼睛的对侧，以避免复视（图 4–1）。

2. 三叉神经麻痹

三叉神经包含感觉纤维和运动纤维。它有一个感觉主核、一个脊束核、一个中脑核和一个运动核[18, 19]。感觉主核位于脑桥后部，在三叉神经运动核的外侧[20, 21]。面部的触觉和压觉由传入神经纤维传递，终止于三叉神经感觉主核[22, 23]。

脊髓核作为桥内三叉神经的主要感觉核向上延伸，并向下穿过整个延髓，直到脊髓的 C_2 水平[20, 24, 25]。面部疼痛和温度的感觉传递到三叉神经的脊束核。脊束核下部接受来自三叉神经眼支的感觉神经纤维，脊髓核的中部接受来自三叉神经上颌支纤维，三叉神经核的上部接受来自三叉神经下颌支的纤维[20, 26]。三叉神经中脑核位于中脑内，并延伸到脑桥内的感觉主核水平[24]，接收来自咀嚼肌、面部肌肉和眼外肌的本体感受冲动[20, 27]。三叉神经运动核位于脑桥水平，在三叉神经感觉主核的内侧，支配二腹肌、下颌舌骨肌、鼓膜张肌、腭帆张肌和咀嚼肌的前腹[27]。

当三叉神经受到脑干肿瘤的影响时，患者很可能会出现单侧角膜感觉和反射丧失、咀嚼肌无力和偏侧面部感觉减退，并伴有对侧躯体感觉减退[11]（图 4–2）。

3. 展神经麻痹

展神经核位于脑桥下部，外展同侧眼球[28]。它紧邻负责眼球共轭运动的内侧纵束[24, 29, 30]。内侧纵束是连接前庭和耳蜗神经核与动眼神经核、滑车神经核、展神经核的主要通路，位于第四脑室的底部，展神经核的后方[20, 21, 25]。

展神经是脑干胶质瘤中最常累及的脑神经，常可观察到单侧或双侧受累。患者在水平凝视时出现斜视和复视。因受动眼神经支配的同侧眼眶内肌张力不均衡，患眼看起来偏向内侧[11, 31]。展神经核损伤，如脑干肿瘤引起的破坏，会影响双眼的同侧共轭凝视；这是因为中间神经元通过内侧纵束与对侧动眼神经核相连[32]。因此，脑干病变患者在病变侧出现水平共轭凝视瘫痪。这些患者也可能有同侧或双侧面神经受累的迹象[33]（图 4–3）。

4. 面神经麻痹

面神经同时具有运动和感觉纤维。它有一个支持面神经运动的运动核，上泌涎核为副交感神

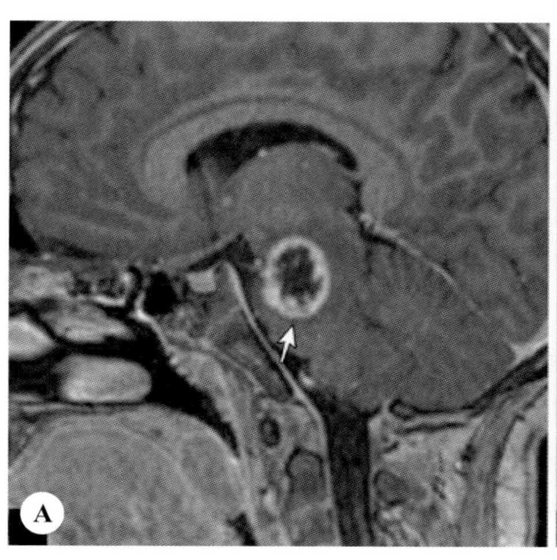

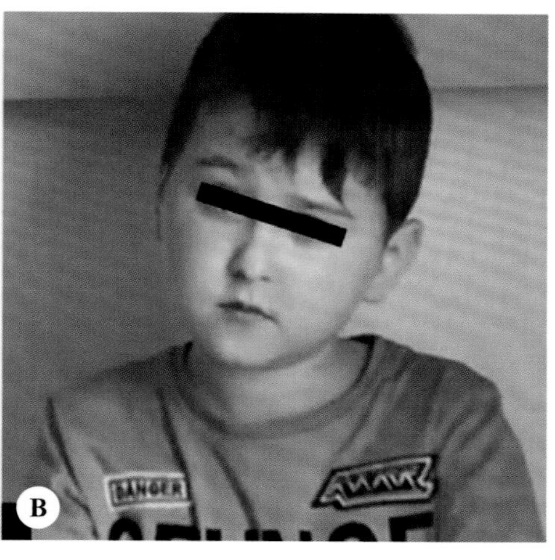

◀ 图 4–1 **A.** 脑干肿瘤（白箭）的患者由于左侧滑车神经核受累导致右侧上斜肌麻痹；**B.** 患者倾向于将头部向左侧倾斜，以代偿右眼的外旋，矫正复视

经核，孤束核为感觉神经核。面神经的运动纤维起源于展神经核前方的面神经核[21, 34]，其经后内侧绕过第四脑室底面丘下方的展神经核，然后转向前经桥延沟出脑干[20, 25, 31]。

它是继展神经之后第二个最常受脑干胶质瘤影响的脑神经。面神经运动核非常靠近第四脑室底部，因此，面神经运动核很容易受到任何累及第四脑室底的病变的影响，如脑干肿瘤[11]。受影响的患者会出现面部表情肌无力，这些患者的眼睑下沟和鼻唇沟会消失[35]（图 4–4）。严重受影响的患者还将出现难以闭眼，随着疾病变成慢性，会发展成角膜炎（图 4–5）。

5. 后组脑神经麻痹

后组脑神经（LCN）是指成对的舌咽神经、迷走神经、副神经和舌下神经，这些神经的运动核团均位于延髓内[21]。

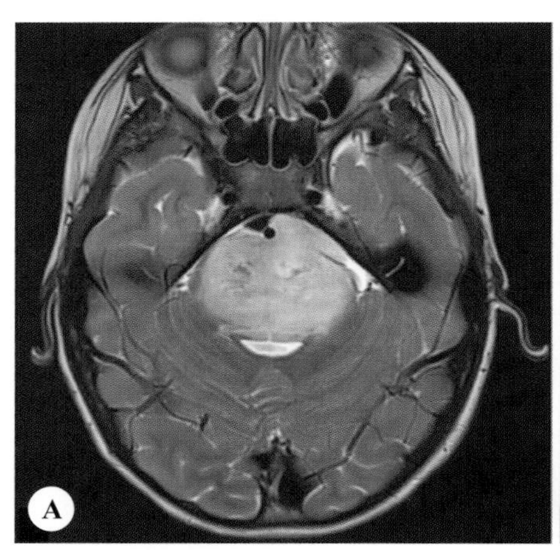

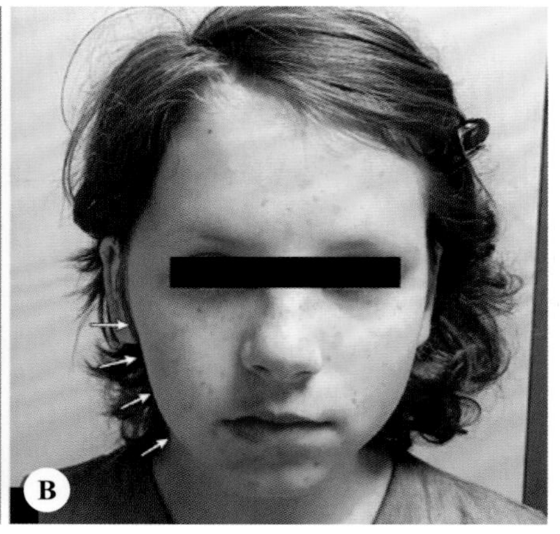

◀ 图 4–2 **A. 12 岁患者，表现为面部不对称，被诊断为弥漫性中线胶质瘤；B. 她有多发脑神经麻痹，包括明显的右侧咬肌萎缩（白箭），继发于三叉神经运动核受累**

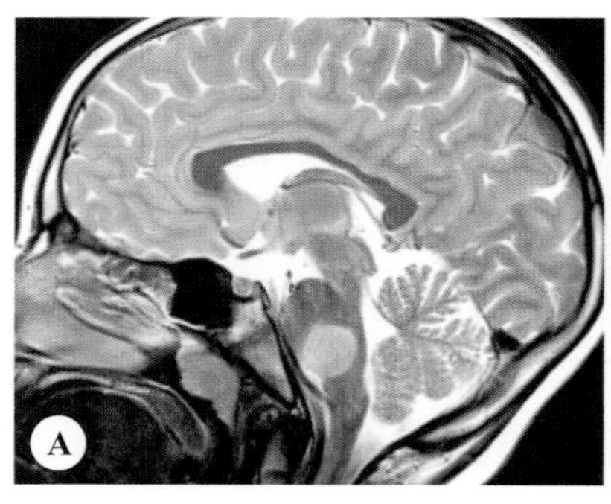

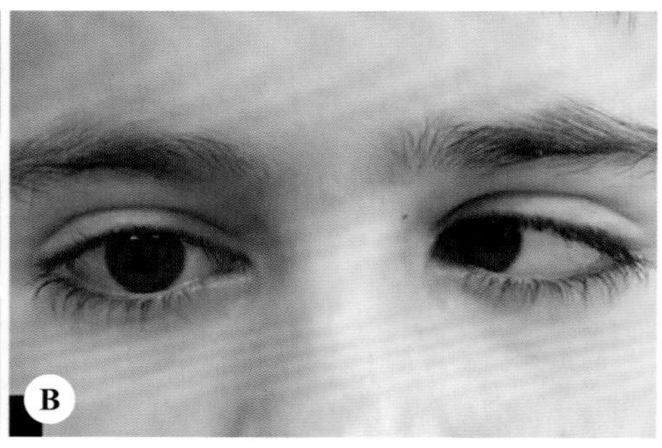

◀ 图 4–3 **A. 6 岁男孩，患有组蛋白突变的弥漫性中线胶质瘤；B. 表现为左侧展神经麻痹**

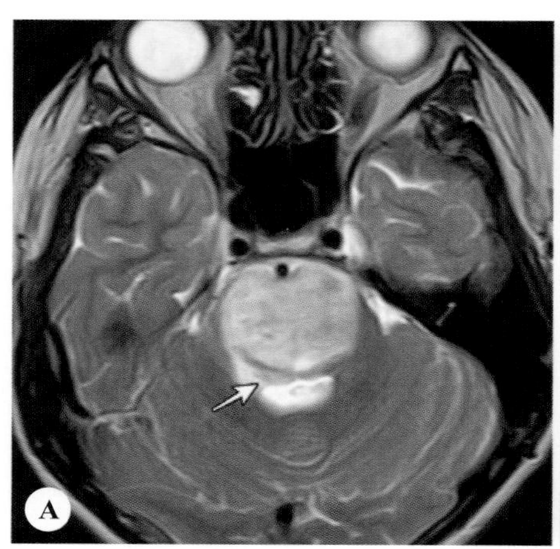

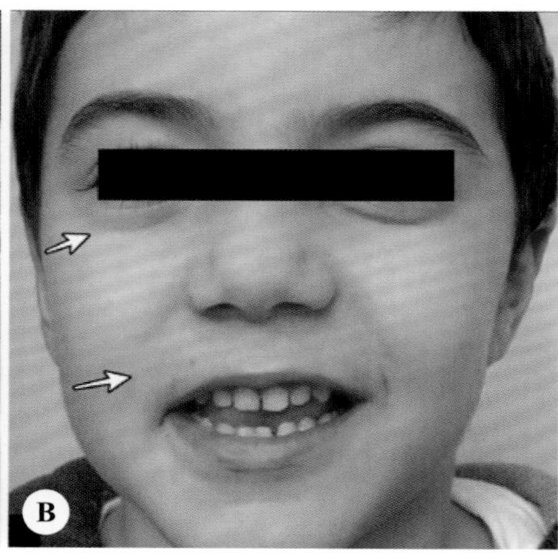

◀ 图 4–4 **A. 9 岁男孩，患有弥漫性中线胶质瘤，同时侵犯面丘（白箭），出现右侧周围性面瘫；B. 请注意右侧鼻唇沟和眼睑下沟已消失（白箭）**

这些神经负责功能性呕吐反射、吞咽协调、声带功能，以及舌和颈部肌肉的运动。脑干肿瘤累及延髓可导致后组脑神经支配的肌肉功能丧失[11]。

受影响的患者可出现吞咽困难、构音障碍、发音困难、咽反射减弱、舌下神经麻痹和舌肌萎缩。患者也可伴有呃逆发作，很少有腭肌阵挛[36]（图 4-6 至图 4-8）。

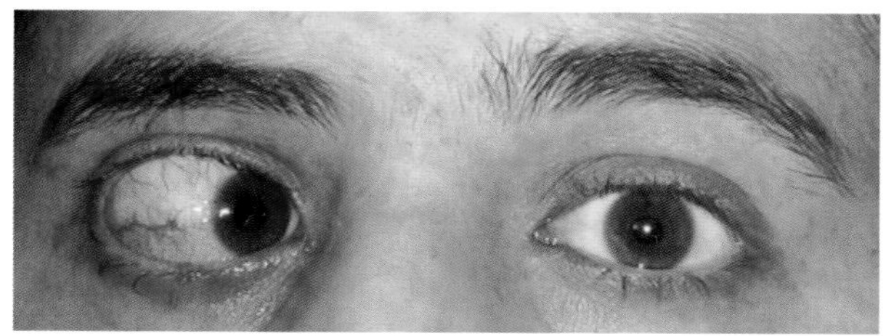

▲ 图 4-5　**12 岁男孩，患有脑干毛细胞型星形细胞瘤，右侧展神经核和右侧面神经运动核受累。由于病情进展缓慢，患者右眼继发角膜炎和结膜炎，这是由于长期右眼闭合困难和慢性角膜刺激所致**

（二）锥体束征

皮质脊髓束是大脑皮质内锥体细胞的轴突。30% 的纤维来自初级运动皮质，另外 30% 来自运动前皮质和辅助运动区，其余 40% 来自体感区、顶叶和扣带回[37, 38]。在下行过程中，它们聚在一起形成辐射冠，然后穿过内囊和大脑脚，最终到达脑桥。皮质脊髓束纤维穿过脑桥后到达延髓，在延髓腹侧的上部形成 2 个膨大，称为锥体。在延髓与脊髓交界处，80% 以上的锥体纤维穿过中线到达对侧，这种解剖结构被称为锥体交叉。交叉后的皮质脊髓纤维继续在脊髓外侧形成皮质脊髓侧束。剩余的未交叉纤维继续走行于脊髓前方形成皮质脊髓前束[20, 39]。

因脑干肿瘤破坏皮质脊髓束，患者会出现神经反射过度活跃，以下肢最明显。单侧或双侧

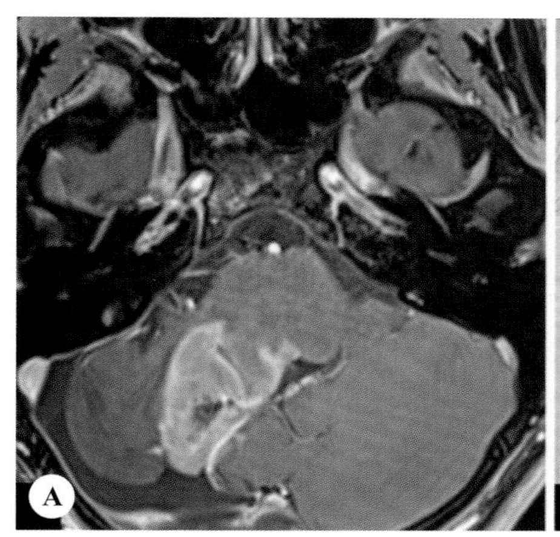

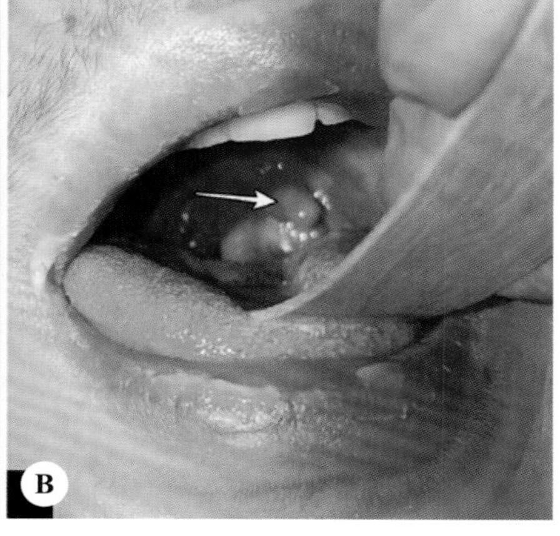

◀ 图 4-6　**A. 16 岁男孩，患有组蛋白突变的外生性脑干肿瘤，表现为共济失调和吞咽困难；B. 继发于右侧后组脑神经（主要是迷走神经）麻痹，他的神经系统检查显示悬雍垂左偏（白箭）**

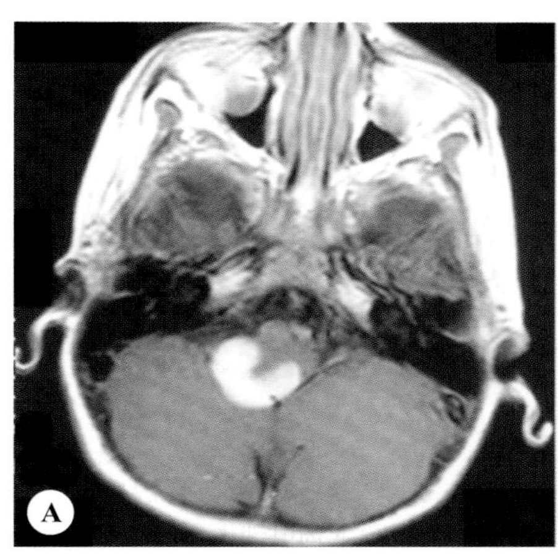

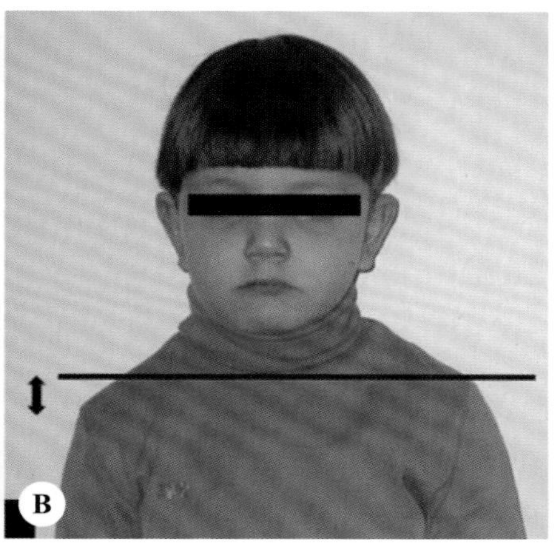

◀ 图 4-7　**A. 4 岁男孩，右侧脑干肿瘤累及后组脑神经；B. 右侧副神经受累导致右肩部下垂**

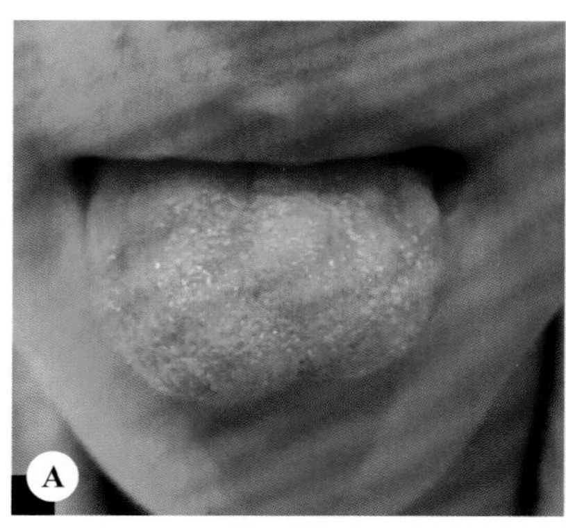
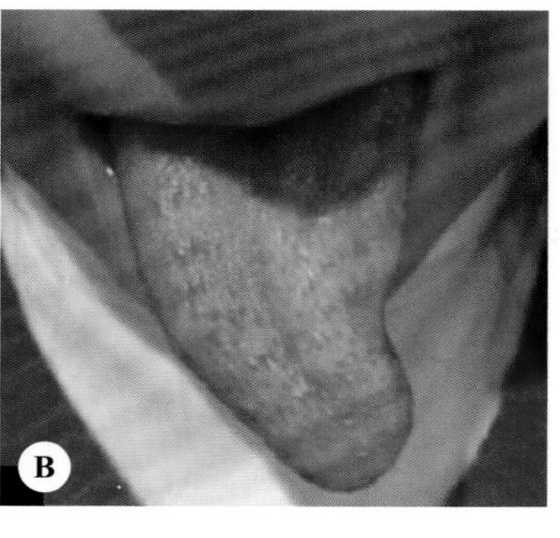

◀ 图 4-8 **A.** 延髓肿瘤继发的舌下神经部分麻痹导致舌偏向患侧。图示左侧舌下神经核受累，舌向左偏移；**B.** 另一例延髓肿瘤患者舌下神经出现更为慢性和明显的舌下神经麻痹。图为左侧舌肌明显萎缩

的 Babinski 征，以及下肢阵挛都很常见，并可出现腹部浅反射减弱和霍夫曼征阳性。这些患者还会出现偏瘫、双瘫或四肢瘫痪等形式的运动麻痹[11]。如果发生偏瘫，通常出现在受累运动核团麻痹的对侧[11]。即使是单侧运动麻痹，通常也会有双侧的深肌腱反射亢进。随着疾病的进展，单侧麻痹可能演变为双侧麻痹[8, 11]。对于痉挛性双瘫而膀胱功能正常的患者，没有感觉平面丧失，但伴有上运动神经元和脑神经体征的患者，必须排除脑干肿瘤[40]。

（三）躯干共济失调

步态障碍是脑干肿瘤患者的主要体征之一。这可能是因为脑桥小脑束的破坏和肿瘤细胞对前庭神经的浸润而产生的症状[33]。这些患者出现步态宽阔，骨盆前倾，躯干后倾，在行走时更容易向后摔倒，而肢体共济失调相对轻微[11]。这些患者通常没有肌张力减退，这也是其他小脑体征之一。因此，存在躯干共济失调而没有肌张力减退提示脑干肿瘤可能。眼球震颤和其他小脑体征不太常见[11]。

（四）眼底改变

眼底改变是区别脑干胶质瘤和其他大多数颅后窝肿瘤的主要标志。内生性脑干肿瘤患者通常没有视盘水肿表现。当颅后窝肿瘤患者出现视盘水肿时，最可能的诊断是小脑或第四脑室肿瘤阻塞第四脑室，而不是脑干胶质瘤。最可能的原因是由于导水管受压引起的脑积水。然而，导水管受压相关的视盘水肿是内生性脑干肿瘤的晚期体征[2, 11]，包括累及脑干的弥漫性中线胶质瘤在内，内生性脑干肿瘤患者发生脑积水的总体风险＜10%[40]。

（五）眼球震颤

眼球震颤是眼睛向任意方向的不自主运动。当眼睛像钟摆一样沿正弦方向移动，没有快速相位时，这种凝视的不稳定性被称为钟摆型眼球震颤，通常见于有视力问题的患者[33]。如果眼球快速震颤，且运动幅度不等，则称为眼球震颤样跳动。前庭系统异常会导致凝视诱发的眼球震颤样跳动，而垂直眼球震颤提示脑干肿瘤可能[41]。枕骨大孔区延髓受压时，患者可出现下跳性眼球震颤。Chiari 畸形、延髓肿瘤、血管性和脱髓鞘性疾病都可能导致下跳性眼球震颤[33]。上跳性眼球震颤通常表明中脑脑桥和脑桥延髓交界区周围存在灰质病变或小脑蚓部肿瘤病变[42, 43]。跷跷板眼球震颤的特点是一只眼睛不自主地向上移动，另一只眼睛向下移动。另外，两只眼除了相互矛盾的垂直运动外，还会旋转运动[44]。这种眼球震颤一般见于中线间脑和下丘脑肿瘤。儿童视神经胶质瘤也可能出现视动性眼球震颤[33]。周期性交替性眼球震颤是一种在水平凝视时出现的眼球震颤样跳动，但其方向会周期性地从右到左和从

左到右移动[45]，这提示可能有弥漫性双侧脑干病变[33]。

三、肿瘤相关的脑干综合征

（一）中脑综合征

中脑肿瘤可能导致核间性眼肌瘫痪和 Parinaud 综合征[33]。核间性眼肌瘫痪表现为眼球内收麻痹和水平性眼球震颤，水平注视时外展眼更为明显。另外还可能有其他功能障碍，如上睑下垂和垂直凝视瘫痪，而双眼都保持会聚。上述麻痹合并垂直性眼球震颤，通常提示有脑干病变[46]。

Parinaud 综合征主要表现为垂直向上凝视瘫痪，伴有或不伴有瞳孔麻痹。该综合征通常继发于松果体或顶盖部肿瘤引起的中脑导水管受压，导致阻塞性脑积水和颅内压升高。如果肿瘤生长到被盖，则该综合征可能伴有额外的第Ⅲ和（或）第Ⅳ对脑神经麻痹[11]。

（二）脑桥综合征

涉及脑桥的肿瘤性病变，可能会因皮质脊髓束中断而产生的四肢痉挛性瘫痪，面瘫和展神经麻痹，脑桥小脑束受损导致的共济失调，以及内侧纵束和脑桥凝视中枢受损引起的眼球共轭运动障碍[33]。脑桥背外侧综合征的特点是同侧凝视瘫痪和对侧偏瘫，该综合征表明脑桥被盖部有病变[47]。另一种与脑桥肿瘤或血管性病变相关的脑桥综合征是脑桥腹侧综合征，其特点是单侧展神经、面神经麻痹和对侧偏瘫[48]。

（三）延髓综合征

延髓综合征主要是因延髓供血减少而导致延髓缺血和梗死引起的。延髓肿瘤和（或）其术后并发症也可能引起延髓综合征，这种情况偶尔可见[49]。Dejerine 综合征和 Wallenberg 综合征是两种最常见的综合征。此外，也有罕见的延髓综合征，如 Babinski-Nageotte 综合征（同侧面部感觉障碍、Horner 综合征、小脑共济失调、对侧偏瘫和感觉丧失）、Cestan-Chenais 综合征（同侧偏侧不能协同运动与向患侧倾倒、喉和软腭麻痹、Horner 综合征、对侧偏瘫和偏身感觉缺失）和 Reinhold 综合征（同侧腭和声带瘫痪、眼球震颤、上肢共济失调、对侧感觉缺失和软偏瘫），所有这些综合征均与 Dejerine 综合征和 Dejerine 综合征的临床表现有不同程度的重叠[50–53]。

Dejerine 综合征表现为同侧舌下神经麻痹，对侧偏瘫、本体感觉和振动觉丧失。这些临床表现是由于锥体交叉上方紧贴舌下神经核的皮质脊髓束和内侧丘系受累所致[54–56]。

Dejerine 综合征主要由延髓外侧小脑下后动脉供血区域的梗死引起。脑干肿瘤或其术后并发症也会出现类似 Dejerine 综合征的症状和体征。因前庭下核受累，患者会出现眩晕、眼球震颤、恶心和呕吐等症状。若累及舌咽神经和迷走神经，患者会出现吞咽困难、声音嘶哑和同侧咽反射消失。若累及交感神经纤维会引起 Horner 综合征，小脑下脚、脊髓小脑束纤维和小脑下部受累会导致共济失调；由于同侧下行的三叉神经束受累，导致同侧面部痛觉和温度觉丧失；由于同侧脊髓丘脑束受累，使对侧肢体痛觉和温度觉丧失[57–59]。

结论

脑干肿瘤在解剖位置和生长方式方面备受关注，通常与特征性的临床表现和体格检查结果相关。患者的临床病史和神经系统检查可以为肿瘤的生长方式提供一些线索。如果患者的症状是最近开始出现的，而神经系统检查显示多组脑神经核团受累，则必须怀疑是弥散性病变。相反，如果发病隐匿，单一脑神经受累，则提示为局灶性脑干肿瘤。在进行彻底的神经系统检查后，无论是否伴有神经系统综合征，医生通常可以根据受累的脑神经了解肿瘤的位置。在神经系统检查过程中，伴有滑车神经受累的 Parinaud 综合征提示中脑病变；伴内侧纵束综合征的展神经和（或）面神经受累，提示脑桥的病变；而后组脑神经受累，伴有 Dejerine 综合征时，提示延髓肿瘤。完整的病史和详尽的神经系统检查是脑干肿瘤诊断的基础。

参考文献

[1] Walker DA, Punt JA, Sokal M. Clinical management of brain stem glioma. Arch Dis Child. 1999;80(6):558–64.

[2] Recinos PF, Sciubba DM, Jallo GI. Brainstem tumors: where are we today? Pediatr Neurosurg. 2007;43(3):192–201.

[3] Berger MS, Edwards MS, LaMasters D, Davis RL, Wilson CB. Pediatric brain stem tumors: radiographic, pathological, and clinical correlations. Neurosurgery. 1983;12(3):298–302.

[4] Epstein F. A staging system for brain stem gliomas. Cancer. 1985;56(7 Suppl):1804–6.

[5] Choux M, Lena G, Do L. Brainstem tumors. In: Choux M, Di Rocco C, Hockley A, editors. Pediatric neurosurgery. New York: Churchill Livingstone; 2000. p. 471–91.

[6] Mauffrey C. Paediatric brainstem gliomas: prognostic factors and management. J Clin Neurosci. 2006;13(4):431–7.

[7] Albright AL, Guthkelch AN, Packer RJ, Price RA, Rourke LB. Prognostic factors in pediatric brain-stem gliomas. J Neurosurg. 1986;65(6):751–5.

[8] Epstein F, Wisoff JH. Intrinsic brainstem tumors in childhood: surgical indications. J Neuro-Oncol. 1988;6(4):309–17.

[9] Rosenthal MA, Ashley DM, Drummond KJ, Dally M, Murphy M, Cher L, et al. Brain stem gliomas: patterns of care in Victoria from 1998–2000. J Clin Neurosci. 2008;15(3):237–40.

[10] Barkovich AJ, Krischer J, Kun LE, Packer R, Zimmerman RA, Freeman CR, et al. Brain stem gliomas: a classification system based on magnetic resonance imaging. Pediatr Neurosurg. 1990;16(2):73–83.

[11] Needham CW. Posterior Fossa syndromes. Neurological syndromes of the brain. Illinois: Charles C Thomas; 1973. p. 276–346.

[12] Selvapandian S, Rajshekhar V, Chandy MJ. Brainstem glioma: comparative study of clinico-radiological presentation, pathology and outcome in children and adults. Acta Neurochir. 1999;141(7):721–6; discussion 6–7.

[13] Brazis PW. Palsies of the trochlear nerve: diagnosis and localization–recent concepts. Mayo Clin Proc. 1993;68(5):501–9.

[14] Gentry LR, Mehta RC, Appen RE. Weinstein JM. MR imaging of primary trochlear nerve neoplasms. AJNR Am J Neuroradiol. 1991;12(4):707–13.

[15] Keane JR. Fourth nerve palsy: historical review and study of 215 inpatients. Neurology. 1993;43(12):2439–43.

[16] Buttner-Ennever JA, Horn AK, Graf W, Ugolini G. Modern concepts of brainstem anatomy: from extraocular motoneurons to proprioceptive pathways. Ann N Y Acad Sci. 2002; 956: 75–84.

[17] Richards BW, Jones FR Jr, Younge BR. Causes and prognosis in 4,278 cases of paralysis of the oculomotor, trochlear, and abducens cranial nerves. Am J Ophthalmol. 1992;113(5): 489–96.

[18] Menetrey D, Basbaum AI. Spinal and trigeminal projections to the nucleus of the solitary tract: a possible substrate for somatovisceral and viscerovisceral reflex activation. J Comp Neurol. 1987;255(3):439–50.

[19] Bathla G, Hegde AN. The trigeminal nerve: an illustrated review of its imaging anatomy and pathology. Clin Radiol. 2013;68(2):203–13.

[20] Snell RS. The brainstem. In: Snell RS, editor. Clinical neuroanatomy. 7th ed. Baltimore: Lippincott Williams & Wilkins; 2007. p. 186–229.

[21] Naidich TP, Duvernoy HM, Delman BN, Sorensen AG, Kollias SS, Haacke EM. Internal architecture of the brain stem with key axial section. Duvernoy's atlas of the human brain stem and cerebellum. Wien: Springer; 2009. p. 53–93.

[22] Darian-Smith I, Phillips G, Ryan RD. Functional organization in the trigeminal main sensory and rostral spinal nuclei of the cat. J Physiol. 1963;168:129–46.

[23] Joo W, Yoshioka F, Funaki T, Mizokami K, Rhoton AL Jr. Microsurgical anatomy of the trigeminal nerve. Clin Anat. 2014;27(1):61–88.

[24] Nieuwenhuys R, Voogd J, Huijzen CV. Brain slices. The human central nervous system. Heidelberg: Steinkopff-Verlag; 2008. p. 137–73.

[25] Cavalheiro S, Yagmurlu K, da Costa MD, Nicacio JM, Rodrigues TP, Chaddad-Neto F, et al. Surgical approaches for brainstem tumors in pediatric patients. Childs Nerv Syst. 2015;31(10):1815–40.

[26] Kruger L, Siminoff R, Witkovsky P. Single neuron analysis of dorsal column nuclei and spinal nucleus of trigeminal in cat. J Neurophysiol. 1961;24:333–49.

[27] Jerge CR. The function of the nucleus supratrigeminalis. J Neurophysiol. 1963;26(3):393–402.

[28] Morota N, Deletis V, Epstein FJ, Kofler M, Abbott R, Lee M, et al. Brain stem mapping: neurophysiological localization of motor nuclei on the floor of the fourth ventricle. Neurosurgery. 1995;37(5):922–9; discussion 9–30.

[29] Frohman TC, Galetta S, Fox R, Solomon D, Straumann D, Filippi M, et al. Pearls & Oy-sters: the medial longitudinal fasciculus in ocular motor physiology. Neurology. 2008;70(17):e57–67.

[30] King WM, Lisberger SG, Fuchs AF. Responses of fibers in medial longitudinal fasciculus (MLF) of alert monkeys during horizontal and vertical conjugate eye movements evoked by vestibular or visual stimuli. J Neurophysiol. 1976;39(6):1135–49.

[31] Strauss C, Romstock J, Nimsky C, Fahlbusch R. Intraoperative identification of motor areas of the rhomboid fossa using direct stimulation. J Neurosurg. 1993;79(3):393–9.

[32] Kyoshima K, Sakai K, Goto T, Tanabe A, Sato A, Nagashima H, et al. Gross total surgical removal of malignant glioma from the medulla oblongata: report of two adult cases with reference to surgical anatomy. J Clin Neurosci. 2004;11(1):75–80.
[33] Işık U, Clinical Presentation ÖMM.. Neusologic evaluation in posterior Fossa tumors in children. In: Özek MM, Cinalli G, Maixner W, Sainte-Rose C, editors. Posterior Fossa tumors in children. Switzerland: Springer; 2015. p. 119–27.
[34] Spetzlert RF, M. Yashar S. Kalani, Nakaji P, Yagmurlu K. Anatomy. In: Spetzlert RF, M. Yashar S. Kalani, Nakaji P, Yagmurlu K, editors. Color atlas of brainstem surgery. New York: Thieme Medical Publisher; 2017. p. 50–1.
[35] Masterson L, Vallis M, Quinlivan R, Prinsley P. Assessment and management of facial nerve palsy. BMJ. 2015;351:h3725.
[36] Finsterer J, Grisold W. Disorders of the lower cranial nerves. J Neurosci Rural Pract. 2015;6(3):377–91.
[37] Rathelot JA, Dum RP, Strick PL. Posterior parietal cortex contains a command apparatus for hand movements. Proc Natl Acad Sci U S A. 2017;114(16):4255–60.
[38] Welniarz Q, Dusart I, Roze E. The corticospinal tract: evolution, development, and human disorders. Dev Neurobiol. 2017;77(7):810–29.
[39] Ugawa Y, Rothwell JC, Day BL, Thompson PD, Marsden CD. Percutaneous electrical stimulation of corticospinal pathways at the level of the pyramidal decussation in humans. Ann Neurol. 1991;29(4):418–27.
[40] Freeman CR, Farmer JP. Pediatric brain stem gliomas: a review. Int J Radiat Oncol Biol Phys. 1998;40(2):265–71.
[41] Rett D. Gaze-evoked nystagmus: a case report and literature review. Optometry. 2007;78(9):460–4.
[42] Gilman N, Baloh RW, Tomiyasu U. Primary position upbeat nystagmus. A clinicopathologic study. Neurology. 1977;27(3): 294–8.
[43] Fisher A, Gresty M, Chambers B, Rudge P. Primary position upbeating nystagmus. A variety of central positional nystagmus. Brain. 1983;106(Pt 4):949–64.
[44] Druckman R, Ellis P, Kleinfeld J, Waldman M. Seesaw nystagmus. Arch Ophthalmol. 1966;76(5):668–75.
[45] Toglia JU. Periodic alternating nystagmus. Arch Otolaryngol. 1968;88(2):148–51.
[46] Stroud MH, Newman NM, Keltner JL, Gay AJ. Abducting nystagmus in the medial longitudinal fasciculus (MLF) syndrome (internuclear ophthalmoplegia (INO)). Adv Otorhinolaryngol. 1973;19:367–76.
[47] Silverman IE, Liu GT, Volpe NJ, Galetta SL. The crossed paralyses. The original brain-stem syndromes of Millard-Gubler, Foville, Weber, and Raymond-Cestan. Arch Neurol. 1995;52(6):635–8.
[48] Krasnianski M, Neudecker S, Zierz S. Classical crossed pontine syndromes. Fortschr Neurol Psychiatr. 2004;72(8):460–8.
[49] Hanyu H, Yoneda Y, Katsunuma H, Miki T, Miwa T. Wallenberg's syndrome caused by a brain tumor–a case report and literature review. Rinsho Shinkeigaku. 1990;30(3):324–6.
[50] Balucani C, Barlinn K. Medullary infarcts and hemorrhages. Front Neurol Neurosci. 2012;30:166–70.
[51] Fukuoka T, Takeda H, Dembo T, Nagoya H, Kato Y, Deguchi I, et al. Clinical review of 37 patients with medullary infarction. J Stroke Cerebrovasc Dis. 2012;21(7):594–9.
[52] Krasnianski M, Neudecker S, Schluter A, Zierz S. Babinski-Nageotte's syndrome and Hemimedullary (Reinhold's) syndrome are clinically and morphologically distinct conditions. J Neurol. 2003;250(8):938–42.
[53] Krasnianski M, Muller T, Stock K, Zierz S. Between Wallenberg syndrome and hemimedullary lesion: Cestan-Chenais and Babinski-Nageotte syndromes in medullary infarctions. J Neurol. 2006;253(11):1442–6.
[54] Caplan LR, Zarins CK, Hemmati M. Spontaneous dissection of the extracranial vertebral arteries. Stroke. 1985;16(6):1030–8.
[55] Mizutani T, Lewis RA, Gonatas NK. Medial medullary syndrome in a drug abuser. Arch Neurol. 1980;37(7):425–8.
[56] Gan R, Noronha A. The medullary vascular syndromes revisited. J Neurol. 1995;242(4): 195–202.
[57] Ferbert A, Bruckmann H, Drummen R. Clinical features of proven basilar artery occlusion. Stroke. 1990;21(8):1135–42.
[58] Schneider JI, Olshaker JS. Vertigo, vertebrobasilar disease, and posterior circulation ischemic stroke. Emerg Med Clin North Am. 2012;30(3):681–93.
[59] Hosoya T, Watanabe N, Yamaguchi K, Kubota H, Onodera Y. Intracranial vertebral artery dissection in Wallenberg syndrome. AJNR Am J Neuroradiol. 1994;15(6):1161–5.

第5章 脑干手术术中神经电生理监测

Intraoperative Neurophysiological Monitoring During Brainstem Surgery

Francesco Sala　Alberto D'Amico　著

徐卡娅　龙晓东　译　　陈立华　张洪钿　校

缩略词

APB	abductor pollicis brevis	拇短展肌
BAEP	brainstem auditory evoked potential	脑干听觉诱发电位
CMAP	compound muscle action potential	复合肌肉动作电位
CSF	cerebrospinal fluid	脑脊液
CST	corticospinal tract	皮质脊髓束
DTI	diffusion tensor imaging	弥散张量成像
EMG	electromyography	肌电图检查
ION	intraoperative neurophysiology	术中神经电生理学
MEP	motor evoked potential	运动诱发电位
mMEP	muscle motor evoked potential	肌肉运动诱发电位
SSEP	somatosensory evoked potential	躯体感觉诱发电位
TA	tibialis anterior	胫骨前肌
TES	transcranial electrical stimulation	经颅电刺激

由于发生神经系统并发症的风险较高，脑干手术仍被认为是神经外科具有挑战性的手术之一。脑干内脑神经核、感觉、运动和听觉通路等基本神经结构高度集中，再加上网状结构，使得脑干成为真正的手术雷区。即使对脑干轻微的损伤也会造成一条或多条神经通路的完整性破坏，并导致相应的神经功能缺失。事实上，由于脑干结构的重要性和不可塑性，脑干手术的并发症明显高于中枢神经系统的其他区域。延髓肿瘤的手术会增加呼吸功能受损的风险，并影响患者吞咽及气道功能。进行该类手术的患者最终可能需要进行胃造瘘术和气管切开术。据报道，在接受延髓肿瘤手术的儿童中，出现永久性后组脑神经损伤的总体风险为15%[1]。进行脑桥和中脑手术可能会出现核间性眼肌瘫痪，以及第Ⅵ、Ⅶ对脑神经麻痹，从而导致复视[2-4]。

20世纪90年代，许多专家研究了脑干的功能解剖，特别是关于第四脑室底的解剖，因为许多手术入路是经此入路。如果肿瘤凸向脑干表面生长，则从脑干表面的凸起处切除肿瘤。在这类患者中，肿瘤本身创造了进入脑干的通路。然而，当肿瘤真正位于脑干内，即肿瘤没有在脑干表面生长时，就需要对潜在的局部功能解剖有深入的了解。

根据脑干最危险区域的图谱及解剖标志，专家确定了脑干手术相对安全的区域，其主要位于脑干后方的区域[5-7]。然而，由于肿瘤的占位效应会破坏正常的解剖结构，这些解剖标志的确认常常是不可靠的。例如，行脑桥肿瘤切除术时，面神经丘和髓纹在变形的脑桥上很难被识别，无法帮助手术医生选择最佳的区域作为手术路径[8]。

脑干神经结构的损伤可能发生在接近病变时的手术入路的选择错误，或者在脑干切除病变时存在不当的操作，如过度牵引、牵开器错位和无意电灼穿支血管。

在过去 20 年中，术中神经电生理学（ION）已经成为一门不仅能预测，而且还能预防神经损伤的学科，这得益于标准化临床神经电生理学技术在手术中的应用，如肌电图检查（EMG）、躯体感觉诱发电位（SSEP）、脑干听觉诱发电位（BAEP）和运动诱发电位（MEP）。监测这些电位可以防止损伤脑干内的传导通路。此外，这些标记技术提供了如面神经丘、大脑脚或下运动神经核等重要解剖标志的功能识别，以避免在选择进入脑干的最安全手术路径时对这些结构造成损伤[8-10]（图 5-1 和图 5-2）。

20 世纪 90 年代中期以来，神经外科医生就使用术中神经功能定位和监测等技术进行脑干手术。经过长时间的验证，其中一些技术逐渐被认可而成为新的标准技术，其他技术因为有假阳性和假阴性结果被认为是不可靠而逐渐被淘汰。

在本章中我们将批判性地回顾中脑、脑桥和延髓病变手术中使用的各种术中神经功能区定位和监测技术优缺点。

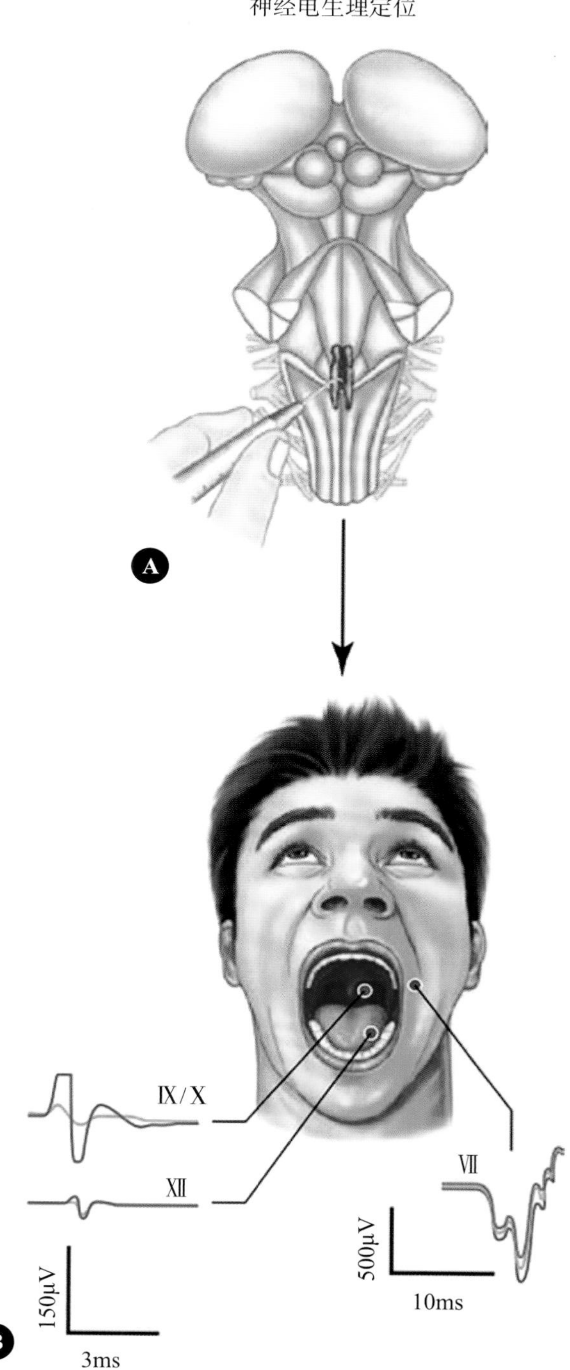

▲ 图 5-1 **颅后窝术中神经生理功能区定位技术分类示意图**

这些技术可以识别功能标志，如第四脑室底的运动脑神经核。A. 手持单极（或双极同心）探头用于电刺激菱形窝；B. 复合肌肉动作电位（CMAP）是从运动神经支配的肌肉中记录下来的（见正文）。Ⅶ. 从口轮匝肌记录面神经复合肌肉动作电位；Ⅸ/Ⅹ. 从咽后壁记录舌咽 / 迷走神经复合肌肉动作电位；Ⅻ. 从舌肌上记录舌下神经复合肌肉动作电位。经许可转载，引自 Sala 等[56]

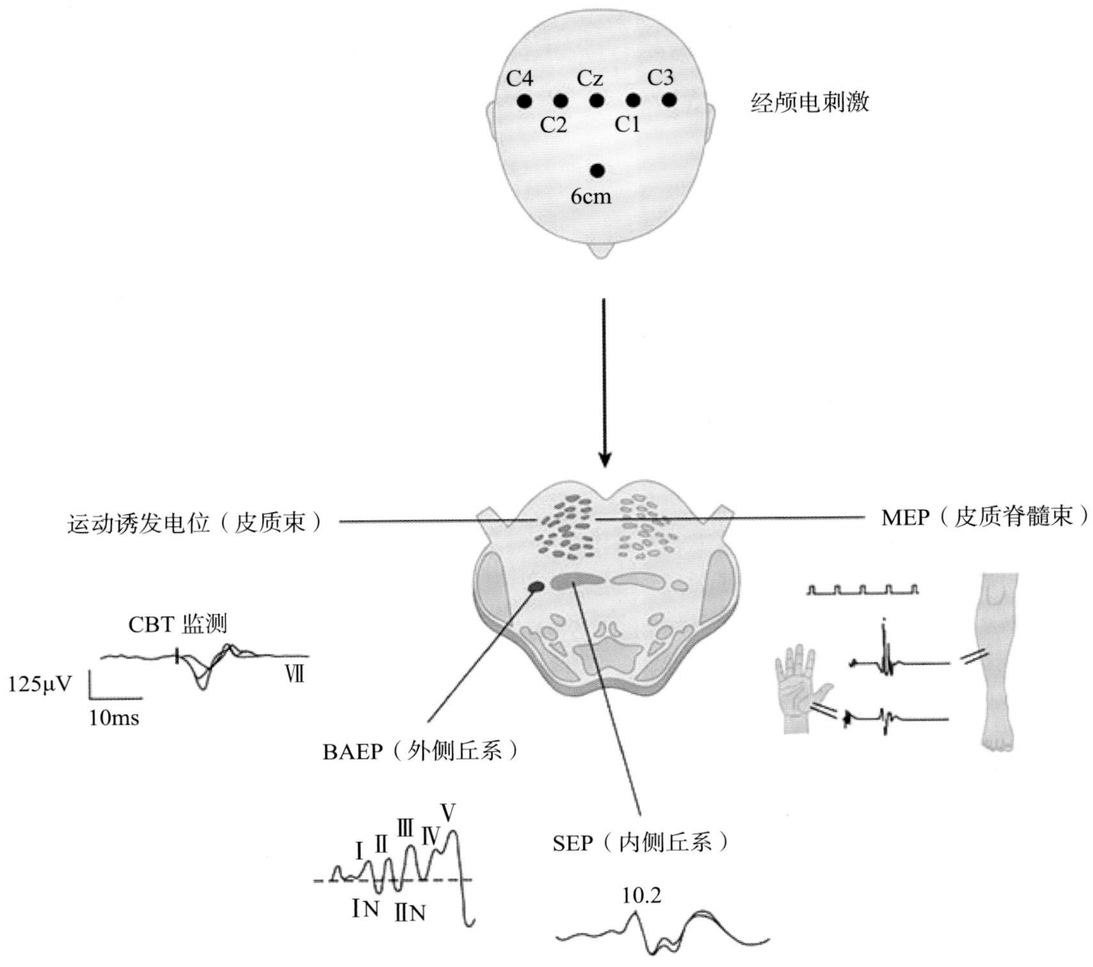

▲ 图 5-2 **神经电生理监测技术分类示意**

神经电生理监测技术可以在整个手术过程中实时监测脑干内神经通路（运动、感觉、听觉）功能的完整性。MEP. 运动诱发电位；SEP. 躯体感觉诱发电位；BAEP. 脑干听觉诱发电位；CBT. 皮质延髓束。经许可转载，引自 Sala 等[56]

一、中脑手术

（一）定位

1. 在顶盖水平识别动眼神经核

中脑位于小脑幕切迹处，由背侧部分（顶盖）、腹侧部分（被盖）和大脑脚组成。背侧入路，经小脑幕下入路或枕下经小脑幕入路，可作为中脑内病变的手术入路。

避免动眼神经核及其髓内纤维束的损伤，对保护动眼神经的功能非常重要。动眼神经核损伤后出现Parinaud综合征，会影响患者的生活质量。中脑肿瘤在儿童中很常见，虽然这些病变大多数病程缓慢，几乎没有生长的趋势，也没有手术指征，但对于不断生长的病变需要手术治疗。

中脑深部的病变可以采用顶盖直接神经功能区定位来确定安全的手术入路。在脑干手术中，需要术中定位周围动眼神经是很少的，但对于累及这些神经的脑池、海绵窦或眶内段的肿瘤可使用术中动眼神经功能定位。

可使用手持式单极探头或双极同心探头直接识别第Ⅲ对、第Ⅳ对和第Ⅵ对脑神经。以1～3Hz

和 0.5～3mA 的矩形脉冲进行直接刺激，持续时间为 0.2ms。总体来说，使用双极同心探头的优点是刺激的聚焦度更高，电流的扩散受到限制。脑干的直接刺激，电流通常保持在很低的水平，从 0.05mA 开始，≤1～1.5mA。

通过在受神经支配的肌肉中放置涂有聚四氟乙烯的细丝电极来获得记录。通常情况下，从外直肌外侧记录第Ⅵ对脑神经的反应，从上直肌记录第Ⅲ对脑神经的反应，从上斜肌记录第Ⅳ对脑神经的反应。将记录电极置于眼外肌时，应注意避免电极错位，否则可能会对眼球造成损伤。

眼外肌的肌肉反应通常是低振幅的，因为肌肉单位有少量的纤维仅由一个轴突支配。反应的潜伏期取决于周围神经或中脑内的刺激点，通常在 2～5ms[11, 12]。

作者曾多次尝试通过脑功能定位直接识别上丘，但都没有成功，失败的原因可能与四叠体的浅层通过投射到丘脑和外侧膝状核连接到视觉系统有关。此外，动眼神经核嵌入中脑导水管周围灰质，太深而不能被表面刺激所激活（图 5–3）。尽管有关于直接刺激四叠体的报道[12–14]，但是 Ishihara 等报道了类似的局限性，他们发现直接定位对确定切口的位置几乎没有帮助[14]。

2. 大脑脚水平识别皮质脊髓束

当处理靠近大脑脚或延髓腹侧的病变时，要当心皮质脊髓束（CST）的损伤。在大脑脚水平对 CST 进行定位，对防止其受损具有重要价值。

目前，弥散张量成像（DTI）对术前确定脑胶质瘤皮质下功能区边界有着重要的作用。DTI 在脑干和脊髓肿瘤手术中的作用尚有争议。只有少数研究专门探讨了 DTI 在脑干手术中的作用[15, 16]，但 DTI 可能有望指导神经生理定位技术，这仍然是术中定位 CST 的金标准。

为了识别 CST，多年来我们一直使用手持式单极刺激器（尖端直径 0.75mm）作为阴极，将针状电极插入附近肌肉中作为阳极（图 5–4）。最近，我们改用双极同心电极。以 1～2Hz 的频率进行持续 0.5ms 的 5 次刺激后，该反应被记录为来自对侧肢体的复合肌肉动作电位（CMAP）。从 0.5mA 开始，刺激强度逐渐增加到 2mA，直到开始有运动反应。在这个刺激点上，探针以 1mm 的小增量移动，以便找到引发该反应的最低阈值。最低阈值所对应的点就是最接近 CST 的位置。如果是囊性病变，则在手术开始时的定位有时是阴性的，但在从囊腔向 CST 描记期间可以记录到 CMAP。

原则上，经脑干定位 CST 与脑肿瘤手术时皮质下定位 CST 相同。这项技术很简单，也很成熟。在幕上手术中，一般认为诱发 CMAP 的阈值强度（mA）与 CST 的距离（mm）存在大致的线性相关[17, 18]，在脑干水平上还没有进行研究，但推测类似的相关性是存在的。

（二）监测

1. 运动诱发电位监测

肌肉运动诱发电位（mMEP）监测是评估 CST 功能完整性的标准技术。

在脑干手术中，mMEP 监测可能更适用于涉及或邻近大脑脚的病变，以及延髓手术。脑桥肿瘤主要经第四脑室底入路，而 CST 经腹侧走行，因此不太可能损伤这些通路。

为了诱发 mMEP，初级运动皮质被经颅电刺激（TES）传递的短序列刺激激活。短序列刺激在α运动神经元水平上克服了麻醉药的阻断作用，可以记录到肌肉反应[19–21]。TES 是使用放置在上肢 C_1～C_2 头皮部位的头皮螺旋状电极进行的经颅电刺激，从而诱发上肢 mMEP；而下肢通常首选 C_z～C_6 电极，将 C_z 放置在典型 C_z 点后 1cm 处（图 5–2）。刺激持续时间为 0.5ms，刺激间隔为 4ms，重复频率为 12Hz。一般来说，TES 是很安全的，但操作过程中应在口腔中放置舌垫，以避免在高强度刺激时可能发生的下颌肌肉抽搐导致舌受伤。

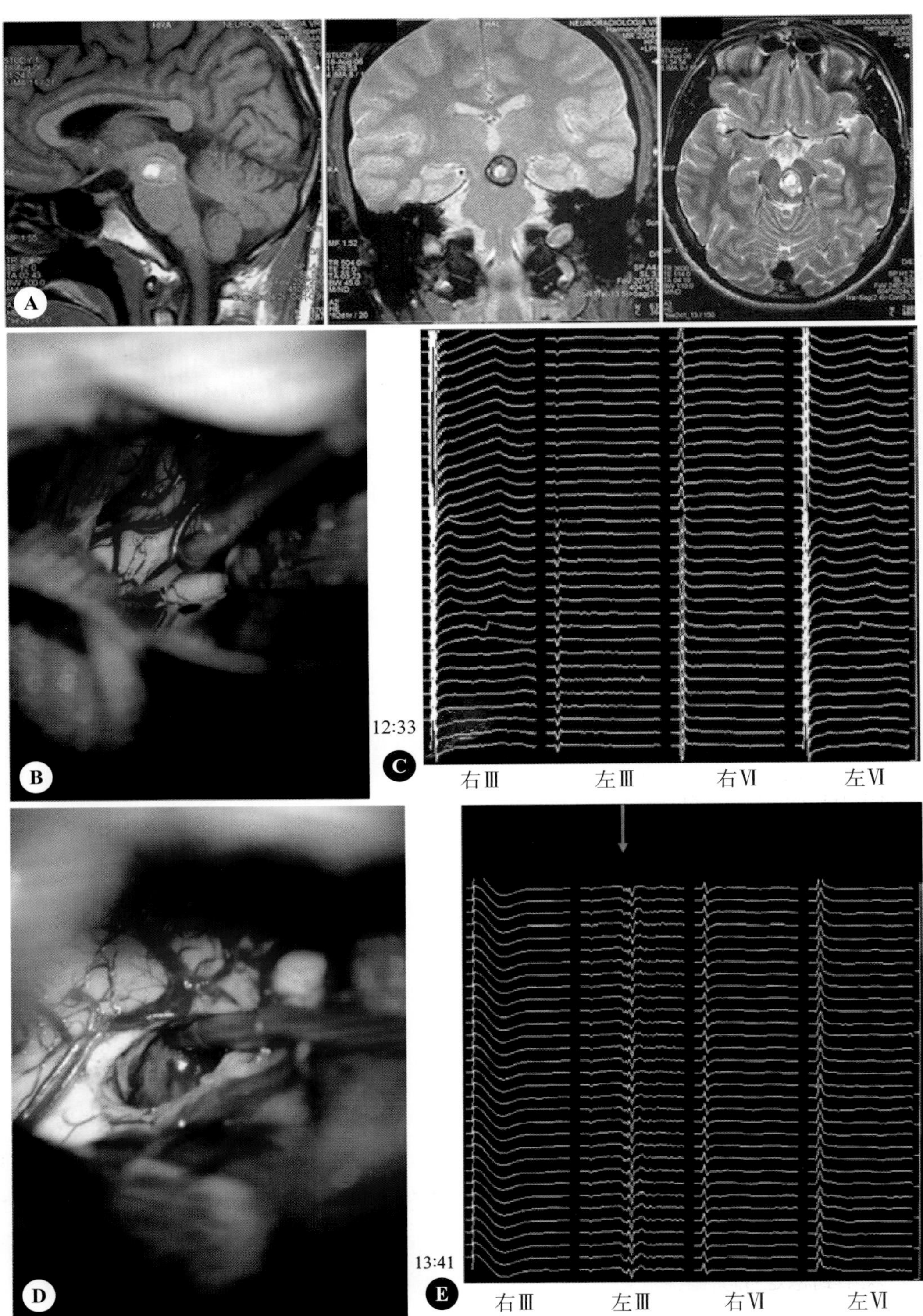

▲ 图 5-3 在顶盖水平识别动眼神经核

A. 左侧旁正中中脑海绵状血管瘤的矢状位（左）、冠状位（中）和轴位（右）磁共振图像；B. 显露上丘；C. 最初（时间 12:33）对左丘的直接刺激没有引起第Ⅲ和第Ⅵ对脑神经支配的眼肌任何反应；D. 稍后（时间 13:41），在切除海绵状血管瘤的过程中，来自术中腔内的刺激；E. 引起左上直肌（左Ⅲ）连续一致的反应（红箭），这一现象表明刺激来源于附近的核。右Ⅲ. 右上直肌；左Ⅲ. 左上直肌；右Ⅵ. 右外侧直肌；左Ⅵ. 左外侧直肌。经许可转载，引自 Sala 等 [36]

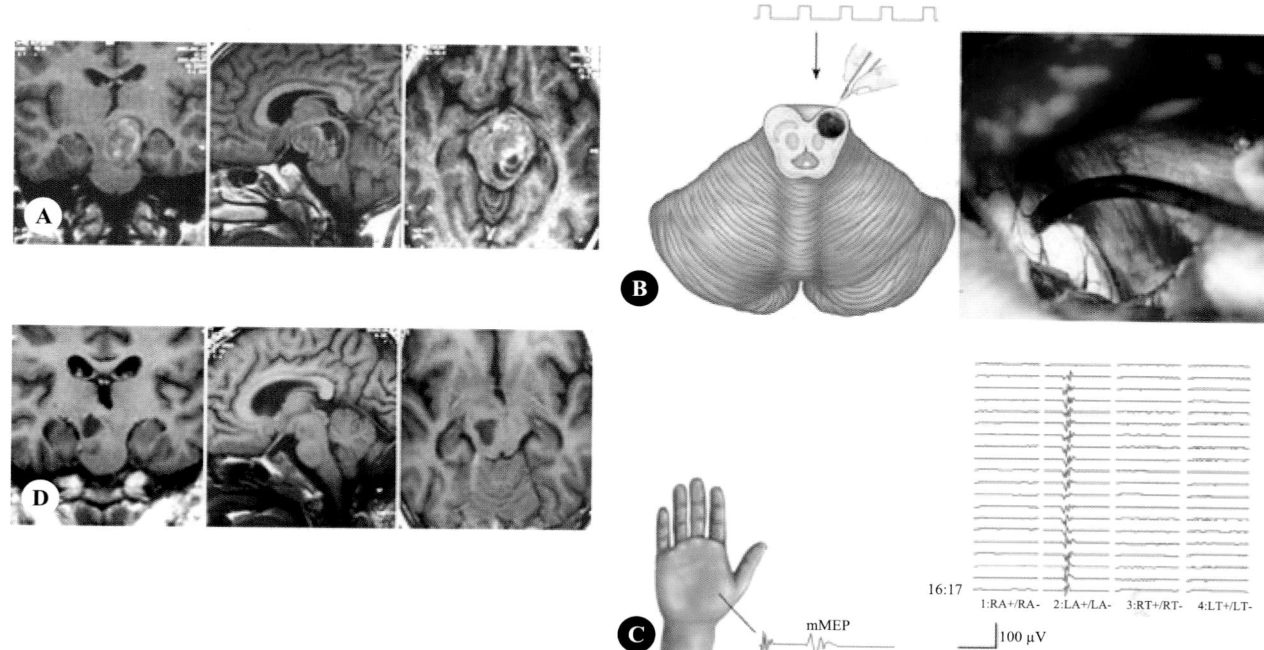

▲ 图 5-4 在大脑脚水平识别皮质脊髓束

A. 左侧大脑脚的毛细胞型星形细胞瘤 T_1 加权增强图像；冠状面（左）、矢状面（中）和轴位（右）。B. 直接刺激皮质脊髓束示意，在大脑脚水平以 1Hz 和电流高达 2mA 的短时间刺激（每个刺激持续时间为 0.5ms）（左图）。图 A 为患者术中刺激左侧大脑脚的示意，肿瘤经左侧小脑上天幕下入路（右图）。C. 左拇短肌（LA）有肌肉运动诱发电位（mMEP），而左胫骨前肌（LT）和右侧肌肉（RA 和 RT）无肌运动诱发电位。D. 经中脑背外侧进入切除肿瘤引起的运动反应。术后增强 T_1 加权像显示病变完全切除，患者无其他运动功能障碍。经许可转载，引自 Sala 等[36]

肌肉反应可用插入上肢和下肢肌肉的针状电极来记录。我们通常监测上肢拇短展肌（APB）和下肢胫骨前肌（TA）或踇外展肌。由于 CST 纤维束主要集中在脑干腹侧一个非常小的区域内，单纯上肢或下肢 CST 纤维束损伤是不太可能单独发生的，因此监测 APB 就足够了。

脑干术中 mMEP 监测的预警标准尚未明确。Neuloh 等[23] 观察到稳定或仅短暂下降的 MEP 提示运动功能不会受影响，而在 37% 的患者中，不可逆降低（振幅下降 50%）或可逆下降可能预测短暂运动缺陷；不可逆的 MEP 下降预测长期严重的功能瘫痪。得出的结论是，与幕上手术相比，脑干术中出现新发的神经功能缺失，只有在 mMEP 发生更明显的变化后才会发生，但通常参照于脊髓肿瘤手术的“有或无”的标准，这可能会导致假阴性结果。

Kodama 等[24] 报道，在脑干手术中观察到 SSEP 或 MEP 的下降率（47.5%）高于颅后窝内的任何部位手术。在同一研究中，>50% 的 SSEP 或 MEP 下降的患者在出院时出现偏瘫，说明当 MEP 有变化时，至少提示会有短期运动功能障碍。

Shiban 等[25] 在一组仅聚焦于脑干海绵状血管瘤的手术中，观察到 MEP 的敏感性和特异性分别为 33% 和 88%。一般来说，低特异性可能增加不合理终止手术的风险，导致肿瘤切除不完全。这些作者的另一个观察结果是，大多数 MEP 变化是快速的，而不是渐进的，及时提醒外科医生采取纠正措施的机会有限。总的来说，MEP 的急剧下降是很少见的，当发生时，主要是由于在脑干手术中损伤了相关的动脉穿支血管。然而，该研究的主要局限性在于 MEP 发生在手术的非关键阶段，尽管有术中神经电生理监测预警，但外科医生从未提前终止手术。因此，术中神经电生理监测不影响手术过程。

综上所述，在脑干手术中 mMEP 监测和幕上手术中 MEP 监测同样存在局限性，基于幅度下降或升高阈值的定量预警标准仍然不够理想。但是，在大多数研究中，稳定的 mMEP 仍然是良好运动预后的可靠预测因子。

2. 脑干听觉诱发电位监测

脑干听觉诱发电位（BAEP）代表听神经、脑干和更高的皮质下结构对听觉刺激的反应。BAEP 由 7 种不同潜伏期的波组成[26]（图 5–5）。

Ⅰ波是在同侧受刺激的耳附近记录的第一个近场负电位，由远端听神经动作电位产生。Ⅱ波可能来源于听神经的近端和耳蜗神经核末梢的突触前活动。Ⅲ波起源于脑桥上橄榄复合核。需要指出的是，从耳蜗核的上升投射是双侧的，因此Ⅲ波可能接受脑干听觉结构对刺激耳的同侧和对侧的突触前活动。Ⅳ波和Ⅴ波通常结合在一起形成Ⅳ～Ⅴ波复合体，解剖上很接近。Ⅳ波来源于上脑桥或中脑外侧丘系，Ⅴ波来源于中脑下丘核水平。在脑干手术中，除了一些例外，这两种脑

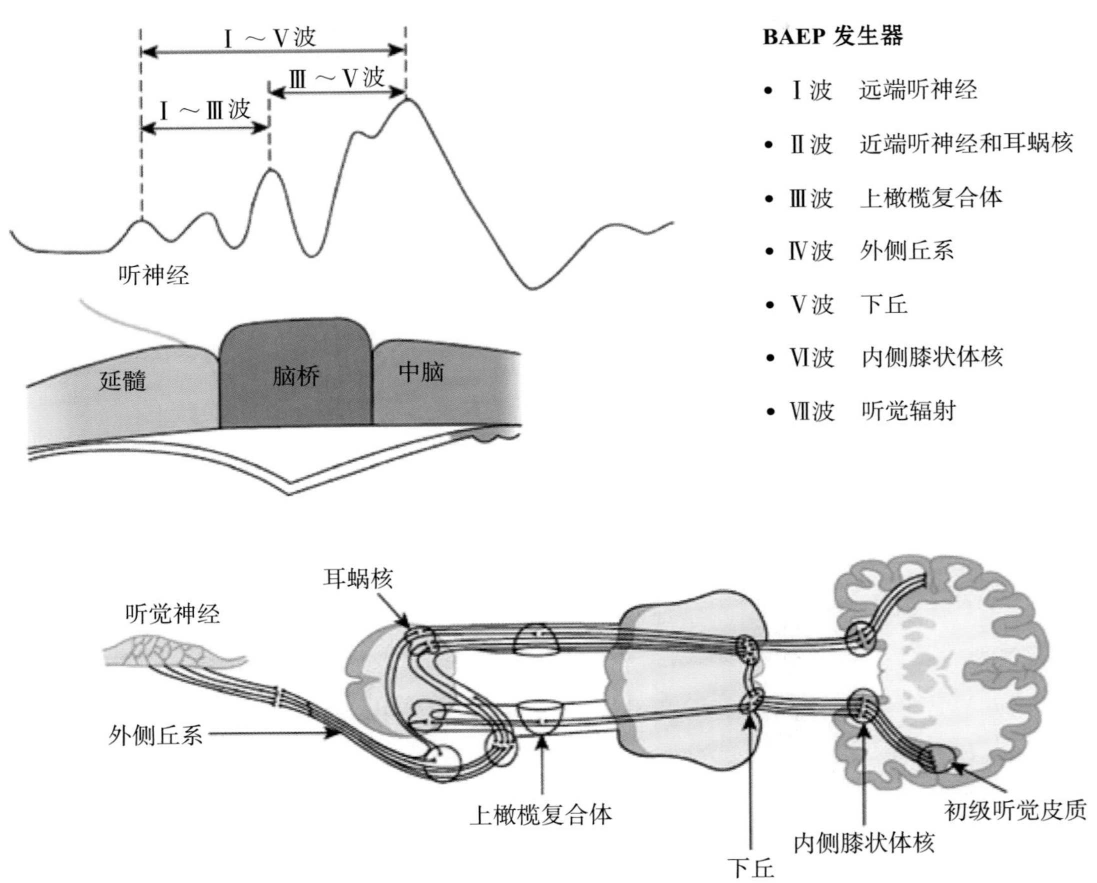

▲ **图 5–5 脑干听觉诱发电位（BAEP）示意**

Ⅰ～Ⅴ波和它们的激发点见图标识（详见正文）。经许可转载，引自 McGrawHill Education 和 Copyright Clearance Center，Inc

电波通常同时受到影响或不受影响。最后，Ⅵ波和Ⅶ波分别来源于内侧膝状核和听放射，但这两个波形变化很大，在临床中没有被应用。

BAEP是由瞬时90～100dB的声音刺激（100μs的持续时间，正方形电脉冲）传递到受试者耳所引起的。同时60～70dB的噪声传递到对侧耳掩蔽。在术中BAEP监测过程中，经常交替使用截然不同的2种刺激声音，以最大限度地减少刺激干扰。BAEP的记录采用位于C_z（根据10～20国际标准导联系统）的螺旋电极/单极电极和位于耳垂（A1-左/A2-右，或者Ai-同侧/Ac-对侧）或乳突（Mi-同侧/Mc-对侧）的单极针。

BAEP推荐的频率为100～150Hz，最大到3000Hz。BAEP通常需要≥1000Hz的频率以具有足够的信噪比。

BAEP变化的标准是基于Ⅰ、Ⅲ、Ⅴ波的振幅或潜伏期的变化。振幅的变化比潜伏期的变化更常见。振幅下降50%、Ⅴ波或Ⅰ～Ⅴ波峰间隔绝对延迟1ms被认为是预警标准。一个更敏感的标准是潜伏期延迟超过Ⅴ波峰值潜伏基线的10%[27]。

在颅后窝手术中，许多手术操作，包括耳蜗、听神经或脑干的血管破坏，均可导致听觉传导通路的功能障碍或损伤。在脑干内，使用超声吸引也可以引起听觉传导通路的机械性损伤。BAEP振幅的突然下降更表明血管损伤，但大多数的BAEP变化是逐步发生的，并且是可逆的。因此，如果能将信息及时反馈给神经外科医生，就有足够的时间采取纠正措施，避免即将发生的脑干损伤。

在脑干内，BAEP的某些改变更能反映脑干损伤并具有定位的价值。例如，损伤靠近耳蜗核区域的下脑桥或上橄榄复合体，将引起Ⅲ和Ⅴ波延迟或消失。下脑桥但低于中脑水平的脑干腹侧损伤将影响Ⅴ波，但不影响Ⅰ波或Ⅲ波。Ⅴ波的消失不一定预示听力损失，因为它可能只是反应的短暂分散，并不是真正的不可逆性传导阻滞。

应该指出的是，使用BAEP评估脑干的区域非常有限。在脑桥手术，同时进行SSEP和BAEP监测的脑干区域可能≤20%，提示在没有BAEP变化的情况下，也可能会发生明显的脑干损伤[28]。

作者的经验是，虽然BAEP监测可以提供脑干总体的完整状况，但仅根据BAEP的变化来改变术中手术策略却相当少见。因此，在多模态监测方法的背景下能更好地解释BAEP，该信息与SSEP和mMEP监测的信息应该整合在一起。

二、脑桥手术

（一）定位

第四脑室底面神经丘定位

第四脑室底是一个聚集有大量神经结构非常狭小的区域，因此进入第四脑室的底部时损伤神经的风险非常高。在脑桥的水平，面神经丘是经菱形窝进入脑干极度危险的“进入区”[6]。该区域损伤可导致面神经（Ⅶ）和展神经（Ⅵ）麻痹，以及脑桥旁正中网状结构损伤引起的同向凝视障碍。累及两侧内侧纵束的中线损伤还可导致核间性眼肌瘫痪。

虽然面神经丘是一个经典的解剖标志，但当解剖结构被肿瘤严重破坏时，其识别具有挑战性，而神经电生理定位可能是功能性识别第Ⅵ对、第Ⅶ对脑神经核或神经根的唯一方法。

可采用手持式双极同轴电极，以0.2ms持续时间和以1～2Hz频率刺激的单个刺激。一般来说，两种不同的定位措施用来辨认面神经丘。在第一个病例中，外科医生在最低阈值强度下寻找每个部位，从而记录眼轮匝肌或口轮匝肌的CMAP。通过以1mm的间隔移动刺激器，可以探索第四脑室的底部，并确定靠近神经核或神经根的区域。另一种方法是在0.5～1mA的固定刺激强度下，确定每个点的肌肉反应幅度，对应最高幅度的点表示接近被定位的神经核，而小振幅或根本没有反应的点表明此点距离神经核或神经束是安全距离。

采用面神经丘定位的可靠性还有两个主要的限制。第一个限制是，它无法检测到起源于运动皮质、终止于脑神经运动核的核上纤维束损伤。因此，如果皮质延髓束通路近端受损，保留下运动神经元本身并不排除术后面瘫。第二个限制是，存在刺激面神经的髓内根而不是刺激神经核本身的可能性。因此，即使运动核受损，同样也会表现外周神经反应，并因此导致术后面瘫[8]。

即使存在这些限制，面神经丘定位仍然是一个标准的、非常有价值的术中神经电生理监测技术，这无疑在解剖是模糊时有助于识别面神经或核团。

（二）监测

面神经监测

(1) 自由描记肌电图：虽然定位技术可以识别面神经丘，以选择进入第四脑室底部最安全的区域，但只有监测技术才能保障在手术过程中持续评估面神经功能的完整性。自由描记肌电图多年来一直是面神经监测的金标准，至今仍被广泛应用[11, 29, 30]。通过放置在面神经支配肌肉中的针状电极记录面神经的自发电活动，因此，这不是诱发电位。已经使用不同的标准来解释肌电活动，但仍然缺乏 EMG 模式与临床结果相关性的令人信服的数据[11, 30]。矛盾的是，缺乏自发活动通常表示没有损伤，但是当外周神经被完全切断时，也观察不到任何自发性活动。相反，神经张力放电可以反映损伤的发生，但有时也会发生在冷盐水冲洗术野的刺激过程中。因此，自由描记肌电图的真正特异性和敏感性仍然存在有争议。一种被称为 A– 序列的高频、持续神经张力放电的特定模式已经被证明具有更高的可靠性。A–序列的发生和持续时间可高度预测术后面麻痹。然而，A– 序列分析是需要离线进行的，这种特殊肌电活动模式的预测价值仅在前庭神经鞘瘤的手术中被描述过[31, 32]，而在脑干手术中仍没有记录。

(2) 面神经运动诱发电位：第二种监测面神经功能完整性的方法是用皮质延髓束 MEP（图 5–2）。从本质上讲，将肢体肌肉 MEP 监测的相同原理扩展到受脑神经运动根支配的肌肉。面神经 MEP 是通过 4 次刺激（每次 0.5ms，频率为 1～2Hz，强度为 60～120mA）触发的。通常使用组合电极 C_3/C_z 刺激右侧肌肉，C_4/C_z 电极刺激左侧肌肉。为了记录，使用了在面神经刺激时使用的相同电极，肌肉反应可以通过口轮匝肌和眼或任何其他受面神经分支支配的肌肉来记录。面部 MEP 是真正的诱发电位，能评估从运动皮质到皮质延髓束通路的完整性。虽然对面部 MEP 的解释没有一致的预警标准，但不可逆的 MEP 消失标志预后差，与严重和长期的面神经麻痹相关[33]。稳定的 MEP 通常预示着没有缺陷或只有轻微的、短暂的面瘫，而在我们的经验中，显著的波幅下降，在 50%～80% 的基线值范围，表明至少会有短暂的神经功能缺失。

面神经运动诱发电位监测的局限性之一是面部左右电极的使用，使用 C_3 及 C_4 作为阳极刺激电极，增强 TES 可能激活大脑深处或脑干和枕骨大孔水平的皮质延髓通路，使风险增大[34]。这将增加直接激活周围面神经的风险。如果发生这种情况，皮质延髓通路腹侧到面神经激活点的损伤将无法被识别，尽管保持了面神经 MEP，患者术后苏醒后仍会出现面神经麻痹。为了减少这种假阴性结果的风险，建议保持尽可能低的刺激强度。然而，预测外周激活阈值的唯一方法是减少刺激次数，但保持相同刺激参数（时间、强度和频率）的情况下进行重复相同的刺激，刺激次数从 4 次减少到 1 次。全身麻醉时，单次脉冲经颅电刺激不应引起肌肉 MEP，因为通过多突触通路的神经传递会被麻醉药阻断；如果肌肉反应仍然存在，这种反应被解释为脑神经的直接激活，这种情况监测不可靠。另外，肌肉反应伴随一系列刺激而出现，在单一刺激后消失，这可能是由真正的皮质延髓束激活产生的，可用于监测[35, 36]。由于手术过程中阈值可受麻醉、室温等生理因素的影响，术中多次重新检查外周激活阈值很重要。例如，如果以半坐的姿势进行手术，在打开硬脑膜后会发生严重的脑脊液漏，并可能产生气颅；脑皮质和颅骨之间存在空气会增加 TES 的阈值。因此，在开放硬脑膜后，应记录新的皮质区 MEP 基线。

最近，Acioly 等[37] 回顾颅底和桥小脑角手术中进行面神经监测的文献，结论是“尽管对不同电生理标准的满意功能预测有普遍的共识，但由于电极排列和刺激参数缺乏标准化，无法确定最佳的方法”。脑干手术中的面神经监测也存在同样的问题。

三、延髓手术

延髓手术有发生严重并发症的高风险，因为对后组脑神经或呼吸循环中枢的损伤可能会危及生命。在脑干背侧的闩和髓纹之间，有舌下神经三角和迷走神经三角。在这两个内侧三角的正下方是舌下神经核，它控制着舌的肌肉。继发于舌下神经核损伤的严重舌肌麻痹和萎缩，是最具毁灭性的脑神经功能缺陷之一，所以在这个区域，即使是轻微损伤也必须避免。舌下神经三角的外侧是迷走神经三角，在迷走神经三角下面是迷走神经背核，为支气管、心脏和胃提供运动纤维。疑核稍深偏外侧，为舌咽神经（Ⅸ）、迷走神经（Ⅹ）和副神经（Ⅺ）提供运动纤维束。这些纤维最终支配腭、咽和喉的肌肉组织。因此，即使该区域受到很轻微的损伤也会引起发音困难，并可能损害吞咽和咳嗽反射，增加患者吸入性肺炎的风险或使患者无法进食、饮水[38, 39]。

（一）定位

第Ⅸ/Ⅹ、Ⅺ、Ⅻ对脑神经核定位

对后组脑神经的神经电生理定位与对面神经丘的定位类似。刺激参数相同，但强调在延髓水平，由于靠近循环中枢，刺激强度应≤2mA，因为这可能会诱发严重的心动过缓，甚至心脏停搏[40]。双极同轴电极常用于局部刺激。CMAP 是由插入到受后组脑神经支配的肌肉中的电极记录的。应该指出的是，舌咽神经只向茎突咽肌提供运动纤维，茎突咽肌在吞咽和说话时将咽抬高。然而，在茎突咽肌中选择性放置记录电极是不可能的，从咽部肌肉或软腭记录的大部分肌肉活动可能反应了第Ⅸ对和第Ⅹ对脑神经的激活。舌咽神经核反射的另一个限制是，刺激第四脑室底部只能评估功能完整的吞咽反射传出弧，不能获得在脑干内信息传入通路的完整性和传入/传出连接[41]。

为了记录第Ⅸ/Ⅹ对和第Ⅻ对脑神经的 CMAP，通常倾向于使用分别插入咽后壁（插入气管的外侧、双侧）和舌肌的微型电极。此外，还可使用其他技术将记录电极直接放置在气管内或经皮放置在其他发声肌肉上[42–44]。对于副神经，在斜方肌中插入、固定电极针。

Morota 等[8, 45] 认为延髓肿瘤倾向把腹侧脑神经运动核推开。因此，无论肿瘤是轴内还是第四脑室肿瘤，如髓母细胞瘤或室管膜瘤，神经电生理监测都可以辅助选择进入脑干的区域，以及决定何时终止病变切除（图 5–6 和图 5–7）。专家可以认为，低阈值强度（＜0.5mA）的阳性反应，表明已经靠近室管膜以下仅几毫米的细胞核。在这种情况下，建议放弃切除肿瘤，因为损伤核和（或）髓内神经根的风险很高，这将使患者面临生命危险。虽然次全切除对于髓母细胞瘤和室管

进入位置

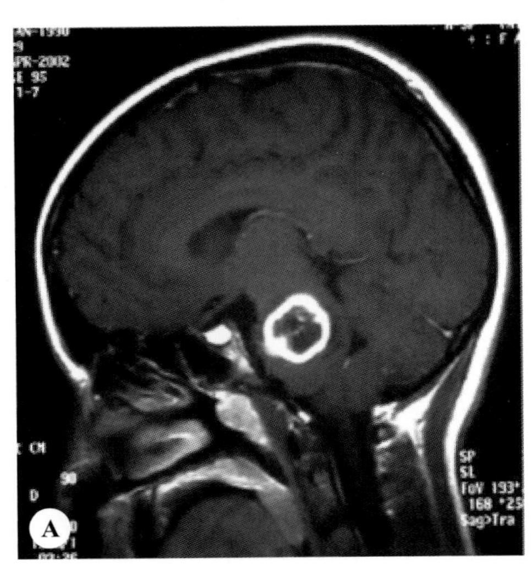

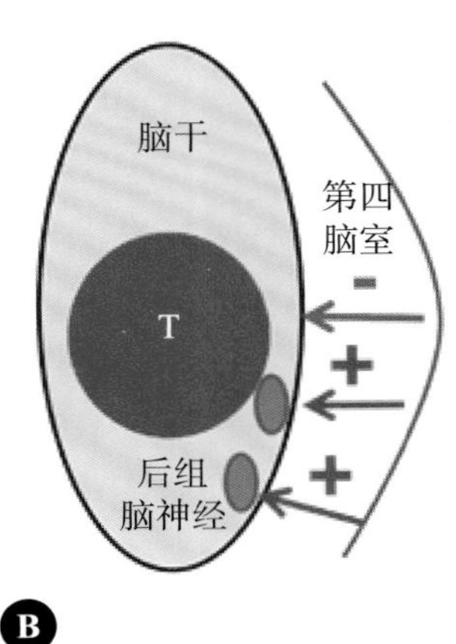

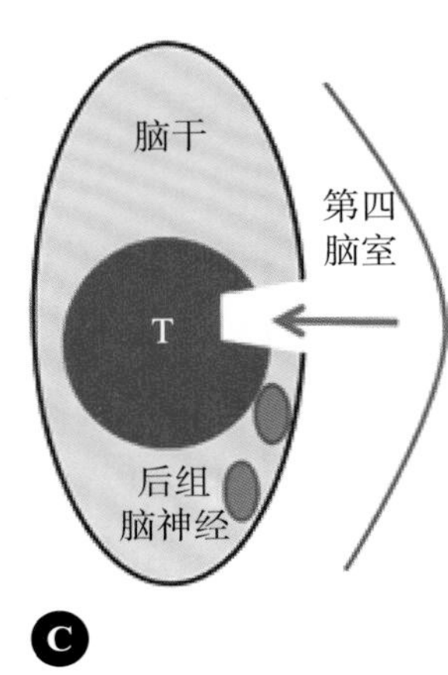

▲ 图 5-6 **A.** 对于脑干内肿瘤，第四脑室底神经电生理监测作用的示意。**B.** 使用单极或双极同轴刺激器（绿箭）直接刺激第四脑室底。阳性结果（红箭）表明靠近脑神经核或脑干内神经根。因此，这不是一个安全的进入区。**C.** 而刺激阴性结果（绿箭）或需要更高强度的刺激，表示距离神经核或其脑干内神经根有安全距离，可以作为脑干和肿瘤进入的安全区

停止病变切除位置

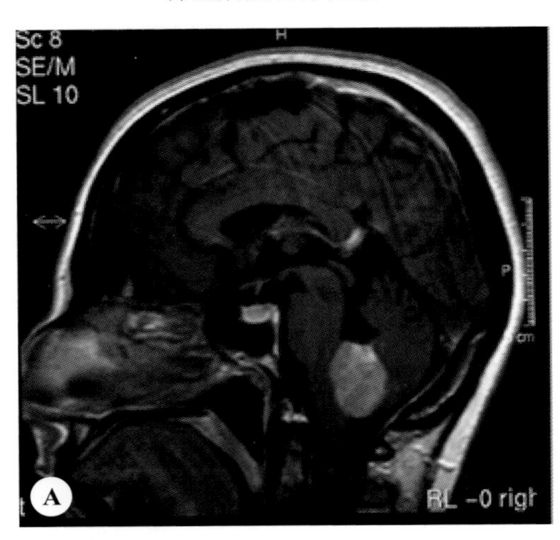

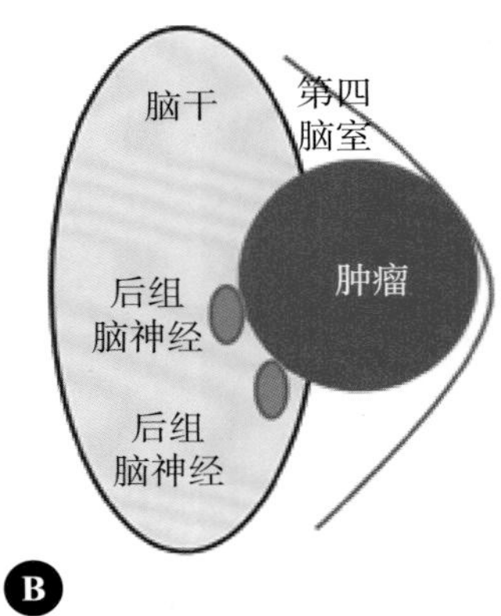

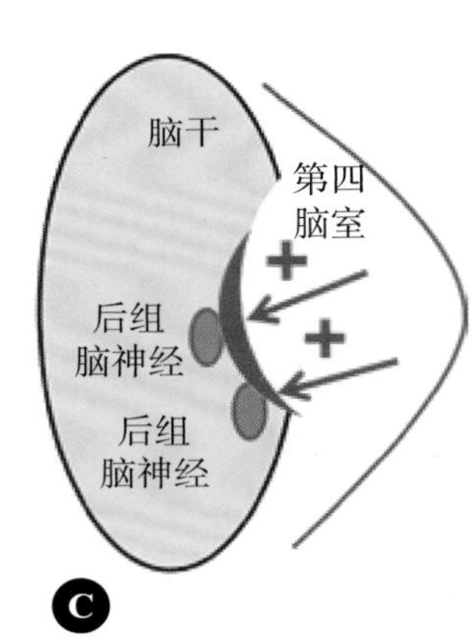

▲ 图 5-7 神经电生理监测在第四脑室底的应用示意图

A. 适用于背侧外生性脑干肿瘤或第四脑室底浸润生长的肿瘤；B. 在这些病例中，神经电生理监测在开始时通常是阴性的，因为神经核被肿瘤挤压后发生移位，特别是在延髓水平；C. 当低强度刺激肿瘤最后的瘤壁时，可诱发出阳性反应时，这时是停止病变切除的时候，如此可以避免侵犯和损伤几毫米下的后组脑神经核或它们的脑干内神经根

膜瘤可能是不可取的，但大多数脑干内肿瘤，尤其是儿童，是低级别胶质瘤，即使小部分肿瘤留在第四脑室底，密切的影像学随访可能就足够了，无须提前开始辅助治疗。

（二）监测

后组脑神经监测

(1) 自由描记肌电图：尽管前庭神经鞘瘤术中面神经自由描记肌电图的记录是可靠的[31, 32, 47]，

但其他运动脑神经自由描记肌电图的总体可靠性仍存在争议[11, 30]。特别值得一提的是，Schlake 等[48]观察到相当高的假阳性率，尤其是假阴性结果，因此作者认为自由描记肌电图的预测价值是有限的。

(2) 皮质运动诱发电位：在过去的 20 年里，一些医生[36, 49, 50]将面神经皮质延髓束 MEP 的应用扩展到后组脑神经，作为自由描记肌电图的替代方法。用相同的刺激参数和相同的标准（单个刺激和一系列刺激）来区分真正的皮质延髓束反应和后组脑神经的外周激活，以获得来自于神经生理监测电极的记录。根据我们的经验，舌下神经的 MEP，从舌记录下来，非常稳定，很少有自发活动，在整个手术过程中可以得到很好的监测。另外，来源于第Ⅸ对 / 第Ⅹ对神经的 MEP 是不稳定的，与第Ⅻ对脑神经相比，有时由于更频繁的自发活动而使监测结果变得复杂。

最后，应该考虑的是，在目前最先进的神经电生理监测技术中，对后组脑神经的应用只有传出通路可监测，如吞咽和咳嗽反射。因此，目前的监测和描记技术[41]无法识别这些反射传入通路的损伤。这就解释了为什么神经电生理监测数据和术后神经功能结果之间会有差异。最近，Sinclair 等[51]记录了在甲状腺手术中监测喉外展肌反射的可能性。由于这种反射是在脑干下端水平支配的，可以间接提供有关所涉区域功能完整性的信息。虽然这仍然只是一份关于少数患者的初步的报告，但无疑为低位脑干的神经电生理监测提供了新的思路[52]。希望通过对脑干支配的反射弧的监测，如喉外展肌反射或瞬目反射的监测，将提高神经生理监测在脑桥和延髓手术的可靠性。

四、脑干的其他监测技术

在过去的几年中，出现了一些其他的方法来监测三叉神经 SSEP 和脑干反射。Malcharek 等[53]描述了在全身麻醉下诱发 T-SSEP 的可靠方法。他们在同时刺激三叉神经 V_2 和 V_3 支后记录了长潜伏期的头皮 T-SSEP。虽然这种方法在颈动脉内膜切除术患者中得到了验证，但在脑干手术中评估三叉神经感觉纤维的功能完整性可能比较重要。

同时，在全身麻醉下监测瞬目反射[54]。这种反射是由三叉神经眼支（V_1）的鼻睫支传入通路和面神经颞支和颧支的传出通路支配的。Deletis 等报道在年龄为 1—78 岁的 27 名患者中，86% 的患者在脑干手术期间引出 RI 反应。他们在眶上神经上施加 1～7 个矩形恒流刺激，刺激间隔为 2ms，强度为 20～40mA，重复频率为 0.4Hz。从同侧眼轮匝肌记录[54]。这一反射的完整性反映了脑桥水平涉及的神经结构的功能完整性。

最后，咬肌反射也称为下颌反射，术中可以在颧弓下插入经皮电极，在颞 - 下颌关节外侧 5mm 处进行监测。采用持续时间为 0.2～0.5ms、强度逐渐增加的单一刺激。刺激电极的插入深度可由刺激在咬肌和颞肌中引起的反应来确定。信号的记录通过将皮下电极插入同侧咬肌和颞肌获得[55]。

结论

尽管在神经麻醉、术后重症监护和术前计划（包括纤维束成像）等领域取得了显著进步，但脑干病变的手术仍然具有挑战性。即使对经验丰富的神经外科医生来说，在中枢神经系统中，脑干也是手术的一个雷区。

到目前为止，神经电生理监测对于提高脑干手术的安全性仍然至关重要。除了刺激上丘定位动眼神经核外，定位技术在确定内源性、局灶性脑干病变的最安全进入路径方面是可靠的和非常有用的。此外，这些技术有助于决定何时终止第四脑室肿瘤的切除，以避免损伤第Ⅶ、Ⅸ/Ⅹ和Ⅻ对神经核。

神经电生理监测现在可以从两方面来帮助外科医生：①通过提供功能信息来识别不明确的神经结构，这可能有助于识别脑干内病变的最安全进入区，或者在切除脑干旁肿瘤或室管膜浸润的第四脑室肿瘤时，确定切除部位是否靠近脑神经核；②通过实时监测体感、运动和听觉通路的功能完整性，降低发生永久性损伤的风险。

SSEP 和 BAER 是非常成熟的技术，但仅能覆盖脑干有限区域，尽管在监测中没有信号变化，局灶性损伤仍有可能发生。因此，应采用复合神经监测的方法，包括皮质延髓 MEP 和皮质脊髓束 MEP。总的来说，MEP 是运动功能预后的良好预测指标，尽管脑干的预警标准尚未确定，特别是后组脑神经皮质延髓 MEP，在文献中鲜有报道。然而，皮质延髓 MEP，特别是对第Ⅶ对脑神经和第Ⅸ/Ⅹ和Ⅻ对脑神经来说，是一个自由描记肌电图的有效替代方法，后者往往缺乏特异性和敏感性。

神经电生理监测技术缺乏可靠地监测下脑干支配的反射传入通路的证据，如吞咽和咳嗽，这是一个亟待解决的问题。然而，最近有新技术被提出来完成在脑桥和延髓水平脑干反射的监测，这些进展为进一步提高脑干监测在神经外科中的可靠性开辟了新的前景。

参考文献

[1] Jallo GI, Shiminski-Maher T, Velazquez L, Abbott R, Wisoff J, Epstein F. Recovery of lower cranial nerve function after surgery for medullary brainstem tumors. Neurosurgery. 2005;56(1):74–7; discussion 78.

[2] Abbott R. Brainstem gliomas. In: Mc Lone DG, editor. Pediatric neurosurgery: surgery of developing nervous system. Philadelphia: WB Saunders; 1996. p. 859–67.

[3] Bricolo A. Surgical management of intrinsic brain stem gliomas. Oper Tech Neurosurg. 2000;3:137–54.

[4] Jallo GI, Biser-Rohrbaugh A, Freed D. Brainstem gliomas. Childs Nerv Syst. 2004;3(Mar;20):143–53.

[5] Kyoshima K, Kobayashi S, Gibo H, Kuroyanagi T. A study of safe entry zones via the floor of the fourth ventricle for brain-stem lesions. J Neurosurg. 2009;78:987–93.

[6] Lang J, Ohmachi N, Sen JL. Anatomical landmarks of the rhomboid fossa (floor of the 4th ventricle), its length and its width. Acta Neurochir. 1991;113(1–2):84–90.

[7] Strauss C, Lütjen-Drecoll E, Fahlbusch R. Pericollicular surgical approaches to the rhomboid fossa. Part I Anatomical basis. J Neurosurg. 2009;87(6):893–9.

[8] Morota N, Deletis V, Epstein FJ, Kofler M, Abbott R, Lee M, et al. Brain stem mapping: neurophysiological localization of motor nuclei on the floor of the fourth ventricle. Neurosurgery. 1995;37(5):922–9; discussion 929–30.

[9] Abbott R. The use of physiological mapping and monitoring during surgery for ependymomas. Childs Nerv Syst. 2009;25(10):1241–7.

[10] Strauss C, Romstöck J, Fahlbusch R. Pericollicular approaches to the rhomboid fossa. Part II. Neurophysiological basis. J Neurosurg. 1999;91(5):768–75.

[11] Schlake HP, Goldbrunner R, Siebert M, Behr R, Roosen K. Intra-operative electromyographic monitoring of extra-ocular motor nerves (Nn. III, VI) in skull base surgery. Acta Neurochir. 2001;143(3):251–61.

[12] Sekiya T, Hatayama T, Shimamura N, Neurosurgery SS. Intraoperative electrophysiological monitoring of oculomotor nuclei and their intramedullary tracts during midbrain tumor surgery. Neurosurgery. 2000;47(5):1170–6; discussion 1176–7.

[13] Duffau H, Sichez JP. Intraoperative direct electrical stimulation of the lamina quadrigemina in a case of a deep tectal cavernoma. Acta Neurochir. 1998;140(12):1309–12.

[14] Ishihara H, Bjeljac M, Straumann D, Kaku Y, Roth P, Yonekawa Y. The role of intraoperative monitoring of oculomotor and trochlear nuclei – safe entry zone to tegmental lesions. Minim Invasive Neurosurg. 2006;49(3):168–72.

[15] Li Z, Wang M, Zhang L, Fan X, Tao X, Qi L, et al. Neuronavigation-guided corticospinal tract mapping in brainstem tumor surgery: better preservation of motor function. World Neurosurg. 2018;116:e291–7.

[16] Czernicki T, Maj E, Podgórska A, Kunert P, Prokopienko M, Nowak A, et al. Diffusion tensor tractography of pyramidal tracts in patients with brainstem and intramedullary spinal cord tumors: relationship with motor deficits and intraoperative MEP changes. J Magn Reson Imaging. 2017;46(3):715–23.

[17] Nossek E, Korn A, Shahar T, Kanner AA, Yaffe H, Marcovici D, et al. Intraoperative mapping and monitoring of the corticospinal tracts with neurophysiological assessment and 3-dimensional ultrasonography-based navigation. J Neurosurg. 2010;114:738–46.

[18] Ohue S, Kohno S, Inoue A, Yamashita D, Harada H, Kumon Y, et al. Accuracy of diffusion tensor magnetic resonance imaging-based tractography for surgery of gliomas near the pyramidal tract: a significant correlation between subcortical electrical stimulation and postoperative tractography. Neurosurgery.

2012;70:283–94.
[19] Jones SJ, Harrison R, Koh KF, Mendoza N, Crockard HA. Motor evoked potential monitoring during spinal surgery: responses of distal limb muscles to transcranial cortical stimulation with pulse trains. Electroencephalogr Clin Neurophysiol – Evoked Potentials. 1996;100(5):375–83.
[20] Pechstein U, Cedzich C, Nadstawek J, Schramm J. Transcranial high-frequency repetitive electrical stimulation for recording myogenic motor evoked potentials with the patient under general anesthesia. Neurosurgery. 1996;3982:335–43; discussion 343–4.
[21] Taniguchi M, Cedzich C, Taniguchi M, Cedzich C, Schramm J. Modification of cortical stimulation for motor evoked potentials under general anesthesia: technical description. Neurosurgery. 1993;32(2):219–26.
[22] MacDonald DB. Safety of intraoperative transcranial electrical stimulation motor evoked potential monitoring. J Clin Neurophysiol. 2002;19(5):416–29.
[23] Neuloh G, Bogucki J, Schramm J. Intraoperative preservation of corticospinal function in the brainstem. J Neurol Neurosurg Psychiatry. 2009;80(4):417–22.
[24] Kodama K, Javadi M, Seifert V, Szelényi A. Conjunct SEP and MEP monitoring in resection of infratentorial lesions: lessons learned in a cohort of 210 patients. J Neurosurg. 2014;121:1453–61.
[25] Shiban E, Zerr M, Huber T, Boeck-Behrends T, Wostrack M, Ringel F, et al. Poor diagnostic accuracy of transcranial motor and somatosensory evoked potential monitoring during brainstem cavernoma resection. Acta Neurochir. 2015;157811:1963–9.
[26] Legatt AD, Arezzo JC, Vaughan HG Jr. The anatomic and physiologic bases of brain stem auditory evoked potentials. Neurol Clin. 1988;6(4):681–704.
[27] Legatt AD. Brainstem Auditory Evoked Potentials: methodology, interpretation, and clinical application. In: Aminoff MJ, editor. Electrodiagnosis in clinical Neurology. New York: Churchill Livingstone; 2005. p. 489–523.
[28] Fahlbusch R, Strauss C. Surgical significance of brainstem cavernous hemangiomas. Zentralbl Neurochir. 1991;52:25–32.
[29] Eisner W, Schmid UD, Reulen HJ, Oeckler R, Olteanu-Nerbe V, Gall C, et al. The mapping and continuous monitoring of the intrinsic motor nuclei during brain stem surgery. Neurosurgery. 1995;37:255–65.
[30] Grabb PA, Albright AL, Sclabassi RJ, Pollack IF. Continuous intraoperative electromyographic monitoring of cranial nerves during resection of fourth ventricular tumors in children. J Neurosurg. 1997;86:1–4.
[31] Prell J, Rampp S, Romstöck J, Fahlbusch R, Strauss C. Train time as a quantitative electromyographic parameter for facial nerve function in patients undergoing surgery for vestibular schwannoma. J Neurosurg. 2007;106(5):826–32.
[32] Romstöck J, Strauss C, Fahlbusch R. Continuous electromyography monitoring of motor cranial nerves during cerebellopontine angle surgery. J Neurosurg. 2009;93:586–93.
[33] Dong CCJ, MacDonald DB, Akagami R, Westerberg B, AlKhani A, Kanaan I, et al. Intraoperative facial motor evoked potential monitoring with transcranial electrical stimulation during skull base surgery. Clin Neurophysiol. 2005;116: 588–96.
[34] Rothwell J, Burke D, Hicks R, Stephen J, Woodforth I, Crawford M. Transcranial electrical stimulation of the motor cortex in man: further evidence for the site of activation. J Physiol. 1994;481(Pt 19):243–50.
[35] Téllez MJ, Ulkatan S, Urriza J, Arranz-Arranz B, Deletis V. Neurophysiological mechanism of possibly confounding peripheral activation of the facial nerve during corticobulbar tract monitoring. Clin Neurophysiol. 2016;127:1710–6.
[36] Sala F, Lanteri P, Bricolo A. Intraoperative neurophysiological monitoring of motor evoked potentials during brain stem and spinal cord surgery. Adv Tech Stand Neurosurg. 2004;29: 133–69.
[37] Acioly MA, Liebsch M, De Aguiar PHP, Tatagiba M. Facial nerve monitoring during cerebellopontine angle and skull base tumor surgery: a systematic review from description to current success on function prediction. World Neurosurg. 2013 Dec;80(6):e271–300.
[38] Blessing W. The lower brainstem and bodily homeostasis. New York: Oxford University Press; 1997.
[39] Procaccio F, Gambin R, Gottin L, Bricolo A. Complications of brain stem surgery: prevention and treatment. Oper Tech Neurosurg. 2000;3(2):155–7.
[40] Suzuki K, Matsumoto M, Ohta M, Sasaki T, Kodama N. Experimental study for identification of the facial colliculus using electromyography and antidromic evoked potentials. Neurosurgery. 1997;41:1130–6.
[41] Sala F, Manganotti P, Tramontano V, Bricolo A, Gerosa M. Monitoring of motor pathways during brain stem surgery: what we have achieved and what we still miss? Neurophysiol Clin. 2007;37:399–406.
[42] Deletis V, Fernandez-Conejero I, Ulkatan S, Costantino P. Methodology for intraoperatively eliciting motor evoked potentials in the vocal muscles by electrical stimulation of the corticobulbar tract. Clin Neurophysiol. 2009;120(2):336–41.
[43] Husain AM, Wright DR, Stolp BW, Friedman AH, Keifer JC. Neurophysiological intraoperative monitoring of the glossopharyngeal nerve: technical case report. Neurosurgery. 2008;63(4 Suppl 2):277–8; discussion 278.
[44] Skinner SA. Neurophysiologic monitoring of the spinal accessory nerve, hypoglossal nerve, and the spinomedullary region. J Clin Neurophysiol. 2011;28(6):587–98.
[45] Morota N, Deletis V, Lee M, Epstein FJ. Functional anatomic relationship between brain stem tumors and cranial motor nuclei. Neurosurgery. 1996;39:787–94.
[46] Abbott R, Shimimki-Mether T, Epstein FJ. Intrinsic tumors of the medulla: predicting outcome after surgery. Pediatr Neurosurg. 1996;25:41–4.
[47] Prell J, Rachinger J, Scheller C, Alfieri A, Strauss C, Rampp S. A real-time monitoring system for the facial nerve. Neurosurgery. 2010;66(6):1064–73; discussion 1073.
[48] Schlake HP, Goldbrunner RH, Milewski C, Krauss J, Trautner H, Behr R, et al. Intra-operative electromyographic monitoring of the lower cranial motor nerves (LCN IX-XII) in skull base surgery. Clin Neurol Neurosurg. 2001;103(2):72–82.
[49] Ito E, Ichikawa M, Itakura T, Ando H, Matsumoto Y, Oda K, et al. Motor evoked potential monitoring of the vagus nerve with transcranial electrical stimulation during skull base surgeries. J Neurosurg. 2013;118(1):195–201.
[50] Fukuda M, Oishi M, Hiraishi T, Saito A, Fujii Y. Pharyngeal motor evoked potentials elicited by transcranial electrical stimulation for intraoperative monitoring during skull base surgery. J J Neurosurg. 2012;116(3):605–10.

[51] Sinclair CF, Téllez MJ, Tapia OR, Ulkatan S, Deletis V. A novel methodology for assessing laryngeal and vagus nerve integrity in patients under general anesthesia. Clin Neurophysiol. 2017;128(7):1399–405.

[52] Sala F. A spotlight on intraoperative neurophysiological monitoring of the lower brainstem. Clin Neurophysiol. 2017;128(7):1369–71.

[53] Malcharek MJ, Landgraf J, Hennig G, Sorge O, Aschermann J, Sablotzki A. Recordings of long-latency trigeminal somatosensory-evoked potentials in patients under general anaesthesia. Clin Neurophysiol. 2011;122(5):1048–54.

[54] Deletis V, Urriza J, Ulkatan S, Fernandez-Conejero I, Lesser J, Misita D. The feasibility of recording blink reflexes under general anesthesia. Muscle Nerve. 2009;39(5):642–6.

[55] Ulkatan S, Jaramillo AM, Téllez MJ, Goodman RR, Deletis V. Feasibility of eliciting the H reflex in the masseter muscle in patients under general anesthesia. Clin Neurophysiol. 2017;128(1):123–7.

[56] Sala F, Gallo P, Tramontano V. Intraoperative neurophysiological monitoring in posterior fossa surgery. In: Ozek M, Cinalli G, Maixner WJ, Sainte-Rose C, editors. Posterior Fossa Tumors in Children. Springer: 2015, p. 239–62.

第 6 章　儿童脑干低级别胶质瘤

Low-Grade Pediatric Brainstem Glioma

Jonathan Roth, Danil A. Kozyrev　Shlomi Constantini　著

付　强　范国锋　译　　周庆九　陈立华　校

缩略语

^{18}F-FET	O-（2–^{18}F-fluoroethyl）–L-tyrosine	O-（2–^{18}F– 氟乙基）–L– 酪氨酸
BSG	brainstem glioma	脑干胶质瘤
CN	cranial nerve	脑神经
CNS	central nervous system	中枢神经系统
DIPG	diffuse intrinsic pontine glioma	弥漫内生性脑桥胶质瘤
DPG	diffuse pontine glioma	弥漫性脑桥胶质瘤
DTI	diffusion tensor imaging	弥散张量成像
DWI	diffusion-weighted imaging	弥散加权成像
EMG	electromyographic	肌电图检查
ETV	endoscopic third ventriculostomy	神经内镜下第三脑室底造瘘术
FLAIR	fluid attented inversion recovery	液体衰减反转恢复
GTR	gross total resection	全切除
ICP	intracranial pressure	颅内压
IDH	isocitrate dehydrogenase	异构橼酸脱氢酶
IOM	intraoperative monitoring	术中监测
LGBSG	low-grade brainstem glioma	脑干低级别胶质瘤
LGG	low-grade glioma	低级别胶质瘤
MRI	magnetic resonance imaging	磁共振成像
MRS	magnetic resonance spectroscopy	磁共振波谱
NF	neurofibromatosis	神经纤维瘤病
OS	overall survival	总生存时间
PET	positron emission tomography	正电子发射体层成像
PFS	progression free survival	无进展生存期
PNET	primitive neuroectodermal tumors	原始神经外胚叶肿瘤

TIVA	total intravenous anesthesia	全静脉麻醉
WHO	World Health Organization	世界卫生组织

儿童脑干低级别（良性）胶质瘤（LGBSG）包括一组不同的肿瘤，具有多样的症状和肿瘤形态，导致它们的生物学行为和预后大不相同。脑干胶质瘤（BSG）占所有儿童脑肿瘤的10%～20%，占幕下肿瘤的20%～30%。60%～70%的儿童脑干肿瘤是弥漫内生性脑桥胶质瘤（DPG），其中大部分是低级别胶质瘤（LGG）。

脑干胶质瘤可发生于所有年龄段。然而，5岁之前的儿童很少被诊断出来，10岁为发病高峰。男性和女性的发病率大致相同。

相对于小脑肿瘤和许多幕上肿瘤，LGBSG常累及最重要的神经组织。因此，曾被列为手术禁区。然而，Epstein及其他学者表明，在术中定位和监测的联合辅助下，对于某些特定的肿瘤，手术切除是可行的，术后神经功能保存良好并能获得准确的肿瘤病理结果[1-3]。随着毒性反应小的化学药物治疗方法和现代放射治疗技术的出现，制订个体化的综合治疗方案变得更加复杂。目前，LGBSG尚无统一的治疗方法，治疗方法的选择取决于肿瘤的位置、形态和生物学行为。在这一章中，我们将回顾各种LGBSG肿瘤，同时针对性提出治疗概要。

一、分类

随着神经影像学的发展，BSG的诊断和分类已得到完善，主要取决于肿瘤位置、质地和肿瘤形态结构（如肿瘤是局灶性、囊性还是弥漫性），如下所示。

- 形态：一般来说，局灶性和囊性肿瘤倾向于低级别，进展缓慢；而弥漫性肿瘤多为高级别，侵袭性生长。这一概念适用于脑干所有部位的肿瘤。
- 位置：BSG可能位于中脑、脑桥或延髓，部分肿瘤的累及范围有重叠。
  - 中脑肿瘤：①顶盖肿瘤（有或没有外生成分）（图6-1）；②导水管肿瘤（图6-2）；③被盖肿瘤。
  - 脑桥肿瘤：①局灶性（孤立）脑桥肿瘤，或者延伸至小脑中脚的脑桥肿瘤；②弥漫（内生性）脑桥胶质瘤（DPG、DIPG）。
  - 延髓肿瘤：①背侧外生性肿瘤（图6-3和图6-4）；②颈-延髓肿瘤；③局灶内生性延髓肿瘤；④弥漫性延髓肿瘤。

二、症状

BSG可能产生以下几种症状[4]。

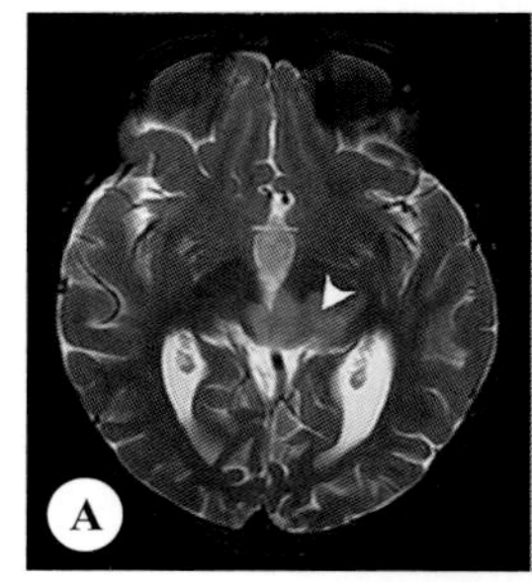
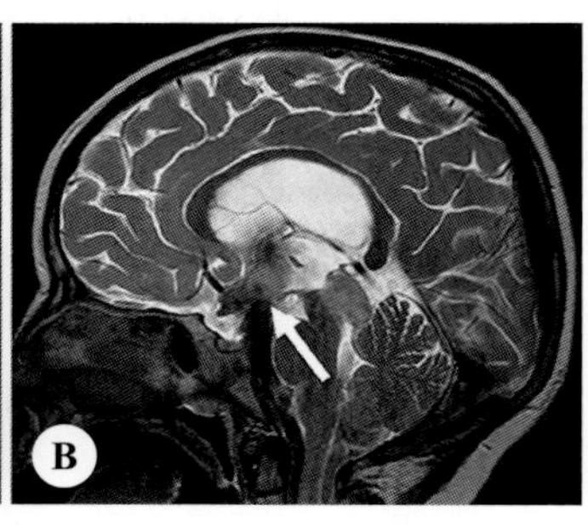

▲ 图6-1 轴位和矢状位 T_2 加权磁共振成像显示顶盖胶质瘤。注意矢状位上的血流伪影（箭，内镜下第三脑室底造瘘术后），以及延伸到左侧丘脑/丘脑枕（箭头）

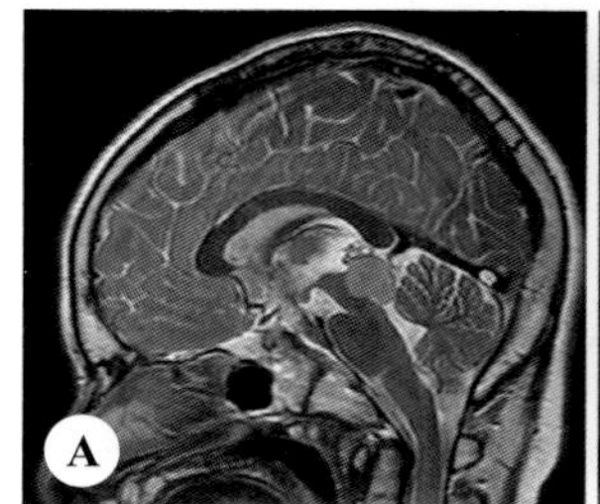
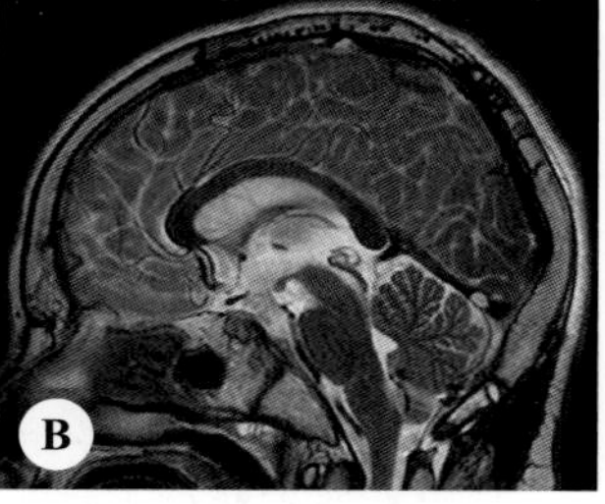

▲ 图6-2 导水管肿瘤-室管膜瘤

术前和术后 T_2 加权像。肿瘤经第四脑室入路切除

(1) 颅内压（ICP）升高：BSG 通过阻塞中脑导水管、第四脑室或第四脑室出口导致脑积水。可发生慢性或急性脑积水，导致头痛、呕吐和嗜睡。

(2) 脑神经（CN）麻痹：可发生在脑神经的任何位置，与肿瘤累及 CN 核或与损伤 CN 有关。

脑干上部肿瘤可能会导致假性延髓麻痹。

中脑区域肿瘤可引起 Parinaud 综合征（继发于中脑顶盖区压力升高和脑积水）和第Ⅲ对或第Ⅳ对脑神经麻痹。如果累及 Edinger-Westphal 核，可能出现动眼神经麻痹，包括瞳孔散大。

脑桥肿瘤可引起面神经或展神经麻痹。耳蜗神经和三叉神经症状很少见。

延髓肿瘤可引起后颅脑神经功能缺损，表现为声音嘶哑、吞咽困难，以及反复误吸。婴儿可能再现发育停滞。

斜颈是延髓肿瘤的一种常见表现，可导致枕骨大孔的正常结构产生嵌顿和脊髓副神经受压。

(3) 长束症状：包括全身无力和锥体束征。感觉症状相对罕见，很可能是因为感觉症状不太明显。

(4) 小脑症状：这在脑桥肿瘤中更常见，尤其是那些累及小脑中脚的肿瘤。

(5) 其他症状：如呼吸功能减弱和呼吸模式异常。这些症状是继发于延髓和脑桥下部呼吸中枢受累，也可继发于支配呼吸的肌肉神经功能普遍减弱。呕吐是肿瘤累及闩部的常见症状，也可能是唯一的症状。因此，即使在没有其他症状或体征的情况下，仅出现反复呕吐的儿童，也有必

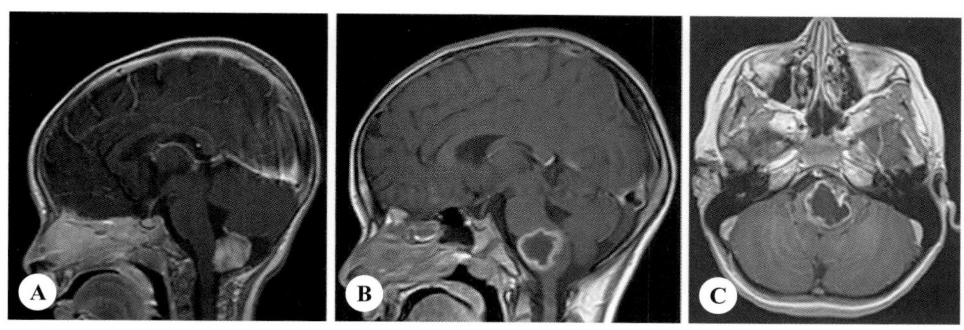

▲ 图 6-3 **A.** 外生型；**B** 和 **C.** 局灶性延髓胶质瘤。两种肿瘤的病理都是毛细胞型星形细胞瘤

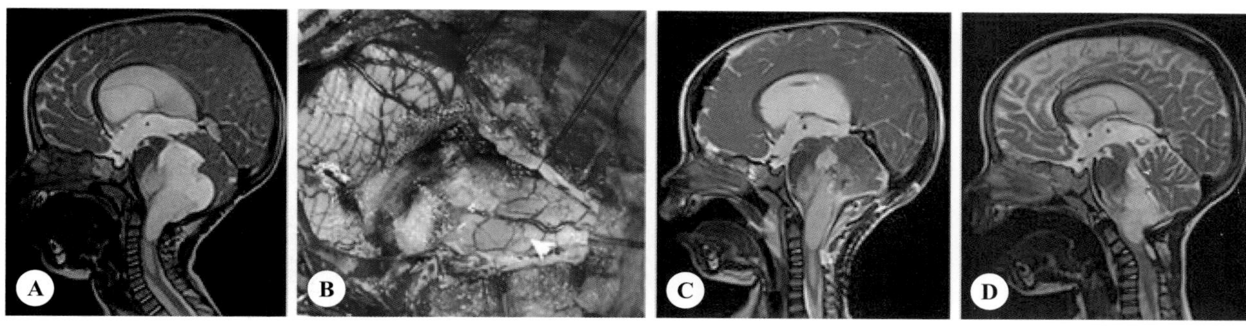

▲ 图 6-4 **A.** 外生型延髓毛细胞型星形细胞瘤。**B.** 肿瘤部分切除后的术中照片。肿瘤浸润脑干的部分完全残留；箭头显示了肿瘤和延髓之间的边界。**C** 和 **D.** 术后 T_2 加权像显示肿瘤切除前后。术后 **10** 个月的 T_2 加权像。尽管进行了几个周期的多次化学药物治疗（长春新碱、卡铂、环磷酰胺、顺铂），但仍可观察到肿瘤进展

要进行脑部磁共振成像（MRI）检查。

症状可能在几个月内缓慢进展，也可能在几天到几周内快速出现。快速进展的症状多见于高级别肿瘤（如 DPG），在 LGBSG 中不常见[5]。

三、诊断和影像学

脑 MRI 是诊断金标准，包括 T_1 增强和平扫、T_2 平扫和液体抑制反转恢复序列（FLAIR）。这些图像将准确地勾勒出肿瘤的位置、肿瘤与邻近结构（如导水管、第四脑室和血管）的关系、肿瘤增强成分、脑室大小和方向，以及肿瘤向软脑膜侵犯程度。大多数 LGBSG 在 T_1 上呈低信号、在 T_2 和 FLAIR 上呈高信号，可能伴有增强。重要的是，出现增强并不一定代表是高级别肿瘤；世界卫生组织（WHO）肿瘤分类中 Ⅰ 级病变通常也具有增强成分。

T_1～T_2 信号重叠是局灶性 BSG 的重要标志。当 T_1 低信号与 T_2 高信号重叠时，提示非浸润性或低级别肿瘤。然而，DPG 通常表现为脑桥弥漫性 T_1 低信号，与 T_2 高信号重叠。因此，T_1～T_2 重叠必须在其他放射学和临床表现更广泛背景下进行评估。DPG 的典型表现为脑桥整体肿胀，向前包绕基底动脉，以及进展性的临床病程。

弥散加权成像（DWI）在评估脑桥肿瘤时非常重要，因为原始神经外胚叶肿瘤（PNET）在 MRI 其他序列可能与 DPG[6] 相似，但在 DWI 上表现为信号受限，可帮助鉴别。

顶盖肿瘤具有典型的放射学表现。肿瘤位于顶盖内（导水管的后部），但也可延伸至丘脑枕的内侧（图 6–1）。在 T_1 加权像上呈等低信号，在 T_2 加权像呈高信号，通常不增强。顶盖肿瘤通常压迫导水管，导致梗阻性脑积水。随着顶盖肿瘤的生长，顶盖肿瘤往往更具攻击性的行为，具有侵袭性。

导水管肿瘤与顶盖或其他松果体区肿瘤不同，因为它们位于导水管内，顶盖位于肿瘤的后方[7]。在放射学上，矢状位 T_2 加权像和矢状位 T_1 加权像尽管存在重叠，但仍有助于区分导水管和顶盖肿瘤。

磁共振波谱（MRS）已被提出作为评价 BSG 的一部分，以区分低级别和高级别肿瘤。然而，目前对于 MRS 的作用还没有达成共识。值得注意的是，一些 BSG（如 DPG）可能具有低级别肿瘤的组织学和 MRS 表现，但同时具有类似于高级别肿瘤的侵袭性生物学行为。因此，MRS 可以作为诊断检查的一部分，但只能作为补充的辅助检查项目。

O-（2–^{18}F– 氟乙基）–L– 酪氨酸（^{18}F-FET）正电子发射体层成像（PET）已被用于区分幕上低级别和高级别胶质瘤。最近的一项研究表明，它也可以用于评估脑干肿瘤，特别是在 MRI 难以确诊的情况下[8]。

尽管 BSG 很少发生转移，但是对有临床症状提示脊髓种植或存在软脑膜扩散的患者，进行初期筛查时，推荐进行全脊髓的 MRI 检查，这是一个好的策略。

四、病理学

BSG 包括所有 WHO Ⅰ～Ⅳ级的星形细胞瘤。Ⅰ级肿瘤（毛细胞型星形细胞瘤）通常表现为离散性的病变，常伴有囊性成分。然而，它们可能表现为背侧外生性顶盖或颈 – 延髓肿瘤。通常在注射钆剂后明显增强，并伴有显著的水肿（如在颈椎）。肿瘤往往也包括非增强成分。另一组Ⅰ级肿瘤是神经节细胞胶质瘤。这类肿瘤罕见，增强明显，通常位于颈 – 延髓区域。

WHO Ⅱ级肿瘤（低级别弥漫性星形细胞瘤）可发生在脑干的任何位置[9]。它们的生物学行为多样。顶盖肿瘤和外生性肿瘤通常进展缓慢。另一方面，DPG 具有 WHO Ⅱ级肿瘤的组织学表现，但生物学行为具有侵袭性[9]。WHO Ⅱ级星形细胞瘤通常不增强，T_1 加权像呈低信号，T_2 加权像和 FLAIR 呈高信号。

脑干中很少出现其他类型胶质瘤病变，包括少突胶质细胞瘤[10]、神经节细胞胶质瘤和毛黏液样星形细胞瘤[4]。

五、鉴别诊断

其他可能与 BSG 相似的病变类型，包括如下几种。

1. 炎症改变（如多发性硬化、急性播散性脑脊髓炎）。
2. 其他肿瘤性病变（如脑干 PNET）。
3. 非特异性良性病变［如神经纤维瘤病（NF）、错构瘤］。
4. 血管病变（如海绵状血管瘤、血管炎）。

因此，诊断取决于具体的临床和放射学表现。

六、治疗原则

根据 LGBSG 患者的临床状态、肿瘤占位效应、肿瘤位置和影像学，对怀疑是高级别病变，应进行随访跟踪，一旦 LGBSG 的影像学发生改变或引起症状，就应对其进行治疗。因此，小的“良性”病变不需要进行任何积极治疗，无论是手术、化学药物治疗，还是放射治疗[11]。

治疗的理由是怀疑为高级别（或者下文讨论的其他未知病理学）的病变，导致与肿块效应相关的症状或脑积水的病变，或者进行性增长的病变。

七、活检注意事项

顶盖肿瘤和 DPG 通常是通过影像学诊断的，不需要活检。DPG 的活检超出了本章的范围，将在本书的其他章节讨论。然而，多数学者赞成典型的影像学表现足以进行诊断，活检仅用于非典型病变（如脑桥偏心性病变或 DWI 上信号受限的病变），或者作为治疗方案的一部分。

导水管肿瘤可存在多种病理类型，包括低级别和高级别星形细胞瘤或室管膜瘤。因此，我们建议将内镜活检作为手术的一部分，通过神经内镜下第三脑室底造瘘术（ETV）治疗相关脑积水[7]［技术考虑见八（一）“脑积水的治疗”］。

局灶性内生性或外生性肿瘤通常为低级别肿瘤。然而，高级别肿瘤也可能具有相似的影像学表现，因此推荐进行病理活检[5]。脑干肿瘤的立体定向活检虽然具有高度精准性，但仍可伴发 1.7% 的永久性致残率和 1% 的死亡率[12]。

八、外科治疗

BSG 的手术治疗必须从减轻继发性脑积水和治疗肿瘤两个方面着手。

（一）脑积水的治疗

BSG 多继发性引起梗阻性脑积水，ETV 通常是首选治疗方法。如前所述，顶盖胶质瘤是典型的 BSG，适合行 ETV 而无须行病变活检。梗阻性脑积水的长期治愈率达 80%～95%[13]。

相对于典型的顶盖胶质瘤，导水管肿瘤虽比较罕见，但病理类型较多，包括高级别胶质瘤和室管膜瘤。因此，推荐在实施 ETV 手术过程中行内镜下肿瘤活检，以明确病理[7]。ETV 与内镜活检的联合手术形式多样，如使用硬镜行 ETV，用软镜行肿瘤活检。这种方法的优点是，ETV 计划的入口点也可用于活检。另一种选择是打 2 个骨孔，一个用于 ETV，另一个更靠前用于活检。这种方法的缺点是需要有两个开颅骨孔和两个脑组织穿刺道的轨迹。此外，可以选择在 ETV 和活检的最佳骨孔点之间打一个折中的骨孔。这种方法的缺点在于对两个手术都不是最优的选择。外科医生实际上是在两项任务的理想轨迹上都有所妥协。最近发表的研究显示，刚性和柔性内镜检查相结合可能是一种有效的技术选择，可以在对第三脑室后部病变进行活检的同时进行 ETV[14]。

其他引起继发性脑积水的 BSG，如中脑或脑桥肿瘤，肿瘤可严重扭曲正常解剖结构，向前推挤基底动脉，并缩短脑干 – 斜坡间距。尽管存在这些解剖限制的局限性，但 ETV 仍能以较低的相关风险很好的处理解剖上的细微差异[15]。然而，对于 DPG 相关的脑积水，由于基底动脉明显变形，首选分流术。

（二）肿瘤切除

在讨论 BSG 的手术技术之前，应着重强调此类肿瘤所需的多模态手术方法对于 BSG 的必要性。近年来，放射治疗和化学药物治疗已被证明是治疗局灶性和低度恶性肿瘤的有效方法[16]。因此，在选择实施最大安全手术切除和额外治疗时，谨慎决策至关重要。

顶盖胶质瘤和弥漫性脑干肿瘤不适合手术切除。脑干肿瘤手术切除是针对局灶性肿瘤，尤其是有外生性生长的肿瘤。学界普遍认为，与位于中枢神经系统（CNS）其他部位的低级别星形细胞瘤类似，积极切除局灶性 BSG 的（通常为低级别）可增加无进展生存期（PFS）和总生存时间（OS）。在可能的情况下，切除局灶性肿瘤（通常是病变的增强部分）或肿瘤的外生性成分是外科手术的目标[17, 18]。通常，全切除（GTR）可能不安全，因此实施大部分切除（或次全切除）[9]。大多数局灶性肿瘤为外生性延髓肿瘤或颈 – 延髓肿瘤。但是，局灶性肿瘤可发生于脑干的任何部位。

成功切除 BSG 很大程度上依赖于术中监测（IOM）和定位[1–3]。这些包括长束监测（如运动诱发电位和躯体感觉诱发电位），以及脑神经肌电图检查（EMG）（包括第 Ⅴ、Ⅶ、Ⅸ、Ⅹ、Ⅺ 对脑神经），定位包括直接单极或双极刺激脑干区域，以确定脑神经核的位置和脑神经的连续性。脑干病变的手术入路较多，取决于病变的确切位置以及术中监测确定的“安全区”[19]。

弥散张量成像（DTI）对于顶盖病变（中脑或脑桥）的手术非常重要。DTI 能勾勒出锥体束的具体位置，并有助于制订手术计划[20]。DTI 不能代替 IOM，因为 DTI 的准确性有限。

麻醉方案必须实现最佳的电生理监测，因此主要包括异丙酚和瑞芬太尼的全静脉麻醉（TIVA）。吸入麻醉可能会对监测的准确性产生负面影响。

手术入路包括枕下中线膜髓帆入路（适用于脑室旁脑桥和延髓肿瘤、颈 – 延髓肿瘤和中脑导水管下部的肿瘤）。旁正中入路适用于向外侧生长的外生性 BSG。经颞叶入路适用于局灶性向外侧生长的中脑肿瘤。幕下小脑上入路、枕下经小脑幕入路或顶叶内侧经胼胝体压部入路适用于背侧外生性顶盖胶质瘤。对于颈 – 延髓肿瘤，需要进行上颈椎椎板切除术或椎板切开术。

无论何种手术方法，都应该仔细地、准确地切除明显的病理组织[18]。推荐使用超声吸引器切除 BSG。

（三）术后并发症

切除 BSG 可能会导致特定的神经功能并发症，包括脑神经缺陷、感觉障碍（深感觉、浅感觉、痛觉）和运动障碍。

根据手术区域的不同，其他并发症，可能包括意识障碍（脑干上部），呼吸功能不全（脑干下部）和呕吐（闩部）。

因此，拔除气管插管的指征是患者清醒，且能够证明咽反射和咳嗽反射正常时，才应拔管。在手术后的最初几小时和几天里，应重点监测患者是否存在咽反射、咳嗽反射、误吸和呼吸暂停。

九、肿瘤辅助治疗

如上所述，LGBSG 的治疗需采取多模态辅助手术，目的是尽可能实施根治性手术切除。然而，鉴于在脑干这一极其重要的功能区进行手术，存在严重的手术相关并发症，手术经常需要进行有限的切除或活检。这也并不表明应该积极治疗 LGBSG，因为已经有报道肿瘤可自发消退及残留肿瘤常常保持稳定。对于持续生长的肿瘤或有症状的残留肿瘤，应考虑进行化学药物治疗或放射治疗等辅助治疗 [16, 18]。

已有报道不同的化学药物治疗方案，类似于幕上低级别肿瘤和视交叉–下丘脑低级别肿瘤（如长春新碱、卡铂）的方案 [21]。近年来，根据肿瘤的分子特征，针对 BRAF 和 MEK 通路的新型药物已被用作二线治疗方案 [22]。

放射治疗也被用于治疗 LGBSG [18]。通常，由于存在产生继发性脑损伤和诱发继发性肿瘤的风险，因此青少年患者不能接受放射治疗。因此，对于 10 岁以下的儿童，化学药物治疗是首选的辅助治疗方法。放射技术多种多样，如放射外科、质子束疗法等 [23]。关于这些技术的讨论超出了本章的范围。

十、结果和预后因素

在最近一项关于儿童 LGBSG 的长期随访研究中，中位 OS 接近 15 年，1 年、5 年和 10 年的 OS 分别为 85%、67% 和 59% [9]。与活检相比，实施 GTR 的患者 OS 明显延长。OS 的改善也与肿瘤级别有关。OS 和 PFS 也与肿瘤的解剖位置有关，特别是局灶性内生性肿瘤和颈–延髓肿瘤。其他研究发现，＞10 年的 OS 和 PFS 的比例甚至更高，最高可分别达到 100% 和 70% [16, 18]。

分子标志物，如 BRAF V600E 突变等已被证明是神经节细胞胶质瘤 I 级复发的危险因素 [24]。类似的基因突变已被证明是 LGG 恶性转化的危险因素，这种情况同样适用于颅后窝低级别肿瘤 [25]。

十一、随访方法

标准的随访方法为常规 MRI。然而，近年来，更精确的技术，如体积测量已被应用于测量肿瘤大小。这有助于我们能够更好地了解肿瘤的真实生长率，并有助于决定治疗时机。

除了影像学随访外，最近的研究强调了对有儿童 LGBSG 病史的患者进行功能和认知随访的必要性 [4, 26]。根据这些研究，这些患者中有很大一部分患有各种认知障碍和神经功能下降，通常与诊断时患者已具有较低的基础功能有关 [4]。因此，全科医生对 LGBSG 早期诊断和治疗的重要性的认识，可能会降低患者发生长期残疾的风险。

十二、成人低级别脑干肿瘤

脑干神经胶质瘤常见于儿童期，多为低度恶性，而成人脑干肿瘤少见 [27]。与高级别肿瘤相比，LGBSG 多发生于年轻的成年人，病程较长，多位于脑桥呈外生性生长 [28]。与儿童相同，成人的一些高级别肿瘤类似于 LGBSG，也表现为局灶性外生性肿瘤 [29]。成人 LGBSG 与儿童相似，均依靠组织病理学来鉴别诊断 [27, 28, 30]。一般来说，成人与儿童 LGBSG 的临床症状相似，均为亚急性至慢性病程。

无创性诊断方法主要为影像学成像，包括 MRS 和 PET，诊断模式与儿童相似。然而，成人的鉴别诊断还应包括缺血性改变、脱髓鞘疾病和代谢性疾病（如脑桥中央髓鞘溶解）[31]。其他病理也应该考虑，如转移瘤、血管母细胞瘤和血管病变。

与儿童相似，成人BSG的分子特征与预后相关。H3K27M突变定义了一组异构橡酸脱氢酶（IDH）野生型胶质瘤，尽管其组织病理学诊断为低级别肿瘤，但其表现类似Ⅳ级胶质瘤[32, 33]。

与儿童相反，化学药物治疗对成人相关的LGBSG效果较差，通常选择放射治疗[34]。其他治疗方法，如间质近距离放射治疗也有报道[35]。然而，这一疗法尚未被广泛接受。

结论

低级别脑干胶质瘤是一种异质性的病理实体。影响肿瘤生长、治疗和患者预后的主要因素包括肿瘤的解剖位置、临床病程、是否存在脑积水和影像学特征。

LGBSG的治疗模式是多样的。对部分病变需要进行随访保守治疗。本章讨论了手术和肿瘤的综合治疗（化学药物治疗和放射治疗）。

参考文献

[1] Constantini S, Epstein F. Surgical indication and technical considerations in the management of benign brain stem gliomas. J Neuro-Oncol. 1996;28(2–3):193–205.

[2] Epstein F, Constantini S. Practical decisions in the treatment of pediatric brain stem tumors. Pediatr Neurosurg. 1996;24(1):24–34.

[3] Morota N, Deletis V, Lee M, Epstein FJ. Functional anatomic relationship between brain-stem tumors and cranial motor nuclei. Neurosurgery. 1996;39(4):787–93; discussion 93–4.

[4] Sadighi ZS, Curtis E, Zabrowksi J, Billups C, Gajjar A, Khan R, et al. Neurologic impairments from pediatric low-grade glioma by tumor location and timing of diagnosis. Pediatr Blood Cancer. 2018;65(8):e27063.

[5] Klimo P Jr, Nesvick CL, Broniscer A, Orr BA, Choudhri AF. Malignant brainstem tumors in children, excluding diffuse intrinsic pontine gliomas. J Neurosurg Pediatr. 2016;17(1):57–65.

[6] Zagzag D, Miller DC, Knopp E, Farmer JP, Lee M, Biria S, et al. Primitive neuroectodermal tumors of the brainstem: investigation of seven cases. Pediatrics. 2000;106(5):1045–53.

[7] Roth J, Chaichana KL, Jallo G, Mirone G, Cinalli G, Constantini S. True aqueductal tumors: a unique entity. Acta Neurochir. 2015;157(2):169–77.

[8] Tscherpel C, Dunkl V, Ceccon G, Stoffels G, Judov N, Rapp M, et al. The use of O-(2–18F-fluoroethyl)- L-tyrosine PET in the diagnosis of gliomas located in the brainstem and spinal cord. Neuro-Oncology. 2017;19(5):710–8.

[9] Ahmed KA, Laack NN, Eckel LJ, Orme NM, Wetjen NM. Histologically proven, low-grade brainstem gliomas in children: 30-year experience with long-term follow-up at Mayo Clinic. Am J Clin Oncol. 2014;37(1):51–6.

[10] Fukuoka K, Yanagisawa T, Watanabe Y, Suzuki T, Shirahata M, Adachi J, et al. Brainstem oligodendroglial tumors in children: two case reports and review of literatures. Childs Nerv Syst. 2015;31(3):449–55.

[11] Fried I, Hawkins C, Scheinemann K, Tsangaris E, Hesselson L, Bartels U, et al. Favorable outcome with conservative treatment for children with low grade brainstem tumors. Pediatr Blood Cancer. 2012;58(4):556–60.

[12] Kickingereder P, Willeit P, Simon T, Ruge MI. Diagnostic value and safety of stereotactic biopsy for brainstem tumors: a systematic review and meta-analysis of 1480 cases. Neurosurgery. 2013;72(6):873–81; discussion 82; quiz 82.

[13] Li KW, Roonprapunt C, Lawson HC, Abbott IR, Wisoff J, Epstein F, et al. Endoscopic third ventriculostomy for hydrocephalus associated with tectal gliomas. Neurosurg Focus. 2005;18(6A):E2.

[14] Roth J, Constantini S. Combined rigid and flexible endoscopy for tumors in the posterior third ventricle. J Neurosurg. 2015;122(6):1341–6.

[15] Souweidane MM, Morgenstern PF, Kang S, Tsiouris AJ, Roth J. Endoscopic third ventriculostomy in patients with a diminished prepontine interval. J Neurosurg Pediatr. 2010;5(3):250–4.

[16] Upadhyaya SA, Koschmann C, Muraszko K, Venneti S, Garton HJ, Hamstra DA, et al. Brainstem low-grade gliomas in children-excellent outcomes with multimodality therapy. J Child Neurol. 2017;32(2):194–203.

[17] Teo C, Siu TL. Radical resection of focal brainstem gliomas: is it worth doing? Childs Nerv Syst. 2008;24(11):1307–14.

[18] Klimo P Jr, Pai Panandiker AS, Thompson CJ, Boop FA, Qaddoumi I, Gajjar A, et al. Management and outcome of focal low-grade brainstem tumors in pediatric patients: the St. Jude experience. J Neurosurg Pediatr. 2013;11(3):274–81.

[19] Cavalheiro S, Yagmurlu K, da Costa MD, Nicacio JM, Rodrigues TP, Chaddad-Neto F, et al. Surgical approaches for brainstem tumors in pediatric patients. Childs Nerv Syst. 2015;31(10):1815–40.

[20] Phillips NS, Sanford RA, Helton KJ, Boop FA, Zou P, Tekautz T, et al. Diffusion tensor imaging of intraaxial tumors at the cervicomedullary and pontomedullary junctions. Report of two cases. J Neurosurg. 2005;103(6 Suppl):557–62.

[21] Ronghe M, Hargrave D, Bartels U, Tabori U, Vaidya S, Chandler C, et al. Vincristine and carboplatin chemotherapy for unresectable and/or recurrent low-grade astrocytoma of the brainstem. Pediatr Blood Cancer. 2010;55(3):471–7.

[22] Green AL, Kieran MW. Pediatric brainstem gliomas: new understanding leads to potential new treatments for two very different tumors. Curr Oncol Rep. 2015;17(3):436.

[23] Liao CH, Pan DH, Yang HC, Wu HM, Ho DM, Wong TT, et al. Gamma knife radiosurgery as a treatment modality for low-grade pediatric brainstem gliomas: report of two cases. Childs Nerv Syst. 2012;28(1):175–8.

[24] Chen X, Pan C, Zhang P, Xu C, Sun Y, Yu H, et al. BRAF V600E mutation is a significant prognosticator of the tumour regrowth rate in brainstem gangliogliomas. J Clin Neurosci. 2017;46:50–7.

[25] Mistry M, Zhukova N, Merico D, Rakopoulos P, Krishnatry R, Shago M, et al. BRAF mutation and CDKN2A deletion define a clinically distinct subgroup of childhood secondary high-grade glioma. J Clin Oncol. 2015;33(9):1015–22.

[26] Clark KN, Ashford JM, Pai Panandiker AS, Klimo P, Merchant TE, Billups CA, et al. Cognitive outcomes among survivors of focal low-grade brainstem tumors diagnosed in childhood. J Neuro-Oncol. 2016;129(2):311–7.

[27] Salmaggi A, Fariselli L, Milanesi I, Lamperti E, Silvani A, Bizzi A, et al. Natural history and management of brainstem gliomas in adults. A retrospective Italian study. J Neurol. 2008;255(2):171–7.

[28] Tasic G, Repac N, Nikolic I, Bogosavljevic V, Scepanovic V, Janicijevic A, et al. Adult brainstem gliomas: retrospective analysis of 51 patients. Turk Neurosurg. 2017;27(4):558–62.

[29] Das KK, Bettaswamy GP, Mehrotra A, Jaiswal S, Jaiswal AK, Behari S. Dorsally exophytic glioblastoma arising from the medulla oblongata in an adult presenting as 4(th) ventricular mass. Asian J Neurosurg. 2017;12(2):224–7.

[30] Lagares A, Gomez PA, Lobato RD, Ricoy JR, Ramos A, de la Lama A. Ganglioglioma of the brainstem: report of three cases and review of the literature. Surg Neurol. 2001;56(5):315–22; discussion 22–4.

[31] Purohit B, Kamli AA, Kollias SS. Imaging of adult brainstem gliomas. Eur J Radiol. 2015;84(4):709–20.

[32] Meyronet D, Esteban-Mader M, Bonnet C, Joly MO, Uro-Coste E, Amiel-Benouaich A, et al. Characteristics of H3 K27M-mutant gliomas in adults. Neuro-Oncology. 2017;19(8):1127–34.

[33] Daoud EV, Rajaram V, Cai C, Oberle RJ, Martin GR, Raisanen JM, et al. Adult brainstem gliomas with H3K27M mutation: radiology, pathology, and prognosis. J Neuropathol Exp Neurol. 2018;77(4):302–11.

[34] Hundsberger T, Tonder M, Hottinger A, Brugge D, Roelcke U, Putora PM, et al. Clinical management and outcome of histologically verified adult brainstem gliomas in Switzerland: a retrospective analysis of 21 patients. J Neuro-Oncol. 2014;118(2):321–8.

[35] Lopez WO, Trippel M, Doostkam S, Reithmeier T. Interstitial brachytherapy with iodine-125 seeds for low grade brain stem gliomas in adults: diagnostic and therapeutic intervention in a one-step procedure. Clin Neurol Neurosurg. 2013;115(8):1451–6.

第 7 章 高级别脑干肿瘤（除 DIPG）

High-Grade Tumors of the Brainstem (Except DIPG)

Soma Sengupta Daniel Pomeranz Krummel Brent D. Weinberg Tobey J. MacDonald 著

陈文锦 魏 帆 译 陈立华 朱国华 校

缩略语

AT/RT	atypical teratoid/rhabdoid tumor	非典型畸胎样 / 横纹肌样肿瘤
CCNU	Lomustine	洛莫司汀
CNS-PNET	central nervous system primitive neuroectodermal tumor	中枢神经系统原始神经外胚叶肿瘤
DIPG	diffuse intrinsic pontine glioma	弥漫内生性脑桥胶质瘤
ETMR	embryonal tumor with multilayered rosettes	有多层菊形团的胚胎性肿瘤
FISH	fluorescence in situ hybridization	荧光原位杂交
GBM	glioblastoma	胶质母细胞瘤
HDC	high-dose chemotherapy	大剂量化学药物治疗
IDH1	isocitrate dehydrogenase-1	异枸橼酸脱氢酶 –1
IMRT	intensity-modulated radiation therapy	调强放射治疗
MGMT	O^6-methylguanine–DNA methyltransferase	O^6– 甲基鸟嘌呤 –DNA 甲基转移酶
MRI	magnetic resonance imaging	磁共振成像
OS	overall survival	总生存时间
PCV	procarbazine lomustine and vincristine	丙卡巴肼、洛莫司汀、长春新碱
PFS	progression free survival	无进展生存期
PTEN	phosphatase and tensin homolog	磷酸酶和张力蛋白同源物
WHO	World Health Organization	世界卫生组织

一、成人恶性脑干肿瘤

（一）概述

1934 年，Hare 和 Wolf 根据 Cushing 关于脑干肿瘤的临床文献[1]，讨论了脑干髓内肿瘤。1963 年，White 在纽约神经病学研究所评估了 31 年期间治疗的 44 名脑干肿瘤患者，平均年龄为 42 岁（17—68 岁）；肿瘤最常见的病理表现为不同级别的星形细胞瘤[2]。这组成人脑干胶质瘤患者的临床表现和病程与该机构早期的儿童系列研究结果具有可比性[2]。成人脑干胶质瘤是一种罕见的肿瘤（2%），在 30 多岁的男性中更常见[3]。60% 以上的成人脑干肿瘤发生于脑桥，1/4 发生于延髓，其余发生于中脑[4]。值得注意的是，弥漫性脑干病变需要进行广泛的鉴别诊断，包括肿瘤性疾病（胶质瘤和淋巴瘤）、血管炎、脑干损伤、感染、脑桥中央髓鞘溶解等[5]。

（二）临床表现

根据临床病理和影像学特征，成人脑干胶质瘤可细分为弥漫内生性脑干胶质瘤、低级别脑干胶质瘤、局灶性恶性脑干胶质瘤、局灶性顶盖恶性脑干胶质瘤和外生性脑干胶质瘤[4]。本节的重点不在于弥漫性肿瘤类型，而是其他所有较少见的肿瘤类型，包括局灶性恶性脑干胶质瘤（25%）、顶盖胶质瘤（3%～8%）和其他脑干肿瘤（15%）。临床体征与病变的解剖结构相符，包括脑神经功能障碍（87%）、步态障碍（61%）和长束体征（58%）。头痛和颅内压升高症状在本组患者中多变[5]。年龄＞40 岁、病理分级较高和非高加索人是预后不利因素[6]。在 Dellaretti 及其同事进行的一项研究中，组织病理学分级是影响患者生存的一个显著性预后因素[7]。

（三）影像学和组织病理学诊断

1. 局灶性恶性脑干胶质瘤

这类肿瘤往往是局限、离散的肿块，最大直径不超过脑干的 50%[4]。患者的发病年龄基本＞40 岁，肿瘤发生后快速发展和脑干功能障碍迅速进展[8]。肿瘤的影像学特征表现为环形增强影，界限不清（图 7–1）[4]。肿瘤的神经病理学通常与间变性星形细胞瘤［世界卫生组织（WHO）Ⅲ级］或胶质母细胞瘤（GBM）（WHO Ⅳ级肿瘤）一致[9, 10]。由于这些肿瘤的级别较高，预后往往较差，中位生存期为 12.5 个月[8]。这些肿瘤应检查的分子标记包括 O^6– 甲基鸟嘌呤 –DNA 甲基转移酶（MGMT）和磷酸酶和张力蛋白同源物（PTEN）的缺失，R132H 异构橼酸脱氢酶 –1（IDH1）突变，表皮生长因子受体Ⅷ变异，以及组蛋白 H3.3 和激活受体 A 的 1 型突变[4]。

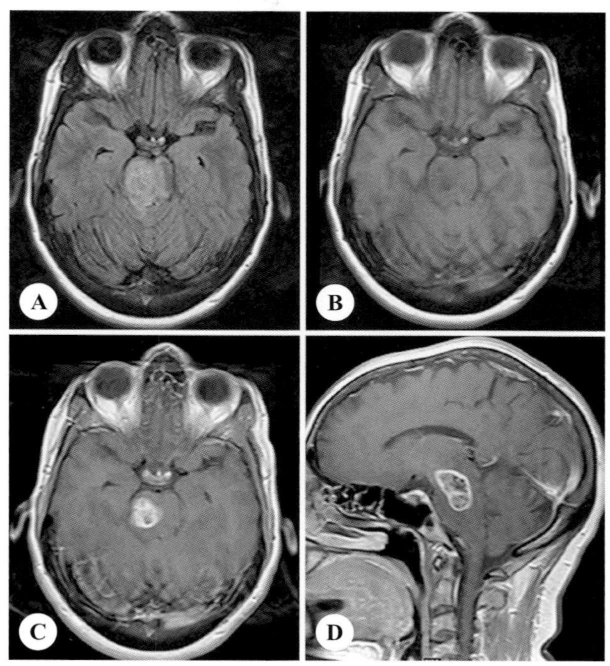

▲ 图 7–1　中脑、脑桥高级别胶质瘤

A. FLAIR 显示右侧中脑和脑桥前方膨胀性肿块；B. 增强前影像；C 和 D. 增强后 T_1 加权像显示中央坏死的不均匀强化肿块。此肿块被视为高级别胶质瘤，未进行活检

2. 局灶性顶盖胶质瘤

这类肿瘤通常无神经功能障碍，偶然被发现。最常见的临床表现是梗阻性脑积水引起的头痛症状。鉴于这类肿瘤的临床表现和影像学表现（图 7–2），手术活检通常是不必要的。活检结果往往是 WHO Ⅱ 级少突星形细胞瘤，高级别胶质瘤极为罕见[9]。这类肿瘤通常是生长缓慢，预后良好。在最近的一篇综述中，无论肿瘤治疗如何，生存期均为 84 个月[4]。

3. 其他类型脑干胶质瘤

包括背侧外生型脑干胶质瘤、少突胶质细胞

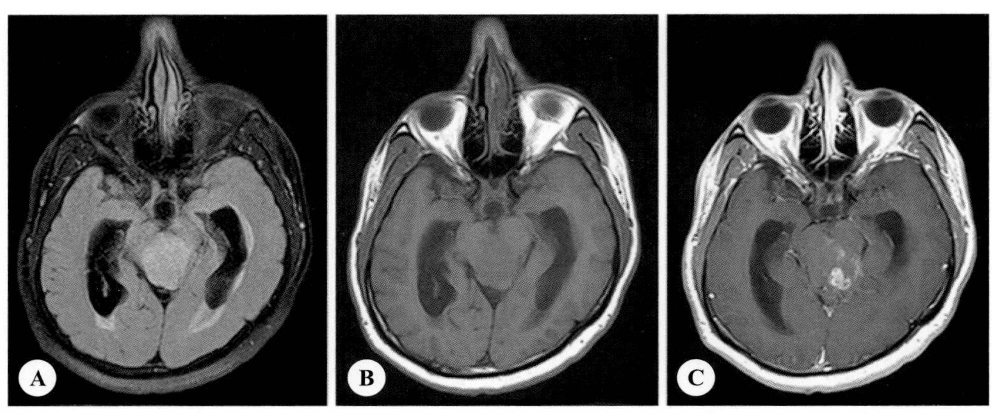

▲ 图 7-2　中脑和顶盖胶质母细胞瘤（活检证实）

A. FLAIR 示中脑和顶盖上方有膨胀性肿块；B. 增强前影像；C 和 D. 增强后 T_1 加权像显示非均匀、明显增强的肿块

瘤和与Ⅰ型神经纤维瘤病相关的神经胶质瘤。值得注意的是，成人外生型胶质瘤通常影像学上增强明显，并且表现出高度的侵袭性特征。因此，最大安全范围手术切除肿瘤和病理评估是影响患者预后的关键[4]。

（四）化学药物治疗

化学药物治疗在成人脑干胶质瘤中的作用尚不明确。Salmaggi 等对 20 名接受替莫唑胺治疗的患者进行了回顾性分析，18 名患者在治疗期间接受替莫唑胺 75mg/m^2 治疗，随后辅助替莫唑胺 200mg/m^2；另外 2 名患者接受 PCV 方案治疗，即使用丙卡巴肼、洛莫司汀（CCNU）和长春新碱联合化学药物治疗［丙卡巴肼 75mg/(m^2·d)，治疗 8～21 天；CCNU 第 1 天 110mg/m^2，第 8～28 天给予长春新碱 1mg/m^2］，照射剂量为 48～54Gy，分割剂量为 1.8 Gy[3]。影像学随访显示，只有 50% 的患者病情稳定，接受 PCV 方案治疗的患者有 3 级和 4 级骨髓毒性，另外接受替莫唑胺治疗的 6 例也有相同水平的骨髓毒性。对于复发性脑干胶质瘤，化学药物治疗的作用更不清楚。PCV 方案、卡铂、顺铂、贝伐单抗、依托泊苷和紫杉醇的使用都有报道，这些化学药物治疗方式不可避免地对患者造成显著的化学药物治疗毒性，患者在治疗过程中需要更为仔细地进行监测[4]。

（五）结论

脑干胶质瘤的遗传复杂性与幕上胶质瘤[11]相同。在成人脑干胶质瘤中，最显著的基因改变是 IDH1 和 H3 F3A（K27 M）。相比较于目前辅助放射治疗和替莫唑胺治疗，以及针对复发的脑干胶质瘤应用的贝伐单抗挽救性治疗，我们希望在未来的治疗中能够选择更有针对性的靶向治疗。Theeler 等[12]的早期研究也强调了脑干胶质瘤中 IDH1 突变的罕见性。有趣的是，1998 年，Landolfi 等提到成年脑干胶质瘤患者比儿童有更好的生存期[13]。此外，他们建议顶盖或颈 - 延肿瘤患者可以单独随访观察，自从这些作者最初推荐这种保守治疗策略以来，目前的治疗方法几乎没有改变。

二、儿童恶性脑干肿瘤（除弥漫内生性脑桥胶质瘤外）

（一）概述

发生在儿童脑干部位的肿瘤，占儿童所有脑肿瘤的 10%～15%[14, 15]。这些肿瘤大多数（80%）

是弥漫内生性脑桥胶质瘤（DIPG），其余主要是局灶性低级别胶质瘤。因此，非 DIPG 小儿恶性脑干肿瘤极为罕见。据一项单中心回顾性研究报道，非 DIPG 儿童恶性脑干肿瘤占所有儿童脑干肿瘤的比例＜5%[16]。儿童脑干非 DIPG 恶性肿瘤的病理学分型包括：①高级别神经胶质瘤（60%），包括 WHOⅣ级胶质母细胞瘤（GBM）或 WHOⅢ级间变性星形细胞瘤、少突胶质细胞瘤和神经节细胞胶质瘤（非 DIPG），主要发生在中脑、延髓内或脑桥下 1/3 的偏心位置；②胚胎性肿瘤（40%），包括非典型畸胎样 / 横纹肌样肿瘤（AT/RT）、有多层菊形团的胚胎性肿瘤（ETMR），以及既往分类认定的中枢神经系统原始神经外胚叶肿瘤（CNS-PNET）[14–16]。2016 年，WHO 肿瘤分类标准基于 CNS 肿瘤分子免疫分型研究的证据，不再将 CNS-PNET 作为一个独特的肿瘤组织学类型，大多数此类肿瘤实际上是一组已知的其他组织学实体类型，包括高级别胶质瘤（HGG）[17, 18]。此外，根据 2016 年修订后的 WHO 肿瘤组织分类，携带 H3K27M 突变的中线胶质瘤，现在被认为是单一的组织学实体，称之为弥漫性中线胶质瘤（WHO Ⅳ级），不再强调部位的影响，也不再强调肿瘤是否达到 DIGP 或非 DIPG 诊断。因此，非 DIPG 恶性脑干肿瘤的确切组织学类型及其发生率尚不清楚。个别病例报告也描述了在儿童脑干中存在星形母细胞瘤和血管中心性胶质瘤[19, 20]。需要指出的是，我们这篇综述将试图总结最常见的非 DIPG 儿童恶性脑干肿瘤的诊断和治疗的关键特征。

（二）临床表现

有研究报道，儿童非 DIPG 脑干肿瘤的平均发病年龄为 7.5 岁（高峰年龄为 5—10 岁），其中大多数（90%）发生在 18 岁以下[14–16]。半年以上的肿瘤位置发生于脑桥或脑桥 – 小脑交界处，其次为延髓或桥 – 延交界处（20%），最后是中脑（15%）[14–16]。近一半的患者影像学上表现为外生性肿瘤[15]。最常见的体征和症状与肿瘤在脑干内的位置密切相关，而与组织学无关，包括脑神经损伤、锥体束征和共济失调[14–16, 21]。一般来说，患者通常表现为短期内持续性、进行性神经系统症状。

（三）影像学和组织病理学诊断

1. 高级别胶质瘤

大多数脑干非 DIPG 高级别胶质瘤出现在小脑中脚交界处或桥 – 延交界处（80%～90%）。然而，目前尚不清楚这些部位是否存在 HGG，携带 *H3K27M* 突变，这是 DIPG 的一个特征，2016 年世界卫生组织将 *H3K27M* 突变的弥漫性中线胶质瘤重新分类为一类肿瘤实体[17]，而现在被认为是反常移位的“非典型 DIPG”。其余的脑干 HGG（10%～20%）发生在中脑。

在磁共振成像（MRI）上，这些肿瘤与其他部位一样具有典型的 HGG 特征（图 7–3）。影像学特征包括混杂的信号强化影，边缘不清的环状强化，以及多中心或轴外转移瘤表现。此外，脑干 HGG 的组织病理学与其他部位的 WHOⅢ级胶质瘤和 WHOⅣ级 HGG 相同。组织学诊断特征，包括肿瘤细胞浸润、核异型性、高度有丝分裂象表现、栅栏样坏死，以及丰富的微血管形成。

2. 非典型畸胎样 / 横纹肌样肿瘤

AT/RT 是一种罕见的、高度恶性的 WHOⅣ级肿瘤，发生于儿童和成人，但更倾向于婴幼儿，70% 发生于 1 岁以内的儿童，90% 发生于 3 岁以内的儿童[22]。在 MRI 上，AT/RT 通常是局限的、信号强度不均匀和不均匀增强，通常继发于出血和肿瘤坏死（图 7–4）。软脑膜扩散是一种常见的影像学表现，确诊的患者中有 1/4 出现该影像学表现[22]。

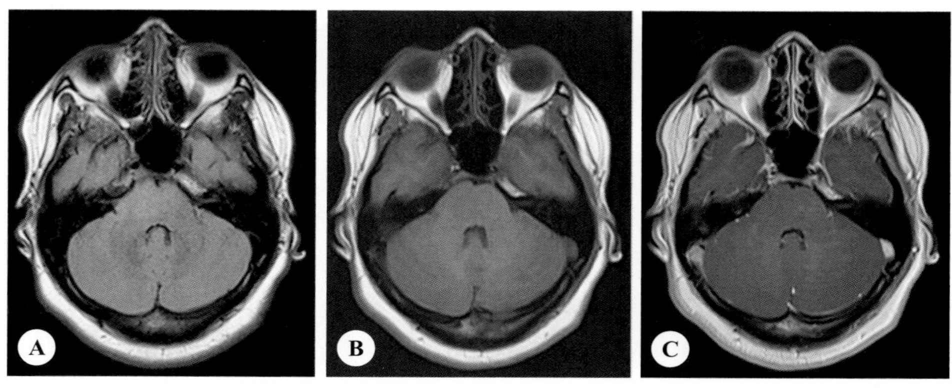

▲ 图 7-3　桥 – 延中线神经胶质瘤，**H3K27M** 突变

A. FLAIR 显示右侧脑桥前方和中线可见膨胀性肿块影；B. 增强前影像；C. 增强后 T_1 加权像显示肿块无明显增强。活检发现该病变为 H3K27M 突变的中线区胶质瘤

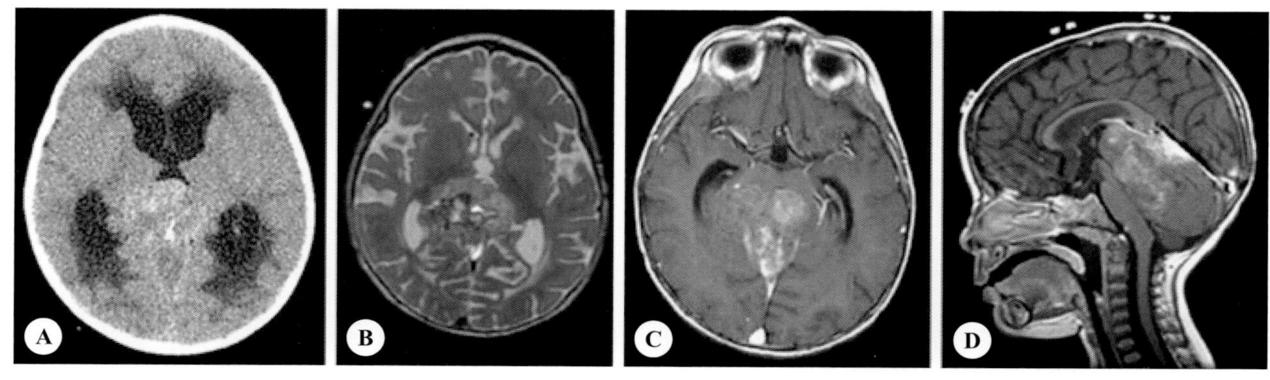

▲ 图 7-4　非典型畸胎样 / 横纹肌样肿瘤

A. CT 图像显示梗阻性脑积水，伴高密度、部分区域有钙化的肿块；B. T_2 加权像显示密度明显不均一的肿块；C 和 D. 轴位和矢状位 T_1 加权增强像显示明显异质性不均匀的强化，累及顶盖和上蚓部，中脑和脑桥受压

组织学的异质性是 AT/RT 的特征，神经外胚层、间充质细胞和上皮细胞分化明显[22]。神经外胚层成分与髓母细胞瘤非常相似。大多数 AT/RT 是片状多形性细胞，典型的细胞核大，染色质开放、囊泡状，核仁突出，少至中等数量的细胞胞质呈现轻度嗜酸性。大部分患者至少有局灶性横纹肌样形态，然而，横纹肌样形态的存在对 AT/RT 的诊断并不是必要的条件[22]。

与其他中枢神经系统肿瘤不同，AT/RT 在 22q11.2 染色体上的 SMARCB1 位点的遗传改变表现出显著的一致性[23]。已有报道 *SMARCB1* 基因位点改变包括同源和杂合缺失、等位基因杂合性缺失，以及 *SMARCB1* 基因突变，特别是在外显子 5 或 9 位置[23]。由于 INI1 表达或功能的缺失被认为是 AT/RT 形成的关键因素，因此证明其缺失或突变是诊断胚胎性脑肿瘤患者 AT/RT 的可靠方法（图 7–5）。使用荧光原位杂交（FISH）和基因测序可以识别>75% 的 AT/RT[24]。虽然胚胎期脑肿瘤的组织学与 AT/RT 一致，但免疫组化染色显示 SMARCB1 蛋白 INI1 阳性，但这些肿瘤更罕见，仅占所有 AT/RT 的 2%[25]。保留野生型 SMARCB1 及其蛋白产物的 AT/RT 往往在 SMARCA4 及其相关的染色质建模蛋白 BRG1 中发生突变，BRG1 与 SMARCB1 是 SWI/SNF 复合体的重要组成部分，在谱系规范和干细胞维护中起重要作用[26]。

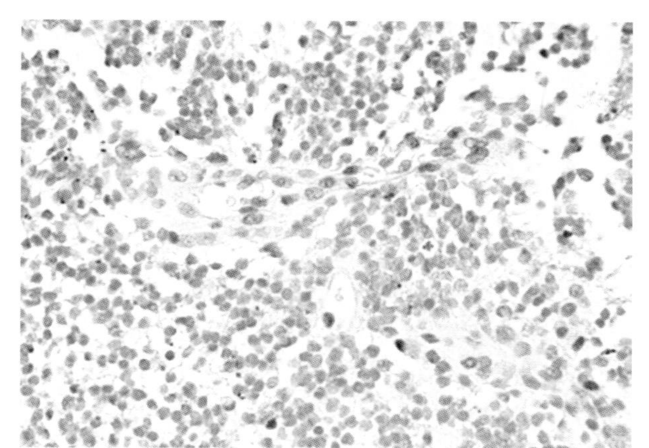

▲ 图 7-5　**非典型畸胎样 / 横纹肌样肿瘤（AT/RT）**
免疫组化显示肿瘤细胞中 INI1 表达缺失，而内皮细胞中 INI1 的染色（棕色）保持不变

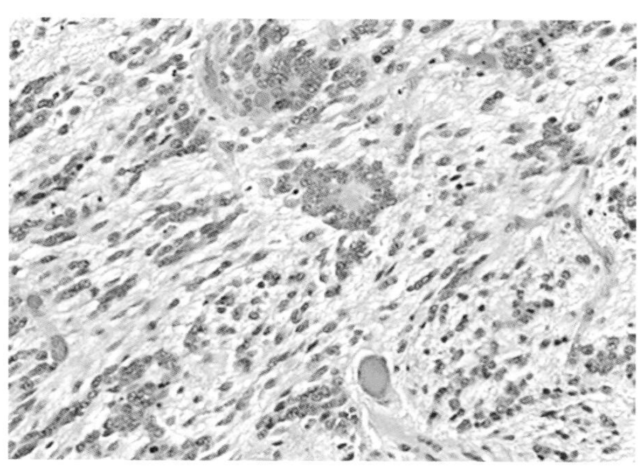

▲ 图 7-6　**有多层菊形团的胚胎性肿瘤（ETMR）**
尽管苏木精 - 伊红染色显示，与其他中枢神经系统恶性肿瘤相比，细胞密度相对较低，但 ETMR 是一种高度侵袭性的胚胎性肿瘤

3. 有多层菊形团的胚胎性肿瘤与中枢神经系统原始神经外胚叶肿瘤

最近，染色体 19q13.42（C19MC）micro-RNA 簇的局部扩增被证实，从而产生 ETMR 的新定义（ETMR，C19MC 变异），包括髓上皮瘤、室管膜母细胞瘤，以及既往描述的伴有多量神经毡和真菊形团的胚胎性肿瘤（embryonal tumor with abundant neuropil and true rosettes，ETANTR）[27, 28]。ETMR 发生在幼儿，平均年龄在 2 岁，最高可达近 5 岁，女性占多数，男女比例为 2∶1。肿瘤最常见的 MRI 表现为不均一强化、边界清楚的实性肿块[29]。

组织学表现为在神经纤维样基质的海洋中形成胚胎性肿瘤细胞岛，形成管腔或“室管膜母细胞”花环（图 7-6）。室管膜细胞花环可以出现在细胞丰富或细胞稀疏区域，并有多层拉长样的肿瘤细胞放射状排列在形态清晰的圆形或裂隙状管腔周围。与结节性髓母细胞瘤相似，ETANTR 的肿瘤细胞表现出不同程度的分化，从胚胎细胞区到神经细胞区，甚至偶尔是细胞稀疏的神经节细胞区。尽管簇内的未分化细胞通常不具有神经细胞或神经胶质细胞特异性标志物染色，但在神经元毡样区域分化程度较高的细胞内，NeuN、突触素和神经丝染色可能很强。

CNS-PNET 占儿童脑肿瘤的 1%，组织学上由神经上皮样细胞组成的一组异质性未分化高度恶性肿瘤。CNS-PNET 的 MRI 特征是 T_1 加权像为低信号影、T_2 加权像为高信号影，局灶性内生性或外生性非强化脑干肿瘤[16]。脑积水和软脑膜播散是常见的表现。最近，甲基化测序分析研究发现，CNS-PNET 与其他儿童中枢神经系统肿瘤并没有明显的聚集效应。在一项包含 323 名 CNS-PNET 患者的研究中发现，61% 的肿瘤被重新分类为另一种类型的肿瘤。在剩余的 CNS-PNET 中，11% 与已知的 ETMR 聚集，15% 形成小簇，彼此之间或与其他已知的儿童中枢神经系统肿瘤没有关联，24% 形成 4 种不同的新实体，其中 CNS 神经母细胞瘤伴 FOXR2 激活（14%）、伴有 CIC 改变的中枢神经系统尤因肉瘤家族性肿瘤（4%），伴 MN1 改变的中枢神经系统高级别神经上皮肿瘤（3%），伴 BCOR 改变中枢神经系统高级别神经上皮肿瘤（3%）[18]。2016 年世界卫生组织修订的 CNS 肿瘤分类，删除了 CNS-PNET 一词。因此，脑干内这些不同实体肿瘤的实际发生和分布目前尚不清楚。

（四）治疗与预后

据估计，大多数（>90%）患有非 DIPG 高级别脑干肿瘤的儿童能够成功地接受手术活检（开颅或立体定向针）或肿瘤部分切除，作为初始治疗计划的一部分[14-16]。在缺乏非手术治疗的情况下，在诊断时对恶性脑干肿瘤进行大体全切除是不可行的。不同类型的肿瘤，所实施的治疗和相关结果各有特点（如下所述）；然而，总体而言，这组患者的生存率很低，至少有一份研究描述了此类患者诊断后的中位总生存时间（OS）为 6.4 个月，只有 31% 的患者生存>1 年[15]。

1. 非典型畸胎样 / 横纹肌样肿瘤

AT/RT 是一种总体预后较差的侵袭性肿瘤。已发表的研究报告显示，患者在诊断后的中位生存期仅为 8～17 个月。有两个因素与患者的不良预后密切相关，即确诊时年龄<3 岁，以及存在肿瘤转移[30]。脑干 AT/RT 的治疗考虑与非脑干 AT/RT 治疗相同。传统化学药物治疗和大剂量化学药物治疗（HDC）联合自体干细胞治疗各自的作用及利弊，目前仍然存在较大的争议。至少有两项已发表的研究报告指出，AT/RT 患者接受卡铂－硫代替帕基的 HDC 治疗方案时，总体生存率>50%[31]。唯一一项前瞻性 AT/RT 研究中，横纹肌肉瘤采用改良的 IRS-Ⅲ治疗方案，结合鞘内化学药物治疗和局灶或颅脊髓照射，2 年无进展生存期（PFS）和 OS 分别为 53%、70%[32]。目前还存在争议的是放射治疗的作用和时机。一些临床医生认为放射治疗对 AT/RT 的治疗至关重要，而另一些临床医生则倾向于推迟放射治疗的应用，因为在幼儿中使用时，放射治疗可能对认知功能有潜在的毁灭性不良反应[33]。来自圣犹大儿童医院的数据却支持 AT/RT 的早期照射[30]。总的来说，近年来新的治疗方案已经改善了 AT/RT 的预后，并能够让少数患者接近治愈、长期无瘤生存。但由于目前的病例较少，尚不清楚脑干 AT/RT 与其他部位 AT/RT 的结果是否有显著差异。

2. 具有多层玫瑰花结的胚胎性肿瘤与中枢神经系统原始神经外胚叶肿瘤

由于既往的研究均显示 CNS-PNET 患者的临床预后很差，CNS-PNET 患儿一直按照髓母细胞瘤高风险性的治疗方案进行治疗。然而，此类患儿的 5 年生存率仍然保持在 50%～60%[34]。ETMR 患者的中位生存期为在诊断后 13 个月，尽管迄今为止只有 48 名患者的临床数据被详细记录[35]。在 6 名接受次全手术切除和积极的放射治疗和（或）化学药物治疗辅助治疗的患者中，只有 1 名患者在诊断后 34 个月内经多次手术切除联合 HDC 后无瘤存活[36]。在迄今报告的 48 名患者中，有 6 名儿童存活时间>30 个月，最长达 42 个月[35]。与其他组织学实体肿瘤类似，这类肿瘤总体上还是比较罕见，尚不清楚脑干 ETMR 与非脑干部位 ETMR 的临床结局是否存在很大的不同。有 1 名 17 个月大的男孩患有脑干 ETANTR，尽管接受了化学药物治疗，患者在初次诊断 3 个月后死亡[37]。

1973—2013 年，在接受治疗的 83 名脑干 CNS-PNET 患儿的回顾性报告中，中位 OS 为 53 个月[38]。4 岁以上的患者，接受手术、化学药物治疗和放射治疗的患者，以及肿瘤全切除或次全切除患者的预后明显更好。另一篇报道描述了 6 名经组织病理学证实为脑干 CNS-PNET 的儿童和 2 名脑干室管膜母细胞瘤的临床预后，这些儿童接受了多模式 HIT 方案治疗[21]。所有患者术后均有肿瘤组织残留，其中 1 例伴有转移。所有肿瘤都在 2.5～10.4 个月出现病情进展，1 例除外。病情进展后，患者很快会死亡，患者 1 年的 OS 为 25%。唯一幸存的患者为部分切除的肿瘤，接受了化学药物治疗，在诊断后的 14 个月内均未发现病情进展[21]。最近的证据表明，大多数 PNET 实际上是其他已知的肿瘤组织病理学类型，在脑干中观察到的每种组织病理学类型的最佳治疗和结果仍有待进一步探讨和确定。

3. 高级别胶质瘤

脑干高级别胶质瘤（HGG）的治疗方法与 DIPG 相同，即采用调强放射治疗（IMRT），肿瘤局部照射至 54Gy，1.8G 分割放射治疗；它作为标准治疗单独使用，或者与其他临床试验中研究性治疗联合应用。到目前为止，除了放射治疗外，还没有观察到任何其他治疗方式具有明显的临床疗效。多个病例报告表明，儿童髓母细胞瘤经过治疗后，肿瘤可出现类似继发性 GBM 的组织病理学特征[39]。其他报道提示继发性 HGG 可能是低级别神经胶质瘤恶性转化的结果，特别是那些含有 BRAFV600E 突变和 CDKN2A 缺失的肿瘤[40]。事实上，大部分脑干神经节细胞胶质瘤都有 BRAFV600E 突变。在评估新药物疗效的临床试验中，BRAF 抑制药可以治疗具有 BRAFV600E 突变的 HGG[41]。继发于辐射和（或）潜在 BRAFV600E 突变 /CDKN2A 缺失的脑干中出现的这些继发性 HGG 的确切部分尚不清楚。然而，一份报告显示脑干继发性 HGG 的预后似乎特别糟糕，与初步诊断为脑干原发性 HGG 的患者相比，其中位 OS 仅为 124 天，而脑干原发性 HGG 为 6 个月[15]。脑干 HGG 的 OS 似乎也比儿童 DIPG 和非脑干部位 HGG 患者的 9～12 个月的中位 OS 更差[15]。

（五）结论

非 DIPG 的儿童脑干高级别肿瘤并不常见，主要发生于年轻患者，临床上通常表现为短期持续性的脑神经病变特征，预后一般非常差，尽管采用多种治疗方式，但疾病进展相对较快。目前临床还需要更大的前瞻性研究，特别是那些已经被分类为 CNS-PNET 的肿瘤，疾病相关基因和分子生物信息学分析结果表明这些肿瘤实际上是由一组高度多样化的不同组织学肿瘤组成的。

参考文献

[1] Hare CC, Wolf A. Intramedullary tumors of the brainstem. Arch Neur Psych. 1934;32(6):1230–52.

[2] White HH. Brainstem tumors occurring in adults. Neurology. 1963;13:292–300.

[3] Salmaggi A, Fariselli L, Milanesi I, Lamperti E, Silvani A, Bizzi A, et al. Natural history and management of brainstem gliomas in adults. A retrospective Italian study. J Neurol. 2008;255(2):171–7.

[4] Eisele SC, Reardon DA. Adult Brainstem Gliomas. Cancer. 2016;122:2799–809.

[5] Guzmán-De-Villoria JA, Ferreiro-Argüelles C, Fernández-García P. Differential diagnosis of T2 hyperintense brainstem lesions: Part 2. Diffuse lesions. Semin Ultrasound CT MR. 2019;31(3):260–74.

[6] Kesari S, Kim RS, Markos V, Drappatz J, Wen PY, Pruitt AA. Prognostic factors in adult brainstem gliomas: a multicenter, retrospective analysis of 101 cases. J Neuro-Oncol. 2008;88:175–83.

[7] Dellaretti M, Reyns N, Touzet G, Doublet F, Gusmão S, Pereira JL, Blond S. Diffuse brainstem glioma: prognostic factors. J Neurosurg. 2012;117:810–4.

[8] Babu R, Kranz PG, Karikari IO, Friedman AH, Adamson C. Clinical characteristics and treatment of brainstem gliomas in elderly patients. J Clin Neurosci. 2013;20:1382–6.

[9] Guillamo JS, Monjour A, Taillandier L, Devaux B, Varlet P, Haie-Meder C, et al. Brainstem gliomas in adults: prognostic factors and classification. Brain. 2001;124:2528–39.

[10] Stark AM, Maslehaty H, Hugo HH, Mahvash M, Mehdorn HM. Glioblastoma of the cerebellum and brainstem. J Clin Neurosci. 2010;17:1248–51.

[11] Hu J, Western S, Kesari S. Brainstem gliomas in adults. Front Oncol. 2016;6:180.

[12] Theeler BJ, Ellezam B, Melguizo-Gavilanes I, de Groot JF, Mahajan A, Aldape KD, et al. Adult brainstem gliomas: correlation of clinical and molecular features. J Neurol Sci. 2015;353(1–2):92–7.

[13] Landolfi JC, Thaler HT, DeAngelis LM. Adult brainstem gliomas. Neurology. 1998;51(4):1136–9.

[14] Xue Z, Kong L, Pan CC, Wu Z, Zhang JT, Zhang LW. Fluorescein-guided surgery for pediatric brainstem gliomas: preliminary study and technical notes. J Neurol Surg B Skull Base. 2018;79(Suppl 4):S340–6.

[15] Klimo P Jr, Nesvick CL, Broniscer A, Orr BA, Choudhri AF. Malignant brainstem tumors in children, excluding diffuse intrinsic pontine gliomas. J Neurosurg Pediatr. 2016;17(1):57–65.

[16] Zagzag D, Miller DC, Knopp E, Farmer JP, Lee M, Biria S, et al. Primitive neuroectodermal tumors of the brainstem: investigation of seven cases. Pediatrics. 2000;106(5):1045–53.

[17] Fuller CE, Jones DTW, Kieran MW. New classification for central nervous system tumors: implications for diagnosis and therapy. Am Soc Clin Oncol Educ Book. 2017;37:753–63.

[18] Sturm D, Orr BA, Toprak UH, Hovestadt V, Jones DTW, Capper D, et al. New brain tumor entities emerge from molecular classification of CNS-PNETs. Cell. 2016; 164(5):1060–72.

[19] Shin SA, Ahn B, Kim SK, Kang HJ, Nobusawa S, Komori T, et al. Brainstem astroblastoma with *MN1* translocation. Neuropathology. 2018;38:631–7.

[20] Weaver KJ, Crawford LM, Bennett JA, Rivera-Zengotita ML, Pincus DW. Brainstem angiocentric glioma: report of 2 cases. J Neurosurg Pediatr. 2017;20(4):347–51.

[21] Friedrich C, Warmuth-Metz M, von Bueren AO, Nowak J, Bison B, von Hoff K, et al. Primitive neuroectodermal tumors of the brainstem in children treated according to the HIT trials: clinical findings of a rare disease. J Neurosurg Pediatr. 2015;15(3):227–35.

[22] Lau CS, Mahendraraj K, Chamberlain RS. Atypical teratoid rhabdoid tumors: a population-based clinical outcomes study involving 174 patients from the surveillance, epidemiology, and end results database (1973–2010). Cancer Manag Res. 2015;7:301–9.

[23] Roberts CW, Biegel JA. The role of SMARCB1/INI1 in development of rhabdoid tumor. Cancer Biol Ther. 2009;8:412–6.

[24] Jalali GR, Vorstman JA, Errami A, Vijzelaar R, Biegel J, Shaikh T, et al. Detailed analysis of 22q11.2 with a high density MLPA probe set. Hum Mutat. 2008;29:433–40.

[25] Fruhwald MC, Hasselblatt M, Wirth S, Köhler G, Schneppenheim R, Subero JI, et al. Non-linkage of familial rhabdoid tumors to SMARCB1 implies a second locus for the rhabdoid tumor predisposition syndrome. Pediatr Blood Cancer. 2006;47:273–8.

[26] Hasselblatt M, Nagel I, Oyen F, Bartelheim K, Russell RB, Schüller U, et al. SMARCA4-mutated atypical teratoid/rhabdoid tumors are associated with inherited germline alterations and poor prognosis. Acta Neuropathol. 2014;128:453–6.

[27] Korshunov A, Remke M, Gessi M, Ryzhova M, Hielscher T, Witt H, et al. Focal genomic amplification at 19q13.42 comprises a powerful diagnostic marker for embryonal tumors with ependymoblastic rosettes. Acta Neuropathol. 2010;120:253–60.

[28] Korshunov A, Sturm D, Ryzhova M, Hovestadt V, Gessi M, Jones DT, et al. Embryonal tumor with abundant neuropil and true rosettes (ETANTR), ependymoblastoma, and medulloepithelioma share molecular similarity and comprise a single clinicopathological entity. Acta Neuropathol. 2014;128:279–89.

[29] Gessi M, Giangaspero F, Lauriola L, Gardiman M, Scheithauer BW, Halliday W, et al. Embryonal tumors with abundant neuropil and true rosettes: a distinctive CNS primitive neuroectodermal tumor. Am J Surg Pathol. 2009;33:211–7.

[30] Tekautz TM, Fuller CE, Blaney S, Fouladi M, Broniscer A, Merchant TE, et al. Atypical teratoid/ rhabdoid tumors (ATRT): improved survival in children 3 years of age and older with radiation therapy and high-dose alkylator-based chemotherapy. J Clin Oncol. 2005;23:1491–9.

[31] Gardner SL, Asgharzadeh S, Green A, Horn B, McCowage G, Finlay J. Intensive induction chemotherapy followed by high dose chemotherapy with autologous hematopoietic progenitor cell rescue in young children newly diagnosed with central nervous system atypical teratoid rhabdoid tumors. Pediatr Blood Cancer. 2008;51:235–40.

[32] Chi SN, Zimmerman MA, Yao X, Cohen KJ, Burger P, Biegel JA, et al. Intensive multimodality treatment for children with newly diagnosed CNS atypical teratoid rhabdoid tumor. J Clin Oncol. 2009;27:385–9.

[33] Chen YW, Wong TT, Ho DM, Huang PI, Chang KP, Shiau CY, et al. Impact of radiotherapy for pediatric CNS atypical teratoid/rhabdoid tumor (single institute experience). Int J Radiat Oncol Biol Phys. 2006;64:1038–43.

[34] Jakacki RI, Burger PC, Kocak M, Boyett JM, Goldwein J, Mehta M, et al. Outcome and prognostic factors for children with supratentorial primitive neuroectodermal tumors treated with carboplatin during radiotherapy: a report from the Children's Oncology Group. Pediatr Blood Cancer. 2015;62:776–83.

[35] Mozes P, Hauser P, Hortobagyi T, Benyó G, Peták I, Garami M, et al. Evaluation of the good tumor response of embryonal tumor with abundant neuropil and true rosettes (ETANTR). J Neuro-Oncol. 2016;126:99–105.

[36] La Spina M, Pizzolitto S, Skrap M, Nocerino A, Russo G, Di Cataldo A, et al. Embryonal tumor with abundant neuropil and true rosettes. A new entity or only variations of a parent neoplasms (PNETs)? This is the dilemma. J Neuro-Oncol. 2006;78:317–20.

[37] Adamek D, Sofowora KD, Cwiklinska M, Herman-Sucharska I, Kwiatkowski S. Embryonal tumor with abundant neuropil and true rosettes: an autopsy case-based update and review of the literature. Childs Nerv Syst. 2013;29(5):849–54.

[38] Chamdine O, Elhawary GAS, Alfaar AS, Qaddoumi I. The incidence of brainstem primitive neuroectodermal tumors of childhood based on SEER data. Childs Nerv Syst. 2018;34(3):431–9.

[39] Wang Y, Song S, Su X, Wu J, Dai Z, Cui D, et al. Radiation-induced glioblastoma with rhabdoid characteristics following treatment for medulloblastoma: a case report and review of the literature. Mol Clin Oncol. 2018;9(4):415–8.

[40] Mistry M, Zhukova N, Merico D, Rakopoulos P, Krishnatry R, Shago M, et al. BRAF mutation and CDKN2A deletion define a clinically distinct subgroup of childhood secondary high-grade glioma. J Clin Oncol. 2015;33(9):1015–22.

[41] del Bufalo F, Carai A, Figà-Talamanca L, Pettorini B, Mallucci C, Giangaspero F, et al. Response of recurrent BRAFV600E mutated ganglioglioma to Vemurafenib as single agent. J Transl Med. 2014;12:356.

第 8 章 弥漫性中线胶质瘤 – 弥漫内生性脑桥胶质瘤

Diffuse Midline Glioma – Diffuse Intrinsic Pontine Glioma

Mohammad Hassan A. Noureldine Nir Shimony George I. Jallo 著
吴 越 石 爽 译 钟 东 更·党木仁加甫 校

缩略词

ADC	apparent diffusion coefficient	表观扩散系数
BBB	blood brain barrier	血脑屏障
CD44	cluster of differentiation 44	分化抗原 44
CED	convection enhanced delivery	对流增强给药
Cho/Cr	choline/creatine	胆碱 / 肌酸
CN	cranial nerve	脑神经
CNS	central nervous system	中枢神经系统
CSF	cerebrospinal fluid	脑脊液
CT	computed tomography	计算机体层成像
DIPG	diffuse intrinsic pontine glioma	弥漫内生性脑桥胶质瘤
DNA	deoxyribonucleic acid	脱氧核糖核酸
DTI	diffusion tensor imaging	弥散张量成像
EGFR	epidermal growth factor receptor	表皮生长因子受体
EMA	epithelial membrane antigen	上皮膜抗原
EZH2	enhancer of Zeste homologue 2	Zeste 基因增强子同源物 2
FA	fractional anisotropy	各向异性分数
FLAIR	fluid attented inversion recovery	液体抑制反转恢复序列
GFAP	glial fibrillary acidic protein	神经胶质细胞原纤维酸性蛋白
GFAPδ	glial fibrillary acidic protein delta	神经胶质细胞原纤维酸性蛋白 δ
HAT	histone acetyltransferase	组蛋白乙酰转移酶
HDAC	histone deacetylase	组蛋白脱乙酰酶
ICP	intracranial pressure	颅内压

LPS	Lansky play scale	Lansky 量表
MRI	magnetic resonance imaging	磁共振成像
MRS	magnetic resonance spectroscopy	磁共振波谱
mTOR	mammalian target of rapamycin	哺乳动物雷帕霉素靶蛋白
NAA	N-acetyl aspartate	N- 乙酰天冬氨酸
Olig2	oligodendrocyte transcription factor 2	少突胶质细胞转录因子 2
PDGFR	platelet-derived growth factor receptor	血小板源生长因子受体
PET	positron emission tomography	正电子发射体层成像
PNET	primitive neuroectodermal tumor	原始神经外胚叶肿瘤
PPC	precursor like cell	前体样细胞
PRC2	polycomb repressive complex 2	多梳抑制复合物 2
RTK	receptor tyrosine kinase	受体酪氨酸激酶
SAHA	Vorinostat（suberoyl anilide hydroxamic acid）	伏立诺他
SPECT	single photon emission computed tomography	单光子发射计算机体层摄影
SWI	susceptibility weighted imaging	磁敏感加权成像
TMZ	Temozolomide	替莫唑胺
T_2-GRE	T_2-weighted gradient echo	T_2- 加权梯度回波
WHO	World Health Organization	世界卫生组织

1880 年，柏林 Charité 医院的 Edward H. Henoch 医生首次报道了弥漫内生性脑桥胶质瘤（DIPG）。他描述了一名 11 岁的女孩，患有共济失调、吞咽和语言障碍，以及第Ⅵ对脑神经（CN）麻痹。尸检显示为一个孤立的脑桥肿块，没有清晰的边界，肿块弥漫性扩散至脑桥实质主要部分，占据了整个脑桥，并且由多个小病灶融合而成[1]。另一个病例是 Henry Hun 医生在 1887 年向美国神经病学协会详细报道过的。Dr. Mary Putnam Jacobi 在 1889 年发表一篇关于临床表现和进展方面类似的病例文章中提到了这一点，但该病例没有进行尸检[2]。与今天对 DIPG 的描述相比，Henry Hun 医生对 6 岁女性患者的临床评估和随访，以及对脑桥肿瘤组织的尸检和显微镜检查的出色解释仍然显得格外准确。引用 Jacobi 医生对 Hun 医生患者的尸检结果的描述，其中一些有趣的陈述如："Hun 医生将运动不协调归因于肿瘤对脑桥横向纤维的压迫，以及肿瘤的小脑脚起源；没有完全瘫痪的原因是神经元只受到压迫，并没有被浸润破坏。他解释在感觉纤维受到与运动纤维相同的压力没有感觉障碍的原因是感觉功能的耐受性更好"[2]。随后的类似病例报道更加支持 DIPG。1891 年，P.Watson Williams 医生报道了一例 6 岁患者，他描述的是典型的 DIPG（图 8–1）[3]，随后的尸检对其描述进行了补充："外表上这个浸润性生长的肿瘤是无色、表面几乎是半透明的。内部是红色的，血管很多。显微镜检查显示，它由小的圆形和椭圆形细胞包裹在颗粒状、纤细的细胞间质中，这是典型的胶质瘤"。尽管早在 1881 年就有脑干病变的报道[4]，但只有尸检才能明确证实。外科治疗的第一次尝试直到 1909 年才由 Weisenburg 博士完成[5]。虽然如此，在 1910 年，Philip Zenner[6] 和 Harvey Cushing[7] 是第一批对儿童脑干肿瘤进行手术的

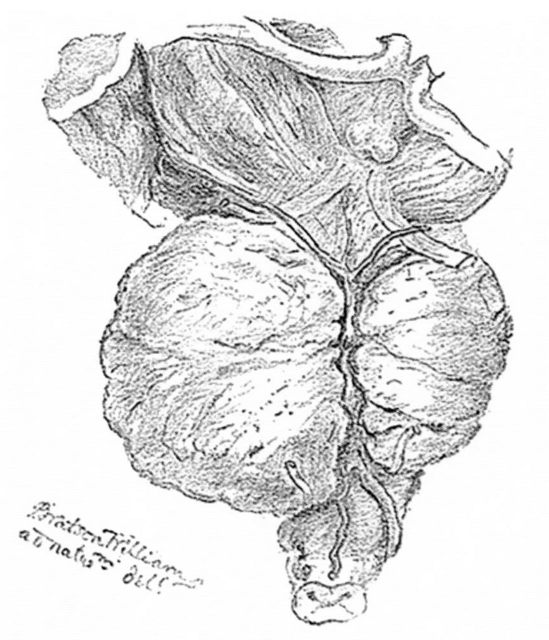

Description of the Drawing.

The base of the brain from the optic chiasma to the medulla oblongata is represented. From above downwards are seen the optic tracts running over the crura cerebri to form the chiasma, below which the posterior perforated space and corpora albicantia appear. On either side are the crura cerebri, the right crus especially being considerably enlarged by the infiltrating growth, and lying on the crura are the 3rd nerves, both very much flattened, and coming forward between the posterior cerebral and superior cerebellar arteries. The 4th nerve on the right side is seen. The enormously swollen pons shows the greatest enlargement in the right half, and in the deep central groove lies the basilar artery, almost concealed by the overhanging lateral swellings. Coming forward from beneath the bulging posterior borders of the pons are the 6th nerves. Below the pons are seen the irregularly distributed vertebral arteries lying on the medulla. The amount of stretching and displacement of the parts may be estimated from the drawing.

▲ 图 8–1　**Williams 博士绘制的脑桥胶质瘤示意**
经许可转载，引自 Williams [3]

神经外科医生（图 8–2）。在 20 世纪 30 年代发表的大量脑肿瘤的文献中记载有脑干胶质瘤的患病率 [8–10]。当外科治疗在脑干肿瘤患者中被认为无望时，从 20 世纪 50 年代便开始尝试放射治疗，目的是改善暂时的症状和延长生存期 [11–13]。

DIPG 或弥漫性中线胶质瘤，H3K27M– 突变体（新 WHO 分类，2016 年）是一种高度恶性的胶质肿瘤，主要影响学龄儿童，男女发病率几乎相同，发病高峰年龄在 4—7 岁 [14]。DIPG 占所有儿童脑肿瘤的 10%～15% [15]。虽然 15%～20% 的脑干胶质瘤是低级别星形细胞瘤，但 75% 的脑干肿瘤被认为是弥漫性脑桥肿瘤，其在生物学上倾向于具有不良预后的侵袭性肿瘤 [16, 17]。尽管在 20 世纪中枢神经系统（CNS）肿瘤的治疗方面存在飞跃式生物医学进步，但 DIPG 治疗仍然是最具挑战性的，预后较差，＜10% 的患者诊断后能存活＞2 年 [18]。肿瘤进展的中位时间为 5～6 个月，平均总生存时间为 4～17 个月。目前报道了不同的总生存时间，综述显示，Jansen 及其同事

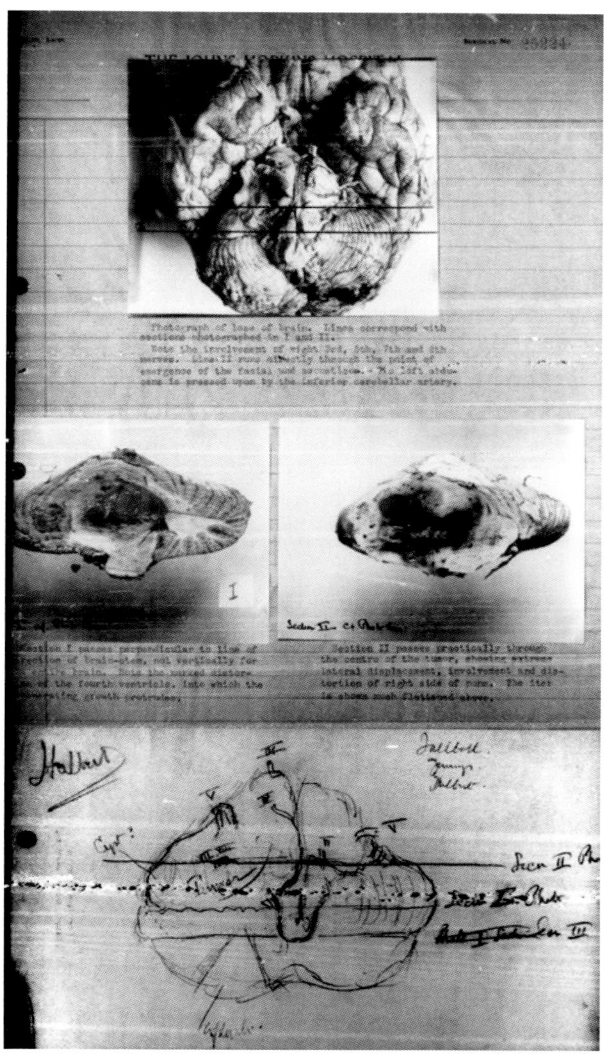

▲ 图 8–2　**Cushing 用于病理学研究的标本照片**
上图：“脑底照片。线条与Ⅰ和Ⅱ的断面相对应。请注意右侧第Ⅲ、Ⅴ、Ⅶ和Ⅷ对脑神经的受累情况。第二条线直接穿过面神经和听神经的脑干起始处。左侧展神经受小脑下动脉压迫”。左下图：“截面Ⅰ垂直的通过虚线（脑干的虚线）。注意第四脑室的明显变形，虚线上的肿瘤突出脑干生长。”。右下图：“截面Ⅱ几乎穿过肿瘤中心，显示脑桥右侧极度向侧方移位、受累和变形，中脑导水管非常扁平”。经许可转载，引自约翰斯 · 霍普金斯医疗机构的艾伦 · 梅森 · 切斯尼档案馆提供的手写记录的存档缩微胶片

发表的1年、2年和3年总体生存率范围分别为14%～70%、0%～25%和0%～10%[15]。最近，其他人中公布的平均生存期11.2个月，6个月、9个月和12个月的总生存时间分别86.6%、66.1%和45.3%[19]。发病的典型特点是既往健康的儿童，具有快速进展的脑干功能障碍症状、体征和磁共振成像（MRI）的病理发现。在成人中，弥漫性内生性脑干胶质瘤在临床和放射学表现类似于儿童DIPG，但似乎具有更好的良性病程、更好的预后和高达7.3年的中位生存期。然而，成人恶性脑干肿瘤主要见于老年人（60岁），预后不佳，并且生存期很短[20]。

鉴于DIPG在高度精细且手术无法触及的解剖结构（脑桥）中浸润性生长的特性，治疗策略已转向联合放射治疗、药物治疗。然而，迄今为止，在200多项临床试验报道中几乎没有获益。活检的重新引入（此前认为在MRI诊断的背景下是危险和不必要的）和尸检的开展使DIPG的分子和基因组研究成为可能。关于DIPG分子、遗传和表观遗传特性方面的研究正在呈指数级增长，这将有望帮助我们进一步了解疾病的生物学特性和采取有效的靶向治疗。在本章中，我们综述了DIPG诊断和治疗的最新标准，以及最重要的近期与临床相关进展。

一、临床表现

DIPG患者的临床症状和体征与肿瘤位置和邻近解剖结构浸润程度直接相关，与不太常见的局灶性脑干胶质瘤（通常位于中脑、延髓和颈髓交界处）不同，后者的临床病程通常长达数年，而DIPG的症状进展相当短，症状通常在几天到几周内就会进展。一般而言，脑干肿瘤症状进展的持续时间具有重要的预后价值。与症状进展时间较短（＜3个月）的肿瘤相比，症状进展缓慢（在诊断时＞6个月）的肿瘤具有更好的预后[21, 22]，并提示应该考虑DIPG以外的诊断。DIPG患者年龄≤3岁与良好预后相关[22]。然而，情绪或行为改变或获得性斜颈等非典型表现，可能会延迟年轻患者的诊断[23, 24]。与儿童DIPG不同，成人弥漫性内生性脑干胶质瘤的症状持续时间较长，其独特的临床表现，如孤立性面瘫或偏瘫可早于肿瘤发现前5年出现。然而，恶性成人型与小儿DIPG的临床表现非常相似，脑神经麻痹和锥体束征在短期内有急性发作和进展[20]。

延髓的体征和症状，尤其是那些与位于脑桥水平的神经核团和通过脑桥的脑神经相关的体征和症状，尽管这对病理诊断并不特异，但它们是敏感的。第Ⅵ对和第Ⅶ对脑神经受累最多，DIPG似乎更倾向于起源自靠近第Ⅵ对脑神经核的区域[25]。这种情况可能表现为复视、眼球运动受限或异常，以及微笑时不对称。随着肿瘤向上生长至中脑，向下生长至延髓，其他脑神经如第Ⅲ对、第Ⅳ对、第Ⅸ对和第Ⅹ对的受累是可能的，尽管不太常见，并且是在肿瘤侵犯脑桥小脑和脑桥延髓连接处的晚期才出现[26]。脑桥基底的弥漫性扩张性生长也会影响脑桥小脑和长束纤维的联系，表现为平衡障碍、笨拙、共济失调、行走困难、偏瘫、痉挛、反射亢进、阵挛、Babinski征阳性等[27]。感觉异常较少见，可能是因为感觉通路对肿瘤的浸润有更强的抵抗力[21, 28]。

在一项39例DIPG的回顾性研究中（诊断时的中位年龄和症状持续时间分别为6.8岁和4周），脑神经麻痹是最常见的症状（90%），其次是共济失调（72%）和锥体束征（54%）[29]。在另一项86例脑干神经胶质瘤患者（平均年龄14.2岁）的研究中，头痛（29%）和运动障碍（24%）是发病时最常见的症状，其次是视觉症状20%）和共济失调（13%）[21]。急性梗阻性脑积水是一种不常见的表现，尽管可能表现出颅内压升高的症状和活动性脑积水的征象，并且在既往的一些文献中报道高达 50%。然而，这种表现更常见于外生性脑干肿瘤，而不是 DIPG [30, 31]。DIPG 倾向于朝不同的方向生长，肿瘤通常向前扩张到桥前池，并在一定程度上包裹基底动脉。早期向第四脑室后方扩张较少见。肿瘤在第四脑室上下和侧方张力较高，降低了在第四脑室水平发展为梗阻性脑积水的风险。肿瘤向上朝中脑方向的扩张，导水管继发于肿块效应而狭窄，导致梗阻性脑积水。在极少数情况下，肿瘤浸润破坏脑桥排尿中心，可能会导致尿潴留和排尿异常 [32]。

二、影像学特点

MRI 已经成为脑干任何病变诊断和随访的主要手段，进一步将这些病变细分为不同的类型，并预测肿瘤的生物学行为，因此可以采用不同的治疗策略。MRI 上的病变分类对于正确诊断很重要，如中脑、颈 – 延髓和延髓的局灶性病变比 DIPG 预后更好 [33]。在手术和活检选择有限的情况下，DIPG 是一个典型的例子，其诊断基于病史和临床表现，并根据 MRI 显示的特征性表现。

在计算机体层成像（CT）中，典型的 DIPG 表现为低密度至等密度、不增强或多种强化特点的脑桥肿块，有或没有浸润邻近的解剖结构，并且很少有钙化（图 8–3）。在 MRI 上，DIPG 典型的特征是一个巨大的、膨胀性的、浸润性的、通常不对称的肿块，占脑桥的 50% 以上。DIPG 的中心位于脑桥内部，并扩张至整个脑桥，而不是推挤脑桥；然而，这种肿瘤通常位于前方（阻力最小的路径），可能会包裹基底动脉（>82% [29]）（图 8–4）。在影像学上，DIPG 通常>2cm，在 T_1 加权像上呈低（92%）至等信号，在 T_2 加权像上呈均匀或不均匀高信号 [29]（图 8–5）。FLAIR 像上显示肿瘤及其周围组织相对均匀的强化（图 8–6）。肿瘤内有点状出血（而不是血肿），这在诊断时很常见；超过 40% 的患者中，磁敏感加权成像（SWI）比 T_2– 加权梯度回波（T_2-GRE）成像能更敏感地发现肿瘤内点状出血 [34]。高达 51% 的病例可能会出现对比剂增强 [29]，尽管在诊断时通常是微弱的和斑片状强化，且不具有任何预后意义 [24, 35]（图 8–5 和图 8–6）。随着肿瘤的生长，无强化到弱强化的表现经常进展到伴有环状强化的局灶性坏死，随后出现弥漫性强化和坏死 [36]（图 8–7）。然而，值得注意的是，在多序列共振成像上对 DIPG 的评估并不总是明确的，因为在测量这类肿瘤时，信号的异质性和观察者间的差异性，这就需要在临床试验中使用更客观的终点 [37]。

HarGrave 及其同事 [29] 回顾了 39 名 DIPG 患

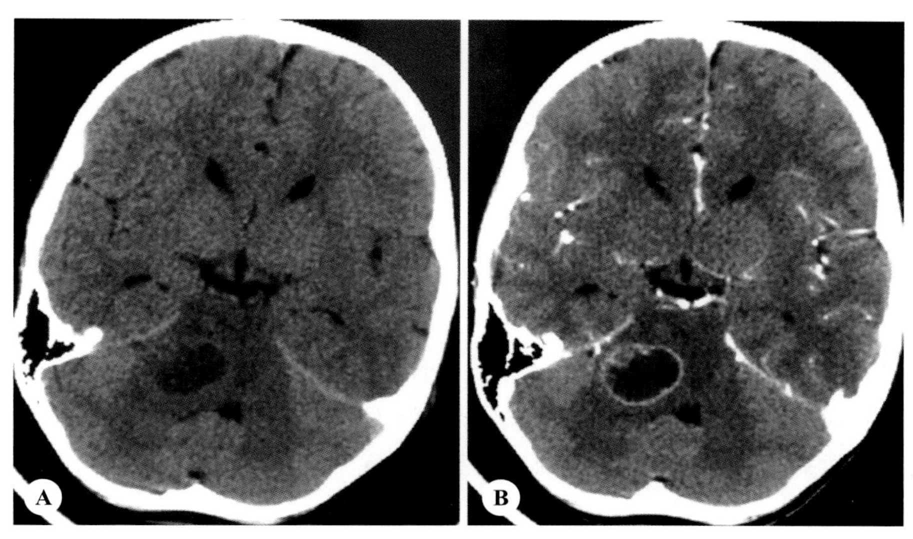

◀ **图 8–3 头颅 CT 显示一例年轻 DIPG 患者的脑桥右侧有一个低密度病灶**

A. 增强后有环形强化；B. 中央坏死。经许可转载，图片由医学博士 George Jallo 提供

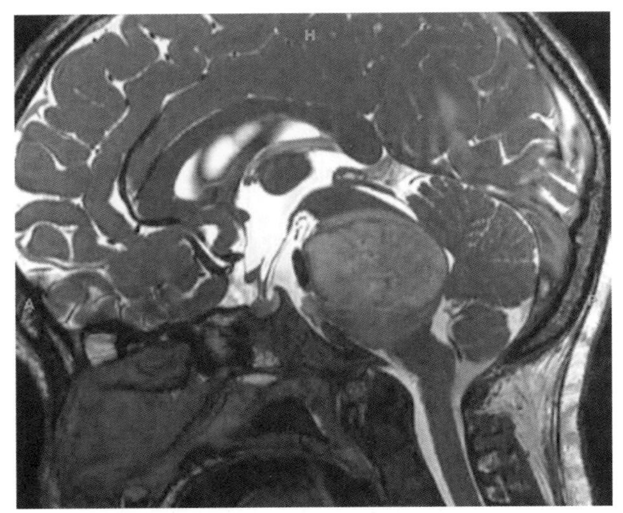

▲ 图 8-4　**MRI 显示 DIPG 前部外生性生长，开始包裹基底动脉**
经许可转载，图片由医学博士 George Jallo 提供

者的首次 MRI 扫描（确诊时的中位年龄和出现症状的时间分别为 6.8 岁和 4 周），并报告了肿瘤在延髓上段（74%）、中脑（62%）、小脑脚（15.5%）和颈髓（2.5%），肿瘤外生性成分（72%）、坏死（33%）、肿瘤内出血（26%）和脑积水（23%）的比例。首次 MRI 发现 3% 的患者有软脑膜转移，治疗后 MRI（通常是放射治疗的第一疗程后 4～12 周进行检查）发现软脑膜转移的比例增加到 16%。肿瘤强化也从 51% 增加到 72%，以及 T_2 异质性（28%～64%），囊性坏死（33%～48%）和瘤内出血（26%～32%）。

正电子发射体层成像（PET）使用 ^{18}F 标记的氟化脱氧葡萄糖（^{18}F-FDG）与磁共振成像融合，用于研究弥漫性内生性脑干胶质瘤患者 ^{18}F-FDG

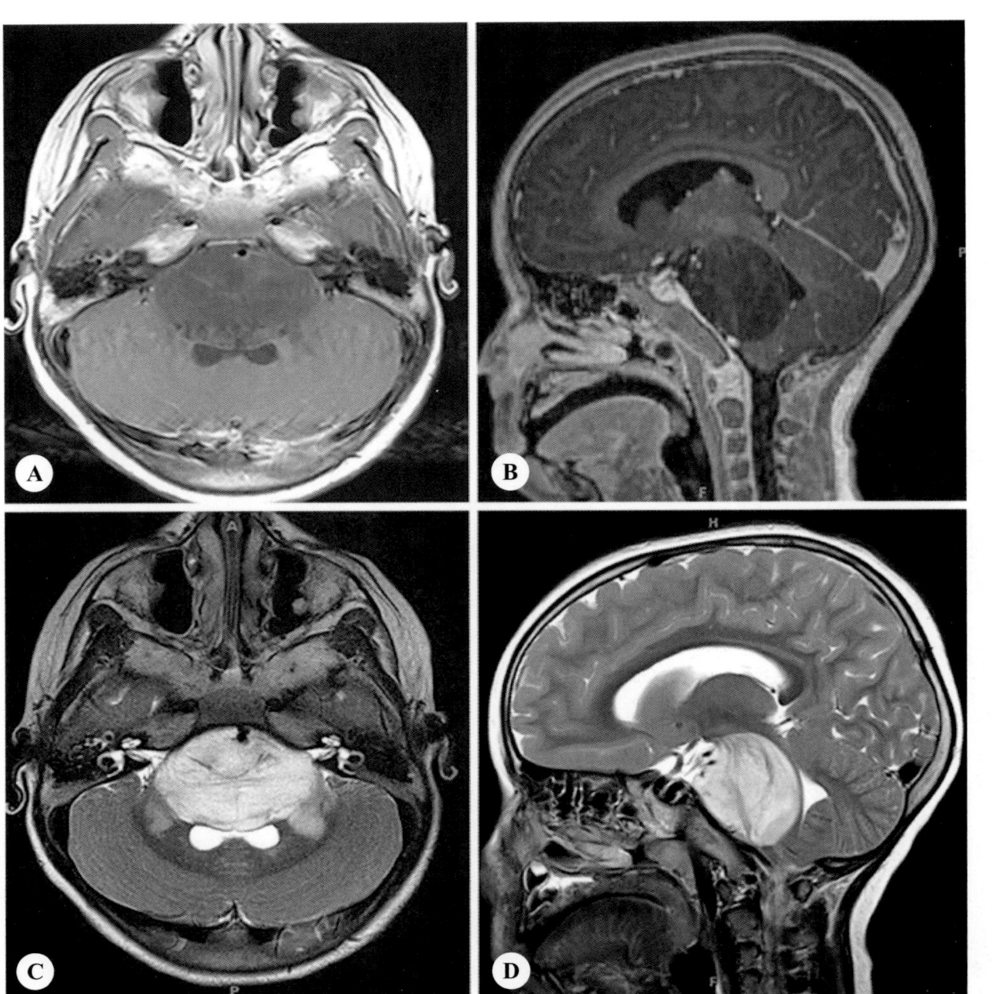

◀ 图 8-5　**间变性星形细胞瘤组织学模式的 DIPG 磁共振成像**
A 和 B. 轴向和矢状 T_1 加权像后对比；C 和 D. 轴位和矢状位 T_2 加权像。注意弥漫性向前生长，吞噬基底动脉及其上端分支的近端部分。经许可转载，图片由 George Jallo 博士提供

摄取与无进展生存期（PFS）、总生存时间（OS）和 MRI 指数之间的关系。生存率低与 ^{18}F-FDG 摄取相关，至少一半的肿瘤摄取率＜50%。高摄取率也与 MRI 的增强相关，而整个肿瘤的均匀摄取与肿瘤细胞的增加有关，表现为 MRI 弥散受限[38]。在一项小样本病例研究中，弥散张量成像（DTI）使用序列表观扩散系数（ADC）和各向异性分数（FA）值，以及纤维束成像，显示肿瘤最初浸润皮质脊髓束、横桥束和内侧丘系，治疗后一过性改善，随后在肿瘤进展过程中出现神经纤维束各向异性丧失[39]。近年来，ADC 被证明是肿瘤细胞密度有力的预测指标，提示预后较差。最近的研究表明，肿瘤强化部位与弥散降低、ADC 降低相关，并最终提示肿瘤的侵袭性更强[40–42]。研究发现，容积 ADC 直方图指标与生存期显著相关，扩散系数和 ADC 越低，预后越差，生存期越短[43]。由于目前的检查都不能真正预测肿瘤的性质，最近的研究试图将不同模式的影像整合到一个评估系统中。其中一项研究显示，在儿童 DIPG 中，^{18}F-FDG PET 和 ADC 直方图指标的组合表现出不同的特征，通常 PET 和 ADC 像素值之间存在负相关。这意味着更高的负相关性与更短的无进展生存期相关，这可能表明肿瘤内的高级别成分，因此总体预后不良[44]。

磁共振波谱（MRS）结果显示胆碱 / 肌酸（Cho/Cr）和胆碱 /N– 乙酰天冬氨酸（NAA）代谢率升高，以及乳酸和脂类峰值，提示预后不良

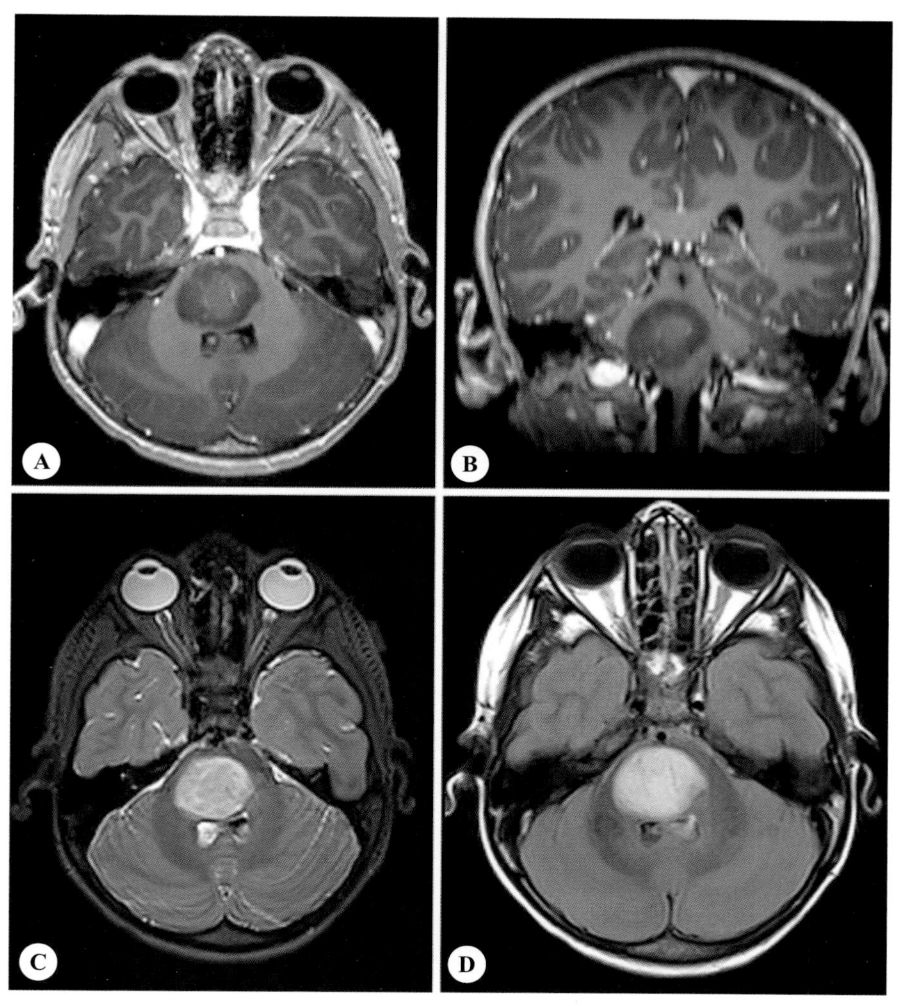

◀ **图 8–6　组织学类型为间变性星形细胞瘤的 DIPG MRI 表现**
A 和 B. 轴位和冠状位 T_1WI 增强扫描；C 和 D. 轴位 T_2WI 和 FLAIR。经许可转载，图片由医学博士 George Jallo 提供

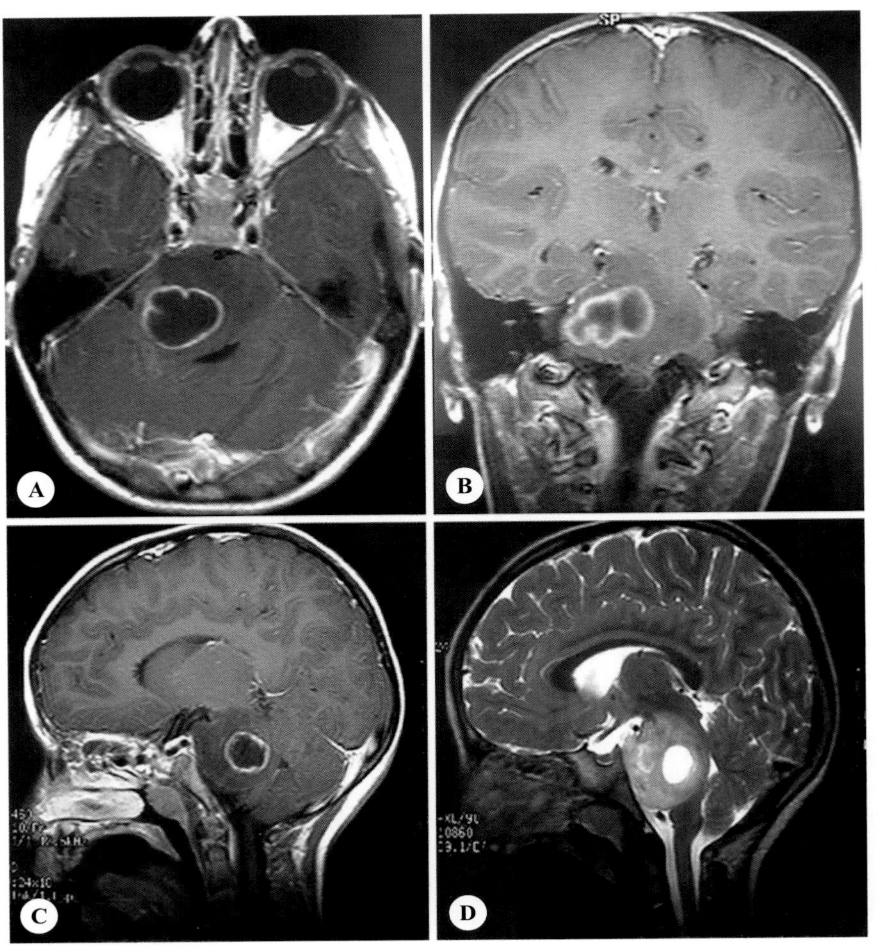

◀ 图 8-7 **DIPG 的 MRI 表现与胶质母细胞瘤的组织学类型有关**

A. 轴位；B. 冠状位；C. 矢状位 T_1WI 增强扫描；D. 矢状位 T_2WI。经许可转载，图片由医学博士 George Jallo 提供

（图 8-8）。常规 MRI 无法区分辐射诱导的对比剂增强和肿瘤进展中的坏死或两者同时存在，因为都伴有血脑屏障（BBB）的破坏，这使得 MRS 在 DIPG 随访中成为有价值的指标。在接受放射治疗的患者中，增强区域和非增强区域的 Cho/Cr 和 Cho/NAA 值的增加预示着肿瘤的进展和更差的预后，而稳定的比值则提示放射诱导肿瘤的代谢改变的证据 [45, 46]。另外，从 Cho/Cr 值的降低可以推断放射治疗的临床反应 [47]。

这些先进的成像模式，加上其他功能技术，如肿瘤灌注成像和血容量测定技术 [46, 48] 和铊单光子发射计算机体层摄影（SPECT）[49]，对于诊断不明确的患者，可能不需要采用立体定位活检来排除，并有望区分复发和治疗引起的改变，以及预测治疗反应和生存期。

三、手术治疗

DIPG 在最复杂的解剖结构之一的脑桥中呈浸润性生长，给手术治疗带来严重的并发症，因此使外科治疗长期受限。弥漫性脑干肿瘤患者曾尝试根治性手术切除，但结果并不令人满意 [50, 51]。即使是活检，获取脑干肿瘤组织用于诊断目的和制订进一步治疗计划 [52]，对于临床表现和影像学特征典型的患者，也是非常危险和不必要的 [53]。直到最近，这种趋势已经在国际上被接受，并被用于诊断和治疗 DIPG，尽管一些神经外科团队继续在诊断不确定的病例中对脑干病变进行活检，并将其纳入治疗试验 [54-57]。然而，随着立体定向活检技术的进步，这种趋势也正在改变，尽管仍然需要大量的培训和专业知识才能安

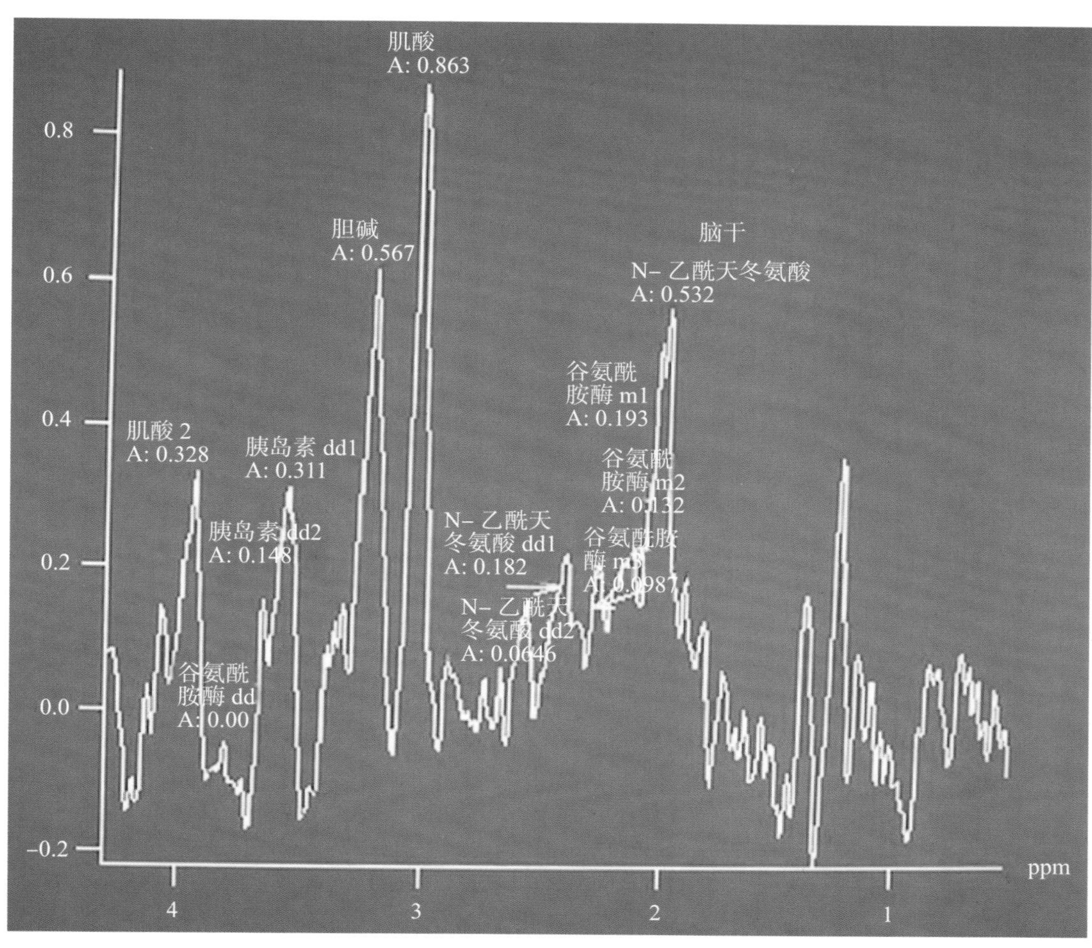

▲ 图 8–8　**脑桥水平的磁共振波谱。这一检查近年来得到了广泛的应用，因为它可以更好地了解脑干实质的变化**

经许可转载，图片由医学博士 George Jallo 提供

全地进行该手术[58]。

（一）对可能的 DIPG 进行或不进行活检

在最新的研究和 Meta 分析中，脑干活检的安全性已经得到了解决，总体结果令人满意。在两项 Meta 分析中，诊断准确率为 94.9%～96%，而致残率和死亡率最高分别达到 4.9% 和 0.7%，并且分别有 1% 和 4% 的患者出现暂时性和永久性残疾[59, 60]。随后的研究报道其诊断准确率在 93%～100%，而并发症的发生率为 2.8%～25%，所有这些并发症几乎都是一过性的功能障碍，没有报告任何与手术相关的死亡[56–58, 61–63]。Puget 及其同事进行了最新的大规模临床研究[58]，他们前瞻性地分析了 130 名 DIPG 活检患者，报告的一过性致残率为 3.9%，没有死亡病例。诊断率和发病率与其他脑部的报告相当，增加每个穿刺道样本数量并不是致残的显著危险因素。作者的结论是，“在训练有素的神经外科团队中，DIPG 立体定向活检可以被认为是一种安全的方法，并可以纳入治疗方案中”[58]。

虽然患者的安全仍然是一个主要的问题，但在过去的 50 年里，不愿对此类病变进行活组织检查阻碍了对 DIPG 生物学特性的任何实质性进展。2013 年，发表了一份关于 DIPG 手术入路的共识声明，并且推荐在临床试验中进行活检，以了解肿瘤的行为并提高治疗的针对性[64]。事实上，过去几年重新引入活检，加上实施标准化尸检方案[65]和高通量测序技术的进展，为区分不同 DIPG 亚型的重要分子、遗传学和表观遗传学研究打开了大门[14, 66–68]，鉴于传统治疗策略的失败，开始为有希望的靶向治疗试验让路。

（二）DIPG 活检的原则

脑干活检可经额叶或枕下经小脑途径获得（图 8–9）。在全身麻醉下，无论有没有框架，在经额入路时均为仰卧，在经小脑入路时为俯卧位。虽然经额入路可以从任何脑干部位获得活组织检查，但对上延髓和脑桥病变进行取样只能是经小脑入路。为降低并发症的风险，建议术前对两种入路均使用软件进行路径规划。经额入路的轨迹更长和更深；钻孔最好位于冠状缝前、中线旁 3cm 处，穿刺通道应保证在神经轴内，不穿过脑干腹侧面，同时避开血管结构、脑室和小脑幕。经小脑入路更短，穿刺道更安全，穿过小脑中脚。立体定向架应该旋转 180°，并尽可能低地放置在颅骨上，使之恰好在颈部上方，让穿刺靶点位于立体定向空间内。在枕下后中线和乳突的中间切开、钻孔，小心地在横窦下方打开硬脑膜。这两种方法中任何一种的最佳结果都是沿着一个穿刺道同时采集增强和非增强的肿瘤区域，同时避开锥体束、脑神经核和脑桥前部。如果这一路径难以实现，则增强区域是首选的靶点，其次是浸润区，其在 T_2 加权像和 FLAIR 表现为高信号。在环形强化区有中心坏死的情况下，最理想的路径是与环形强化边缘相切的穿刺道，这样可以获得更多的肿瘤组织，而不是坏死液。如果可能，使用侧切活检针通过轻柔抽吸从每个区域（增强和非增强）获得 4 个象限的活检；应在穿刺针尖的不同部位进行多次活检。最好继续进行活检，直到冰冻切片显示活检存在肿瘤组织。活检的组织固定在甲醛中，在手术室快速冷冻，并储存在 –80℃，用于分子研究、异种移植和（或）细胞培养。穿刺活检术后推荐神经影像检查，最好是 T_2 加权轴位图像，以确定活检的轨迹和部位，并记录可能的手术并发症[57, 58]。Dellaretti 及其同事[69]比较了枕下经小脑入路和经额入路这

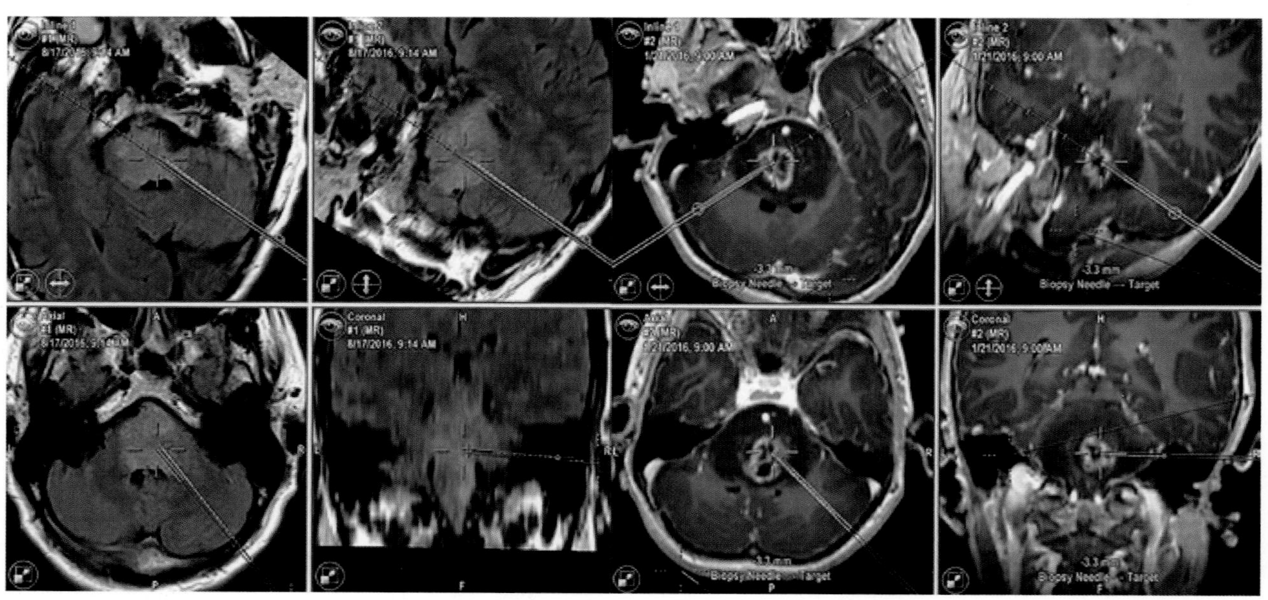

▲ 图 8–9　DIPG 立体定向活检

主要有两种入路，经额入路和经小脑入路。在经小脑入路中，切入点是指向小脑中脚的旁正中入路。强化区域（如果存在）是活检最有效的靶点。经许可转载，图片由医学博士 George Jallo 提供

两种方法，在成功率和并发症发生率方面没有显著统计差异。经小脑途径的 DIPG 活检因到达靶标的穿刺道更短，而且可以经脑桥和小脑中脚之间的界面穿刺，可以避开脑神经核。因此，跨小脑路径可能更适合 DIPG 活检；然而，一些作者使用单一的、机器人辅助的立体定位活检，通过经额路径活检，具有最佳的诊断率和较低的风险[70]。总之，神经外科医生应该对这两种方法都有丰富的经验，权衡风险和收益，并根据具体情况选择最合适的手术路径。

四、病理学和分子特征

高级别胶质瘤被认为起源于室管膜下区的胶质瘤干细胞[71, 72]。然而，这一观点遭到了后续研究的挑战，这些研究表明，肿瘤的起源分布于整个白质，而并不局限于室管膜下区[73]。位于脑桥腹侧的人类脑桥前体样细胞（PPC）与 DIPG 的发生时间相关，可能是该肿瘤的来源细胞。DIPG 神经球细胞在免疫表型上与 PPC 相似，即 nestin– 阳性和波形蛋白阳性，其中一个亚群表达胶质限制性细胞祖细胞少突胶质细胞转录因子 2（Olig2）[74]。

按照新的分类标准，弥漫性中线胶质瘤伴有 H3K27M 突变[75]，DIPG 是一种 WHO 分级Ⅳ级的中枢神经系统肿瘤，具有显著的肿瘤内异质性，即组织学表型和恶性程度可包含Ⅰ～Ⅳ级[76, 77]。Ⅰ级区域是灶状的，出现在 56% 的标本中，其中部分为毛细胞型星形细胞瘤样，其特征为纤维状肿瘤细胞突起和存在 Rosenthal 纤维。而其他是以少细胞的、室管膜下瘤样为特点，肿瘤细胞团可见点样上皮膜抗原（EMA）阳性或表达 Olig2[77]。DIPG 肿瘤中出现率相对较高的Ⅰ级区域可能导致活检出现假阴性，并且它们的存在并不表明这些患者有更好的预后[78]。WHO Ⅱ级（弥漫性星形细胞瘤，细胞异型性），Ⅲ级（间变性星形细胞瘤，间变和活跃的核分裂象）和Ⅳ级（胶质母细胞瘤；微血管增生和坏死）特征在整个肿瘤中均存在。更高级别的特征大多局限于脑桥，而更低级别常见于脑桥和周边浸润的结构，以及转移性病灶中[77–79]，这提示肿瘤存在空间组织学异质性。在星形细胞分化和干细胞标志物的表达方面，肿瘤免疫组化的异质性同样明显，即神经胶质细胞原纤维酸性蛋白（GFAP）及其 δ 亚型 GFAPδ、巢蛋白（nestin）和分化抗原 44（CD44），与细胞异型程度，以及与灶状表达的神经元标志物如突触素（synaptohpysin）、神经丝（neurofilament）部分重叠[77]。

尽管基于组织学的总生存时间可能没有显著差异，但诊断年龄随着肿瘤分级的升高而增加[78]。与神经影像学检查相比[29]，尸检的脑膜和远处扩散发现率更高[78, 80]。脊髓、丘脑和额叶中可发现转移性和（或）浸润性细胞，软脑膜扩散的患者总体预后较差[78]。在少数临床和 MRI 表现为 DIPG 患者中，活检可发现原始神经外胚叶肿瘤（PNET）的特征，如细胞低分化、胞质少、细胞核圆[78, 81]，显示出组织活检对正确诊断和个体化治疗的重要性。

根据近期大规模分子、基因组和表观遗传学的研究，包括 DIPG 在内的弥漫性中线胶质瘤的组织学诊断正在发生转变。很明显，过去我们对 DIPG 定义的理解，主要依赖于肿瘤侵犯＞50% 的脑桥影像学表现，现在对 DIPG 的认识正在发生重要转变。目前这些肿瘤的分类和亚分类可能会继续根据分子分型的进展发生调整。弥漫性中线胶质瘤和其他儿童 / 成人胶质瘤类型在组织学特征上的显著重叠，现可以通过检测引起表观遗传失调的组蛋白基因中高度特异性和重复出现热点突变来弥补，其重要性导致建立了新的 WHO 中枢神经系统肿瘤分类，称为“弥漫性中线胶质瘤，H3K27M 突变体”[14]。大多数儿童中线和高级别胶质瘤在编码复制依赖性组蛋白 H3 亚型 H3 的基因中反复发生体细胞突变。H3.1（HIST1H3B/C）和与复制无关的H3.3亚型（H3F3A），主要导致27位点的赖氨酸替取代甲硫氨酸（H3.1或H3.3K27M）或34位点的甘氨酸替换为缬氨酸或精氨酸（H3.3 G34V/R）。值得注意的是，>90%的DIPG和50%～60%的弥漫性丘脑和脊髓胶质瘤存在H3K27突变，而在30%的儿童大脑半球胶质瘤中可观察到G34V/R突变[82–85]。虽然H3.3G34R突变的肿瘤组织病理学特征较类似，主要由小细胞和少量巨细胞组成、血管周围的侵犯、神经周围的卫星灶和微钙化，但不同患者的影像学差异很大。对这一现象的推测是在G34R突变的肿瘤中可能发现不同的致病机制[86]，这部分内容不在本章讨论。

通过阻断Zeste基因增强子同源物2（EZH2）的组蛋白甲基转移酶增强子，K27M突变体H3蛋白抑制多梳抑制复合物2（PRC2），最终导致H3K27三甲基化的总体降低[87]。虽然免疫组化显示所有的H3K27突变型肿瘤均有H3K27三甲基化缺失，但仍需注意的是H3K27野生型肿瘤也可能含有局灶性H3K27三甲基化免疫阴性的区域，这可能导致对H3K27M突变胶质瘤的假阳性诊断[77]。此外，因MGMT启动子甲基化缺失，所有H3K27M突变肿瘤具有MGMT过表达的特点，这意味着以替莫唑胺（TMZ）为基础的化学药物治疗效果较差[88、89]。虽然在中线区弥漫性胶质瘤中可检测到H3.3突变，主要影响7—10岁的儿童，H3.1突变通常只发生于脑桥，影响4—6岁年龄更小的儿童。与H3.3突变的患者相比，他们的预后稍好一些[90]。最近的一项研究显示，H3.1突变的DIPG患者在复发后的生存率更高。在同一项研究中，复发后的其他生存预测因子有Lansky量表（LPS）高于50%和无类固醇依赖[91]。H3突变的坏处在于对临床治疗缺乏，而H3野生型的胶质瘤患者中非常有效，而且病程更为严重，总体预后较差[83, 90, 92]。通过组织活检或风险更小的技术如脑脊液检查，优化包括DIPG在内的弥漫性中线胶质瘤的脱氧核糖核酸（DNA）H3突变的检测[67]，可能使其成为诊断和预后指标，有助于评估患者进行靶向分层治疗，并监测临床治疗反应。

在高达50%的弥漫性中线胶质瘤中，组蛋白基因的突变可能伴随着进一步的复发性突变。70%的病例存在p53通路的参与，包括*ATM*、*TP53*、*CHEK2*或*PPM1D*基因突变。受体酪氨酸激酶（RTK）/RAS/PI3K通路也可能通过*PIK3CA*、*PIK3R*、*PDGFRA*或*PTEN*基因突变参与。这些突变可能与反复局灶性的基因扩增有关，如*CCND1-3*、*CDK4/6*，*EGFR*，*ID2*、*KDR*、*KIT*、*MET*、*MYC/MYCN*、*PARP1*、*PDGFRA*和（或）*TOP3A*基因等[66, 93－98]。特别是*ACVR1*基因的反复突变（发生在1/3的DIPG中）被发现与H3.1K27M突变有关[79, 90, 94]。

选择性驱动突变的发现，即组蛋白H3和其他几种突变，导致了针对相关独特分子机制的治疗性临床试验的实施，目前许多尚在进行之中。

五、治疗策略

在过去的10年中，获得了包括DIPG在内的弥漫性中线胶质瘤的相关基因和分子异常的大量知识，在研究新的有效疗法的水平上也同样令人兴奋。放射治疗、化学药物治疗及放化学药物治疗联合研究一直未能达到令人满意的生存预后，绝大多数患者确诊后1～3年的生活质量较差（表8–1）[15]。

（一）放射治疗和化学药物治疗

DIPG的标准化治疗仍然是针对肿瘤及边缘1～2cm的分割、局部调强、体外放射治疗。一般接受的总剂量为5400～6000cGy，通常按每天180～200cGy分割，在6周内完成（每周5天，每天 1 次）。应用以上剂量放射治疗分别有 70% 和 60% 的患者得到临床改善和观察到肿瘤客观反映[15]。而总剂量增加至 7020cGy 和 7800cGy 的超分割放射治疗，并不比常规方案使患者获益，且可能增加神经毒性[104, 134]，在 3～4 周行超分割放射治疗的患者几乎与常规方案预后相同，而常规方案治疗负担和风险更低[109, 119, 135]。目前正在制订 DIPG 短程放射治疗方案，以获得与常规放射治疗相当的治疗效果[128]。应用放射增敏药，如顺铂[134]、莫地沙芬钆[118]，以及其他铂类、亚硝脲类、依托泊苷和拓扑替康[18, 136–138]，以期提高放射治疗的疗效，但目前研究报道未见明显获益，结果同样令人失望。然而，最近的研究显示，DIPG 患者在第一次和第二次进展期再次接受放射治疗，在耐受范围内生存期延长了几个月[130, 131]。

研究已经阐明常规化学药物治疗药物在 DIPG 的不同治疗阶段的作用（治疗前、同步放化学药物治疗及辅助放射治疗）。单独使用或不同剂量强度的多种药物联合方案，包括但不限于 5– 氟尿嘧啶 / 洛莫司汀、泼尼松 / 洛莫司汀 / 长春新碱、顺铂 / 环磷酰胺、顺铂 / 依托泊苷 / 长春新碱 / 环磷酰胺、TMZ、TMZ/ 顺维 A 酸、长春新碱 / 依托泊苷、TMZ / 沙利度胺、甲氨蝶呤、顺铂 / 依托泊苷 / 长春新碱 / 环磷酰胺、吉非替尼、替吡法尼、尼妥珠单抗、聚乙二醇干扰素 α-2b，贝伐珠单抗、伊立替康 / 西妥昔单抗、他莫昔芬和白消芬 / 硫替帕[89, 99, 100, 103, 106, 108, 110–112, 114, 129, 132, 139–145]。与单纯放射治疗相比，这些药物 / 组合在不同剂量强度下，无论是否加放射治疗，均不能显示出更好的生存结果（表 8–1）。

（二）靶向治疗

DIPG 的治疗趋势倾向于针对特定肿瘤分子信号通路的靶向治疗，其原因包括：①传统的放化学药物治疗一直未能提供令人满意的结果，仅延长患者生命数月，且患者生活质量非常差；②关于弥漫性中线胶质瘤 /DIPG 特有的分子、遗传和表观遗传特征的文献报道越来越多，从而为开展此类研究铺平了道路。

随着最近发现组蛋白基因的表观遗传改变，抑制组蛋白脱乙酰酶（HDAC）正在被探索为一种潜在的治疗策略。研究表明多种恶性肿瘤存在 HDAC 的过度表达[146]，并可能参与的肿瘤恶性进展过程，蛋白乙酰转移酶（HAT）和 HDAC 分别维持翻译后的组蛋白尾端乙酰化并调控基因表达转录的激活和抑制，而 HDAC 的过表达可导致失衡[147]。帕比司他（Panobinostat）（LBH589）是多种 HDAC 的口服抑制药，据报道可减少 H3K27M 突变体弥漫性中线胶质瘤的增殖，在临床前实验中与组蛋白去甲基化酶抑制药 GSK-J4 结合时具有协同效应[148]，目前正在 DIPG 患者中进行临床研究（linicalTrials.gov：NCT02717455）。对于携带 H3K27M 突变的肿瘤（大部分是 DIPG），三甲基化缺失可能导致细胞周期失控，抑制自噬，以及增强肿瘤对放射治疗的抵抗[149]。帕诺比诺司他可增加 H3 K27M 突变型肿瘤的三甲基化和乙酰化水平，从而增强放射治疗或其他治疗的潜在疗效。已证实帕诺比诺司他在体外对表达 H3K27M 的细胞具有抗肿瘤作用，降低细胞增殖和生存能力，并在部分体内模型中具有强大的活性，但在其他模型中无效[149]。另外一种 HDAC 抑制药伏立诺他（vorinostat）（SAHA）与 TMZ 联合应用于儿童高级别胶质瘤，具有良好的耐受性[150]，目前正在与放射治疗联合进行Ⅱ期临床试验（gov: NCT01189266），以及与哺乳动物雷帕霉素靶蛋白（mTOR）通路抑制药西罗莫司和放射治疗联合进行Ⅰ期临床试验（gov: NCT02420613）。在临床前研究中，其他表观遗传药物如 GSK-J4[151]、EZH2 抑制药[152] 和 BET– 溴代多巴胺抑制药[153] 可有效地抑制 H3K27M 突变型弥漫性中线胶质瘤的生长。然而这些药物仍有待临床试验的测试。

表 8-1 **DIPG 患者放射治疗、化学药物治疗或联合放化学药物治疗预后总结** *

参考文献	研究单位 / 团队	方案 / 药物	放射治疗剂量范围（cGy，平均 / 中位）	数量 / 性别 / 患者分类	中位年龄（岁）	反应 / 生存预后
Levin 等[99]	Brain Tumor Research Center & Children's Cancer Group	5- 氟尿嘧啶 + 洛莫司汀 → RT+ 羟基脲 + 米索硝唑（RT 期间）	5000～6306（5527）	● 女 14；男 14	7.5	mEFS 32 周；mOS 44 周
Jenkin 等[100]	Children's Cancer Study Group	RT →洛莫司汀 + VCR + 泼尼松 vs 单独 RT	4200～6199	● 女 38；男 26 RT + CT 39； RT 35	NA	mPFS 7 个月（RT+CT）vs. 8 个月（RT）；5 年 OS 23%（RT + CT）vs. 17%（RT）[NS]
Hibi 等[101]	Tokyo Metropolitan Toshima Hospital	RT	4000～7550	● 女 21；男 18	6	总 BSG：PR 71.2%；剂量< 4499cGy，4500～5499cGy，5500～6499cGy 和>6500 cGy 的 RR 分别为：45.5%，83.3%，66.7% 和 100%；1 年 OS 47.4%；2 年 OS 14%；剂量< 4499cGy，4500～5499cGy，5500～6499cGy 和>6500 cGy 的 mOS 分别为：9 个月，13 个月，11.5 个月和 10 个月 [NS]；PR 的 mOS 和无 PR 的 mOS 分别为：13.5 个月和 9 个月 [S] —— DIPG：PR 70%——LGG 的 mOS vs. HGG 的 mOS 为：14 个月 vs. 9 个月 [NS]
Shrieve[102]	University of California, SanFrancisco	RT	7200～7800	● 儿童：女 19；男 22 ● 成人：女 13；男 6	9.3	● 脑桥 / 延髓胶质瘤 – 儿童：mOS 53 周；2 年 OS 16% – 成人：mOS 190 周；2 年 OS 57% ● 弥漫性胶质瘤 – 儿童：mOS 53 周；2 年 OS 5% – 成人：mOS 190 周；2 年 OS 50%
Kretchmar 等[103]	Pediatric Oncology Group	顺铂 + 环磷酰胺→ RT	6600	● 女 20；男 12	6	PR 9%；mOS 9 个月
Packer 等[104]	Children's Cancer Group	RT	7800	● 女 34；男 32	6.8	PR 12%；mPFS 8 个 月；1 年 OS 35%；2 年 OS 22%；3 年 OS 11%

（续表）

参考文献	研究单位 / 团队	方案 / 药物	放射治疗剂量范围（cGy，平均 / 中位）	数量 / 性别 / 患者分类	中位年龄（岁）	反应 / 生存预后
Fleischhack 等[105]	University of Bonn	RT + 尼妥珠单抗→尼妥珠单抗	5400	• 41 例	7	PR 9.8%；mPFS 5.5 个月；mOS 9.6 个月
Haas-Kogan 等[106]	Pediatric Brain Tumor Consortium	RT+ 蒂法伐尼→蒂法伐尼	5580	• 女 25；男 15	5.5	PR 17.5%；mPFS 5.9 个月；1 年 PFS 7.5%；1.5 年 PFS 2.5%；mOS 8.9 月；1 年 OS 35%；1.5 年 OS 10%
Kivivuori 等[107]	Children's Hospital, University of Helsinki	RT+ 拓扑替康→沙利度胺 + 塞来昔布 + 依托泊苷 vs 单独 RT	（1 例 4680）–5400	• RT+CT：8 例 • 单独 RT：8 例	• RT+CT:7.5 • 单独 RT：7.5	• RT + CT – 1 年 OS 63% – mOS 12.5 个月（RT+CT）vs. 8.5 个月（单独 RT）[NS]；mTTP 11 个月（RT+CT）vs. 6.8 个月（单独 RT）[S]；mPTD 0.75 个月（RT + CT）vs. 2 个月（单独 RT）[S]
Massimino 等[108]	Fondazione IRCCS Istituto Nazionale Tumori	RT+ 尼妥珠单抗→尼妥珠单抗	5400	• 女 21；男 16	7.5	mPFS 7 个月；mOS 11 个月
Negretti 等[109]	Institut Gustave Roussy	低分割 RT	4500–（1 例 6000）	• 女 10；男 12	5.9	mTTP 5.7 个月；mOS 7.6 个月；mPTD 3 个月
Pollack 等[110]	Pediatric Brain Tumor Consortium	RT+ 吉非替尼→吉非替尼	5580	• 女 29；男 14	7	PR 14%；mPFS 7.4 个月；1 年 PFS 和 2 年 PFS 分别为 20.9% 和 9.3%；1 年 OS 和 2 年 OS 分别为 56.4% 和 19.6%
Wolff 等[111]	HIT-GBM-D Study – Floating Hospital for Children at Tufts Medical Center	甲氨蝶呤→RT+CT（顺铂、依托泊苷、长春新碱、异环磷酰胺、洛莫司汀、泼尼松）	5400	• 女 11；男 19	10.8	PR 42%；6 个月 EFS，12 个月 EFS，24 个月 EFS，36 个月 EFS，48 个月 EFS，60 个月 EFS 分别为 77%、43%、20%、17%、13% & 13%；6 个月 OS，12 个月 OS，24 个月 OS，36 个月 OS，48 个月 OS，60 个月 OS 分别为 97%、77%、40%、28%、17% &13%——使用地塞米松 mEFS（11 例）vs. 不使用地塞米松 mEFS（15 例）：1.5 年 vs. 3.1 年 [S]
Chassot 等[112]	Institute Gustave Roussy	RT+TMZ→TMZ	5400	• 21 例	6.4	PR 52.6%；mTTP 7.5 个月；mOS 11.7 个月；mPTD 3.5 个月；1 年 PFS 33%；1 年 OS 50%

（续表）

参考文献	研究单位 / 团队	方案 / 药物	放射治疗剂量范围（cGy，平均 / 中位）	数量 / 性别 / 患者分类	中位年龄（岁）	反应 / 生存预后
Fontanilla 等[113]	MD Anderson Cancer Center	放射治疗 +CT（顺铂、依托泊苷、长春新碱、拓扑替康、凡德他尼、TMZ、甲氨蝶呤、异环磷酰胺单药或不同组合联用）→ CT（伊立替康、贝伐单抗、尼妥珠单抗、阿仑单抗、凡德他尼、TMZ、长春新碱、洛莫司汀、依托泊苷、丙戊酸不同组合联用）→再放射治疗 +CT（贝伐单抗、伊立替康、TMZ、顺铂、依托泊苷，单药或不同组合联用）	5400～5580 → 1800～2000	● 女 4；男 2	4	mTTP 4 个月；mPFS 5 个月；mOS 6 个月
Warren 等[114]	National Cancer Institute	放射治疗→ INF-α-2b	5040～6720（5470）	● 女 19；男 13	5.3	2 年 OS 14.3%；mOS 351 天；mTTP 235 天
Wolff 等[115]	MD Anderson Cancer Center	二线或以上治疗包括 CT（依托泊苷、贝伐单抗、伊立替康、丙戊酸、尼妥珠单抗、TMZ、西妥昔单抗、西罗莫司、顺维 A 酸、拉贝地米、顺铂、卡铂、长春新碱、洛莫司汀、notch 抑制药 MK0752、环磷酰胺、Ruta6、丙卡巴肼、索拉非尼、拓扑替康、长春瑞滨、塞来昔布、维生素 D、非诺贝特、单药或联用）+/– 再放射治疗	7 例再放射治疗：200～2000	● 女 18；男 13	6.1	PR 12%；mTTP 2 个月；mEFS 2.5 个月

（续表）

参考文献	研究单位 / 团队	方案 / 药物	放射治疗剂量范围（cGy，平均 / 中位）	数量 / 性别 / 患者分类	中位年龄（岁）	反应 / 生存预后
Aguilera 等[116]	Children's Healthcareof Atlanta	放射治疗 → TMZ + 贝伐珠单抗	5400	• 女 1；男 1	9	病例 1：PFS 37 个月 病例 2：PFS 47 个月
Bailey 等[117]	Children's Cancer and Leukaemia Group（CCLG）– CNS Group	放射治疗 + TMZ → TMZ	5400	• 女 19；男 24	8	mOS 9.5 个月；9 个月、1 年、2 年 OS 分别为 56%、35%、17%
Bradley 等[118]	Children's Oncology Group	RT + 莫特沙芬 + 钆	5400	• 女 34；男 30	6.4	PR 30%；1 年 EFS 18%；1 年 OS 53%；mPFS 7.2 个月；mOS 11.4 个月
Janssens 等[119]	Radboud University Nijmegen Medical Centre & Academic Medical Center Amsterdam; Erasmus Medical Centre inRotterdam	低分割放射治疗（+ TMZ 11 例）vs 常规放射治疗（+ CT 9 例：TMZ 3 例，依托泊苷 2 例，尼妥珠单抗 1 例，沙利度胺 + 依托泊苷 + 环磷酰胺 1 例、福莫司汀 1 例、他莫昔芬 1 例）	3900～5400	• 低分割放射治疗：女 15；男 12 • 常规放射治疗：女 10；男 17	• 低分割放射治疗：7.5 • 常规放射治疗：7.3	mOS（低分割放射治疗）9 个月 vs. 9.4 个月（常规放射治疗）[NS]；mTTP（低分割放射治疗）5 个月 vs. 7.6 个月（常规放射治疗）[NS]——常规放射治疗：6 个月、9 个月和 12 个月 OS 分别为：74%、44% 和 22%；3 个月、6 个月、9 个月 PFS 分别为 77%、43% 和 21%
Kebudi 等[120]	Cerrahpasa Medical Faculty &Oncology Institute，Istanbul University	组 1：放射治疗（12 例）‖ 组 2：放射治疗 + 顺铂或 VCR → 洛莫司汀 +VCR（17 例）‖ 组 3：放射治疗 + TMZ → TMZ（21 例）	5400～6000	• 女 26；男 24	7	所有病例：mOS 13 个月 • 组 1 mOS 12 个月，1 年 OS、2 年 OS、3 年 OS 分别为 41.7%、0%、0% • 组 2 mOS 12 个月，1 年 OS、2 年 OS、3 年 OS 分别为 55.3%、37%、37% • 组 3 mOS 15 个月，1 年 OS、2 年 OS、3 年 OS 分别为 47.5%、27%、20% • 组 2+ 组 3 的 1 年 OS、2 年 OS、3 年 OS 分别为 61%、32%、28% • OS：组 1 vs. 组 2 [S]；组 1 vs. 组 3 [S]；组 1vs. 组 2 + 组 3 [S]

（续表）

参考文献	研究单位 / 团队	方案 / 药物	放射治疗剂量范围（cGy，平均 / 中位）	数量 / 性别 / 患者分类	中位年龄（岁）	反应 / 生存预后
Zaky 等[121]	Children's Hospital of Los Angeles	CT（卡铂 + 依托泊苷 5 例和 TMZ 1 例）→ 伊立替康 +TMZ + 贝伐珠单抗	5540～6000	• 女 4；男 2	6.6	PR 66.7%；mEFS 10.4 个月；mOS 14.6 个月
Massimino 等[122]	Fondazione IRCCS Istituto Nazionale dei Tumori	尼妥珠单抗 + 长春瑞滨→RT+/– 再放射治疗（11 例）→尼妥珠单抗 + 长春瑞滨	5400 → 1980	• 女 10；男 15	6.1	PR 8%；RR 96%；mPFS 8.5 个月；1 年和 2 年 PFS 分别为 30% 和 12%；mOS 15 周；1 年和 2 年 OS 分别为 76% 和 27% —— 再放射治疗 vs. 无再放射治疗的 mPFS 为 8.3 个月（再放射治疗）vs. 8.5 个月（无再放射治疗）[NS]；mOS 为 16 个月（再放射治疗）vs.13.3 个月（无再放射治疗）[NS] ——肿瘤缩小 > 20% vs. < 20%：1 年 OS 分别为 100% 和 67%[S]；2 年 OS 分别为 50% 和 17%[S]——年龄 < 4 岁 vs. > 4 岁：2 年 OS 分别为 75% vs. 15%[S] ——分流 vs. 无分流：1 年 OS 分别为 60% 和 22%[S]
Muller 等[123]	Gesellschaft für Pädiatrische Onkologie und Hämatologie (GPOH)-HIT-HGG Study Group	放射治疗 + 节律 TMZ（+ nimutuzumab1 例）	3520～5400	• 女 5；男 1	8.3	mPFS 4 个月；mOS 7.6 个月

（续表）

参考文献	研究单位 / 团队	方案 / 药物	放射治疗剂量范围（cGy，平均 / 中位）	数量 / 性别 / 患者分类	中位年龄（岁）	反应 / 生存预后
Zaghloul 等 [124]	Children's Cancer Hospital，Egypt	低分割放射治疗 vs. 常规放射治疗	3900～5400	● 低分割放射治疗：女 16；男 19 ● 常规放射治疗：女 18；男 18	7.9	mOS（所有患者）8.9 个月；mOS 分别为 7.8 个月（低分割放射治疗）vs. 9.5 个月（常规放射治疗）；1 年 OS 分别为 36.4%（低分割放射治疗）vs. 26.2%（常规放射治疗）；1.5 年 OS 分别为 10.9（低分割放射治疗）vs. 13.1%（常规放射治疗）[NS]；mPFS 分别为 6.3 个月（低分割放射治疗）vs. 7.3 个月（常规放射治疗）；1 年 PFS 分别为 22.5%（低分割放射治疗）vs. 17.9%（常规放射治疗）；1.5 年 PFS 分别为 9.6%（低分割放射治疗）vs. 10.8%（常规放射治疗）[NS]
Epelman 等 [125]	Santa Marcelina Hospital	尼妥珠单抗 + 放射治疗	5400	● 女 14；男 7	7.6	7.3 个月 PFS 85.7%；9 个月 OS 71.4%；1 年 OS 57.1%
Rizzo 等 [126]	Catholic University of Rome	放射治疗 + TMZ → TMZ	4500～5940	● 女 9；男 6	9	PR 66.6%；mPFS 7.15 个月；1 年 PFS 20%；mOS 15.6 个月；1 年 OS 60%
Vanan 等 [127]	University of Manitoba	再放射治疗	2160～3600	● 女 6；男 4	6.5	mOS（再放射治疗后）9 个月；mPTD 171 天（再放射治疗）vs. 91.5 天（无再放射治疗；历史队列 46 例 [S]
Hankinson 等 [128]	University of Colorado & Children's HospitalColorado	放射治疗	2500	● 女 3；男 4	4.5	mOS 6.6 个月；6 个月，9 个月和 12 个月 OS 分别为 58%，28% 和 28%，；mPFS 6.3 个月；3 个月 、6 个月和 9 个月 PFS 分别为 72%，58% 和 0%
Hummel 等 [129]	Cincinnati Children's Hospital Medical Center; Ann & Robert H Lurie Children's Hospital	放射治疗 + 贝伐珠单抗→贝伐珠单抗 + 伊立替康 + TMZ（高级别胶质瘤用 TMZ 而 DIPG 不使用）	5400～5940	● DIPG 15：女 7；男 8 ● 高级别胶质瘤 12：女 7；男 5	10	DIPG：mPFS 8.2 个月；mOS 10.4 个月——HGG：mPFS 15.2 个月；mOS 25.4 个月；1 年 PFS 92%；1 年 OS 92%；3 年 PFS 33%；3 年 OS 55%

（续表）

参考文献	研究单位 / 团队	方案 / 药物	放射治疗剂量范围（cGy，平均 / 中位）	数量 / 性别 / 患者分类	中位年龄（岁）	反应 / 生存预后
Janssens 等[130]	Societe-Internationale d'Oncologie Pediatrique Europe-HGG/ DIPG Working Group	放射治疗＋再放射治疗 vs. 放射治疗＋再放射治疗＋系统治疗 vs. 放射治疗＋最佳支持治疗 vs. 放射治疗＋系统治疗	1800～3000	• 再放射治疗：女 17；男 14 • 无再放射治疗：女 20；男 19	• 再放射治疗 6 • 无再放射治疗 7	mPFS 8.2 个月（再放射治疗）vs. 7.7 个月（无再放射治疗）[NS]；mOS 13.7 个月（再放射治疗）vs. 10.3 个月（无再放射治疗）[S]；6 个月、9 个月、12 个月和 18 个月 OS（再放射治疗 vs. 无再放射治疗）：100% vs. 95%、87% vs. 67%、71% vs. 33%、23% vs. 10%；mOS 6.1（再放射治疗＋系统治疗）vs. 5.4（再放射治疗）[NS]——再放射治疗组的放射治疗和再放射治疗间期，间隔 3～6 个月和间隔 6～12 个月的再放射治疗 vs. 无再放射治疗的 mOS 分别为 4 个月和 2.7 个月[S] 和 6.4 个月和 3.3 个月[S]
La Madrid 等[131]	Hospital Sant Joan de Deu	放射治疗→再放射治疗	• 病例 1：5400 →3060→2160 • 病例 2：3900→ 2000→2000	• 女 1；男 1	5.5	病例 1：PFS 分别为 8 个月（放射治疗后），4 个月（再放射治疗后）和 3 个月（2 次再放射治疗后） 病例 2：PFS 分别为 11 个月（放射治疗后），8 个月（再放射治疗后）和 12 个月（2 次再放射治疗后）
Macy 等[132]	Pediatric Oncology Experimental Therapeutics Investigators' Consortium	西妥昔单抗＋RT→西妥昔单抗＋伊立替康	5940	• 女 24；男 21 • DIPG 25；高级别胶质瘤 20	8	DIPG：mPFS/TTP 7.12 个月；1 年 PFS 29.6%；mEFS 6.9 个月；mOS 12.1 个月 HGA：mPFS/ TTP 9.02 个月；1 年 PFS 18%；mEFS 8.9 个月；mOS 17.4 个月

（续表）

参考文献	研究单位 / 团队	方案 / 药物	放射治疗剂量范围（cGy，平均 / 中位）	数量 / 性别 / 患者分类	中位年龄（岁）	反应 / 生存预后
Yoshida 等[133]	Kobe University Graduate School of Medicine	放射治疗 +/– 化学药物治疗（TMZ，尼莫司汀，干扰素 –β，尼莫司汀 + 干扰素 –β，TMZ + IFN-β 或尼莫司汀 + 干扰素 –β+ 长春新碱）——只有 76% 的患者行放射治疗 + 同步化学药物治疗	5000～7000 (5600)	• 儿童：女 9；男 5 • 成人：女 6；男 10	• 儿童 8； • 成人 49	mOS 15 个月（儿童：mOS 9.5 个月；成人：mOS 9 个月）；1 年，2 年和 3 年 OS 分别为 53%，43% 和 27%；1 年，2 年和 3 年 PFS 分别为 43%，26% 和 19%；儿童 / 成人 1 年，2 年和 3 年 OS 分别为 29%/75%，14%/68% 和 0%/53%［S］；儿童 / 成人 1 年、2 年和 3 年 PFS 分别为 14%/69%，0%/49% 和 0%/35%［S］—— 2 年弥漫内生性 vs. 其他（局灶，外生）的 OS/PFS 分别为 39%/57% vs. 26%/29%［NS］；脑桥 vs. 非脑桥的 2 年 OS/PFS：36%/80% vs. 24% / 40%［NS］；治疗前肿瘤强化 vs. 非强化的 2 年 OS / PFS 分别为 50%/40% vs. 21%/33%［NS］；TMZ 治疗和非 TMZ 治疗的 3 年 OS/PFS 分别为：34%/50% vs. 21%/31%［NS］

BSC. 最佳支持治疗; BSG. 脑干胶质瘤; cGY. 森特格雷; conv-RT. 常规放射治疗; CT. 化学治疗; d. 天; DIPG. 弥漫内生性脑桥胶质瘤; F. 女性; Gp. 组; HGA. 高级别星形细胞瘤; hypo-RT. 低分割放射治疗；IFN-β. 干扰素 –β；M. 男性；mEFS. 中位无事件生存；mOS. 中位总生存期；mPFS. 中位无进展生存期；mPTD. 进展到死亡的中位时间；mths. 月；NA. 不可用; OS. 总生存时间; PR. 部分反应［定义为：①肿瘤体积减小≥ 50%，或者 CT 或磁共振成像所见的肿瘤最大直径减少≥ 30%；②至少一种神经体征消失（锥体束征、脑神经缺损或小脑征），或者两者皆有］；Pt. 患者；re-RT. 再放射治疗；RR. 应答率；RT. 放射治疗；ST. 系统治疗；TMZ. 替莫唑胺；TTP. 达峰时间；VCR. 长春新碱；vs. 比；wks. 周；y. 年；［NS］. 不显著；［S］. 显著；&. 和；→. 依次

*. 目前已有超 200 项研究，本表只收录既往和新的研究病例

达沙替尼（dsatinib）和克诺拉尼（crenolanib）是血小板源生长因子受体（PDGFR）抑制药，PDGFR 是儿童高级别胶质瘤 /DIPG 最常见的扩增分子之一[98]，目前已经在和完成的临床试验中进行验证，结果尚未发表（gov：NCT02233049；NCT01393912）。另一项正在进行的临床试验（gov:NCT01644773）将达沙替尼和 ALK、c-MET 抑制药环唑替尼（crizotinib）联合使用。初步数据显示达沙替尼对 DIPG 细胞系具有抗肿瘤作用，与 c-MET 抑制药卡博替尼（cabozantinib）联合使用时，也显示出协同效应[154]。

采用表皮生长因子受体（EGFR）抑制药厄洛替尼（erlotinib）联合局部放射治疗进行研究，但结果对新诊断的高级别胶质瘤预后无明显改善[155]。然而，正在研究的临床试验，联合贝伐单抗、替莫唑胺和放射治疗（gov: NCT02233049），以及依维莫司（everolimus）和达沙替尼，探讨联合使用的疗效（gov: NCT02233049）。

一种新的对流增强给药（CED）技术，将药物线过血脑屏障直接作用于肿瘤，有望提高 DIPG 靶向治疗的疗效[156]。使用机器人引导的 CED 将卡铂成功送入 DIPG [157]。放射性标记抗体［^{124}I］-8H9CED[158]、帕比司他[159]，以及其他药物（如伊立替康）的 CED 正在准备和（或）正在进行包括 DIPG 在内的恶性胶质瘤治疗的临床试验（gov: NCT03086616）。

结论

尽管各领域专家通过数百项试验进行了大量努力，以找到“神奇”的治疗方法，但对于弥漫性中线胶质瘤，H3K27M 突变体或 DIPG 仍然是治疗较为有挑战性的肿瘤之一。然而，最近的分子生物学研究发现，通过靶向治疗可带来改善预后的希望。其中许多试验结果仍在等待中，和（或）所研究的分子与其他疗法的剂量、频率和组合需要进一步优化。目前，放射治疗仍然是治疗这种疾病的基础。

参考文献

[1] Henoch E. Fall VI. Sarcom des pons varoli. Charité-Ann. 1880:461–5.
[2] Jacobi MP. Case of probable tumor of the pons. J Nerv Ment Dis. 1889;14(2):115–29.
[3] Williams P. Case of tumour of the pons. Bristol Med Chir J (1883). 1891;9(33):163–7.
[4] Mills CK. Tumor of the pons varolii, with conjugate deviation of the eyes and rotation of the head. J Nerv Ment Dis. 1881;8(3):470–81.
[5] Weisenburg T. Extensive gliomatous tumor involving the cerebellum and the posterior portions of the medulla, pons and cerebral peduncle and the posterior limb of one internal capsule. J Am Med Assoc. 1909;53(25):2086–91.
[6] Zenner P. Two cases of tumor of the pons. J Nerv Ment Dis. 1910;37(1):27–36.
[7] Dmetrichuk J, Pendleton C, Jallo G, Quiñones-Hinojosa A. Father of neurosurgery: Harvey Cushing's early experience with a pediatric brainstem glioma at the Johns Hopkins Hospital. J Neurosurg Pediatr. 2011;8(4):337–41.
[8] Bailey P, Eisenhardt L. Spongioblastomas of the brain. J Comp Neurol. 1932;56(2):391–430.
[9] Cushing H. The surgical mortality percentages pertaining to a series of two thousand verified intracranial tumors: standards of computation. Arch Neurol Psychiatr. 1932;27(6):1273–80.
[10] Pilcher C. Spongioblastoma polare of the pons: clinicopathologic study of eleven cases. Arch Neurol Psychiatr. 1934;32(6):1210–29.
[11] Bray PF, Carter S, Taveras JM. Brainstem tumors in children. Neurology. 1958;8(1):1–7.
[12] Whyte T, Colby JM, Layton JD. Radiation therapy of brainstem tumors. Radiology. 1969;93(2):413–6. passim.
[13] Reigel D, Scarff T, Woodford J. Biopsy of pediatric brain stem tumors. Childs Brain. 1979;5(3):329–40.
[14] Louis D, Ohgaki H, Wiestler O, Cavenee W. WHO classification of tumours of the central nervous system. Revised 4th ed. Geneva: WHO Press; 2016.
[15] Jansen M, Van Vuurden D, Vandertop W, Kaspers G. Diffuse intrinsic pontine gliomas: a systematic update on clinical trials and biology. Cancer Treat Rev. 2012;38(1):27–35.
[16] Walker D, Punt J, Sokal M. Brainstem tumors. In: Walker D, Perilongo G, Punt J, Taylor R, editors. Brain and spinal tumors of childhood. Oxford: Arnold Publisher; 2004. p. 291–313.

[17] Ostrom QT, Gittleman H, Liao P, Vecchione-Koval T, Wolinsky Y, Kruchko C, et al. CBTRUS statistical report: primary brain and other central nervous system tumors diagnosed in the United States in 2010–2014. Neuro-Oncology. 2017;19(suppl_5):v1–v88.

[18] Hargrave D, Bartels U, Bouffet E. Diffuse brainstem glioma in children: critical review of clinical trials. Lancet Oncol. 2006;7(3):241–8.

[19] Cooney T, Lane A, Bartels U, Bouffet E, Goldman S, Leary SE, et al. Contemporary survival endpoints: an International Diffuse Intrinsic Pontine Glioma Registry Study. Neuro-Oncology. 2017;19(9):1279–80.

[20] Guillamo J-S, Monjour A, Taillandier L, Devaux B, Varlet P, Haie-Meder C, et al. Brainstem gliomas in adults: prognostic factors and classification. Brain. 2001;124(12):2528–39.

[21] Ueoka DI, Nogueira J, Campos JC, Maranhão Filho P, Ferman S, Lima MA. Brainstem gliomas— retrospective analysis of 86 patients. J Neurol Sci. 2009;281(1):20–3.

[22] Jansen MH, Veldhuijzen van Zanten SE, Sanchez Aliaga E, Heymans MW, Warmuth-Metz M, Hargrave D, et al. Survival prediction model of children with diffuse intrinsic pontine glioma based on clinical and radiological criteria. Neuro-Oncology. 2015;17(1):160–6.

[23] Guillamo J-S, Doz F, Delattre J-Y. Brain stem gliomas. Curr Opin Neurol. 2001;14(6):711–5.

[24] Laigle-Donadey F, Doz F, Delattre J-Y. Brainstem gliomas in children and adults. Curr Opin Oncol. 2008;20(6):662–7.

[25] Fisher PG, Breiter SN, Carson BS, Wharam MD, Williams JA, Weingart JD, et al. A clinicopathologic reappraisal of brain stem tumor classification. Cancer. 2000;89(7):1569–76.

[26] Epstein FJ, Farmer J-P. Brain-stem glioma growth patterns. J Neurosurg. 1993;78(3):408–12.

[27] Sandri A, Sardi N, Genitori L, Giordano F, Peretta P, Basso M, et al. Diffuse and focal brain stem tumors in childhood: prognostic factors and surgical outcome. Childs Nerv Syst. 2006;22(9):1127–35.

[28] Patten J. The brain stem. In: Patten J, editor. Neurological differential diagnosis. 2nd ed. New York: Springer; 1996. p. 162–77.

[29] Hargrave D, Chuang N, Bouffet E. Conventional MRI cannot predict survival in childhood diffuse intrinsic pontine glioma. J Neuro-Oncol. 2008;86(3):313–9.

[30] Green A, Kieran M. Pediatric brainstem gliomas: new understanding leads to potential new treatments for two very different tumors. Curr Oncol Rep. 2015;17(3):436.

[31] Garzón M, García-Fructuoso G, Guillén A, Suñol M, Mora J, Cruz O. Brain stem tumors in children and adolescents: single institutional experience. Childs Nerv Syst. 2013;29(8):1321–31.

[32] Soler D, Borzyskowski M. Lower urinary tract dysfunction in children with central nervous system tumours. Arch Dis Child. 1998;79(4):344–7.

[33] Barkovich A, Krischer J, Kun L, Packer R, Zimmerman R, Freeman C, et al. Brain stem gliomas: a classification system based on magnetic resonance imaging. Pediatr Neurosurg. 1990;16(2):73–83.

[34] Löbel U, Sedlacik J, Sabin ND, Kocak M, Broniscer A, Hillenbrand CM, et al. Three-dimensional susceptibility-weighted imaging and two-dimensional T2*-weighted gradient-echo imaging of intratumoral hemorrhages in pediatric diffuse intrinsic pontine glioma. Neuroradiology. 2010;52(12):1167–77.

[35] Frazier JL, Lee J, Thomale UW, Noggle JC, Cohen KJ, Jallo GI. Treatment of diffuse intrinsic brainstem gliomas: failed approaches and future strategies. A review. J Neurosurg Pediatr. 2009;3(4):259–69.

[36] Ramos A, Hilario A, Lagares A, Salvador E, Perez-Nuñez A, Sepulveda J. Brainstem gliomas. Semin Ultrasound CT MR. 2013;34(2):104–12.

[37] Hayward RM, Patronas N, Baker EH, Vézina G, Albert PS, Warren KE. Inter-observer variability in the measurement of diffuse intrinsic pontine gliomas. J Neuro-Oncol. 2008;90(1):57–61.

[38] Zukotynski KA, Fahey FH, Kocak M, Alavi A, Wong TZ, Treves ST, et al. Evaluation of 18F-FDG PET and MRI associations in pediatric diffuse intrinsic brain stem glioma: a report from the Pediatric Brain Tumor Consortium. J Nucl Med. 2011;52(2):188–95.

[39] Prabhu SP, Ng S, Vajapeyam S, Kieran MW, Pollack IF, Geyer R, et al. DTI assessment of the brainstem white matter tracts in pediatric BSG before and after therapy. Childs Nerv Syst. 2011;27(1):11–8.

[40] Poussaint TY, Kocak M, Vajapeyam S, Packer RI, Robertson RL, Geyer R, et al. MRI as a central component of clinical trials analysis in brainstem glioma: a report from the Pediatric Brain Tumor Consortium (PBTC). Neuro-Oncology. 2011;13(4):417–27.

[41] Löbel U, Sedlacik J, Reddick WE, Kocak M, Ji Q, Broniscer A, et al. Quantitative diffusion-weighted and dynamic susceptibility-weighted contrast-enhanced perfusion MR imaging analysis of T2 hypointense lesion components in pediatric diffuse intrinsic pontine glioma. AJNR Am J Neuroradiol. 2011;32(2):315–22.

[42] Lober RM, Cho YJ, Tang Y, Barnes PD, Edwards MS, Vogel H, et al. Diffusion-weighted MRI derived apparent diffusion coefficient identifies prognostically distinct subgroups of pediatric diffuse intrinsic pontine glioma. J Neuro-Oncol. 2014;117(1):175–82.

[43] Poussaint TY, Vajapeyam S, Ricci KI, Panigrahy A, Kocak M, Kun LE, et al. Apparent diffusion coefficient histogram metrics correlate with survival in diffuse intrinsic pontine glioma: a report from the Pediatric Brain Tumor Consortium. Neuro-Oncology. 2016;18(5):725–34.

[44] Zukotynski KA, Vajapeyam S, Fahey FH, Kocak M, Brown D, Ricci KI, et al. Correlation of 18F-FDG PET and MRI apparent diffusion coefficient histogram metrics with survival in diffuse intrinsic pontine glioma: a report from the Pediatric Brain Tumor Consortium. J Nucl Med. 2017;58(8):1264–9.

[45] Thakur S, Karimi S, Dunkel I, Koutcher J, Huang W. Longitudinal MR spectroscopic imaging of pediatric diffuse pontine tumors to assess tumor aggression and progression. AJNR Am J Neuroradiol. 2006;27(4):806–9.

[46] Hipp SJ, Steffen-Smith E, Hammoud D, Shih JH, Bent R, Warren KE. Predicting outcome of children with diffuse intrinsic pontine gliomas using multiparametric imaging. Neuro-Oncology. 2011;13(8):904–9.

[47] Laprie A, Pirzkall A, Haas-Kogan DA, Cha S, Banerjee A, Le TP, et al. Longitudinal multivoxel MR spectroscopy study of pediatric diffuse brainstem gliomas treated with radiotherapy. Int J Radiat Oncol Biol Phys. 2005;62(1):20–31.

[48] Sugahara T, Korogi Y, Kochi M, Ushio Y, Takahashi M. Perfusion-sensitive MR imaging of gliomas: comparison between gradient-echo and spin-echo echo-planar imaging

techniques. AJNR Am J Neuroradiol. 2001;22(7):1306–15.
[49] Nadvi S, Ebrahim FS, Corr P. The value of 201 thallium-SPECT imaging in childhood brainstem gliomas. Pediatr Radiol. 1998;28(8):575–9.
[50] Epstein F, Wisoff JH. Intrinsic brainstem tumors in childhood: surgical indications. J Neuro-Oncol. 1988;6(4):309–17.
[51] Epstein F, McCleary EL. Intrinsic brain-stem tumors of childhood: surgical indications. J Neurosurg. 1986;64(1):11–5.
[52] Gleason CA, Wise BL, Feinstein B. Stereotactic localization (with computerized tomographic scanning), biopsy, and radiofrequency treatment of deep brain lesions. Neurosurgery. 1978;2(3):217–22.
[53] Albright AL, Packer RJ, Zimmerman R, Rorke LB, Boyett J, Hammond GD. Magnetic resonance scans should replace biopsies for the diagnosis of diffuse brain stem gliomas: a report from the Children's Cancer Group. Neurosurgery. 1993;33(6):1026–30.
[54] Roujeau T, Machado G, Garnett MR, Miquel C, Puget S, Geoerger B, et al. Stereotactic biopsy of diffuse pontine lesions in children. J Neurosurg. 2007;107(1 Suppl):1–4.
[55] de León FC-P, Perezpena-Diazconti M, Castro-Sierra E, Guerrero-Jazo F, Gordillo-Dominguez L, Gutierrez-Guerra R, et al. Stereotactically-guided biopsies of brainstem tumors. Childs Nerv Syst. 2003;19(5–6):305–10.
[56] Dellaretti M, Touzet G, Reyns N, Dubois F, Gusmão S, Pereira JLB, et al. Correlation among magnetic resonance imaging findings, prognostic factors for survival, and histological diagnosis of intrinsic brainstem lesions in children. J Neurosurg Pediatr. 2011;8(6):539–43.
[57] Rajshekhar V, Moorthy RK. Status of stereotactic biopsy in children with brain stem masses: insights from a series of 106 patients. Stereotact Funct Neurosurg. 2010;88(6):360–6.
[58] Puget S, Beccaria K, Blauwblomme T, Roujeau T, James S, Grill J, et al. Biopsy in a series of 130 pediatric diffuse intrinsic pontine gliomas. Childs Nerv Syst. 2015;31(10):1773–80.
[59] Samadani U, Judy KD. Stereotactic brainstem biopsy is indicated for the diagnosis of a vast array of brainstem pathology. Stereotact Funct Neurosurg. 2003;81(1–4):5–9.
[60] Pincus DW, Richter EO, Yachnis AT, Bennett J, Bhatti MT, Smith A. Brainstem stereotactic biopsy sampling in children. J Neurosurg Pediatr. 2006;104(2):108–14.
[61] Pirotte BJ, Lubansu A, Massager N, Wikler D, Goldman S, Levivier M. Results of positron emission tomography guidance and reassessment of the utility of and indications for stereotactic biopsy in children with infiltrative brainstem tumors. J Neurosurg. 2007;107(5 Suppl):392–9.
[62] Phi JH, Chung H-T, Wang K-C, Ryu SK, Kim S-K. Transcerebellar biopsy of diffuse pontine gliomas in children: a technical note. Childs Nerv Syst. 2013;29(3):489–93.
[63] Wang ZJ, Rao L, Bhambhani K, Miller K, Poulik J, Altinok D, et al. Diffuse intrinsic pontine glioma biopsy: a single institution experience. Pediatr Blood Cancer. 2015;62(1):163–5.
[64] Walker DA, Liu J, Kieran M, Jabado N, Picton S, Packer R, et al. A multi-disciplinary consensus statement concerning surgical approaches to low-grade, high-grade astrocytomas and diffuse intrinsic pontine gliomas in childhood (CPN Paris 2011) using the Delphi method. Neuro-Oncology. 2013;15(4):462–8.
[65] Kambhampati M, Perez JP, Yadavilli S, Saratsis AM, Hill AD, Ho C-Y, et al. A standardized autopsy procurement allows for the comprehensive study of DIPG biology. Oncotarget. 2015;6(14):12740–7.
[66] Wu G, Diaz AK, Paugh BS, Rankin SL, Ju B, Li Y, et al. The genomic landscape of diffuse intrinsic pontine glioma and pediatric non-brainstem high-grade glioma. Nat Genet. 2014;46(5):444–50.
[67] Huang TY, Piunti A, Lulla RR, Qi J, Horbinski CM, Tomita T, et al. Detection of Histone H3 mutations in cerebrospinal fluid-derived tumor DNA from children with diffuse midline glioma. Acta Neuropathol Commun. 2017;5(1):28.
[68] Jones C, Baker SJ. Unique genetic and epigenetic mechanisms driving paediatric diffuse high-grade glioma. Nat Rev Cancer. 2014;14(10):651.
[69] Dellaretti M, Reyns N, Touzet G, Dubois F, Gusmão S, Pereira JLB, et al. Stereotactic biopsy for brainstem tumors: comparison of transcerebellar with transfrontal approach. Stereotact Funct Neurosurg. 2012;90(2):79–83.
[70] Carai A, Mastronuzzi A, De AB, Messina R, Cacchione A, Miele E, et al. Robot-assisted stereotactic biopsy of diffuse intrinsic pontine glioma: a single-center experience. World Neurosurg. 2017;101:584–8.
[71] Alcantara SL, Chen J, Kwon C, Jackson E, Li Y, Burns D, et al. Malignant astrocytomas originate from neural stem/progenitor cells in a somatic tumor suppressor mouse model. Cancer Cell. 2009;15(1):45–56.
[72] Wang Y, Yang J, Zheng H, Tomasek G, Zhang P, McKeever P, et al. Expression of mutant p53 proteins implicates a lineage relationship between neural stem cells and malignant astrocytic glioma in a murine model. Cancer Cell. 2009;15(6):514–26.
[73] Bohman L-E, Swanson KR, Moore JL, Rockne R, Mandigo C, Hankinson T, et al. Magnetic resonance imaging characteristics of glioblastoma multiforme: implications for understanding glioma ontogeny. Neurosurgery. 2010;67(5):1319–28.
[74] Monje M, Mitra S, Freret M, Raveh T, Kim J, Masek M, et al. Hedgehog-responsive candidate cell of origin for diffuse intrinsic pontine glioma. Proc Natl Acad Sci U S A. 2011;108(11):4453–8.
[75] Louis DN, Perry A, Reifenberger G, Von Deimling A, Figarella-Branger D, Cavenee WK, et al. The 2016 World Health Organization classification of tumors of the central nervous system: a summary. Acta Neuropathol. 2016;131(6):803–20.
[76] Epstein F. A staging system for brain stem gliomas. Cancer. 1985;56(S7):1804–6.
[77] Bugiani M, van Zanten SEV, Caretti V, Schellen P, Aronica E, Noske DP, et al. Deceptive morphologic and epigenetic heterogeneity in diffuse intrinsic pontine glioma. Oncotarget. 2017;8(36):60447.
[78] Buczkowicz P, Bartels U, Bouffet E, Becher O, Hawkins C. Histopathological spectrum of paediatric diffuse intrinsic pontine glioma: diagnostic and therapeutic implications. Acta Neuropathol. 2014;128(4):573–81.
[79] Hoffman L, DeWire M, Ryall S, Buczkowicz P, Leach J, Miles L, et al. Spatial genomic heterogeneity in diffuse intrinsic pontine and midline high-grade glioma: implications for diagnostic biopsy and targeted therapeutics. Acta Neuropathol Commun. 2016;4:1–8.
[80] Yoshimura J, Onda K, Tanaka R, Takahashi H. Clinicopathological study of diffuse type brainstem gliomas: analysis of 40 autopsy cases. Neurol Med Chir (Tokyo). 2003;43(8):375–82.
[81] Sufit A, Donson AM, Birks DK, Knipstein JA, Fenton LZ, Jedlicka P, et al. Diffuse intrinsic pontine tumors: a study of primitive neuroectodermal tumors versus the more common diffuse intrinsic

pontine gliomas. J Neurosurg Pediatr. 2012;10(2):81–8.
[82] Gielen GH, Gessi M, Hammes J, Kramm CM, Waha A, Pietsch T. H3F3A K27M mutation in pediatric CNS tumors: a marker for diffuse high-grade astrocytomas. Am J Clin Pathol. 2013;139(3):345–9.
[83] Lulla R, Saratsis A, Hashizume R. Mutations in chromatin machinery and pediatric high-grade glioma. Sci Adv. 2016;2(3):e1501354.
[84] Schwartzentruber J, Korshunov A, Liu X, Jones D, Pfaff E, Jacob K, et al. Driver mutations in histone H3. 3 and chromatin remodelling genes in paediatric glioblastoma. Nature. 2012;482(7384):226–31.
[85] Wu G, Broniscer A, McEachron T, Lu C, Paugh B, Becksfort J, et al. Somatic histone H3 alterations in pediatric diffuse intrinsic pontine gliomas and non-brainstem glioblastomas. Nat Genet. 2012;44(3):251–3.
[86] Puntonet J, Dangouloff-Ros V, Saffroy R, Pagès M, Andreiuolo F, Grill J, et al. Historadiological correlations in high-grade glioma with the histone 3.3 G34R mutation. J Neuroradiol. 2018;45(5):316–22.
[87] Lewis P, Müller M, Koletsky M, Cordero F, Lin S, Banaszynski L, et al. Inhibition of PRC2 activity by a gain-of-function H3 mutation found in pediatric glioblastoma. Science. 2013;340(6134):857–61.
[88] Korshunov A, Ryzhova M, Hovestadt V, Bender S, Sturm D, Capper D, et al. Integrated analysis of pediatric glioblastoma reveals a subset of biologically favorable tumors with associated molecular prognostic markers. Acta Neuropathol. 2015;129(5):669–78.
[89] Cohen K, Pollack I, Zhou T, Buxton A, Holmes E, Burger P, et al. Temozolomide in the treatment of high-grade gliomas in children: a report from the Children's Oncology Group. Neuro-Oncology. 2011;13(3):317–23.
[90] Castel D, Philippe C, Calmon R, Le Dret L, Truffaux N, Boddaert N, et al. Histone H3F3A and HIST1H3B K27M mutations define two subgroups of diffuse intrinsic pontine gliomas with different prognosis and phenotypes. Acta Neuropathol. 2015;130(6):815–27.
[91] Lobon-Iglesias M, Giraud G, Castel D, Philippe C, Debily M, Briandet C, et al. Diffuse intrinsic pontine gliomas (DIPG) at recurrence: is there a window to test new therapies in some patients? J Neuro-Oncol. 2018;137(1):111–8.
[92] Khuong-Quang D, Buczkowicz P, Rakopoulos P, Liu X, Fontebasso A, Bouffet E, et al. K27M mutation in histone H3. 3 defines clinically and biologically distinct subgroups of pediatric diffuse intrinsic pontine gliomas. Acta Neuropathol. 2012;124(3):439–47.
[93] Fontebasso A, Papillon-Cavanagh S, Schwartzentruber J, Nikbakht H, Gerges N, Fiset P, et al. Recurrent somatic mutations in ACVR1 in pediatric midline high-grade astrocytoma. Nat Genet. 2014;46(5):462–6.
[94] Buczkowicz P, Hoeman C, Rakopoulos P, Pajovic S, Letourneau L, Dzamba M, et al. Genomic analysis of diffuse intrinsic pontine gliomas identifies three molecular subgroups and recurrent activating ACVR1 mutations. Nat Genet. 2014;46(5):451–6.
[95] Taylor K, Mackay A, Truffaux N, Butterfield Y, Morozova O, Philippe C, et al. Recurrent activating ACVR1 mutations in diffuse intrinsic pontine glioma. Nat Genet. 2014;46(5):457–61.
[96] Zarghooni M, Bartels U, Lee E, Buczkowicz P, Morrison A, Huang A, et al. Whole-genome profiling of pediatric diffuse intrinsic pontine gliomas highlights platelet-derived growth factor receptor alpha and poly (ADP-ribose) polymerase as potential therapeutic targets. J Clin Oncol. 2010;28(8):1337–44.
[97] Gilbertson R, Hill D, Hernan R, Kocak M, Geyer R, Olson J, et al. ERBB1 is amplified and overexpressed in high-grade diffusely infiltrative pediatric brain stem glioma. Clin Cancer Res. 2003;9(10 Pt 1):3620–4.
[98] Mackay A, Burford A, Carvalho D, Izquierdo E, Fazal-Salom J, Taylor KR, et al. Integrated molecular meta-analysis of 1,000 pediatric high-grade and diffuse intrinsic Pontine Glioma. Cancer Cell. 2017;32(4):520–37.
[99] Levin V, Edwards M, Wara W, Allen J, Ortega J, Vestnys P. 5-Fluorouracil and 1-(2-chloroethyl)-3-cyclohexyl-1-nitrosourea (CCNU) followed by hydroxyurea, misonidazole, and irradiation for brain stem gliomas: a pilot study of the Brain Tumor Research Center and the Childrens Cancer Group. Neurosurgery. 1984;14(6):679–81.
[100] Jenkin R, Boesel C, Ertel I, Evans A, Hittle R, Ortega J, et al. Brain-stem tumors in childhood: a prospective randomized trial of irradiation with and without adjuvant CCNU, VCR, and prednisone. A report of the Childrens Cancer Study Group. J Neurosurg. 1987;66(2):227–33.
[101] Hibi T, Shitara N, Genka S, Fuchinoue T, Hayakawa I, Tsuchida T, et al. Radiotherapy for pediatric brain stem glioma: radiation dose, response, and survival. Neurosurgery. 1992;31(4):643–51.
[102] Shrieve D, Wara W, Edwards M, Sneed P, Prados M, Cogen P, et al. Hyperfractionated radiation therapy for gliomas of the brainstem in children and in adults. Int J Radiat Oncol Biol Phys. 1992;24(4):599–610.
[103] Kretschmar C, Tarbell N, Barnes P, Krischer J, Burger P, Kun L. Pre-irradiation chemotherapy and hyperfractionated radiation therapy 66 Gy for children with brain stem tumors. A phase II study of the Pediatric Oncology Group, Protocol 8833. Cancer. 1993;72(4):1404–13.
[104] Packer R, Boyett J, Zimmerman R, Albright A, Kaplan A, Rorke L, et al. Outcome of children with brain stem gliomas after treatment with 7800 cGy of hyperfractionated radiotherapy. A Childrens Cancer Group Phase I/II Trial. Cancer. 1994;74(6):1827–34.
[105] Fleischhack G, Siegler N, Zimmermann M, Warmuth-Metz M, Kortmann R, Massimino M, et al. Concomitant therapy of nimotuzumab and standard radiotherapy for the treatment of newly diagnosed diffuse intrinsic pontine gliomas in children and adolescents: Dipg. 05. Neuro Oncol. 2010;12(6):ii9.
[106] Haas-Kogan D, Banerjee A, Poussaint T, Kocak M, Prados M, Geyer J, et al. Phase II trial of tipifarnib and radiation in children with newly diagnosed diffuse intrinsic pontine gliomas. Neuro-Oncology. 2011;13(3):298–306.
[107] Kivivuori S, Riikonen P, Valanne L, Lönnqvist T, Saarinen-Pihkala U. Antiangiogenic combination therapy after local radiotherapy with topotecan radiosensitizer improved quality of life for children with inoperable brainstem gliomas. Acta Paediatr. 2011;100(1):134–8.
[108] Massimino M, Bode U, Biassoni V, Fleischhack G. Nimotuzumab for pediatric diffuse intrinsic pontine gliomas. Expert Opin Biol Ther. 2011;11(2):247–56.
[109] Negretti L, Bouchireb K, Levy-Piedbois C, Habrand J, Dhermain F, Kalifa C, et al. Hypofractionated radiotherapy in the treatment of diffuse intrinsic pontine glioma in children: a single institution's experience. J Neuro-Oncol. 2011;104(3):773–7.
[110] Pollack I, Stewart C, Kocak M, Poussaint T, Broniscer A, Banerjee A, et al. A phase II study of gefitinib and irradiation

in children with newly diagnosed brainstem gliomas: a report from the Pediatric Brain Tumor Consortium. Neuro-Oncology. 2011;13(3):290–7.

[111] Wolff J, Kortmann R, Wolff B, Pietsch T, Peters O, Schmid H, et al. High dose methotrexate for pediatric high grade glioma: results of the HIT-GBM-D pilot study. J Neuro-Oncol. 2011;102(3):433–42.

[112] Chassot A, Canale S, Varlet P, Puget S, Roujeau T, Negretti L, et al. Radiotherapy with concurrent and adjuvant temozolomide in children with newly diagnosed diffuse intrinsic pontine glioma. J Neuro-Oncol. 2012;106(2):399–407.

[113] Fontanilla H, Pinnix C, Ketonen L, Woo S, Vats T, Rytting M, et al. Palliative reirradiation for progressive diffuse intrinsic pontine glioma. Am J Clin Oncol. 2012;35(1):51–7.

[114] Warren K, Bent R, Wolters P, Prager A, Hanson R, Packer R, et al. A phase 2 study of pegylated interferon α-2b (PEG-Intron (®) in children with diffuse intrinsic pontine glioma. Cancer. 2012;118(14):3607–13.

[115] Wolff J, Rytting M, Vats T, Zage P, Ater J, Woo S, et al. Treatment of recurrent diffuse intrinsic pontine glioma: the MD Anderson Cancer Center experience. J Neuro-Oncol. 2012;106(2):391–7.

[116] Aguilera D, Mazewski C, Hayes L, Jordan C, Esiashivilli N, Janns A, et al. Prolonged survival after treatment of diffuse intrinsic pontine glioma with radiation, temozolamide, and bevacizumab: report of 2 cases. J Pediatr Hematol Oncol. 2013;35(1):e42–6.

[117] Bailey S, Howman A, Wheatley K, Wherton D, Boota N, Pizer B, et al. Diffuse intrinsic pontine glioma treated with prolonged temozolomide and radiotherapy–results of a United Kingdom phase II trial (CNS 2007 04). Eur J Cancer. 2013;49(18):3856–62.

[118] Bradley K, Zhou T, McNall-Knapp R, Jakacki R, Levy A, Vezina G, et al. Motexafin-gadolinium and involved field radiation therapy for intrinsic pontine glioma of childhood: a children's oncology group phase 2 study. Int J Radiat Oncol Biol Phys. 2013;85(1):e55–60.

[119] Janssens G, Jansen M, Lauwers S, Nowak P, Oldenburger F, Bouffet E, et al. Hypofractionation vs conventional radiation therapy for newly diagnosed diffuse intrinsic pontine glioma: a matched-cohort analysis. Int J Radiat Oncol Biol Phys. 2013;85(2):315–20.

[120] Kebudi R, Cakir F, Agaoglu F, Gorgun O, Ayan I, Darendeliler E. Pediatric diffuse intrinsic pontine glioma patients from a single center. Childs Nerv Syst. 2013;29(4):583–8.

[121] Zaky W, Wellner M, Brown R, Blüml S, Finlay J, Dhall G. Treatment of children with diffuse intrinsic pontine gliomas with chemoradiotherapy followed by a combination of temozolomide, irinotecan, and bevacizumab. Pediatr Hematol Oncol. 2013;30(7):623–32.

[122] Massimino M, Biassoni V, Miceli R, Schiavello E, Warmuth-Metz M, Modena P, et al. Results of nimotuzumab and vinorelbine, radiation and re-irradiation for diffuse pontine glioma in childhood. J Neuro-Oncol. 2014;118(2):305–12.

[123] Müller K, Schlamann A, Guckenberger M, Warmuth-Metz M, Glück A, Pietschmann S, et al. Craniospinal irradiation with concurrent temozolomide for primary metastatic pediatric high- grade or diffuse intrinsic pontine gliomas. A first report from the GPOH-HIT-HGG Study Group. Strahlenther Onkol. 2014;190(4):377–81.

[124] Zaghloul M, Eldebawy E, Ahmed S, Mousa A, Amin A, Refaat A, et al. Hypofractionated conformal radiotherapy for pediatric diffuse intrinsic pontine glioma (DIPG): a randomized controlled trial. Radiol Oncol. 2014;111(1):35–40.

[125] Epelman S, Odone V, Gorender E, Medeiros RSS, Martins L. Phase II study of nimotuzumab and radiotherapy in children and adolescents with newly diagnosed diffuse intrinsic pontine gliomas (DIPG). J Clin Oncol. 2015;33(15_suppl):10061.

[126] Rizzo D, Scalzone M, Ruggiero A, Maurizi P, Attinà G, Mastrangelo S, et al. Temozolomide in the treatment of newly diagnosed diffuse brainstem glioma in children: a broken promise? J Chemother. 2015;27(2):106–10.

[127] Vanan M, Eisenstat D. DIPG in children-what can we learn from the past? Front Oncol. 2015;5:237.

[128] Hankinson T, Patibandla M, Green A, Hemenway M, Foreman N, Handler M, et al. Hypofractionated radiotherapy for children with diffuse intrinsic pontine gliomas. Pediatr Blood Cancer. 2016;63(4):716–8.

[129] Hummel T, Salloum R, Drissi R, Kumar S, Sobo M, Goldman S, et al. A pilot study of bevacizumab-based therapy in patients with newly diagnosed high-grade gliomas and diffuse intrinsic pontine gliomas. J Neuro-Oncol. 2016;127(1):53–61.

[130] Janssens G, Gandola L, Bolle S, Mandeville H, Ramos-Albiac M, Benghiat H, et al. Survival benefit for patients with diffuse intrinsic pontine glioma (DIPG) undergoing re-irradiation at first progression: a matched-cohort analysis on behalf of the SIOP-E-HGG/DIPG working group. Eur J Cancer. 2017;73:38–47.

[131] La Madrid AM, Santa-María V, Cruz OM, Mora J, Puerta PR, Guillen AQ, et al. Second re-irradiation for DIPG progression, re-considering "old strategies" with new approaches. Childs Nerv Syst. 2017;33(5):849–52.

[132] Macy M, Kieran M, Chi S, Cohen K, MacDonald T, Smith A, et al. A pediatric trial of radiation/ cetuximab followed by irinotecan/cetuximab in newly diagnosed diffuse pontine gliomas and high-grade astrocytomas: a Pediatric Oncology Experimental Therapeutics Investigators' Consortium study. Pediatr Blood Cancer. 2017;64(11):e26621.

[133] Yoshida K, Sulaiman NS, Miyawaki D, Ejima Y, Nishimura H, Ishihara T, et al. Radiotherapy for brainstem gliomas in children and adults: a single-institution experience and literature review. Asia Pac J Clin Oncol. 2017;13(2):e153–e60.

[134] Mandell L, Kadota R, Freeman C, Douglass E, Fontanesi J, Cohen M, et al. There is no role for hyperfractionated radiotherapy in the management of children with newly diagnosed diffuse intrinsic brainstem tumors: results of a Pediatric Oncology Group phase III trial comparing conventional vs. hyperfractionated radiotherapy. Int J Radiat Oncol Biol Phys. 1999;43(5):959–64.

[135] Janssens G, Gidding C, Van EL, Oldenburger F, Erasmus C, Schouten-Meeteren A, et al. The role of hypofractionation radiotherapy for diffuse intrinsic brainstem glioma in children: a pilot study. Int J Radiat Oncol Biol Phys. 2009;73(3):722–6.

[136] Allen J, Siffert J, Donahue B, Nirenberg A, Jakacki R, Robertson P, et al. A phase I/II study of carboplatin combined with hyperfractionated radiotherapy for brainstem gliomas. Cancer. 1999;86(6):1064–9.

[137] Freeman C, Kepner J, Kun L, Sanford R, Kadota R, Mandell L, et al. A detrimental effect of a combined chemotherapy-radiotherapy approach in children with diffuse intrinsic brain

stem gliomas? Int J Radiat Oncol Biol Phys. 2000;47(3):561–4.

[138] Bernier-Chastagner V, Grill J, Doz F, Bracard S, Gentet J, Marie-Cardine A, et al. Topotecan as a radiosensitizer in the treatment of children with malignant diffuse brainstem gliomas: results of a French Society of Paediatric Oncology Phase II Study. Cancer. 2005;104(12):2792–7.

[139] Jennings M, Sposto R, Boyett J, Vezina L, Holmes E, Berger M, et al. Preradiation chemotherapy in primary high-risk brainstem tumors: phase II study CCG-9941 of the Children's Cancer Group. J Clin Oncol. 2002;20(16):3431–7.

[140] Jalali R, Raut N, Arora B, Gupta T, Dutta D, Munshi A, et al. Prospective evaluation of radiotherapy with concurrent and adjuvant temozolomide in children with newly diagnosed diffuse intrinsic pontine glioma. Int J Radiat Oncol Biol Phys. 2010;77(1):113–8.

[141] Sirachainan N, Pakakasama S, Visudithbhan A, Chiamchanya S, Tuntiyatorn L, Dhanachai M, et al. Concurrent radiotherapy with temozolomide followed by adjuvant temozolomide and cis-retinoic acid in children with diffuse intrinsic pontine glioma. Neuro-Oncology. 2008;10(4):577–82.

[142] Korones D, Fisher P, Kretschmar C, Zhou T, Chen Z, Kepner J, et al. Treatment of children with diffuse intrinsic brain stem glioma with radiotherapy, vincristine and oral VP-16: a Children's Oncology Group phase II study. Pediatr Blood Cancer. 2008;50(2):227–30.

[143] Kim C, Kim S, Phi J, Lee M, Kim I, Kim I, et al. A prospective study of temozolomide plus thalidomide during and after radiation therapy for pediatric diffuse pontine gliomas: preliminary results of the Korean Society for Pediatric Neuro-Oncology study. J Neuro-Oncol. 2010;100(2):193–8.

[144] Michalski A, Bouffet E, Taylor R, Hargrave D, Walker D, Picton S, et al. The addition of high-dose tamoxifen to standard radiotherapy does not improve the survival of patients with diffuse intrinsic pontine glioma. J Neuro-Oncol. 2010;100(1):81–8.

[145] Bouffet E, Raquin M, Doz F, Gentet J, Rodary C, Demeocq F, et al. Radiotherapy followed by high dose busulfan and thiotepa: a prospective assessment of high dose chemotherapy in children with diffuse pontine gliomas. Cancer. 2000;88(3):685–92.

[146] Khan O, La NT. HDAC inhibitors in cancer biology: emerging mechanisms and clinical applications. Immunol Cell Biol. 2012;90(1):85–94.

[147] Dawson M, Kouzarides T. Cancer epigenetics: from mechanism to therapy. Cell. 2012;150(1):12–27.

[148] Grasso C, Tang Y, Truffaux N, Berlow N, Liu L, Debily M, et al. Functionally defined therapeutic targets in diffuse intrinsic pontine glioma. Nat Med. 2015;21(6):555–9.

[149] Lapin DH, Tsoli M, Ziegler DS. Genomic insights into diffuse intrinsic pontine glioma. Front Oncol. 2017;7:57.

[150] Hummel T, Wagner L, Ahern C, Fouladi M, Reid J, McGovern R, et al. A pediatric phase 1 trial of vorinostat and temozolomide in relapsed or refractory primary brain or spinal cord tumors: a Children's Oncology Group phase 1 consortium study. Pediatr Blood Cancer. 2013;60(9):1452–7.

[151] Hashizume R, Andor N, Ihara Y, Lerner R, Gan H, Chen X, et al. Pharmacologic inhibition of histone demethylation as a therapy for pediatric brainstem glioma. Nat Med. 2014;20(12):1394–6.

[152] Mohammad F, Weissmann S, Leblanc B, Pandey D, Højfeldt J, Comet I, et al. EZH2 is a potential therapeutic target for H3K27M-mutant pediatric gliomas. Nat Med. 2017;23(4):483–92.

[153] Piunti A, Hashizume R, Morgan M, Bartom E, Horbinski C, Marshall S, et al. Therapeutic targeting of polycomb and BET bromodomain proteins in diffuse intrinsic pontine gliomas. Nat Med. 2017;23(4):493–500.

[154] Truffaux N, Philippe C, Paulsson J, Andreiuolo F, Guerrini-Rousseau L, Cornilleau G, et al. Preclinical evaluation of dasatinib alone and in combination with cabozantinib for the treatment of diffuse intrinsic pontine glioma. Neuro-Oncology. 2015;17(7):953–64.

[155] Qaddoumi I, Kocak M, Pai AP, Armstrong G, Wetmore C, Crawford J, et al. Phase II trial of erlotinib during and after radiotherapy in children with newly diagnosed high-grade gliomas. Front Oncol. 2014;4:67.

[156] Zhou Z, Singh R, Souweidane M. Convection-enhanced delivery for diffuse intrinsic pontine glioma treatment. Curr Neuropharmacol. 2017;15(1):116–28.

[157] Barua N, Lowis S, Woolley M, O'sullivan S, Harrison R, Gill S. Robot-guided convection-enhanced delivery of carboplatin for advanced brainstem glioma. Acta Neurochir. 2013;155(8):1459–65.

[158] Souweidane MM, Kramer K, Pandit-Taskar N, Zhou Z, Haque S, Zanzonico P, et al. Convection-enhanced delivery for diffuse intrinsic pontine glioma: a single-centre, dose-escalation, phase 1 trial. Lancet Oncol. 2018;19(8):1040–50.

[159] Singleton W, Collins A, Bienemann A, Killick-Cole C, Haynes H, Asby D, et al. Convection enhanced delivery of panobinostat (LBH589)-loaded pluronic nano-micelles prolongs survival in the F98 rat glioma model. Int J Nanomedicine. 2017;12:1385–99.

第9章 脑干血管病变的手术治疗

Surgery for Vascular Lesions of the Brainstem

Michael J. Lang Michael T. Lawton 著
孙 恺 徐 宏 译 陈立华 张洪钿 校

缩略语

AICA	anterior inferior cerebellar artery	小脑下前动脉
AVM	arteriovenous malformation	动静脉畸形
BA	basilar artery	基底动脉
BRAT	barrow ruptured aneurysm trial	动脉瘤破裂试验
BT	basilar trunk	基底动脉干
BVR	basal vein of Rosenthal	基底静脉
CM	cavernous malformation	海绵状血管瘤
CN	cranial nerve	脑神经
CSF	cerebrospinal fluid	脑脊液
CST	corticospinal tract	皮质脊髓束
CT	computed tomography	计算机体层成像
CTA	computed tomography angiography	CT 血管成像
DSA	digital subtraction angiography	数字减影血管造影
DTI	diffusion tensor imaging	弥散张量成像
IA	intracranial aneurysm	颅内动脉瘤
IAC	internal auditory canal	内耳道
ISAT	international subarachnoid aneurysm trial	国际蛛网膜下腔出血动脉瘤试验
ISUIA	international study of unruptured intracranial aneurysms	国际未破裂颅内动脉瘤研究
MAPonMesV	median anterior pontomesencephalic vein	脑桥前正中静脉
MCP	middle cerebellar peduncle	小脑中脚
mOZ	modified orbitozygomatic	改良眶颧入路
MRA	MR angiography	磁共振血管成像

MRI	magnetic resonance imaging	磁共振成像
OA-PICA	occipital artery-posterior inferior cerebellar artery	枕动脉－小脑下后动脉
EC-IC	external carotid-internal carotid	颈外动脉－颈内动脉
OZ	orbitozygomatic	眶颧入路
PCA	posterior cerebral arteries	大脑后动脉
PCP	posterior clinoid process	后床突
PICA	posterior inferior cerebellar artery	小脑下后动脉
SAH	subarachnoid hemorrhage	蛛网膜下腔出血
SCA	superior cerebellar artery	小脑上动脉
SCIT	supracerebellar infratentorial	幕下小脑上入路
SPetrV	superior petrosal vein	岩上静脉
SPS	superior petrosal sinus	岩上窦
SS-EPI	single shot echo planar imaging	单次激发平面回波成像
T_2^*GRE	T_2^*–gradient recalled echo	T_2 梯度回波序列
VA	vertebral artery	椎动脉
VBJ	vertebrobasilar junction	椎基底动脉连接部

脑干的血管病变是非常罕见的疾病，其位置的特殊性给手术治疗带来了重大挑战。与幕上类似病变相比，脑干密集的重要神经结构、重要穿支动脉之间错综复杂的密切关系和有限的手术操作空间明显增加了手术治疗的风险。术前评估需要考虑多种治疗方式，包括单纯采用显微外科手术、血管内治疗或放射治疗等，以及上述治疗方式的联合应用。干预治疗的风险必须权衡脑干血管病变的自然史，一般来说，脑干血管病变的破裂率要高于幕上的血管病变。尽管血管病变破裂后脑干出血的增加和血管破裂后的严重并发症，通常支持需要积极的手术治疗，但有时更需要仔细观察未破裂的脑干相关血管性病变。考虑到血管病变再次破裂带来的灾难性后果，对于血管病变破裂的决策往往要简单得多。

根据 Rhoton 教授的描述，颅后窝可分为 3 组；而脑干亦可分为 3 部分，即中脑、脑桥和延髓[1]。上述 3 部分每一个均与后循环大血管，包括基底动脉（BA）尖部、基底动脉干（BT）、椎动脉（VA）、椎基底动脉连接部（VBJ）的大血管和后循环各相关分支血管，即小脑上动脉（SCA）、小脑下前动脉（AICA）和小脑下后动脉（PICA）密切相关。同样地，3 组脑血管复合体与该部位脑神经及其神经核团相关，第Ⅲ～Ⅴ对脑神经与中脑相关，第Ⅵ～Ⅷ对脑神经与脑桥相关，第Ⅸ～Ⅻ对脑神经与延髓相关。根据上述分组对应模式，可以对动脉瘤、动静脉畸形（AVM）和海绵状血管瘤的发生部位逐一分析处理。本章节主要概述了脑干血管病变诊断和处理的常用方式、方法，而对脑干部位手术的详尽细微差别的完整手术技巧的描述则不在本章节讨论范围内。

一、自然史

动脉瘤、AVM和海绵状血管瘤（CM）的症状性破裂风险已为众人熟知。一般来说，脑干部位的血管性病变破裂风险通常更高。后循环动脉瘤占所有颅内动脉瘤（IA）的15%。另外据报道，与大小相匹配的前循环动脉瘤相比，后循环动脉瘤破裂的风险不断增加。在国际未破裂颅内动脉瘤研究（ISUIA）中，后循环小动脉（<7mm）的5年累积破裂率为2.5%（前循环动脉瘤为0%），而巨大动脉瘤的5年累积破裂率高达50%[2]。脑干AVM占所有颅内AVM的2%～6%。该部位的绝大部分动静脉畸形表现为破裂状态，其年破裂率（15%～17.5%）明显高于幕上脑动静脉畸形（1%～4%）[3]。虽然脑干AVM可能具有较高的破裂率，包括窝藏巢状动脉瘤的可能性增加，但有学者认为，未发生脑皮质变化的病变，如癫痫发作，会降低破裂前发现脑干AVM的可能性[4]。同样，脑干CM的出血率也明显高于幕上CM。根据Taslimi等最近的一项Meta分析显示，脑干CM的年破裂率比非脑干CM高10倍（0.3% vs. 2.8%）[5]。脑干CM破裂患者的年破裂风险为32.3%，而非脑干部位的年破裂风险为6.3%[5]。

考虑到血液成分的慢性沉积（T_2加权像上明显的磁敏感伪影可以证明，T_2梯度回波序列磁共振成像），除了显而易见的病灶内和脑实质内出血性事件外，CM还可能发生规则性微破裂，由此导致脑干出血症状不断增加。此外，这些对脑干血管破裂率的估计可能大大低估了真实的年破裂率。随着对动脉瘤、AVM和CM等病变重新形成的文件备案制度出现，上述疾病的发生率得以减少。总体而言，脑干血管病变的高出血率和严重并发症的发生率迫使我们需要采取积极的手术治疗手段。

二、临床表现和诊断

（一）临床表现

脑干血管病变的临床表现因血管病变类型及其在脑干内的位置而异。无论其具体病理情况如何，出血性脑干血管病变通常比幕上脑血管病变更为严重的临床症状[6-8]。这主要是由于颅后窝空间相对较小，加之脑干本身就是重要的功能区域。此外，表现为蛛网膜下腔出血（SAH）的颅后窝AVM和动脉瘤更容易并发脑积水，并且已被证实更需要永久性脑脊液（CSF）分流。同样地，脑干CM往往表现为脑干内体积较小的实质性出血，或者病灶内单纯出血等，临床症状往往缺失。

无论是脑神经（CN）压迫、实质性肿块占位效应，还是血管的盗血现象导致的局灶性神经功能缺损，都取决于病灶在脑干内的特定部位。如前所述，脑神经病变可由受影响神经在相应的脑池段受压引起，因此始终与病变同侧。相比之下，实质性损伤引起的脑神经病变往往远离病变部位。例如，由于延髓三叉神经脊核损伤可出现病变同侧面部麻木（尽管根据其表面解剖，第Ⅴ对脑神经与脑桥连接相关）。然而，由脑实质损伤引起的神经功能缺陷可以是病变的同侧或对侧，这取决于病变是否累及神经纤维的交叉束。因此，全面的神经系统检查和定位就显得尤为重要，其必要性无论怎么强调都不过分，它是神经外科术前和术后评估的理论基础。

（二）影像学表现

最初的影像学检查在很大程度上取决于病变的表现和可疑类型。对于表现为SAH或脑干出血症状的患者，影像学检查应首先选择头部的非对比增强计算机体层成像（CT）。头部CT检查对于诊断仅供参考，很少由头部CT单独证实。对于有可能危及生命的急诊出血患者，需要行紧急减压。CT 血管成像（CTA）基于其采集速度快的优势被认为是首选的血管成像研究。有经验的资深医师通常将 CTA 作为指导未破裂或伴有 SAH 的动脉瘤的诊断决策（特别是指导动脉瘤夹闭与栓塞的应用指征的选择），并且在理解动脉瘤与颅底骨解剖关系方面特别有用效。然而，诊断的金标准仍然是数字减影血管造影（DSA），特别是对于形态复杂的动脉瘤或可能需要血管重建作为治疗一部分的动脉瘤[9]。虽然与 DSA 相关的主要神经并发症的风险极低，但现代 CTA 扫描分辨率的提高，可能使越来越多的动脉瘤无须进行有创性成像检查。相反，鉴于与脑干相关的脑动脉瘤的血管内治疗被认为是许多中心的一线治疗方案，DSA 仍然在大多数脑干相关动脉瘤的评估和治疗中发挥着重要作用。

相比之下，我们建议对所有动静脉畸形进行 DSA，但需要紧急手术的除外。虽然 AVM 的无创成像技术已经取得了长足的进展，如所谓的"4D 成像"技术，但 DSA 仍然在以下几个方面扮演着至关重要的角色[10]。首先，DSA 的分辨率明显优于非侵入性成像技术，这对于识别与畸形相关的解剖标志，从而帮助指导手术切除至关重要。同样，由小的实质供血血管（Charles Wilson 称之为"小红魔"）供血的 AVM 表面在 DSA 上更容易识别。这些血管的结构使得它们比大的供血动脉更难电凝和分离，并产生弥散的巢状表面，其存在增加了围术期发病率和死亡率的风险。因此，识别这一特征至关重要，并已被纳入 Lawton-Young 动静脉畸形补充量表，以帮助辅助术前决策[11]。其次，动静脉畸形本质上是一种动态病变，无创成像技术还不能像 DSA 一样清晰地观察动脉供血、病灶和引流静脉的血流。在制订手术计划时，在脑海中将动脉和静脉解剖的影像学特征呈现出来的能力至关重要，DSA 有助于区分在 AVM 内错综复杂的血管。最后，血管造影允许术前栓塞。尽管出现了血管内栓塞，如经静脉或"高压锅"技术，但单纯栓塞的治愈率仍然很低[12]。然而，只要可以在不危及正常血管的情况下进行手术切除，术前栓塞可以提高手术切除的安全性和效率。值得注意的是，因为正常的穿支动脉可能无法很好地显示，意外栓塞的后果有可能是灾难性的。

MRI 对 3 种主要的血管畸形都有不同的应用。对于动脉瘤，磁共振血管成像（MRA）可用作筛查工具和长期无创随访成像，但在大多数情况下其分辨率不足以单独指导手术决策[13]。然而，对于脑干明显受压的大动脉瘤或巨大动脉瘤患者（如巨大扩张性基底动脉瘤），所有可用成像方式中 MRI 提供了最好的脑组织对比。同样，MRI 对于描绘脑干动静脉畸形的特征性至关重要。对于单纯软脑膜的动静脉畸形，全切除可能是一种可行的策略，而那些具有重要脑神经结构的动静脉畸形可能受益于手术切除、放射外科或保守治疗等方式[14]。然而，对于 CM 而言，MRI 起着更为重要的作用。在 20 世纪 80 年代之前，学界尚未认识 CM，对这些"隐匿性"病变有各式各类的名称。随后对其 MRI 成像的描述（包括 Zabramski 分类中的 4 种放射学亚型）推动了人们对这类病变作为临床实体和外科干预目标的更广泛理解。基于弥散张量成像（DTI）的纤维束成像技术的出现，有助于识别相关纤维束及其位移或破坏情况[15]。然而，应用解剖 MRI 和纤维束显像应慎重解释。沉积的含铁血黄素的超顺磁性在 T_2 加权扫描中导致大量的磁化伪影。这种生物物理特性用于 T_2*GRE 成像，由于使用磁梯度代替射频再聚焦脉冲，在含铁血黄素区域产生磁化伪影的"开花"表现。不幸的是，DTI 所基于的单次激发平面回波成像（SS-EPI）序列也受到易感性伪影的影响，影响了 CM 周围含铁血黄素染色显著的纤维束显像的可靠性，并伴有明显的含铁血黄素染色，这种效果随场强而变化。我们建议在计划手术干预之前，仔细评估非对比增强 T_1 加权像，因为在 T_2 加权像上似乎到达软脑膜表面的病变在 T_1 加权像上通常距表面几毫米，从而改变了手术入路或手术干预的风险状况。

最后，脑干血管病变的最佳影像学评估应结合神经导航。动脉瘤，包括后循环动脉瘤，通常可以通过一系列标准的手术入路和解剖得以显露，在许多情况下术中神经导航引导是多余的。然而，处理后循环的大型和巨大动脉瘤，以及脑干的所有 AVM 和 CM，离不开术中神经导航的帮助。复杂的颅底入路也可能需要使用 CT 来指导颅骨钻孔和开颅的范围。在脑干手术中，规划入路轨迹、软脑膜进入的切口和手术切除深度都需借助于图像导航的引导。通过经小脑中脚（MCP）处理脑桥 CM 是一个经典的例子，其中术中影像导航引导有助于识别 MCP 中的理想入路的切口点（图 9–1）。

三、脑干血管病变的区域管理策略

脑干血管病变的手术需要掌握一系列手术方法的基本知识。这里只考虑开放性经颅手术入路，而非内镜经鼻入路。虽然有人主张对脑干血管病变行内镜手术[16]，但我们认为目前尚不具备安全治疗后循环动脉瘤或实质内剥离所需的技术。换言之，内镜、仪器和机器人辅助技术的进步可能会使经鼻内镜手术在未来变得更加可行。还应注意的是，理想的手术入路通常取决于细微的解剖差异，因此在为特定患者选择手术入路之前，应进行全面的影像学检查。

（一）中脑

1. 动脉瘤

与中脑相关的动脉瘤最常见的有起源于 BA 尖部、SCA 和大脑后动脉（PCA）近端的动脉瘤，占所有 IA 的 5%～10%，占后循环动脉瘤的 50% 以上[17]，并且与大脑脚关系密切。相比之下，PCA 远端或 SCA（及其相关分支）的动脉瘤是少见的，必须经中脑外侧或背侧入路。在许多中心，将血管内治疗作为动脉瘤的一线治疗方案，与开颅手术夹闭该部位的动脉瘤相比，血管内治疗相对容易[18]。但位于 BA 和 PCA 近端的动脉瘤由于与来自 BA 顶部和 P_1 PCA 的穿通动脉密切相关，使得动脉瘤的解剖处理具有挑战性，甚至动脉瘤夹所致的一个穿支动脉闭塞，其后果可能是毁灭性的。然而，血管内治疗后循环动脉瘤复发和血管重建的需要往往推动了对这些动脉瘤显微外科手术的需求。

直到 Charles Drake 在加拿大西安大略大学（University of Western Ontario）所做的开创性工作之前，BA 顶部的动脉瘤被认为无法通过手术

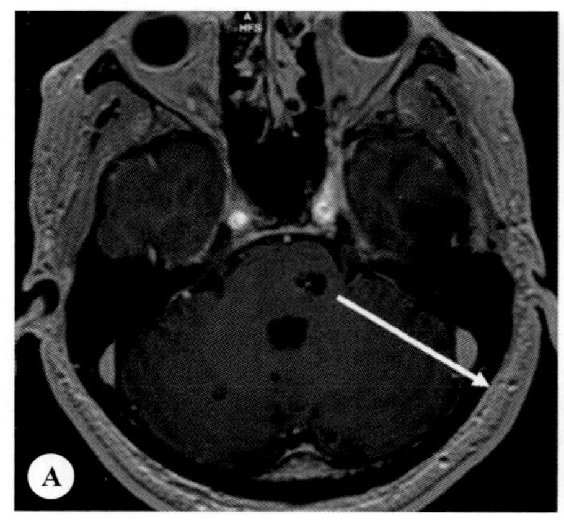

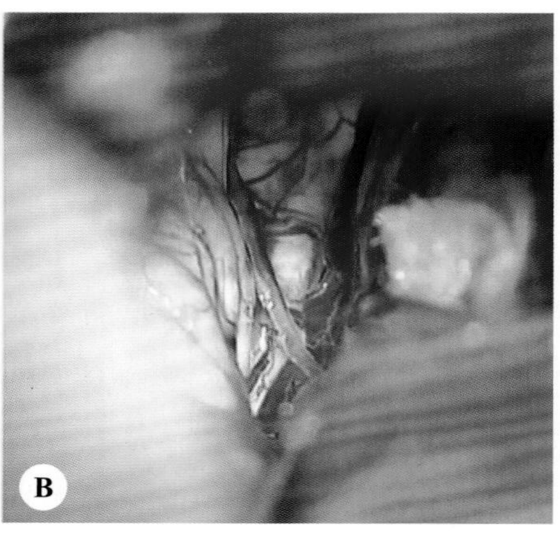

◀ **图 9–1　位于脑桥外侧的海绵状血管瘤可以通过行小脑中脚入路安全地显露（A）。将此入路轨迹投射回颅骨，提示乙状窦后入路最适合切除此病变。打开小脑岩裂（B）可建立一个更靠后的进入 MCP 的入口点，由该路径进入干的轨迹最佳**

经许可转载，引自 Barrow 神经研究所

夹闭。从那时起，这些动脉瘤的手术已经成为显微血管神经外科医生必备的技能。Drake 提倡使用颞下入路，在第Ⅳ对脑神经入天幕点的后方切开天幕[19]。这种方法的优点是可以沿着载瘤动脉的后方清晰地看到动脉瘤，有助于穿支血管的解剖，但受到达动脉瘤尖所需的颞叶牵拉和对侧 PCA 显露的限制。相比之下，Yaşargil 采用翼点经外侧裂入路，并为了满足充分显露高位 BA 尖部动脉瘤的需求，发展并不断改进眶颧（OZ）截骨术[20]。虽然有人主张改良眶颧入路（mOZ）可以达到相同程度的上方空间的显露，减少术后遗留面部畸形的可能性。但我们认为有几个理由可以证明在该部位的大多数动脉瘤中使用完整的 OZ 是合理的[21, 22]。切除颧弓可使颞肌向下移位，从而扩大中脑腹侧的显露范围。这种方法也有助于颞叶向后外侧移位，以实现颞前入路，通过颞下静脉的分离，以及必要时分离颞前动脉和（或）后交通动脉增加颞前入路的显露（图 9–2）。这反过来又可以扩大 BA 顶部的视野，并显露位于动眼神经 – 天幕三角区的 P_2A PCA，这对于在该区域内进行血供重建是十分必要的。在 BA 上建立近端控制通常有助于磨除后床突（PCP）或增加经海绵窦入路（如 Krisht 等所主张的）[23]。Kawase 前岩骨入路也被用于治疗低位基底动脉瘤，该入路可低至内耳道（IAC）水平[24]。远端 PCA 和 SCA 动脉瘤可以通过多种方法治疗，包括经颞下入路和幕下小脑上入路（SCIT）。

自 2002 年国际蛛网膜下腔出血动脉瘤试验（ISAT）发表以来，基底动脉瘤的治疗发生了重大变化。该试验表明，与开颅夹闭相比，血管内栓塞术的早期疗效有所改善，在治疗术后 1 年，

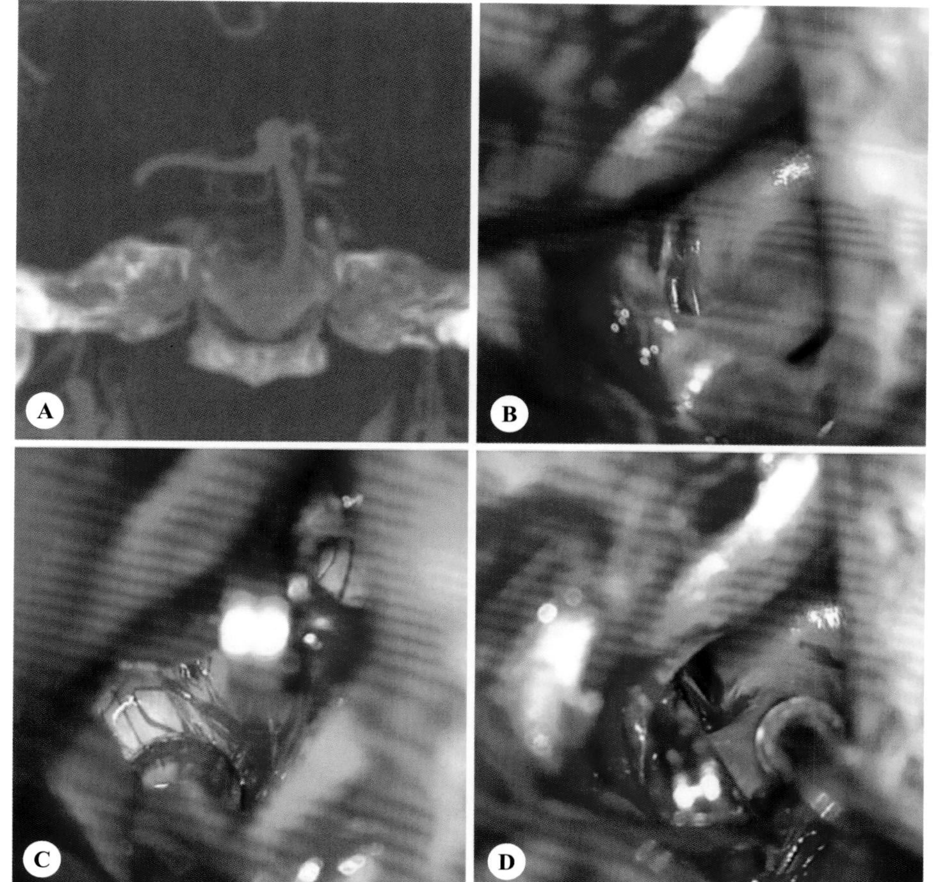

◀ 图 9–2　**A.** 经右侧眶颧入路处理一例未破裂的基底动脉尖动脉瘤；**B.** 颞叶的游离是通过桥静脉的分离，以及解剖脉络膜前动脉实现的，进而使基底动脉尖部进入视野；**C.** 颞前入路轨迹允许显露 P_1s 的切向视角，并可显示动脉瘤的穹顶后方的基底动脉穿支；**D.** 一个开窗型跨动脉的动脉瘤夹环绕 **PCA** 并完全夹闭动脉瘤

经许可转载，引自 Barrow 神经研究所

接受血管内栓塞术和开颅夹闭术治疗的患者中分别有 76.5% 和 69.1% 的良好预后效果[25]。然而，ISAT 的局限性在于，在所有收录的 2143 名患者中，仅有 17 例基底动脉尖部的动脉瘤，限制了其适用性。Barrow 动脉瘤破裂试验（BRAT）收录了更大比例（登记患者的 4.7%）的基底动脉尖部动脉瘤，并证明了后循环动脉瘤的患者在术后 1 年、3 年和 6 年等时间点的临床结果明显改善，尽管夹闭组中的大部分 PICA 动脉瘤可能会扭曲这些结果。对于所有动脉瘤而言，开颅夹闭术实现了 96% 的完全闭塞率，相比之下，血管内栓塞术后的 6 年完全闭塞率仅为 48%[6]。在绝大多数发达国家，大部分 BA 动脉瘤均采用血管内栓塞治疗。尽管如此，在 ISAT 发表后，若干研究基底动脉尖部动脉瘤开颅夹闭术治疗效果的文献表明，与前期的研究结果相比，开颅夹闭术同样取得了较好的治疗效果（58%～92%），这与当前倡导的血管内栓塞术的疗效（78%～95%）相似，但血管内栓塞术的血管闭塞率较低[26]。诚然，大数据显示更倾向于对上述动脉瘤行血管内栓塞治疗，而对于动脉瘤穹顶小、对镍严重过敏、血管通路条件差、PCA 结构使分支血管保存困难的患者，应行开颅动脉瘤夹闭术，且年轻患者可能受益于夹闭术后较高的动脉瘤长期闭塞率。

2. 动静脉畸形

与所有脑干 AVM 一样，中脑的 AVM 位于重要功能区，并汇入大脑深静脉系统。然而，根据术者的经验，高达 70% 的脑干 AVM 位于脑干表面，软脑膜的位置，而非脑干实质内[4]。1/4 的脑干 AVM 位于中脑。中脑 AVM 可分为两大类，即中脑前部和后部。尽管中脑的表面积相对较大，但未发现位于中脑侧面的 AVM[27]。

中脑前部动静脉畸形是指位于大脑脚和其表面或脚间窝的动静脉畸形。由 P_1 和 P_2A PCA（及其相关的穿通动脉）提供供血，并与一侧或两侧动眼神经密切相关。回流经 Rosenthal 的分支进入基底静脉（BVR），如脑桥前正中静脉（MAPonMesV）和大脑脚静脉。虽然标准翼点经外侧裂入路可以看到中脑的前表面，但我们建议对这些病变采用标准的 OZ 入路，充分分离外侧裂。主要的操作空间是动眼神经 – 颈动脉三角，但可通过视神经 – 颈动脉三角、颈上三角或动眼神经 – 天幕三角在内侧获得额外的手术通道。动脉解剖可识别巢状供血血管，同时保留关键的正常穿支动脉。根据动脉瘤的特殊解剖结构，动脉瘤从软脑膜平面进行环行切除，也可以在不进行实质性分离的情况下原位闭塞。

中脑后部 AVM 位于顶盖内，可能以外生形态为主位于四叠体池内，与滑车神经密切相关。供血动脉起源于 PCA 的 P_1 和 P_2 段的回旋穿支，以及 SCA 的小脑段。静脉引流进入小脑中脑裂静脉和顶盖静脉，然后再汇入 Galen 静脉。经窦汇开颅 /SCIT，将双侧横窦和远端上矢状窦硬脑膜剪开来达到显露。静脉窦的显露可通过向上翻开的弧形硬脑膜瓣，牵拉横窦，扩大手术通道。在可能的情况下，倾向于将患者取坐位，术中视野因重力的作用进一步显露，极大地扩展术野。虽然在这种情况下，外科医生的疲劳度增加是一个问题，但由此带来的显露增加通常是一个值得权衡的问题。卵圆孔未闭患者（经超声心动图气泡试验证实）、硬脑膜撕裂和空气栓塞风险较高的老年患者，或者需要延长手术时间的大型动静脉畸形患者可能更适合俯卧位。供血动脉的闭塞从下方和侧面开始，向上方解剖周围的引流静脉。与前位 AVM 一样，术中根据软脑膜平面决定切除 AVM 与原位闭塞。根据作者的经验，中脑后部 AVM 手术切除的结果并不理想，50% 的患者出现神经功能障碍甚至死亡[4]。

3. 海绵状血管瘤

中脑 CM 可能表现为与该区域结构分离的症状，当病变体积增大时，也可能向上侵犯丘脑或向下侵犯脑桥。腹侧病变常因侵袭大脑脚或动眼神经的神经纤维，而表现为身体虚弱或复视。由于上丘和小脑上脚分别受累，位于背部的病变常表现为凝视障碍和小脑共济失调。背外侧受累可伴有三叉神经丘脑束和中脑被盖内侧丘系受压，引起面部和身体麻木。

要安全、有效地处理中脑 CM，需要采用多种手术入路。对于中心位于大脑脚或脚间池后方的 CM，宜采用 OZ 入路（或改良术式）。位于中脑背外侧的病变最好通过外侧 / 极外侧 SCIT 进入，该入路可与中脑外侧沟一样到达前方，而中线背侧 CM 则采用传统的中线 SCIT 入路[28]（图 9–3）。考虑到这些主要的手术入路所能达到的范围，很少需要对中脑外侧的病变使用更为局限的颞下入路（合并或不合并前岩部切除术）。对于从颅后窝入路处理中脑 CM 病变，倾向于使用坐位。虽然在长时间的手术患者中，采用坐位可能具有挑战性，但这种方法提供的宽阔视野，使中脑表面向下范围得以良好的显露。相反，在俯卧位或侧卧位进行 SCIT 开颅术可能需要切除一部分小脑半球，以达到中脑 – 脑桥面。

Spetzler 及其同事报道了一系列不接近中脑软脑膜表面的病变，进入中脑区域的安全入路[29]。对于中脑腹侧 CM，已有报道脚间沟和中脑前沟是进入中脑的安全区。这两个安全进入区集中位于动眼神经的两侧，作为中脑前部进入点时，软脑膜切口通过位于大脑脚额颞脑桥纤维的内侧，同时保留占据大脑脚中部 3/5 的皮质脊髓束（CST）。中脑背外侧的安全进入区经中脑外侧沟，位于内侧丘系和黑质之间。对于位于背侧的病变，可采取垂直方向的上下丘间入路和水平方向的丘上和丘下入路[30]。

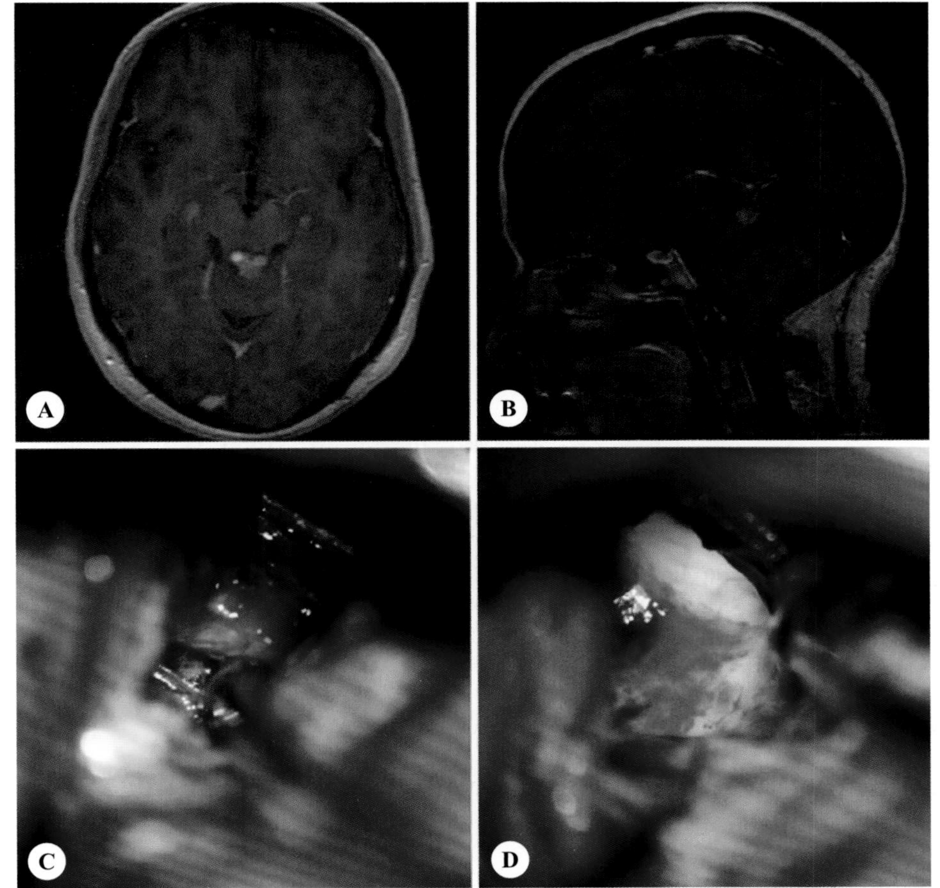

◀ **图 9–3 复视和感觉异常的患者**

A 和 B. 发现中脑背侧 CM，在轴位和矢状位 MRI 序列上呈现典型的“爆米花”样外观。采用幕下小脑上入路显露病变。为了最大限度地利用小脑的重力收缩，患者取卧位，即使如此 CM 也无法完全显露。C. 切除小脑半球内侧的一小部分，显露出小脑 – 中脑裂的病变。D. 这种部分外生性 CM 可以在不侵犯正常脑干的情况下进行切除。经许可转载，引自 Barrow 神经研究所

（二）脑桥

1. 动脉瘤

与脑桥相关的动脉瘤是最具挑战性的脑血管病变之一。VBJ 和 BT 动脉瘤位于脑干腹侧，其手术通道经常受到限制，或者需要经岩动脉入路以增加前方显露。对于较小的 AICA 动脉瘤患者，中颅窝 Kawase 前岩切除术提供的狭窄通道或扩大乙状窦后入路有限的腹侧显露可能就足够了。这些动脉瘤与脑桥的重要动脉密切相关，需要仔细解剖，并限制对临时夹闭或 Hunterian 式结扎的耐受性。

由于上述原因，血管内介入治疗这些动脉瘤的应用有了显著的提升。有报道称，栓塞、支架辅助栓塞、血流导向装置或血流导向辅助栓塞等方式治疗动脉瘤[31]。虽然避免了侵入颅底的操作方式很有吸引力，但对于与脑桥相关的动脉瘤，血管内栓塞技术面临两大挑战。首先，当采用血流导向装置时，脑桥穿支动脉的存在可能导致严重的并发症。当血流导向支架与载瘤血管壁相对时，可以维持穿通动脉的流量，但如果不这样做，血栓形成可能是致命性的。因此，对于腹侧 VBJ 动脉瘤，支架辅助栓塞可能比血流导向辅助栓塞更可取[32]。还需要长时间的随访，以了解这种情况下因动脉穿支血管所致的脑卒中的终身累积风险。其次，这些动脉瘤经常表现为脑桥占位效应的症状。大型或巨大动脉瘤的栓塞术显著增加了脑桥占位效应，降低了对动脉瘤穹顶的顺应性，并与高复发率相关。为了减轻脑干压迫，开颅手术的前期风险可能是合理的。更有限的方法，如“大血管减压”，可实现对患有无法夹闭动脉瘤的患者进行减压的预期目标[33]。

双侧扩张性基底动脉瘤作为最令人畏惧、凶险的单一脑血管病变，即便在开颅夹闭术和血管内栓塞术取得了长足进展的条件下，仍值得我们高度重视[34]。其大小、梭形形态、脑干受压、钙化和管腔内血栓形成对任何治疗技术都提出了巨大挑战。然而，迄今为止，与自然史和手术干预相关的令人沮丧的不良结果，迫使我们对这种疾病不断创新。作者的不断实践，倾向于优先考虑结合基底动脉尖血供重建（优先采用第三代或第四代颅内搭桥技术）、血栓清除术和脑干减压术，以及 AICA 起源下方的近端血管闭塞的策略（图 9–4）。最近，在我们的实践中增加了快速心室起搏技术，使控制性低血压能够帮助动脉瘤剥离。

2. 动静脉畸形

脑桥动静脉畸形也分为两组：前部和外侧部。而脑桥背侧的 AVM 暂无报道。两组均优先采用乙状窦后扩大开颅术，该入路切除部分乳突以使乙状窦轮廓化，并使其向前移，这有助于将术中视野拓宽几毫米，以便使手术轨迹更加靠前，便于显露脑桥前方的视野。对于颈部柔软的患者，取仰卧位的同时，适当将同侧肩部垫起，以减轻患者肩部对术者双手操作的影响，是目前首选体位。对于颈部活动受限的患者，可采用侧卧位或公园长椅位。

脑桥前部动静脉畸形位于脑桥基部周围的四角形空间中，其内侧与脑桥基底动脉沟相连，外侧与三叉神经根出入区交界，头端是中脑－脑桥沟，下端为桥延沟。它们位于单侧，血液供应来自 SCA S_1 段和 AICA 前段。额外的血供可能来自 BA 或沿着三叉神经可追溯到脑膜垂体干的分支。引流血管可通过 MAPonMesV 向上汇入到 BVR，或者从侧面汇入到岩上静脉（SPetrV）和岩上窦（SPS）。AICA 供血动脉的分离在三叉神经下三角区进行，而 SCA 的供血动脉可以在三叉神经上三角被观察到。三叉神经根对外侧缘视野的阻挡限制了其解剖分离。与侧方 AVM 相比，腹侧脑桥显露的局限性和重要神经功能的特性，导致位于该部位 AVM 的整体临床预后较差，并迫使我们倾向于对这些病变采取更为保守的治疗方法[4]。

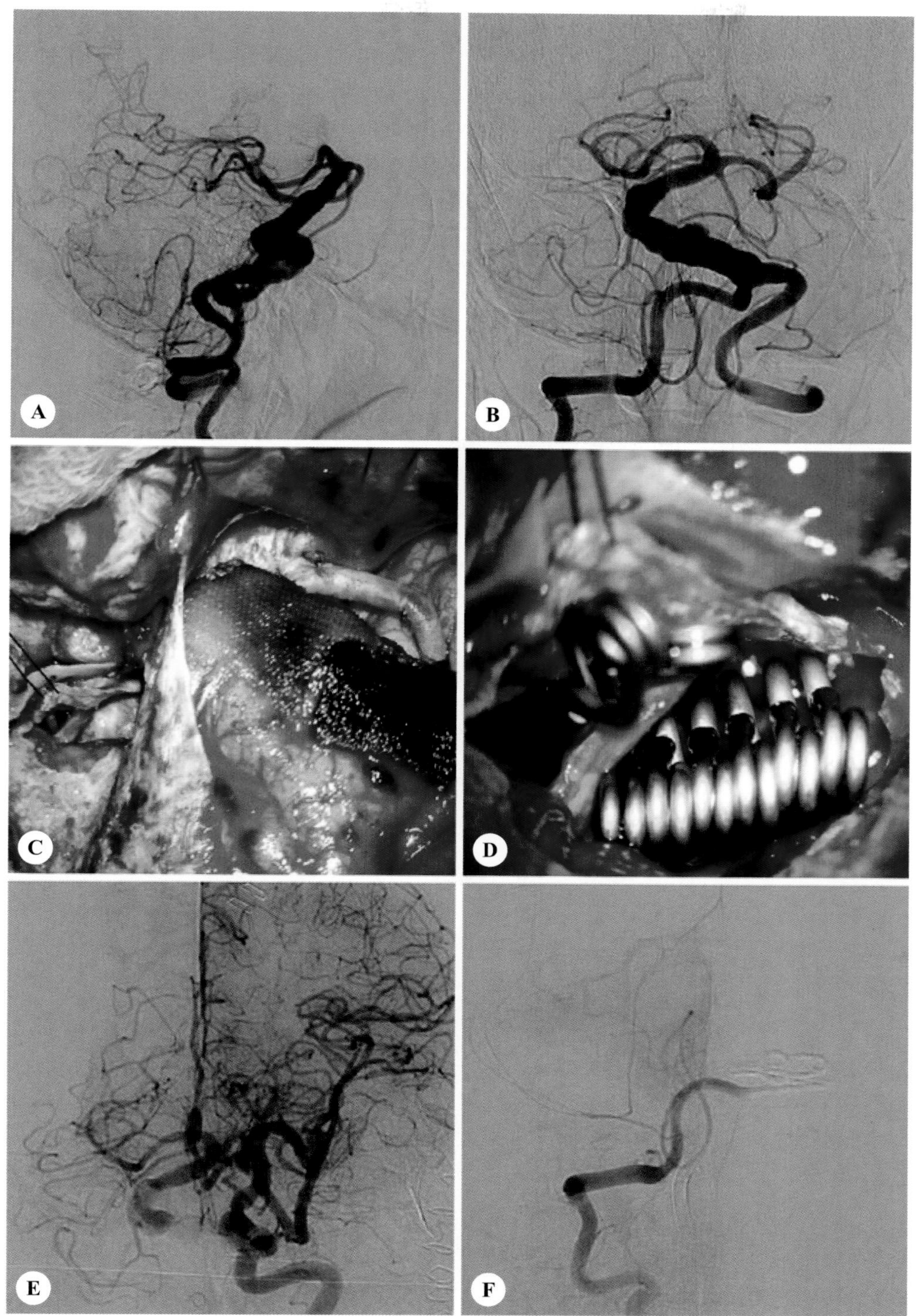

▲ 图 9-4　**脑桥压迫症状的患者在血管造影**

A 和 B. 侧位和 AP 视图上发现有一个巨大的部分血栓形成的双侧扩张型基底动脉瘤。考虑到右侧扩张的动脉瘤具有宽径和基底动脉易破裂的特点，采用分流导向栓塞或夹闭的方案并不可取。因此，采用颅底联合入路实现基底动脉尖部和干的高流量血供重建，以及动脉瘤切除 / 动脉瘤切开取栓和近端闭塞。C. 眶颧开颅术允许 M_2-P_2 颅内 - 颅内搭桥术，桡动脉作为搭桥血管。D. 经耳蜗开颅加面神经移植用于 VBJ 近端闭塞。动脉瘤切开取栓术后放置多个动脉夹以闭合动脉瘤。E. 术后血管造影术显示搭桥血管通畅，AICA 下方动脉瘤自发血栓形成。F. 近端血管流入完全闭塞。经许可可转载，引自 Barrow 神经研究所

脑桥外侧 AVM 占脑干 AVM 总数的 25%，相比之下，其手术和临床效果要好得多。这些病变集中在脑桥外侧和 MCP 之间的过渡区，中间以三叉神经出入脑干区为界。AVM 可以位于软脑膜表面或脑实质内，小脑中脚对实质性剥离的耐受性较强。与脑桥前部的动静脉畸形不同，位于外侧的病变仅接受来自三叉神经下三角的 AICA 的血液供应。同样，血液回流至 SpetrV，这类 AVM 不会像脑桥前方的 AVM 那样阻碍手术视野。此外，这些 AVM 以小脑非功能区为界，术者可沿着该界限的表面进行剥离，也可以更为从容地剥离脑桥与 MCP 之间的功能界面。所有这些 AVM 都可以进行脑干实质内解剖分离切除，不需要原位闭塞（图 9–5）。

3. 海绵状血管瘤

脑桥 CM 位于脑桥基底的腹侧，从中脑脑桥裂到脑桥延髓裂。该区域的大部分由 MCP、桥横纤维、脑桥中央核和 CST 组成。脑桥被盖部的背侧病变与被盖中央束、内侧纵束、内侧丘系，以及第Ⅴ～Ⅷ对脑神经的细胞核和相关神经纤维束有关。第四脑室底的上部覆盖在这些结构上，第四脑室的脑桥部分从中脑导水管开口到面丘（下部有过渡区和延髓区）。

大多数脑桥腹侧 CM 是通过扩大乙状窦后开颅术得以显露的。到达脑桥软脑膜表面的病变很容易识别，可以进入、减压和进行周围解剖。然而，对于腹侧更深部位的病变，必须通过正常脑干结构进入到 CM。MCP 具有显著的耐受性，可以经桥横纤维进入至脑桥基底。仔细的术前影像评估对于精确定位至关重要，尤其是广泛的含铁血黄素染色可能会模糊 T_2 加权像上 CM 的真实位置。岩裂的解剖从侧面将入口点延伸至 MCP，使其能够更浅地进入 CM 内，并将小脑牵拉或 CST 侵犯相关的并发症发生率降至最低。三叉神经周围和三叉神经上的安全区已有报道，可作为经 MCP 入路的内侧延伸[29]。前岩骨入路或 SCIT 可用于治疗脑桥上端移行区的病变，而远外侧经脑桥延沟入路可进入脑桥下端移行区的 CM。

经枕下中线开颅术可到达脑桥背侧 CM。虽

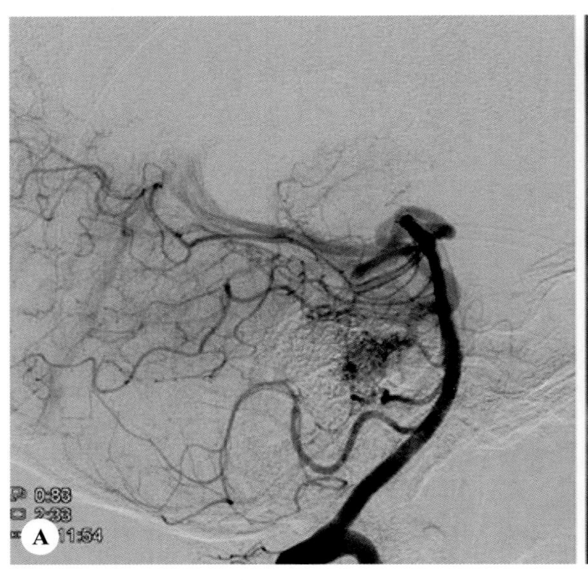

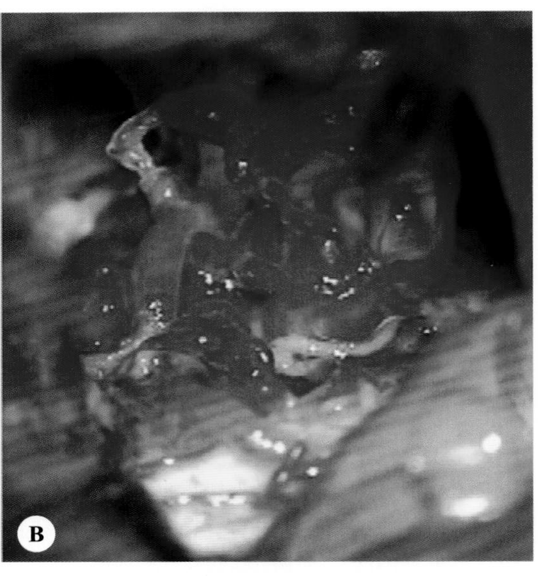

▲ 图 9–5 **A. 一例意外发现的、未破裂的岩骨动静脉畸形，在脑血管造影上发现由双侧 AICA 供血；B. 经乙状窦后开颅术显露动静脉畸形，通过在脑桥 /MCP 界面处建立软脑膜分离界面，然后将动静脉畸形从脑桥表面进行解剖，从而实现肉眼全切除**

经许可转载，引自 Barrow 神经研究所

然经小脑蚓部入路已为人熟知，但只要条件允许，我们更推荐不损伤小脑蚓部的经四脑室入路。打开膜髓帆即可进入第四脑室的外侧隐窝，这样做可以将双侧蚓部提升并广泛显露菱形窝。未到达室管膜表面的病变通过上凹、面丘上和正中沟进入第四脑室底。然而，对于不接近室管膜表面的CM患者要格外小心，因为第四脑室底部对操作非常敏感。总的来说，脑桥CM切除术的效果良好，80%～90%的患者术后神经功能状态达到稳定，甚至达到改善的效果[35]。

（三）延髓

1. 动脉瘤

PICA和V_4～VA动脉瘤都发生在延髓附近。这些部位动脉瘤出现破裂的患者，其临床预后明显低于前循环或后循环远端的患者。它们与延髓和低位中枢神经系统的密切关系促进了血管内治疗的发展，特别是对于破裂动脉瘤。然而，这些动脉瘤的复杂形态对血管内治疗提出了挑战。尤其对于PICA动脉瘤。PICA经常从动脉瘤穹顶发出，或者动脉瘤起源于PICA的远端。这些解剖变异有利于采用血管搭桥技术，以实现最终治疗和保留VA和PICA血流。PICA动脉瘤采用了多种搭桥技术，包括PICA-PICA侧–侧、PICA-VA再植入、切除再吻合和枕动脉–PICA的颈外–颈内动脉（OA-PICA EC-IC）搭桥[22]。这些血供重建技术经常简化了动脉瘤夹闭策略，或者使原本无法夹闭的动脉瘤得以治愈[36]（图9–6）。PICA动脉瘤的血管内治疗与相对较高的复发率或PICA闭塞率相关，部分栓塞治疗的价值尚未确定（尤其是破裂动脉瘤）。

另外，V_4动脉瘤在形态上倾向于梭形，通常是颅内血管剥离的结果。破裂时，这些动脉瘤通常有易碎的动脉瘤顶，难以适应原位夹闭，可能需要牺牲载瘤血管、夹闭或搭桥技术。虽然与多年的开放式的开颅手术相比，治疗经验有限，但对于这些动脉瘤使用分流输向装置肯定是有希望的[37]。在这段VA中，具体治疗方案较为简单，主要不足之处是V_3/V_4连接处的VA扩大超过支架的最大标准直径，导致不良的管壁对位、缩短和迁移。破裂的分离性VA动脉瘤的经验仍然相对有限，并且有理由担心因放置弹簧圈不会立即闭塞动脉瘤，且需要双重抗血小板治疗后动脉瘤有再次破裂的风险。同样，尽管已有文献报道，在这种情况下，PICA或VA因导管闭塞往往是自动的，但不能忽视对PICA或VA发生闭塞的可能性[38]。为了明确界定治疗这些动脉瘤的理想方法，长期随访是必要的。

2. 动静脉畸形

和脑桥一样，延髓AVM分为前组和侧组（同样，延髓后部AVM至今尚未报道）。延髓前部动静脉畸形位于延髓前外侧沟内侧和脑桥–延髓裂下方，从VBJ和远端V_4血管的穿通动脉获取血液供应。没有一种开颅手术入路能够充分显露延髓的这一表面，内镜下经颅入路不能提供足够的双手灵活性或精确的血管操作控制，无法使其成为可行的入路。作者手术系列中，只有1名患者被认为是可行的手术候选者，表现为延髓出血，经背侧解剖后允许枕下后入路，但术前没有严重的神经功能缺陷，从而否定了手术切除的价值。

相反，延髓外侧的AVM允许更积极的手术策略。它们位于前外侧沟和第Ⅻ对脑神经的外侧，通过远外侧入路得以显露。动脉供血来自VA V_4和PICA的P_1和P_2段。通过延髓外侧的静脉引流可能在早期发现病灶，而延髓内侧静脉可能在AVM进行仔细解剖之前不可见。这些动静脉畸形往往很小，紧贴软脑膜，这使其在得以在2/3的患者中完全切除，而在其余患者中进行原位离断其供血动脉。根据作者的经验，75%的患者取得良好的结果[4]（图9–7）。

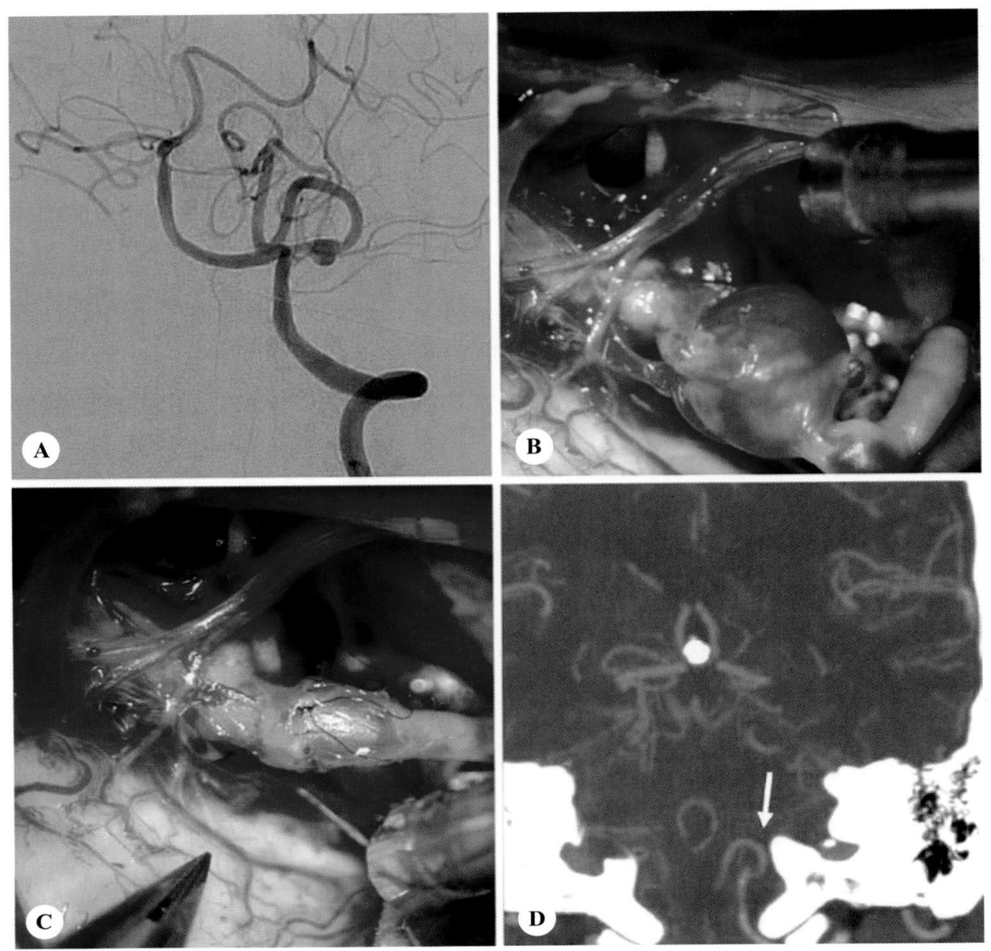

▲ 图 9-6 **蛛网膜下腔出血的患者**

A. 左侧 $PICAP_1$ 和 P_2 段交界处有一梭形动脉瘤；B. 远外侧开颅术显露动脉瘤；C. 在动脉瘤附近发现一段未切除的未发生病变的动脉节段，无相关穿支，可进行动脉瘤切除和端 - 端再吻合；D. 术后 CTA 显示搭桥血管通畅，证实动脉瘤完全切除（白箭）。经许可转载，引自 Barrow 神经研究所

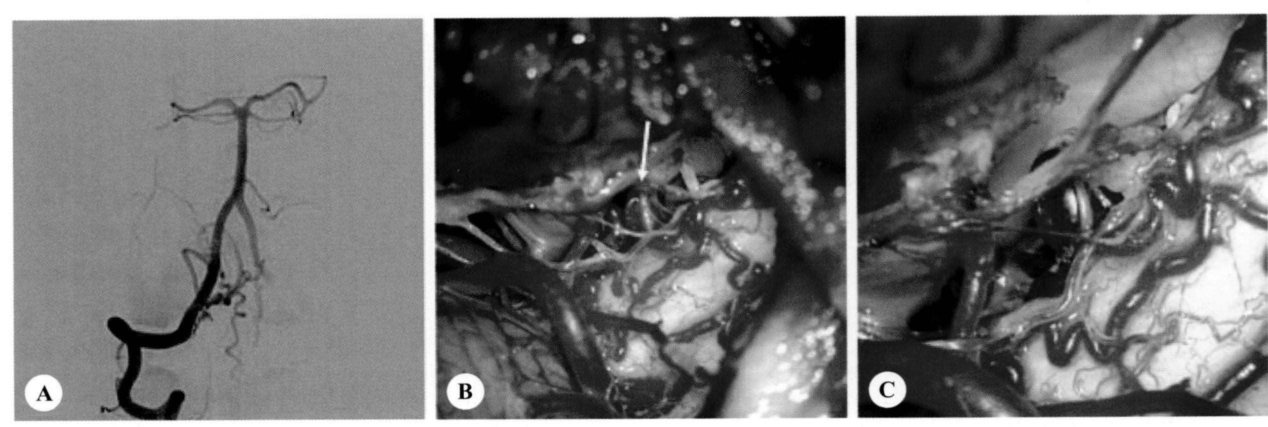

▲ 图 9-7 **表现为颈髓症状，发现延髓外侧有 AVM**

A. 数字减影血管造影显示畸形主要由一条供血动脉供血；B. 术中证实（白箭）；C. 未经软脑膜切除的原位断流术导致术后血管造影治愈。经许可转载，引自 Barrow 神经研究所

3. 海绵状血管瘤

对于延髓前外侧 CM，可通过远外侧开颅术处理；对于背侧病变，可以通过枕下中线开颅术治疗 CM。与中脑和脑桥相比，延髓深部 CM 的安全进入区相对有限。腹侧 CM 采用经前外侧沟入路，DTI 识别 CST 对此类病变的手术计划特别有用。对于颈髓交界处的过渡性病变，在纤维束之间的后中间沟和后外侧沟进行分离进入也是可行的[29]。否则，应当慎重考虑对不接近软脑膜表面的较小 CM 进行干预。尤其是在延髓第四脑室表面，此处的后组 CN 核对手术操作的耐受性差，不能耐受频繁地操作，否则可能导致术后显著的并发症。虽然延髓病变的切除可能与气管切开、放置胃管喂流食和（或）呼吸机依赖的高发生率有关，但与这些病变的自然史相比，手术切除可显著降低脑干出血和复发的风险[39]。

结论

脑干血管病变是神经外科技术要求最高的外科病变之一。这些病变的临床决策是基于对各种血管病变自然史的透彻理解（尤其是位于颅后窝的脑干部位）。成功的治疗需要熟练掌握解剖学知识，包括血管、脑干表面和脑干内实质结构。此外，掌握一系列颅底入路的技巧对于安全进入脑干的各个区域和表面是必不可少的。同样，外科医生应该清楚地了解血管内治疗和放射外科治疗技术，作为替代或联合治疗方法，以及清楚地了解特定患者的手术目标。手术干预与围术期和长期风险显著相关，但与许多患者的自然病史相比，治疗可显著减少出血。通过致力于提高外科手术技能和决策能力，脑干血管病变可以得到安全的治疗。

参考文献

[1] Rhoton ALJ. Microsurgical anatomy of the posterior fossa cranial nerves. Clin Neurosurg. 1979;26:398–462.
[2] Wiebers DO, Whisnant JP, Huston J, Meissner I, Brown RDJ, Piepgras DG, et al. Unruptured intracranial aneurysms: natural history, clinical outcome, and risks of surgical and endovascular treatment. Lancet. 2003;362(9378):103–10.
[3] Goldberg J, Raabe A, Bervini D. Natural history of brain arteriovenous malformations: systematic review. J Neurosurg Sci. 2018;62(4):437–43.
[4] Han SJ, Englot DJ, Kim H, Lawton MT. Brainstem arteriovenous malformations: anatomical subtypes, assessment of "occlusion in situ" technique, and microsurgical results. J Neurosurg. 2017;58(4):107–17.
[5] Taslimi S, Modabbernia A, Amin-Hanjani S, Barker FG II, Macdonald RL. Natural history of cavernous malformation. Neurology. 2016;86(21):1984–91.
[6] Spetzler RF, McDougall CG, Zabramski JM, Albuquerque FC, Hills NK, Russin JJ, et al. The barrow ruptured aneurysm trial: 6-year results. J Neurosurg. 2015;123(3):609–17.
[7] Torne R, Rodriguez-Hernandez A, Arikan F, Romero-Chala F, Cicuendez M, Vilalta J, et al. Posterior fossa arteriovenous malformations: significance of higher incidence of bleeding and hydrocephalus. Clin Neurol Neurosurg. 2015;134:37–43.
[8] Ene C, Kaul A, Kim L. Natural history of cerebral cavernous malformations. Handb Clin Neurol. 2017;143:227–32.
[9] Philipp LR, McCracken DJ, McCracken CE, Halani SH, Lovasik BP, Salehani AA, et al. Comparison between CTA and digital subtraction angiography in the diagnosis of ruptured aneurysms. Neurosurgery. 2017;80(5):769–77.
[10] Chen KK, Guo WY, Yang HC, Lin CJ, Wu CHF, Gehrisch S, et al. Application of time-resolved 3D digital subtraction angiography to plan cerebral arteriovenous malformation radiosurgery. AJNR Am J Neuroradiol. 2017;38(4):740–6.
[11] Lawton MT, Kim H, McCulloch CE, Mikhak B, Young WL. A supplementary grading scale for selecting patients with brain arteriovenous malformations for surgery. Neurosurgery. 2010;66(4):702–13. Discussion 713.
[12] Mosimann PJ, Chapot R. Contemporary endovascular techniques for the curative treatment of cerebral arteriovenous malformations and review of neurointerventional outcomes. J Neurosurg Sci. 2018;62(4):505–13.
[13] Rustemi O, Alaraj A, Shakur SF, Orning JL, Du X, Aletich VA, et al. Detection of unruptured intracranial aneurysms on noninvasive imaging. Is there still a role for digital subtraction angiography? Surg Neurol Int. 2015;6:175.
[14] Walcott BP, Choudhri O, Lawton MT. Brainstem cavernous malformations: natural history versus surgical management. J Clin Neurosci. 2016;32:164–5.
[15] Li D, Jiao Y-M, Wang L, Lin F-X, Wu J, Tong X-Z, et al. Surgical outcome of motor deficits and neurological status in

brainstem cavernous malformations based on preoperative diffusion tensor imaging: a prospective randomized clinical trial. J Neurosurg. 2018;130(1):286–301.

[16] Somanna S, Babu RA, Srinivas D, Narasinga Rao KVL, Vazhayil V. Extended endoscopic endonasal transclival clipping of posterior circulation aneurysms–an alternative to the transcranial approach. Acta Neurochir. 2015;157(12):2077–85.

[17] Lawton MT. Basilar apex aneurysms: surgical results and perspectives from an initial experience. Neurosurgery. 2002;50(1):1–8. Discussion 8–10.

[18] Bender MT, Wendt H, Monarch T, Lin L-M, Jiang B, Huang J, et al. Shifting treatment paradigms for ruptured aneurysms from open surgery to endovascular therapy over 25 years. World Neurosurg. 2017;106:919–24.

[19] Drake CG, Peerless SJ, Hernesniemi J. Surgery of vertebrobasilar aneurysms. Vienna: Springer Science & Business Media; 2012. 1 p.

[20] Yaşargil MG. Microneurosurgery, volume I. New York: Thieme; 1984. 1 p.

[21] Seckin H, Avci E, Uluc K, Niemann D, Baskaya MK. The work horse of skull base surgery: orbitozygomatic approach. Technique, modifications, and applications. Neurosurg Focus. 2008;25(6):E4.

[22] Lawton MT. Seven aneurysms. New York: Thieme; 2010. 1 p.

[23] Krisht AF, Krayenbuhl N, Sercl D, Bikmaz K, Kadri PAS. Results of microsurgical clipping of 50 high complexity basilar apex aneurysms. Neurosurgery. 2007;60(2):242–50. Discussion 250–2.

[24] Aziz KM, van Loveren HR, Tew JM Jr, Chicoine MR. The Kawase approach to retrosellar and upper clival basilar aneurysms. Neurosurgery. 1999;44(6):1225–34. Discussion 1234–6.

[25] Molyneux A, Kerr R, Stratton I, Sandercock P, Clarke M, Shrimpton J, et al. International Subarachnoid Aneurysm Trial (ISAT) of neurosurgical clipping versus endovascular coiling in 2143 patients with ruptured intracranial aneurysms: a randomised trial. Lancet. 2002;360(9342):1267–74.

[26] Tjahjadi M, Serrone J, Hernesniemi J. Should we still consider clips for basilar apex aneurysms? A critical appraisal of the literature. Surg Neurol Int. 2018;9(1):44.

[27] Lawton MT. In: Lawton MT, editor. Seven AVMs. Stuttgart: Thieme; 2014. 1 p.

[28] Vishteh AG, David CA, Marciano FF, Coscarella E, Spetzler RF. Extreme lateral supracerebellar infratentorial approach to the posterolateral mesencephalon: technique and clinical experience. Neurosurgery. 2000;46(2):384–8. Discussion 388–9.

[29] Spetzler RF, Kalani MYS, Nakaji P. Color atlas of brainstem surgery. New York: Thieme; 2017. 1 p.

[30] Yağmurlu K, Rhoton ALJ, Tanriover N, Bennett JA. Three-dimensional microsurgical anatomy and the safe entry zones of the brainstem. Neurosurgery. 2014;10(Suppl 4):602–19. Discussion 619–20.

[31] Tan LA, Moftakhar R, Lopes DK. Treatment of a ruptured vertebrobasilar fusiform aneurysm using pipeline embolization device. J Cerebrovasc Endovasc Neurosurg. 2013;15(1):30–4.

[32] Graziano F, Ganau M, Iacopino DG, Boccardi E. Vertebro-basilar junction aneurysms: a single centre experience and meta-analysis of endovascular treatments. Neuroradiol J. 2014;27(6):732–41.

[33] Choudhri O, Connolly ID, Lawton MT. Macrovascular decompression of the brainstem and cranial nerves: evolution of an anteromedial vertebrobasilar artery transposition technique. Neurosurgery. 2017;81(2):367–76.

[34] Lawton MT, Abla AA, Rutledge WC, Benet A, Zador Z, Rayz VL, et al. Bypass surgery for the treatment of dolichoectatic basilar trunk aneurysms: a work in progress. Neurosurgery. 2016;79(1):83–99.

[35] Porter RW, Detwiler PW, Spetzler RF, Lawton MT, Baskin JJ, Derksen PT, et al. Cavernous malformations of the brainstem: experience with 100 patients. J Neurosurg. 1999;90(1):50–8.

[36] Lawton MT. Seven bypasses. New York: Thieme; 2018. 1 p.

[37] Corley JA, Zomorodi A, Gonzalez LF. Treatment of dissecting distal vertebral artery (V4) aneurysms with flow diverters. Oper Neurosurg (Hagerstown). 2018;15(1):1–9.

[38] Chalouhi N, Patel PD, Atallah E, Starke RM, Chitale A, Lang M, et al. Low yield of cerebral angiography in adequately occluded aneurysms after flow diversion. Neurosurgery. 2018;83(6):1294–7.

[39] Abla AA, Lekovic GP, Turner JD, de Oliveira JG, Porter R, Spetzler RF. Advances in the treatment and outcome of brainstem cavernous malformation surgery: a single-center case series of 300 surgically treated patients. Neurosurgery. 2011;68(2):403–14. Discussion 414–5.

第 10 章　脑干炎症和感染性病变
Inflammatory and Infectious Lesions of the Brainstem

Rechdi Ahdab　Fateme Salehi　Raghid Kikano　著
张广柱　张晓军　译　　陈立华　马　原　校

缩略语

ADEM	acute disseminated encephalomyelitis	急性播散性脑脊髓炎
AQ4	aquaporin 4	水通道蛋白 4
BBE	Bickerstaff's brainstem encephalitis	Bickerstaff 脑干脑炎
BS	brainstem	脑干
CIS	clinically isolated syndrome	临床孤立综合征
CLIPPERS	chronic lymphocytic inflammation with pontine perivascular enhancement responsive to steroids	类固醇激素反应性慢性淋巴细胞性炎性反应伴脑桥周围血管异常强化症
CN	cranial nerve	脑神经
CNS	central nervous system	中枢神经系统
CSF	cerebrospinal fluid	脑脊液
CTD	connective tissue diseases	结缔组织病
DIS	dissemination in space	空间播散
DIT	dissemination in time	时间播散
DWI	diffusion-weighted imaging	弥散加权成像
ELISA	enzyme-linked immunosorbent assay	酶联免疫吸附测定
EV	enterovirus	肠道病毒
FLAIR	fluid-attenuated inversion recovery	液体抑制反转恢复序列
HIV	human immunodeficiency virus	人类免疫缺陷病毒
HSV	herpes Simplex virus	单纯疱疹病毒
Ig	immunoglobulin	免疫球蛋白
IIDB	idiopathic inflammatory demyelinating diseases of the brain	脑特发性炎性脱髓鞘疾病
INO	internuclear ophthalmoplegia	核间性眼肌瘫痪

IVIg	intravenous immunoglobulins	静脉注射免疫球蛋白
JC	John Cunningham	约翰·康宁汉
LETM	longitudinally extensive transverse myelitis	长节段横贯性脊髓炎
MOG	myelin oligodendrocyte glycoprotein	髓鞘寡突胶质糖蛋白
MRI	magnetic resonance imaging	磁共振成像
MS	multiple sclerosis	多发性硬化
NMO	neuromyelitis optica	视神经脊髓炎
NMOSD	neuromyelitis optica spectrum disorder	视神经脊髓炎谱系疾病
OCB	oligoclonal bands	寡克隆带
OMM	oculomasticatory myorhythmia	眼 – 咀嚼肌节律性运动
OpM	opsoclonus-myoclonus	斜视性眼阵挛 – 肌阵挛
PACNS	primary angiitis of the central nervous system	原发性中枢神经系统血管炎
PAN	polyarteritis nodosa	结节性多动脉炎
PCR	polymerase chain reaction	聚合酶链反应
REM	rapid eye movement	快速眼动
RRMS	relapsing-remitting multiple sclerosis	复发缓解型多发性硬化
SLE	systemic lupus erythematosus	系统性红斑狼疮
SN	substantia nigra	黑质
SS	Sjögren syndrome	干燥综合征（Sjögren 综合征）
T. pallidum	treponema pallidum	梅毒螺旋体
TB	tuberculosis	结核病
VZV	varicella-zoster virus	水痘 – 带状疱疹病毒
WD	Whipple disease	Whipple 病（惠 Pool 病）

脑干（BS）的体积非常局限，但是却拥有许多重要的神经单元，如中枢神经系统的长纤维束、脑神经（CN）及其相应的核团、网状系统和各种反射中心（包括循环、呼吸中枢）。因此，脑干在中枢神经系统（CNS）中是极其特殊的。通常来说，通过丰富的、客观的体格检查，将病变定位到脑干是一项容易的任务。但是，确定疾病的确切性质可能很有挑战性。脑干病变性质范围广泛，包括肿瘤、感染和各种炎症 / 自身免疫性疾病。为了避免不必要的手术干预，通常需要重点关注炎性 / 传染性疾病与肿瘤之间的鉴别。

根据影像学表现，通常很容易排除 BS 肿瘤，但是，也并非总是如此。脑干的许多非肿瘤性病变可表现为占位性病变[1]。同时，与之相反的是，弥漫性的脑干肿瘤（如淋巴瘤）可以与炎症性或感染性病变极度相似[2]。在鉴别困难时，往往需要进行其他化验或检查，包括脑脊液（CSF）分析、血清学检测，以及先进的影像学检查（如 MR 波谱和 MR 灌注）。一旦可以相对合理地确定排除脑干肿瘤，那么就需要回答下一个逻辑问题，是感染性病变吗？区分感染性和非感染性疾病的病因对于选择最佳的初始治疗非常重要。脑干脓肿需要与肿瘤样炎性病变相鉴别，应该迅速确定脑干弥漫性病变的病因。对于脑干脑炎的诊断方法，与一般的脑炎不同，因为乙型脑炎是一种典型的自身免疫性疾病，与以传染性为主的典型脑炎不同[3]。脑干脑炎的预后与潜在的病因密切相关。一般而言，大多数脑干脑炎的患者的预后良好，痊愈或近痊愈。但是，某些病因的脑干脑炎可能很严重，甚至危及生命。因此，及时确定最可能的病因和尽早开始最合适的经验性治疗通常是必要的。

本章将讨论脑干的各种感染性和炎症性疾病，重点是它们的临床表现、关键的放射学和实验室检查结果，以及管理的一般原则。我们目前对其中许多实体的理解是基于病例报告的。因此，如本章所述，迄今为止还没有发布管理此类疾病的循证指南。在这种情况下，将提供专家意见和文献中发现的有限证据作为指导。

一、临床表现

一般来说，根据一些临床表现，经常怀疑脑干病变可能是炎症性和感染性疾病。脑干病变可表现为小脑症状、躯体感觉障碍、运动功能障碍，以及脑神经功能障碍。其典型的临床表现是同侧脑神经功能障碍、对侧偏瘫和（或）感觉减退，也被称为交叉症状，这是 BS 标志性临床表现。脑神经的症状有助于确定病变在脑干的大致水平。例如，累及中脑的病变，临床上可表现为复视、上睑下垂和瞳孔扩大（CN Ⅲ、Ⅳ）；脑桥病变表现为面瘫（CNⅦ）、水平复视（CNⅥ）、眩晕、眼球震颤、听力下降（CNⅧ）、咀嚼无力（CNⅤ）和面部触觉减退（三叉神经感觉主核）；而延髓病变则表现为发声困难、构音障碍、吞咽困难，以及因面部痛觉和温度觉减退引起的面部麻木。

总体来说，病灶靠内侧的脑干病变，常表现出运动障碍（四肢、眼肌和舌）、感觉减退［（轻触觉、振动觉和关节位置觉（内侧丘系）］，以及核间性眼肌瘫痪（INO）。如果出现 INO，则说明破坏了内侧纵束，此时常表现为受累眼不能内收，而对侧眼外展并伴有眼球震颤。外侧的脑干病变，更可能表现为温度觉和痛觉减退（脊髓–丘脑感觉通路和 CN Ⅴ）、共济失调（脊髓–小脑通路）和 Horner 征（交感神经通路）。脑桥病变导致皮质–脑桥–小脑通路受损，常表现为同侧的小脑症状和体征，伴同侧脑神经受累。水平凝视瘫痪常见于脑桥病变，而垂直凝视瘫痪常见于中脑病变。腭震颤（palatal tremor）常提示病变累及到 Guillain-Mollaret 三角，包括红核、齿状核和下橄榄核[4]。累及红核的中脑病变可出现舞蹈病和震颤。

通常来说，某些症状和体征强烈提示病变涉及脑干，但脑干疾病症状和体征很少有特异性。然而，某些特殊的疾病状态对脑干结构有独特的倾向性，并且倾向于忽略其他部位结构。例如，病毒感染和副肿瘤综合征，常常会导致共济失调，并且导致运动和感觉束受损[5]。另外，某些类型的血管炎，如 Behqet 病，倾向于导致运动和感觉症状，并伴有轻微共济失调[5]。意识水平的改变，特别是当它伴有发热和脑膜炎的情况下，常提示为感染性病因[5]。在某些情况下，脑干功能障碍的症状和体征可能是疾病过程的特征。例如，OpM 通常提示感染或副肿瘤综合征[6]。OpM 表现为不自主、无节律和多方向的扫视和四肢肌阵挛性抽搐[6]，通常伴有共济失调、震颤和脑病。同样，OMM 通常是中枢神经系统 Whipple 病（WD）的病理学特征。OMM 表现为持续的摆动性会聚性发散性眼球震颤，同时伴有咀嚼肌收缩和肢体偶发的节律性运动[7]。OMM 常与核上垂直凝视瘫痪有关。缺乏向上凝视是抗 Ma2 副肿瘤性脑炎的典型特征[29]，而双侧对称性眼肌瘫痪是 Bickerstaff 脑干脑炎（BBE）的典型特征[8]。

对于某些疾病而言，可同时在脑干外存在病变。此类病变的出现及其临床特征通常为脑干病变的潜在起源提供有价值的线索。其他疾病则表现为中枢神经系统以外的症状，这与 CTD、血管炎和副肿瘤综合征有关。这些症状可在初诊时或疾病发展中被观察到，偶尔发生于确诊后数年。这些症状的出现对于明确诊断也非常有帮助。

二、诊断方法

脑干脑炎的诊断方法，包括收集详细的病史、进行全面的体格检查，以及一系列辅助检查，如脑成像、血清和脑脊液分析。在病因不明、诊断困难的情况下，可能需要进行 BS 活检。

流行病学数据通常为潜在病因提供第一条线索。虽然病毒感染和脱髓鞘疾病在年轻人中更为常见，但副肿瘤疾病倾向于影响老年人群[5]。自身免疫性疾病更可能影响女性，当然也存在例外。免疫缺陷增加了感染性疾病的可能性，所以免疫状态也是要考虑的关键因素。发病前数周出现的高热提示自身免疫性疾病的存在。

尽管病史和体格检查结果提供了一些潜在的病因，但是尚不能明确诊断，仍需要进行各种辅助检查。MRI 通常是诊断过程中最有用的检查。在大多数患者中，发现涉及 BS 的影像学异常，但很少有疾病特异性。另外，当存在幕上或脊髓损伤时，其放射学特征可能是疾病过程的特征，脱髓鞘疾病尤其如此。没有 MRI 异常确实可以排除脱髓鞘等疾病。在其他情况下，如副肿瘤综合征和 BBE，MRI 通常无明显特异性[5]。通过脑干病灶的 MRI 特征进行诊断是很困难的。例如，慢性淋巴细胞炎症伴 CLIPPERS 就是这样一个例子[9]。

如果没有颅内占位效应，通常建议进行腰椎穿刺。大多数患者会出现 CSF 异常，包括红细胞数增多、高蛋白和血糖水平降低。当怀疑感染病因时，脑脊液分析至关重要[5]。白细胞计数＞100/μl，通常表示细菌感染或某些形式的血管炎，如 Behqet 病[5]。在 Lister 菌病和 Behqet 病中，中性粒细胞常升高；而在病毒感染、结核病（TB）和自身免疫性疾病中，淋巴细胞常升高。糖尿病患者的低血糖通常提示感染性病因，如 Lister 菌病和结核病。脑脊液化验发现免疫球蛋白 G（IgG）和寡克隆带（OCB）是脱髓鞘疾病和某些 CTD 的特征。

血清检测通常对临床、影像学和脑脊液检查结果几乎没有影响。但是，在罕见的临床情况中，通过检测特异性抗体，如水通道蛋白 4（AQ4）、髓鞘寡突胶质糖蛋白（MOG）和 GQ1b 抗体等，已证明这些方法是极其有用的。当无法明确特定诊断或诊断仍存在一定程度的不确定性时，应考虑进行立体定向 BS 活检。在 MRI 指导下，由经验丰富的医生进行操作，此手术既安全又准确[10]。然而，获取组织进行组织活检并不能保证得到明确诊断，因为可能会存在采样错误和对组织学发现的误读[11]。尽管做出了所有努力，但在多达 30% 的患者中，病因仍是未知[5]。多数未明确诊断的 BS 脑炎患者，最终将被证明是免疫介导的。因此，在密切的临床和影像学监测下，为此类患者提供可能的免疫抑制药试验性治疗似乎是合理的。

三、病因学

（一）脑干感染

脑干的感染性病变是罕见的，包括脑干脓肿和脑干脑炎。感染性病因可细分为细菌、病毒、真菌和寄生虫。在这些病原体感染脑干之前，需要先进入中枢神经系统。最常见的感染途径是血源性感染或某些病原体（如细菌），另外也可通过邻近的病灶直接漫延进入大脑，如鼻窦炎、中耳炎和乳突炎（图 10–1）。神经外科手术和创伤，通过破坏颅骨和脑膜的完整性，使病原体更容易进入中枢神经系统。最后一个传播途径是经神经传播，病原体沿着周围神经传播，可以绕过中枢神经系统的防御机制。典型的例子是水痘–带状疱疹病毒（VZV）。无论哪种传播途径，病原体一旦进入大脑，都会引起炎症反应。中枢神经系统感染的许多表现和并发症归因于针对病原体的免疫反应，而不是其对脑组织的直接作用。偶尔，病原体会触发针对 CNS 本身的免疫反应，这种情况被称为感染后脑炎。在这种情况下，可能找不到病原体直接入侵的证据。在极少数情况下，病原体会侵入大脑的血管系统，这种情况被称为感染性血管病。

1. 脑干脓肿

临床上，BS 脓肿表现为脑干肿块，有局部神经症状和体征，伴或不伴有颅内压升高的迹象。通常为亚急性起病。最常见的症状依次为头痛、复视、偏瘫和恶心 / 呕吐[12, 13]。虽然发热的患者，应警惕病变潜在的传染性，但是只有<1/3 的患者存在发热[13]。对于无发热患者，其临床表现与其他占位性病变没有区别，并且很难区分脓肿和肿瘤。在 50% 的脑干脓肿患者中，血白细胞计数可能是正常的[13]，这一事实使情况更加复杂。脑 MRI 在脑干脓肿的诊断和治疗中起着关键作用，可以通过圆形、环形增强和不同程度的病灶周围水肿来鉴别（图 10–1）。MRI 通常能够将脓肿与其他环状增强病变区分开来，如肿瘤和肿瘤性炎症病变。脑脓肿的特征是中心局限性弥

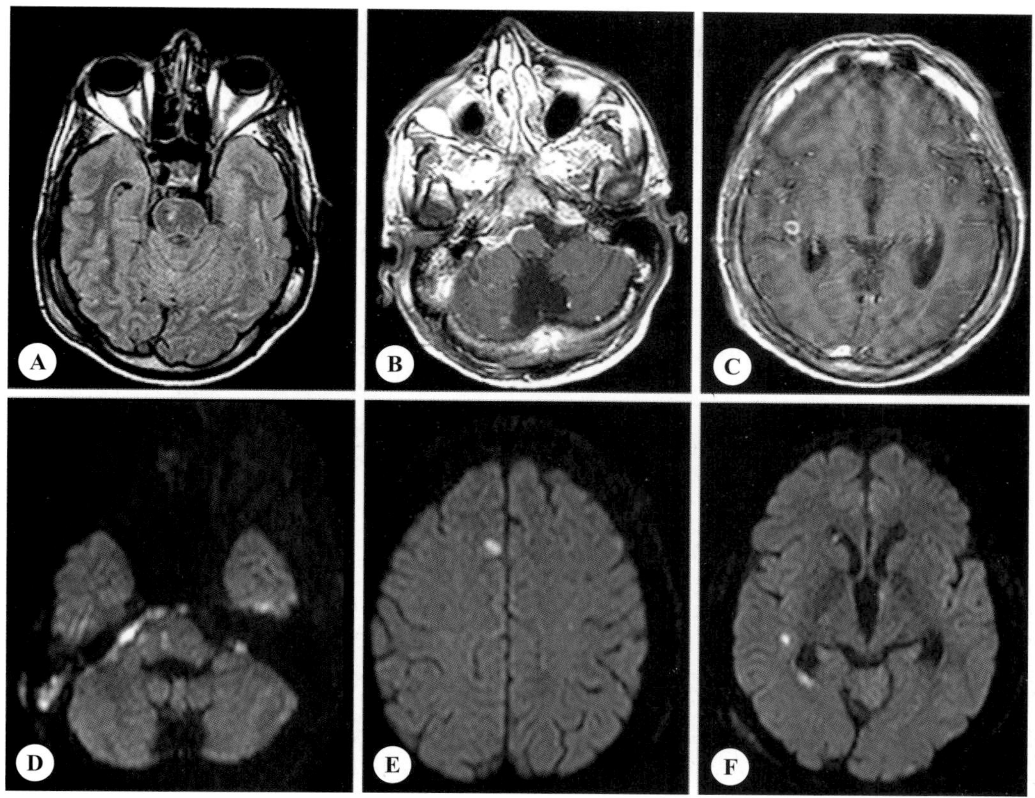

▲ 图 10–1 右侧乳突炎和多发性脑内微脓肿的患者

A. 轴位 FLAIR 显示右侧脑桥旁正中脓肿；B. 增强成像后轴向 T_1 加权像显示右侧乳突炎和软脑膜增强；C. 增强扫描后轴向 T_1 加权像显示小脑幕上水平的环形增强病变；D. 右侧脑桥前池中，脓液局限性扩散；E 和 F. DWI 显示幕上病灶内的中心局限性弥散

散，表明存在高蛋白含量的液体（脓液），增强部分缺乏局限性弥散，T_2 可见低信号的囊壁 [11]。根据患者的免疫状态，MRI 表现可能有所不同 [14]。这与对比度增强和水肿程度有关，后者似乎与白细胞计数平行。在免疫抑制不太严重的情况下，机体的防御系统能够启动免疫反应，并隔离病原体。这导致病变呈结节状或环状强化 [14]。不建议进行腰椎穿刺，甚至可能是禁忌，因为存在脑疝的风险 [15]。

(1) 化脓性脑脓肿：自从广泛使用抗生素以来，化脓性脑脓肿的发病率总体上已变得不那么频繁。脑脓肿很少发生在脑干（主要是脑桥），脑干脓肿占脑脓肿的比例＜1% [12]。主要通过邻近部位直接传播或经血行播散到脑干。从邻近部位扩散通常会导致孤立性病变，而血源性传播通常会导致多个中枢神经系统脓肿的发生。最常见的潜在感染原是链球菌属、葡萄球菌属和结核菌 [13]。免疫功能低下的患者可能感染大量不同的病原体，从常见的病原体到其他不寻常的病原体，如 Lister 菌 [16] 和 Nocardia 菌 [17] 等。

孤立性脑干脓肿的治疗方案，包括立体定向引流、开放性显微手术切除或单独使用抗菌药物。显微外科手术和立体定向抽吸术有助于建立诊断、确定病原体和缓解占位效应。立体定向引流具有良好的安全性，已成为许多中心的手术选择 [18]。脑积水的治疗可以通过置入临时或永久性的脑脊液引流管或分流管来完成。对于表现为小病灶和轻度神经功能缺损的患者，单纯药物治疗是有效的选择，特别是脓肿位于深部且难以通过手术进入时。如果患者症状未能改善或恶化，那么引流和识别潜在的病原微生物就变得至关重要。预后结果因人而异，身体取决于几个因素，包括入院时神经功能缺损的严重程度和治疗方案（单独的药物治疗与手术）[13]。大多数患者最终会康复，有或无轻微的神经系统后遗症 [13]。

(2) 结核性脑脓肿：在流行地区或来自这些地区的移民中，应考虑结核性脑脓肿。结核性脑脓肿是一种罕见的中枢神经系统结核，可能在没有活动性全身感染迹象的情况下发生 [19]。更常见的情况是，中枢神经系统结核表现为单个或多个结核瘤。结核瘤是干酪样肉芽肿，而不是真正的脓肿。结核瘤可能会发生于脑干，并表现为孤立的肿块，尤其是在儿童中 [20, 21]。MRI 特征性表现为外部边缘高信号（代表细胞浸润）、内部区域低信号（代表中央坏死成分）和病灶周围水肿。对比增强边缘相当不完整、不清晰 [22]。因为超过一半的患者没有明显的全身性结核体征，导致诊断可能具有挑战性 [23]。在抗结核治疗期间，结核瘤可能会发展或反常地增长，这使病情更加复杂 [24]。治疗以抗结核药物治疗为基础，增加类固醇药物通常可以缓解症状。最佳的治疗持续时间，通常取决于临床和影像学判断，目前尚无共识。

(3) 寄生虫脑脓肿：在流行地区或来自这些地区的移民中，应考虑存在寄生虫感染的可能。猪囊尾蚴病是由猪带绦虫的幼虫引起的一种疾病，通常表现为多发性幕上和幕下脓肿 [25]。尽管猪囊尾蚴病几乎可以引起任何神经系统症状，但迟发性癫痫和高颅压是其最常见的临床表现 [25]。脑干囊尾蚴最常表现为小而界限清晰的圆形增强病变 [25]，且主要位于中脑，如果及时用杀寄生虫药物治疗，往往预后良好 [26]。罕见的孤立性脑干脓肿病例在文献中也有描述 [26]。

在免疫功能低下的患者中，中枢神经系统弓形虫病始终是一个考虑的病因。弓形虫病是由细胞内原生动物寄生虫 – 弓形虫引起的 [27]。通常由免疫抑制期间潜伏感染，而后再激活引起的。临床表现多变，最常表现为头痛、意识模糊和局灶性神经系统表现，包括轻偏瘫、共济失调和脑神经麻痹 [27]。典型的 MRI 表现包括多个环形增强病变，累及基底节和大脑 / 小脑半球，伴有病灶周围水肿 [27]。孤立性病变并不少见，20% 的患者发生这种病变[27-30]。BS 病灶很罕见，且倾向于发生在中脑[30, 31]，而孤立的脑干病灶是个例外[30, 31]。确诊中枢神经系统弓形虫病具有挑战性。高滴度的抗弓形虫 IgG 抗体有助于诊断。然而，考虑到人群中高血清阳性率和假阴性结果的可能性，IgG 抗体检验结果需要谨慎解读[27, 32]。一些研究结果建议对脑脊液样本进行聚合酶链反应（PCR）检测[33]。有时，最简单的确诊方法是进行试验性抗弓形虫药物治疗。治疗应及早开始，药物治疗方案包括乙胺嘧啶和磺胺类药物。疗效并不总是喜人的，尤其是在严重的情况下，预计高达 50% 的患者疗效不佳（严重的遗留残疾或死亡）[34]。不良预后因素，包括严重的免疫抑制和意识障碍[34]。BS 的其他寄生虫感染很罕见，包括阿米巴病[35]和血吸虫病[36]。

(4) 真菌性脑脓肿：真菌感染也可以通过血液途径传播到中枢神经系统[37, 38]。最常见的真菌病原体是曲霉菌，其次是念珠菌[37, 39]。真菌性中枢神经系统感染主要见于免疫抑制患者，但也见于免疫系统无明显缺陷的患者。累及 BS 的真菌感染极为罕见。

2. 脑干脑炎

由于 IgM 抗体不容易扩散到血脑屏障，通过酶联免疫吸附测定（ELISA）发现 IgM 抗体可诊断中枢神经系统疾病，尽管假阴性结果并不少见[40]。

可以引起 BS 脑炎的病原体有很多，包括病毒、细菌和真菌。临床表现很少有疾病特异性。另外，流行病学特征通常有助于缩小广泛的鉴别诊断范围。关键因素包括发病年龄、免疫状况、感染的季节、地理位置、旅行和暴露史、动物接触史、家庭或邻居中的类似患者，以及周围已知的脑炎患者。其他需要考虑的重要因素包括患者的职业、嗜好和疫苗接种史。体格检查可以提供一些有关潜在的病原体线索。例如，皮疹或药疹的存在支持某些形式的病毒性脑炎。脑脊液中白细胞计数和蛋白质水平升高，通常支持脑炎的诊断，血清学化验有助于查明潜在的病原体。由于 IgM 抗体不易扩散穿过血脑屏障，因此通过酶联免疫吸附测定（ELISA）发现 IgM 抗体可诊断 CNS 疾病，尽管假阴性结果并不少见[40]。ELISA 检测的 IgM 抗体可用于多种病原体，包括 VZV 和黄病毒（flavivirus）。PCR 检测可用于诊断疱疹性脑炎，具有很高的敏感性和特异性（95%～99%），尽管可能会出现假阳性和假阴性[40]。影像学表现通常是非特异性的，结果取决于潜在的感染原。尽管大多数病毒感染是自限性的，但如果治疗延迟，有些病毒感染的预后会特别差。如单纯疱疹病毒（HSV）和 VZV 脑干脑炎。如果不治疗，细菌和寄生虫感染几乎都是致命的。BS 脑炎患者通常需要支持性治疗，以确保氧合、气道保护和循环支持。建议密切监测脑水肿、颅内压升高、癫痫发作和急性脑积水。

(1) 病毒性脑炎：所有病毒性脑炎都可以传播到 BS。影响对特定病原体易感性的宿主因素，包括免疫状态、年龄和各种遗传因素。当怀疑病毒性脑炎时，诊断工作应首先侧重于区分 HSV 与其他病原体。为此，血清学化验至关重要，这包括脑脊液 IgM 的血清学检测，以及对脑脊液样本的 PCR 和反转录酶 PCR 检测，以识别 DNA 和 RNA 病毒。建议对所有疑似脑炎患者开始经验性阿昔洛韦治疗[40]，直到基本症状消失、确定潜在病原体和（或）排除 HSV 脑炎。糖皮质激素辅助治疗是一种常见的做法，但益处尚不确定[41]。BS 脑炎的 MRI 表现通常是非特异性的，表现为 T_2 加权像的高信号斑片状区和不同程度的占位效应[42-45]。病变通常无强化[44, 46]或显示轻微的斑片状增强[45]。BS 以外的部位，如皮质、基底节、丘脑和小脑经常受累[42, 44-46]。以腹侧为中心的脊髓损伤在 West Nile 病毒和肠道病毒（EV）脑炎中也有报道[44, 47]。海马受累是 HSV 脑炎的典型症状[48]，但在日本脑炎中也有描述[49]。

HSV 是病毒性脑炎的最常见原因，占已确诊病毒病例的 50%～75%[41]。感染是非季节性的，对男女的影响相同，可以发生在任何年龄段。HSV 特征性地累及颞叶 / 扣带皮质，但很少累及幕下结构[43, 50]。HSV 中的 BS 感染通常与幕上感染的证据有关[51]，但也有报道仅有 BS 感染[52]。虽然 HSV 脑炎主要由 HSV-1 引起，但也可由 HSV-2 导致，通常是生殖器疱疹的并发症[53]。在没有任何生殖器疱疹感染证据的情况下，也有 BS 受累的报道[54]。

EV71 是 BS 脑炎的另一个病因[47, 55]。EV71 主要局限于婴儿，典型表现为手足口病或疱疹性咽峡炎[56]。EV71 还可引起无菌性脑膜炎、BS 脑炎、脑脊髓炎和急性弛缓性麻痹的流行。BS 脑炎是最常见的神经系统表现。儿童通常表现为共济失调、肌阵挛性抽搐、眼球震颤、CN 功能障碍和震颤[57]。MRI 显示大多数患者 BS 中，T_2 有异常高信号区域，特征性累及背侧脑桥和延髓[58]。预后总体良好，大多数患者通常在几天内完全康复[57]。尽管缺乏证据支持，对于重症患者通常使用静脉注射免疫球蛋白（IVIg）和皮质类固醇进行治疗[59]。EV68 是另一个累及 BS 的 EV。这种病毒对前角细胞和 BS 运动核具有独特的倾向性，导致弛缓性麻痹和 CN 功能障碍[60]。大多数出现神经系统并发症的患儿都会出现一定程度的运动无力和 CN 功能障碍，包括永久性吞咽困难[60]。

BS 脑炎的流行，已被描述为日本和圣路易斯脑炎病毒[61]。这些感染优先影响中脑，尤其是黑质（SN），帕金森病是其典型的后遗症[62, 63]。据报道 SN 受累的散发病例与 Epstein-Barr 病毒（EBV）和西尼罗（West Nile）病毒感染有关[64, 65]（图 10–2）。很少报道其他病毒感染引起的 BS 脑炎，如腺病毒[45]、尼帕病毒[66]、甲型流感病毒[67] 和 VZV[68]。

经典病毒性脑炎起病急，临床病程快，与之相反，一些病毒感染的临床病程较慢。进行性多灶性白质脑病（PML）是一种由约翰 · 坎宁安（John Cunningham，JC）多瘤病毒引起的亚急性脑炎，几乎只发生在免疫功能低下的患者[69]，包括血液系统恶性肿瘤的患者、感染人类免疫缺陷病毒（HIV）的患者，或者接受各种免疫抑制药物治疗的患者，如那他珠单抗（Natalizumab）治疗的多发性硬化（MS）的患者[70]。临床上，该病表现为认知能力下降，伴有皮质症状和体征。MRI 通常在 FLAIR 像上显示双侧大脑半球多个皮质下高信号区域。孤立的 BS PML 非常罕见，对诊断造成严重挑战[69, 71]。当 BS PML 发生在 MS 患者中，诊断挑战难度甚至更高，其可以伪装成 MS 复发[72]。早期显著的 T_1 加权像低信号、弥散加权成像（DWI）高信号和密切的 MRI 随访，可能鉴别将新的 MS 活动与 PML[72]。治疗基础是尽可能逆转免疫抑制，并对 HIV 感染患者进行高效抗反转录病毒治疗，但预后往往很差。

(2) 细菌性脑干脑炎：细菌感染很少局限于 BS，但单核细胞增生性 Lister 菌除外，在其 CNS 感染的病例中，累及脑干的风险占 9%[73]。Lister 菌的易感因素，包括年龄＞50 岁和免疫抑制。神经系统表现通常出现在发热、头痛、恶心和呕吐的前驱症状之后。体征和症状还可能包括单个或多个不对称 CN 麻痹、小脑体征、偏瘫、感觉减退和意识障碍[74, 75]。MRI 显示 BS 内高信号、斑片状病变和（或）多个微脓肿[74]。在超过一半的病例中，表现为淋巴细胞增多和培养阴性，但脑脊液发现通常是非特异性的[74]。在这种情况下，血培养更可能呈阳性[74]。在高危患者中，氨苄西林的早期经验性治疗至关重要。预后通常很差，总死亡率为 50%[74]。

在极少数情况下，细菌感染可表现为亚急性的临床病程。WD 是由 Whipplei 养障体引起的全身性细菌感染，通常表现为胃肠道症状、体重减轻和关节病[76]。10%～50% 的患者会出现 CNS 表现，且其可能先于该疾病的其他表现[76, 77]，包括认知能力下降、小脑共济失调、脊髓病、下丘

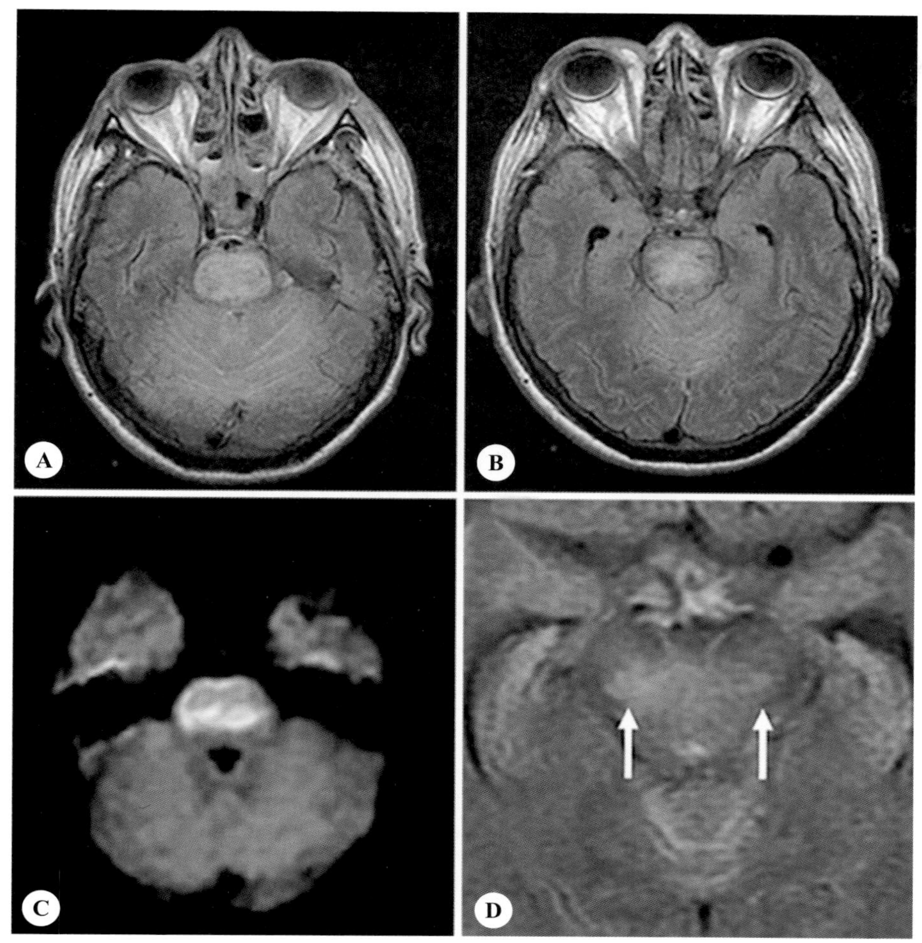

◀ 图 10-2　西尼罗（West Nile）病毒引起的脑干脑炎

A 和 B. 脑干轴位 FLAIR，显示中脑 - 脑桥区域弥漫性中央扩散；C. 轴位 DWI，在同一水平层面，显示强烈的弥散受限；D. 轴位 FLAIR 像显示双侧黑质受累，右侧更明显（白箭）

脑 - 垂体轴功能障碍和各种 BS 综合征[77, 78]。后者可表现为 OMM 或眼面部 - 骨骼肌节律失常的特征性病理学表现，通常与核上性垂直凝视瘫痪共同出现[7]。在 50% 的患者中观察到局灶性 MRI 异常，范围从无占位效应的局灶性病变到有占位效应的多发增强病变[7]（图 10-3）。可以采用 CSF 样本 PCR 来诊断神经系统 WD。神经系统症状通常对抗生素有显著反应。然而，症状可能在停药后复发，导致治疗期延长，治疗期可延长至 1 年[76]。

3. 感染后脑干脑炎

BBE 是一种罕见的感染后疾病，炎症过程通常局限于 BS。BBE 的临床特征是进行性意识障碍，以及共济失调和双侧眼外肌麻痹[8]。偶尔会表现为其他一些特征，如双侧面部麻痹、瞳孔异常、延髓麻痹和全身性肢体无力[79]。该病呈单相病程，亚急性起病，大多数患者预后良好。BBE 之前通常会发生感染，最常见的是在上呼吸道感染[79]。脑脊液分析显示一半的患者出现红细胞增多。头部 MRI 通常正常，但偶尔会出现 T_2 加权像 BS 异常[8]。IgG 抗 GQ1b 抗体对这种疾病具有高度特异性，但在多达 1/3 的患者中，可能检测不到此抗体[80]。这些抗体也存在于 Miller-Fisher 综合征中，这是一种以共济失调、眼肌瘫痪和反射消失为特征的吉兰 - 巴雷综合征（Guillain-Barre syndrome）的变体。这两种疾病是否代表同一疾病的谱系变异仍不确定。目前尚无针对 BBE 治疗的循证推荐。患者通常接受免疫治疗，如血浆置换疗法、静脉注射免疫球蛋白（IVIg）或大剂量类固醇[79]。临床预后通常良好。

急性播散性脑脊髓炎（ADEM）是另一种疾

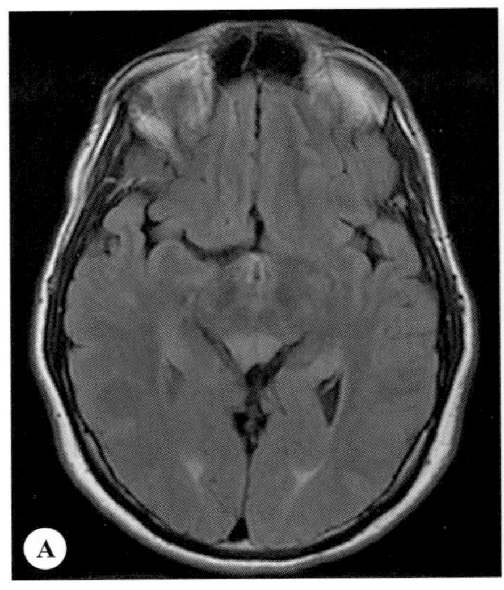

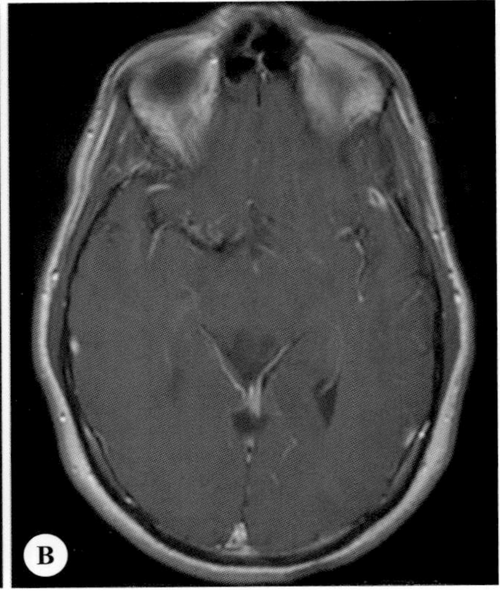

◀ **图 10-3 经活检证实的 Whipple 病患者可见脑干受累**

A. FLAIR 上的顶盖高信号；B. 对比增强后 T_1 加权像未增强

病状态，据信是由针对感染源的免疫反应引起的。在 50%～75% 的患者中，ADEM 之前有细菌或病毒感染，最常见的是非特异性上呼吸道感染。一长串病毒感染与 ADEM 相关，包括流行性感冒、EV、甲型肝炎、HSV、EBV、麻疹、腮腺炎、风疹、VZV 和巨细胞病毒[81]。也可能出现在接种疫苗后[82]。ADEM 对儿童的影响比对成人更大。其起病急，临床进展迅速，常伴有发热，偶尔伴有脑膜炎[1]。炎症过程通常是多灶性的，主要影响大脑和脊髓的白质。临床表现包括精神状态改变和多灶性神经症状或体征。在 ADEM 中，天幕下结构经常受到影响，尤其是在儿童中，经常出现 BS/ 小脑功能障碍（共济失调、动眼神经障碍和构音障碍）的体征和症状[83]。典型的 MRI 表现包括 T_2 加权像 /FLAIR 上可见的斑片状、不对称的双侧皮质下白质融合，边缘不清，占位效应有限，不同程度的增强[1]。脑脊液检查结果包括葡萄糖水平正常、蛋白质水平升高和淋巴细胞数增多。在高达 59% 的患者中，血清检测 MOG 抗体呈阳性[84]。这些抗体的存在似乎预示着更好的临床和影像学预后。目前，大剂量静脉注射皮质类固醇是主要的治疗手段。血浆置换疗法和静脉注射免疫球蛋白（IVIg）可用于对皮质类固醇无反应的患者[1]。该病通常呈单相病程，大多数患者恢复良好，没有或极少遗留残疾[1]。

4. 传染性脑干血管炎

一些传染源对血管有嗜性。在各种细菌病原体中，已知梅毒螺旋体（T.pallidum）和伯氏疏螺旋体会影响 CNS 血管。梅毒血管病（脑膜血管梅毒）通常出现在梅毒二期，表现为脑病、认知能力下降、局灶性神经病变和 CN 异常[85]。最常受累的动脉是大脑中动脉和基底动脉分支[86]。14% 的神经梅毒患者出现 BS 梗死[85]。当怀疑此诊断时，血清学检测有助于确认诊断。治疗包括静脉注射青霉素 G 10～14 天。

脑血管炎也是神经系统莱姆病的并发症，这是一种由伯氏疏螺旋体引起的多系统感染。该疾病往往会影响大中型血管，包括椎动脉和基底动脉及其分支[87]。这将引起血管单个或多个区域狭窄和扩张，导致缺血性脑卒中。对后循环有强烈的偏好，在儿童中尤其如此[88]。适当的抗生素治疗通常会产生良好的临床预后。

病毒病原体也可引起中枢神经系统血管炎。VZV 血管病变是儿童水痘和成人带状疱疹的罕见并发症[89]。这种情况会导致缺血性和出血性脑卒中，通常发生在疱疹再激活 7 周后，或者间隔时间更长。虽然 VZV 血管病变是眼部带状疱疹典型的并发症，累及前循环，但也有 VZV 再次激活后累及颈部区域的后循环血管的报道[90]。VZV 血管病的治疗措施是使用抗病毒药物。

（二）脑干炎性病变

脑干炎性病变可分为两大类：①中枢神经系统的原发性炎症性疾病；②全身性疾病，其中中枢神经系统受累只是该疾病的众多表现之一。在后一种情况下，CNS 表现通常发生在已知全身性疾病的背景下，诊断通常很简单。神经系统症状也可能先于疾病的其他临床表现，确定正确的诊断变得更具挑战性。在这种情况下，感染症状/体征或特定的生物标志物阳性可能是潜在病因有价值的重要线索。

1. 脑干特发性炎性脱髓鞘病

该组疾病包含广泛的疾病谱，其严重程度、病程、病变分布和预后各不相同。MS 是脑特发性炎性脱髓鞘疾病（IIDB）中最具代表性的疾病形式。其他疾病包括视神经脊髓炎（NMO）、ADEM 和罕见的 MS 变异类型，如马尔堡病毒病、Balo 向心性硬化症和 Schilder 病[1]。尽管 BS 是脱髓鞘的常见部位，但 CNS 其他部位的病变通常在就诊时就已出现。在这种情况下，IIDB 的诊断相对简单。BS 病变很少单独发生，因此建立正确的诊断变得更具挑战性。此时，可能需要更先进的成像技术、血清检测，以及在更困难的情况下，可能需要脑组织活检。多发性硬化（MS）是一种慢性 CNS 脱髓鞘性疾病，其病理特征是遍布整个中枢神经系统的炎症、脱髓鞘、轴突丢失和神经胶质增生[91]。MS 的临床病程存在几种模式。复发缓解型多发性硬化（RRMS）占病例的 85%，其特点是反复出现的临床事件能够不同程度地恢复[92]。疾病的空间播散（DIS）和时间播散（DIT）的证据是诊断的先决条件。因此，MS 的诊断可以通过 2 次临床复发［间隔≥30 天（DIT）和影响 CNS 内不同部位（DIS）］来获得临床确诊。符合脱髓鞘的首次临床事件称为临床孤立综合征（CIS）[93]。如果没有第二个事件，现阶段无法根据临床情况确诊 MS。此时，MRI 和 CSF 检查发现可以替代一些临床诊断标准。MRI 显示符合 DIS 标准的亚临床脱髓鞘区（≥1 个病灶位于多于 2 个典型的 MS 区域）和 DIT（同时存在增强和非增强病变）的标准，可以替代第二次临床事件[94]。对于符合 DIS 标准的 CIS 患者，CSF 特异性 OCB 的存在可以替代 MRI 对 DIT 的影像诊断[94]。

在 MS 中，脱髓鞘病变经常累及 BS。复发通常呈亚急性，在数小时或数天内逐渐恶化，进入持续数天或数周的平台期，随后逐渐改善。症状是非特异性 BS 功能障碍，如复视、面部感觉异常和步态障碍[95]。其他更具特征性的症状包括双侧 INO、持续性面部肌病和 Uhthoff 症（当核心体温升高时，如运动或热水浴后，症状和体征会短暂恶化）。年轻患者出现三叉神经痛，尤其是双侧，也提示有 MS[96]。

当 BS 综合征发生在已确诊的 MS 患者中时，诊断通常很简单。另外，当 BS 功能障碍是 MS 的首发表现时，通常需要进一步检测来确诊。通过证明 BS 病变与脱髓鞘一致（图 10-4），MRI 是这种情况下唯一最有用的检查。同样重要的是，如果 MRI 显示存在符合 DIT 和 DIS 标准的亚临床病变，则可以确认诊断。幕上病变局限于脑室周围白质，并倾向呈卵圆形，长轴垂直于脑室表面（图 10-4）。皮质/皮质旁和胼胝体病变通常也见于 MS。急性损伤显示对比增强。如果不能证实 BS 以外的其他病变，建议每年进行一次随访研究。偶尔，患者没有临床病情活动的后续证据，并遵循单相病程[95]。

在 BS 中，MS 病变倾向于影响脑桥和小脑中脚的外围区域，同时保留中央白质[97]（图 10-4）。与其他部位的 MS 病灶相比，BS 病变在 T_2 加权像上的亮度较低，并且更为弥漫。MS 很少表现

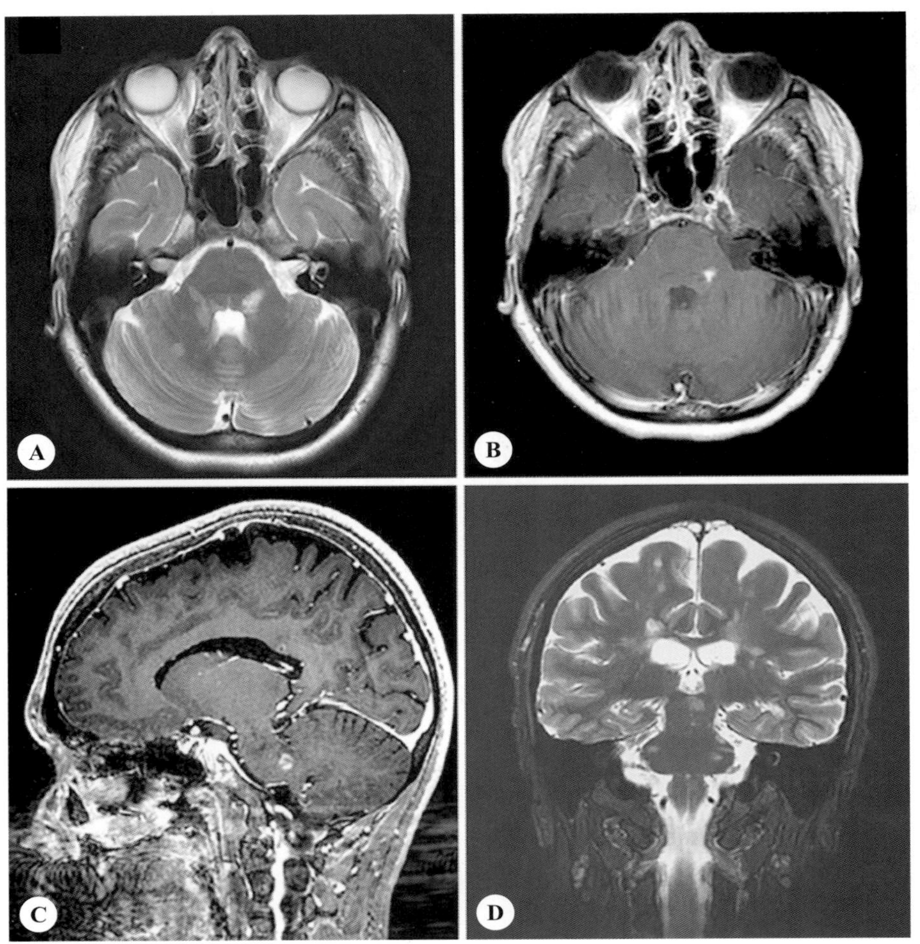

◀ 图 10-4 多发性硬化患者的左侧脑干病变

A. 轴位 T_2 加权像；B 和 C. 同一病灶在增强后 T_1 加权像上显示异常增强，表明为活动性病变；D. 冠状位 T_2 加权像上皮质下、脑室周围和脑桥白质中具有典型分布的多个相关病变

为孤立的肿瘤样占位。有些所谓的肿瘤性 MS 病变通常表现出占位效应、病灶周围水肿和（或）钆对比剂的环形增强，很容易被误认为是神经胶质瘤或脑脓肿。有利于诊断脱髓鞘病变的 MRI 发现包括朝向皮质表面的开放环形增强、相对较小的占位效应、DWI 上的环形弥散受限和 T_2 低信号边缘[1, 98]。与肿瘤和脓肿相比，DWI 的影像学变化往往进展迅速[1]。肿瘤性 MS 病变主要发生在幕上区域，但高达 24% 的患者涉及 BS[99]。认识到这种 MS 变异类型，对于避免不必要的手术干预很重要。

早期诊断 MS 的重要性怎么强调都不为过，因为早期开始免疫治疗是疾病长期结果的重要决定因素[100]。复发者用大剂量静脉注射类固醇治疗。

视神经脊髓炎谱系疾病：NMO 是一种解剖学上较为局限的IIDB类型，其特征是严重的单侧或双侧视神经炎和长节段横贯性脊髓炎（LETM）。NMO 谱系疾病（NMOSD）一词目前更受欢迎，以避免在就诊时未完全表达的表型（疾病的限制性形式，如复发性视神经炎、复发性横贯性脊髓炎）与经典 NMO 之间的区别。NMOSD 还包括一些 BS 和脑炎表现。病程特点以反复发作的形式为特征。MRI 特征性地显示 LETM（涉及>3 个椎体水平）和（或）大面积的视神经 / 视交叉大面积高信号。在这些疾病定义区域之外的 MRI 改变也很常见[101]（图 10-5）。这些变化倾向于分布在脑室系统附近，这是一个富含 AQP4 的区域，AQP4 是 NMO 中的靶抗原。常见部位包括丘脑、下丘脑和中脑导水管周围的

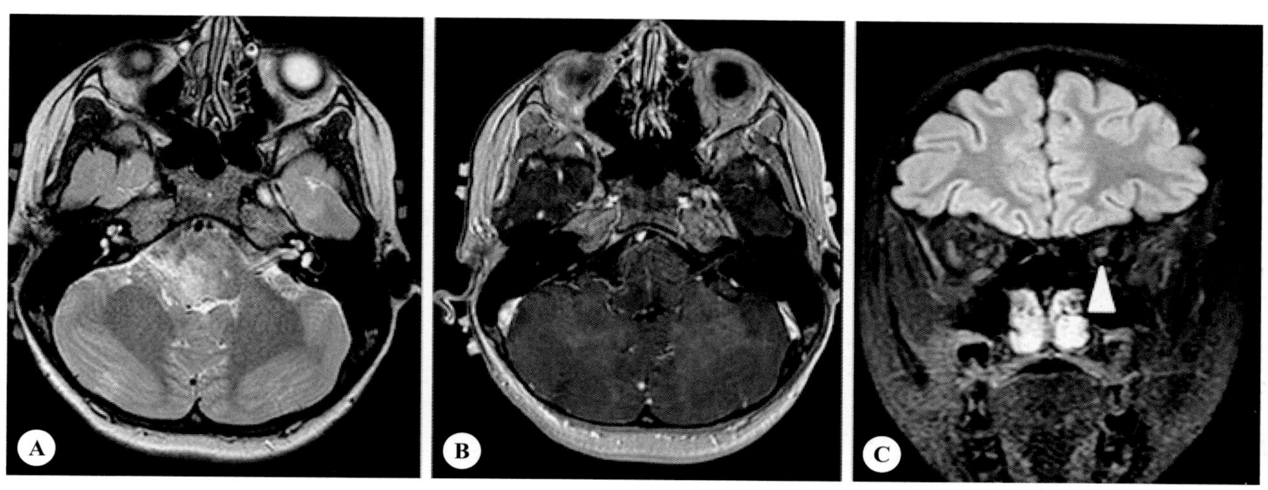

▲ 图 10-5　水通道蛋白 4 阳性视神经脊髓炎中的脑干受累

A. 轴位 FLAIR 上脑桥内的异常信号；B. 轴位对比增强后 T_1 加权像无增强；C. 冠状位 T_2 加权像显示左侧视神经炎

BS [1]。脑脊液分析显示蛋白水平升高和细胞增多。与 MS 不同，OCB 仅见于 30% 的患者 [102]。在 70%～80% 的患者中，血清 AQP4 抗体呈阳性 [103]。AQP4 是一种细胞膜水通道，在星形细胞足突上高度表达。多达 1/3 的 AQP4 血清阴性 NMOSD 患者有 MOG 抗体 [104]。与 AQP4 阳性患者相比，这些患者的急性发作相关残疾较少，复发率相对较低 [1]。

40% 的患者出现与 BS 相关的症状，尤其是 AQP4 阳性的儿童 [105]。常见的 BS 表现，包括复视、构音障碍、吞咽困难、面部无力和共济失调 [106]。NMOSD 倾向于影响延髓，导致顽固性呃逆、恶心和呕吐 [107, 108]。这些症状可能预示着 NMO 的发作，并构成诊断挑战。涉及延髓呼吸中枢的病变，偶尔会导致危及生命的呼吸障碍 [109]。

大剂量静脉注射可的松可治疗复发。激素治疗无效的患者可能会从血浆置换中受益。鉴于 NMOSD 高复发率，建议早期使用免疫抑制药作为预防措施。这些免疫抑制药包括硫唑嘌呤、甲氨蝶呤、霉酚酸酯和利妥昔单抗。在 NMOSD 中，MS 的疾病改良治疗似乎效果不佳。

2. 结缔组织病（CTD）和血管炎

许多 CTD 具有 CNS 表现，包括 BS 功能障碍 [110]。然而，在大多数情况下，BS 没有特殊的趋向性。干燥综合征（Sjögren 综合征，SS）引起广泛的神经系统临床表现，包括局灶性 BS 病变或 BS 脑炎。偶尔，上述神经系统表现可能是疾病的首发表现，并且在 SS 诊断之前出现长达 2 年 [60, 111–113]。在这种情况下，临床和影像学特征可以与 MS 相似，并导致严重的诊疗困境。在患有 MS 样病变的 SS 患者中，CSF 经常显示 OCB，这一事实使情况更加复杂 [114]。系统性红斑狼疮（SLE）也可表现为局灶性或弥漫性 CNS 病变，包括 BS [115–117]。罕见情况下，BS 受累可以单独发生，并先于疾病的其他表现 [117]。值得一提的是，SLE 和 SS 等 CTD 可以与 NMO 共存 [118]。当 LETM 或视神经炎发生在已知的全身性炎症性疾病中时，应考虑这种情况。

同样地，大多数系统性血管炎可累及 CNS，包括 Behqet 病、韦氏肉芽肿病（Wegener 肉芽肿）、变应性肉芽肿性血管炎（Churg-Strauss 综合征）和结节性多动脉炎（PAN）[110]。除 Behqet 病对 BS 有偏好（图 10-6），这些疾病对 BS 没有偏好。Behqet 病的特征性临床症状包括葡萄膜炎、口腔溃疡和生殖器溃疡，据此可鉴别。虽然此三联征可以确诊 Behqet 病，但它们并不总是出现。

Behqet 病主要影响 30—40 岁的年轻男性。神经系统并发症发生在 5%～14% 的患者中，通常发生在发病几年后[119]。然而，在 6% 的患者中，这些症状可能先于疾病的其他临床表现[120]。BS 病变最常影响中脑 – 间脑交界处的后部，特征性地不累及红核[121]。CSF 检查通常表现为蛋白质水平轻微升高，无 OCB，以及单核或多核细胞增多。患者往往对类固醇治疗反应良好。30%～50% 的神经 Behqet 病患者有复发病程[122]。复发或疾病进展用免疫抑制药治疗。

原发性中枢神经系统血管炎（PACNS）是一种特异性血管炎，影响大脑和脊髓的中小型血管[123]。由于缺乏该疾病的特异性血清标志物，诊断基于血管造影或脑活检显示的血管炎病理表现。临床表现取决于受累的 CNS 区域。头痛是最常见的症状，其次是认知障碍和局灶性神经功能缺损[123]。脑脊液的发现是非特异性的，包括轻度细胞增多和蛋白质升高。MRI 特征性地显示皮质 / 皮质下小梗死、软脑膜增强、颅内出血和 T_2 高信号区。不太常见的是，PACNS 表现为 BS 病变或孤立的假肿瘤肿块[124, 125]。若此类假肿瘤病变发生在 BS，准确和及时的诊断尤其具有挑战性[124]。早期免疫治疗通常预后良好[126]。

顾名思义，CLIPPERS 是一种对类固醇有反应的 CNS 慢性炎症性疾病[9]，其特点是发作性 BS 症状，包括脑神经感觉异常、复视、共济失调和构音障碍[9]。这种情况的 MRI 特征是以

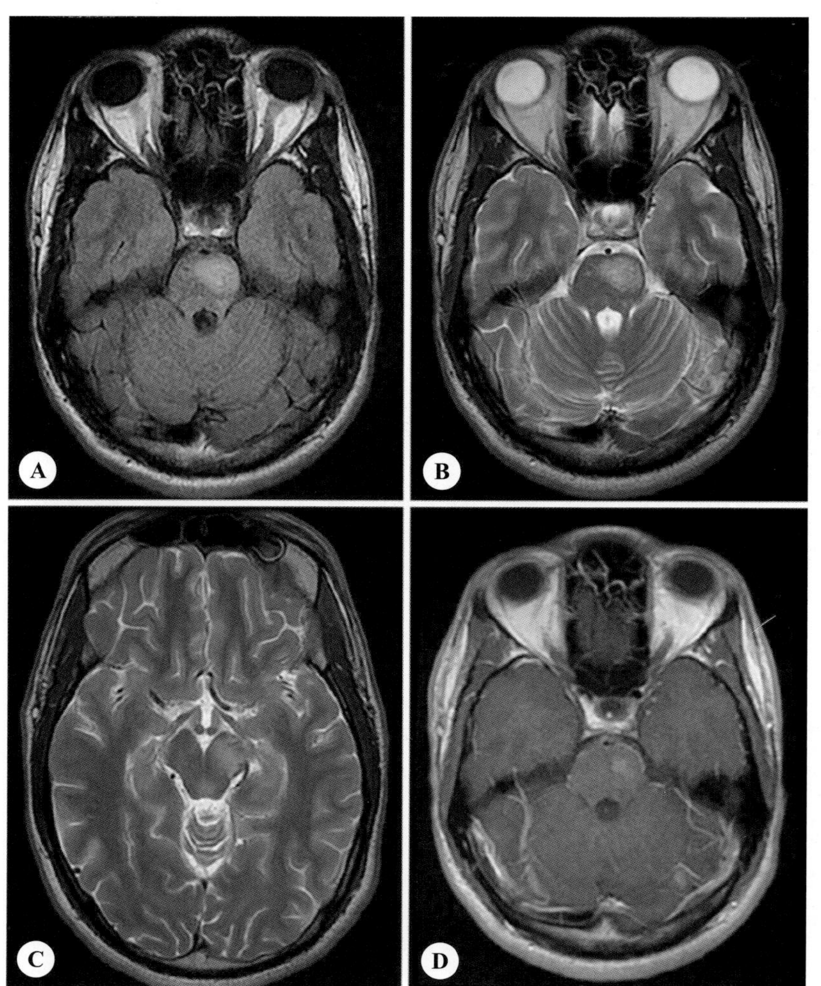

◀ 图 10–6 **Behget 病患者脑干受累**

A 和 B. 轴位 FLAIR 和 T_2 加权像显示左侧脑桥受累，伴有周围水肿；C. 轴位 T_2 加权像显示疾病扩散到左侧中脑；D. 增强后轴位 T_1 加权像上可见病灶中央结节状强化

脑桥为中心的斑片状强化影（图 10–7）。这些病变也可见于 BS、脊髓和小脑的其他部位[9]。尽管这些发现高度提示了该疾病，但它们并不是绝对有特异性的。在其他疾病中也有类似的异常，如 BS 淋巴瘤和神经胶质瘤[127, 128]。另外，CLIPPERS 也存在表现为逐渐扩大的肿瘤样病变的非典型病例[129]。BS 活检显示显著的血管周围明显的淋巴细胞浸润。大多数患者对免疫抑制药反应良好。然而，随着早期类固醇的逐渐减少，症状往往会复发，大多数患者需要延长治疗时间[9]。

3. 副肿瘤性脑干脑炎

中枢神经系统副肿瘤性疾病是一组具有广泛临床表现的免疫介导疾病。尽管 BS 脑炎不是典型的副肿瘤综合征，但一些抗体已明确与 BS 功能障碍相关。起病通常是亚急性的，病情迅速恶化，往往造成毁灭性后果。这些包括抗 Hu、抗 Ri 和抗 Ma2 抗体，每一种都会导致特定形式的 BS 功能障碍。通常亚急性起病，迅速恶化并常造成毁灭性结局。

抗 Hu 抗体通常与副肿瘤性脑脊髓炎相关，几乎总是出现在小细胞肺癌中。典型表现是广泛

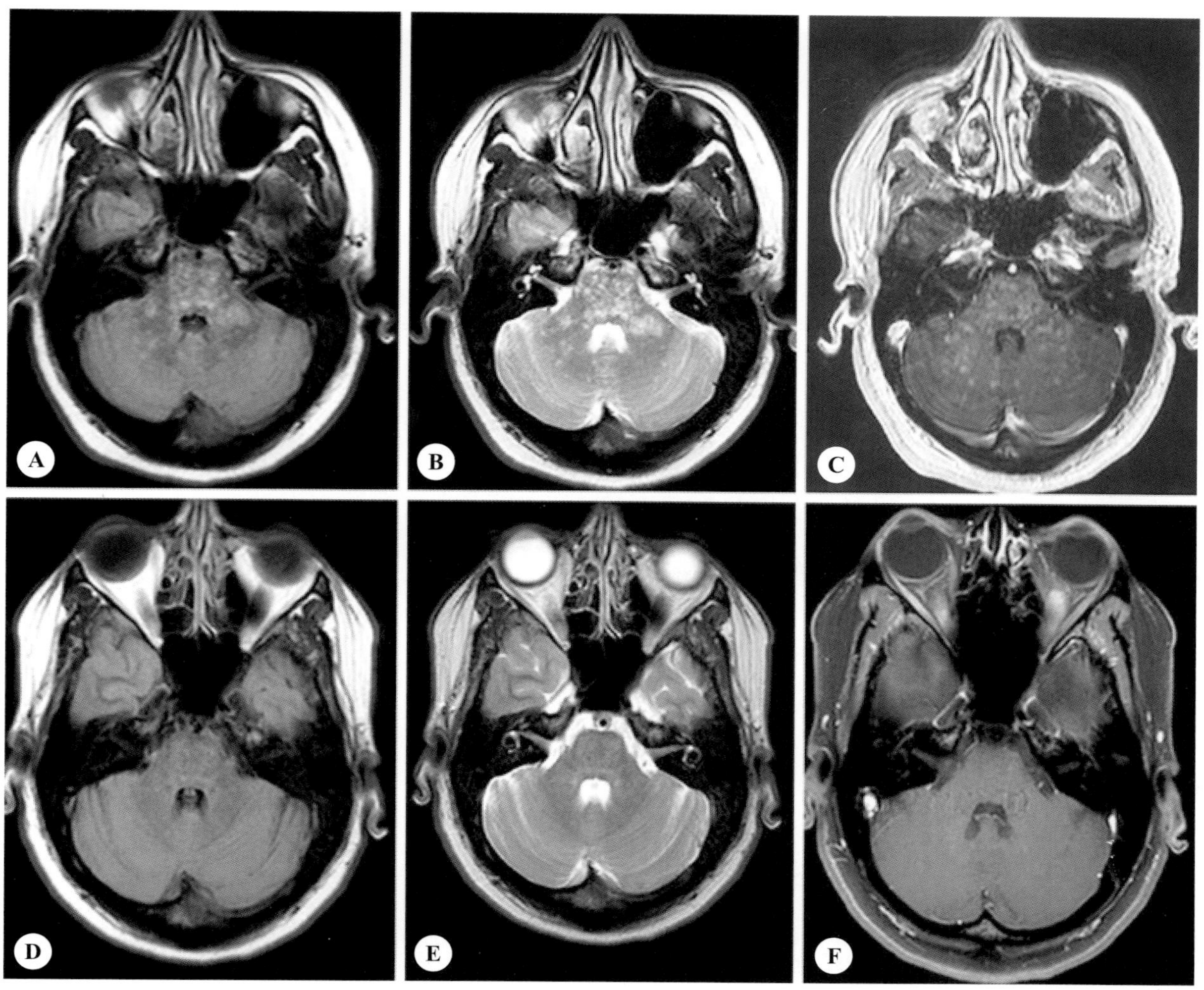

▲ 图 10–7 类固醇激素反应性慢性淋巴细胞性炎性反应伴脑桥周围血管异常强化症（CLIPPERS）

A 至 C. 轴位 FLAIR、T_2 加权像和对比后 T_1 加权像显示典型的多点异常信号，在脑桥中最突出，但也涉及小脑中脚和小脑半球；D 至 F. 给予类固醇治疗后，轴向 FLAIR、T_2 加权像和增强后 T_1 加权像显示点状异常信号和增强区显著吸收

性或多灶性脑脊髓炎。在病程早期，常表现为局灶性综合征，如边缘脑炎、小脑变性或BS脑炎[130, 131]。在11%的患者中，BS脑炎是主要的综合征[132]。该疾病对延髓具有独特的嗜好[131]，大多数患者表现为吞咽困难、构音障碍和通气不足[131]。CN Ⅵ/Ⅶ麻痹、垂直性眼球震颤和共济失调，是其他可能的临床表现[131]。MRI和CSF分析结果通常正常。尽管进行了免疫治疗和基础肿瘤的治疗，但预后通常很差。

抗Ma2相关BS脑炎患者在临床和影像学上与抗Hu抗体患者不同。在年轻男性中，它几乎完全与睾丸生殖细胞肿瘤有关，这种肿瘤可能是微观、难以证实的[130]。在老年人群中，最常见的相关癌症是肺癌和乳腺癌[133]。抗Ma2相关脑炎特征性地影响边缘系统、下丘脑和BS[130]。出现的症状可能是由来自这些区域中的任何一个部位受累引起的，并且可能会进展到涉及其他区域。BS脑炎主要影响中脑，最常见的表现为核上垂直凝视瘫痪，其次是动眼神经核受累。大脑其他区域的参与会导致多种症状，包括白天过度嗜睡、发作性睡病、猝倒症、快速眼动（REM）–睡眠异常、贪食症和记忆障碍。脑MRI可显示上丘和中脑导水管周围区域的T_2高信号病变。1/3的患者会对肿瘤切除和免疫治疗产生反应[133]。

抗Ri抗体对BS也具有趋向性[134]。这些是最不常见的副肿瘤性自身抗体，主要见于乳腺癌和卵巢癌患者。患者通常出现BS、小脑和脊髓功能障碍。BS功能障碍通常表现为OpM、眼肌瘫痪和面部感觉异常症状[134–136]。潜在癌症的治疗可导致抗体滴度降低和症状改善[134]。

结论

重要的是要记住，BS病变的鉴别诊断不仅限于BS肿瘤、感染和炎症/自身免疫性疾病。其他疾病状态也会影响，如高血压BS脑病[137, 138]、脑桥中央髓鞘溶解[139, 140]、Wallerian变性[141]、肝性脑病[97]和多系统萎缩等神经退行性疾病[142]。

非肿瘤性BS病变涵盖广泛的病理成因，包括感染、炎症和自身免疫性疾病。因此，对可能有BS临床表现的各种疾病的广泛而深入的了解对于指导诊断至关重要。后者涉及详细的病史、全面的体格检查和一系列辅助检查，如脑成像、血清和脑脊液分析。在病因不明的诊断更困难的病例中，可能需要进行BS活检。然而，自从成像技术和血清/脑脊液检测的引入和不断优化以来，对组织诊断的需求稳步下降。本章讨论了脑干的各种感染性和炎症性疾病，特别强调了它们的临床表现、关键的影像学和实验室检查结果，以及管理的一般原则。

参考文献

[1] Hardy TA, Reddel SW, Barnett MH, Palace J, Lucchinetti CF, et al. Atypical inflammatory demyelinating syndromes of the CNS. Lancet Neurol. 2016;15(9):967–81.

[2] Shams PN, Waldman A. Plant GT. B cell lymphoma of the brain stem masquerading as myasthenia. J Neurol Neurosurg Psychiatry. 2002;72(2):271–3.

[3] Glaser CA, Honarmand S, Anderson LJ, Schnurr DP, Forghani B, Cossen CK, et al. Beyond viruses: clinical profiles and etiologies associated with encephalitis. Clin Infect Dis. 2006;43(12):1565–77.

[4] Ahdab R, Thomas D. Palatal tremor, focal seizures, repeated miscarriages and elevated antithyroid antibodies. Clin Neurol Neurosurg. 2008;110(4):381–3.

[5] Moragas M, Martínez-Yélamos S, Majós C, Fernández-Viladrich P, Rubio F, Arbizu T. Rhombencephalitis: a series of 97 patients. Medicine (Baltimore). 2011;90(4):256–61.

[6] Wong A. An update on opsoclonus. Curr Opin Neurol. 2007;20(1):25–31.

[7] Louis ED, Lynch T, Kaufmann P, Fahn S, Odel J. Diagnostic guidelines in central nervous system Whipple's disease. Ann Neurol. 1996;40(4):561–8.

[8] Koga M, Kusunoki S, Kaida K, Uehara R, Nakamura Y, Kohriyama T, et al. Nationwide survey of patients in Japan with Bickerstaff brainstem encephalitis: epidemiological and clinical characteristics. J Neurol Neurosurg Psychiatry. 2012;83(12):1210–5.

[9] Pittock SJ, Debruyne J, Krecke KN, Giannini C, van den Ameele J, De Herdt V, et al. Chronic lymphocytic inflammation with pontine perivascular enhancement responsive to steroids (CLIPPERS). J Clin Rheumatol. 2015;21(3):144–8.

[10] Giunta F, Grasso G, Marini G, Zorzi F. Brain stem expanding lesions: stereotactic diagnosis and therapeutical approach. Acta Neurochir Suppl (Wien). 1989;46:86–99.

[11] Omuro AM, Leite CC, Mokhtari K, Delattre JY. Pitfalls in the diagnosis of brain tumours. Lancet Neurol. 2006;5(11):937–48. Review.

[12] Russell JA, Shaw MD. Chronic abscess of the brain stem. J Neurol Neurosurg Psychiatry. 1977;40(7):625–9.

[13] Stein M, Schirotzekb I, Preussa M, Scharbrodta W, Oertela M. Brainstem abscess caused by Haemophilus influenza and Peptostreptococcus species. J Clin Neurosci. 2011;18(3):425–8.

[14] Yuh WT, Nguyen HD, Gao F, Tali ET, Fisher DJ, Mayr NA, et al. Brain parenchymal infection in bone marrow transplantation patients: CT and MR findings. AJR Am J Roentgenol. 1994;162(2):425–30.

[15] Mathisen GE, Johnson JP. Brain abscess. Clin Infect Dis. 1997;25(4):763–79.

[16] Soares-Fernandes JP, Beleza P, Cerqueira JJ, Ribeiro M, Maré R, Lourenço E, et al. Simultaneous supratentorial and brainstem abscesses due to Listeria monocytogenes. J Neuroradiol. 2008;35(3):173–6.

[17] Chow FC, Marson A, Liu C. Successful medical management of a Nocardia farcinica multiloculated pontine abscess. BMJ Case Rep. 2013;5:2013.

[18] Rajshekhar V, Chandy MJ. Computerized tomography-guided stereotactic surgery for brainstem masses: a risk benefit analysis in 71 patients. J Neurosurg. 1995;82(6):976–81.

[19] Ansari MK, Jha S. Tuberculous brain abscess in an immunocompetent adolescent. J Nat Sci Biol Med. 2014;5(1):170–2.

[20] Kumar R, Jain R, Kaur A, Chhasbra DK. Brainstem tuberculosis in children. Br J Neurosurg. 2000;14(4):356–61.

[21] Toorn R, Schoeman JF, Donald PR. Brainstem tuberculoma presenting as eight-and-a-half syndrome. Eur J Paediatr Neurol. 2006;10(1):41–4.

[22] Eide F, Gean A, So Y. Clinical and radiographic findings in disseminated tuberculosis of the brain. Neurology. 1993;43(7):1427–9.

[23] Talamás O, Del Brutto OH, García-Ramos G. Brain-stem tuberculoma. An analysis of 11 patients. Arch Neurol. 1989;46(5):529–35.

[24] Garg RK. Tuberculous meningitis. Acta Neurol Scand. 2010;122(2):75–90.

[25] Garcia HH, Gonzalez AE, Evans CA, Gilman RH. Taenia solium cysticercosis. Lancet. 2003;362(9383):547–56.

[26] Del Brutto OH, Del Brutto VJ. Isolated brainstem cysticercosis: a review. Clin Neurol Neurosurg. 2013;115(5):507–11.

[27] Porter SB, Sande MA. Toxoplasmosis of the central nervous system. N Engl J Med. 1992;327(23):1643–8.

[28] Daras M, Koppel BS, Samkoff L, Joseph M. Brainstem toxoplasmosis in patients with acquired immunodeficiency syndrome. J Neuroimaging. 1994;4(2):85–90.

[29] Gupta A, Raja A, Mahadevan A, Shankar SK. Toxoplasma granuloma of brainstem: a rare case. Neurol India. 2008;56(2):189–91.

[30] Pezzini A, Zavarise P, Palvarini L, Viale P, Oladeji O, Padovani A. Holmes' tremor following midbrain Toxoplasma abscess: clinical features and treatment of a case. Parkinsonism Relat Disord. 2002;8(3):177–80.

[31] Kure K, Harris C, Morrin LS, Dickson DW. Solitary midbrain toxoplasmosis & olivary hypertrophy in a patient with acquired immunodeficiency syndrome. Clin Neuropathol. 1989;8(1):35–40.

[32] Adurthi S, Mahadevan A, Bantwal R, Satishchandra P, Ramprasad S, Sridhar H, et al. Diagnosis of cerebral toxoplasmosis. Ann Indian Acad Neurol. 2011;14(2):145–6.

[33] Vidal JE, Colombo FA, Penalva de Oliveira AC, Focaccia R, Pereira-Chioccola VL. PCR assay using cerebrospinal fluid for diagnosis of cerebral toxoplasmosis in Brazilian AIDS patients. J Clin Microbiol. 2004;42(10):4765–8.

[34] Sonneville R, Schmidt M, Messika J, Ait Hssain A, da Silva D, Klein IF, et al. Neurologic outcomes and adjunctive steroids in HIV patients with severe cerebral toxoplasmosis. Neurology. 2012;79(17):1762–6.

[35] Riestra-Castaneda JM, Riestra-Castaneda R, Gonzalez-Garrido AA, Pena Moreno P, Martinez AJ, Visvesvara GS, et al. Granulomatous amebic encephalitis due to Balamuthia mandrillaris (Leptomyxiidae): report of four cases from Mexico. Am J Trop Med Hyg. 1997;56(6):603–7.

[36] Rommel D, Ragé M, Duprez T, Parent M, Sindic CJ. Paucisymptomatic brainstem lesions revealing CNS schistosomiasis. Acta Neurol Belg. 2005;105(2):89–93.

[37] De Medeiros BC, de Medeiros CR, Werner B, Neto JZ, Loddo G, Pasquini R, et al. Central nervous system infections following bone marrow transplantation: an autopsy report of 27 cases. J Hematother Stem Cell Res. 2000;9(4):535–40.

[38] Gottfredsson M, Perfect JR. Fungal meningitis. Semin Neurol. 2000;20(3):307–22.

[39] Kume H, Yamazaki T, Abe M, Tanuma H, Okudaira M, Okayasu I. Increase in aspergillosis and severe mycotic infection in patients with leukemia and MDS: comparison of the data from the Annual of the Pathological Autopsy cases in Japan in 1989, 1993, 1997. Pathol Int. 2003;53(11):744–50.

[40] Tunkel AR, Glaser CA, Bloch KC, Sejvar JJ, Marra CM, Roos KL, et al. Infectious Diseases Society of America. The management of encephalitis clinical practice guidelines by the Infectious Diseases Society of America. Clin Infect Dis. 2008;47(3):303–27.

[41] Tyler KT. Acute viral encephalitis. N Engl J Med. 2018;379(6):557–66.

[42] Alper G, Knepper L. Kanal E. MR findings in listerial rhombencephalitis. AJNR Am J Neuroradiol. 1996;17(3):593–6.

[43] Miura S, Kurita T, Noda K, Ayabe M, Aizawa H, Taniwaki T. Symmetrical brainstem encephalitis caused by herpes simplex virus. J Clin Neurosci. 2009;16(4):589–90.

[44] Petropoulou KA, Gordon SM, Prayson RA, Ruggierri PM. West Nile virus meningoencephalitis: MR imaging findings. AJNR Am J Neuroradiol. 2005;26(8):1986–95.

[45] Zagardo MT, Shanholtz CB, Zoarski GH, Rothman MI. Rhombencephalitis caused by adenovirus: MR imaging appearance. AJNR Am J Neuroradiol. 1998;19(10):1901–3.

[46] Angelini L, Bugiani M, Zibordi F, Cinque P, Bizzi A. Brainstem encephalitis resulting from Epstein–Barr virus mimicking an infiltrating tumor in a child. Pediatr Neurol. 2000;22(2):130–2.

[47] Shen WC, Chiu HH, Chow KC, Tsai CH. MR imaging findings

of enteroviral encephaloymelitis: an outbreak in Taiwan. AJNR Am J Neuroradiol. 1999;20(10):1889–95.

[48] Tien RD, Felsberg GJ, Osumi AK. Herpesvirus infections of the CNS: MR findings. AJR Am J Roentgenol. 1993;161(1):167–76.

[49] Handique SK, Das RR, Barman K, Medhi N, Saharia B, Saikia P, et al. Temporal lobe involvement in Japanese encephalitis: problems in differential diagnosis. AJNR Am J Neuroradiol. 2006;27(5):1027–31.

[50] Wasay M, Mekan SF, Khelaeni B, Saeed Z, Hassan A, Cheema Z, et al. Extra temporal involvement in herpes simplex encephalitis. Eur J Neurol. 2005;12(6):475–9.

[51] Rose JW, Stroop WG, Matsuo F, Henkel J. Atypical herpes simplex encephalitis: clinical, virological and neuropathologic evaluation. Neurology. 1992;42(9):1809–12.

[52] Roman-Campos G, Toro G. Herpetic brainstem encephalitis. Neurology. 1980;30(9):981–5.

[53] Dennett C, Cleator GM, Klapper PE. HSV-1 and HSV-2 in herpes simplex encephalitis: a study of sixty-four cases in the United Kingdom. J Med Virol. 1997;53(1):1–3.

[54] Ballaekere JS, Chebbi PP, Sundarmurthy H, Parameshwarappa A. Weber syndrome: herpes simplex virus brainstem encephalitis as an etiology. Am J Med. 2014;127(12):e5–6.

[55] Chen F, Li J, Liu T, Wang L, Li Y. MRI characteristics of brainstem encephalitis in hand-foot-mouth disease induced by enterovirus type 71—will different MRI manifestations be helpful for prognosis? Eur J Paediatr Neurol. 2013;17(5):486–91.

[56] McMinn PC. An overview of the evolution of enterovirus 71 and its clinical and public health significance. FEMS Microbiol Rev. 2002;26(1):91–107.

[57] Casas-Alba D, de Sevilla MF, Valero-Rello A, Fortuny C, García-García JJ, Ortez C, et al. Outbreak of brainstem encephalitis associated with enterovirus-A71 in Catalonia, Spain (2016): a clinical observational study in a children's reference centre in Catalonia. Clin Microbiol Infect. 2017;23(11):874–81.

[58] Zeng H, Wen F, Gan Y, Huang W. MRI and associated clinical characteristics of EV71-induced brainstem encephalitis in children with hand-foot-mouth disease. Neuroradiology. 2012;54(6):623–30.

[59] Chea S, Cheng YB, Chokephaibulkit K, Chotpitayasunondh T, Rogier van Doorn H, Hafy Z, et al. Workshop on use of intravenous immunoglobulin in hand, foot and mouth disease in 448 Southeast Asia. Emerg Infect Dis. 2015;21:1.

[60] Tobin WO, Pittock SJ, Weinshenker BG. Teaching NeuroImages: primary Sjögren syndrome presenting as isolated lesion of medulla oblongata. Neurology. 2015;85(2):204–5.

[61] Wasay M, Diaz-Arrastia R, Suss RA, Kojan S, Haq A, Burns D, et al. St. Louis encephalitis: a review of 11 cases in a 1995 Dallas, Tex, epidemic. Arch Neurol. 2000;57(1):114–8.

[62] Kumar A. Isolated involvement of substantia nigra in Japanese encephalitis. J Indian Med Assoc. 2010;108(8):525–7.

[63] Cerna F, Mehrad B, Luby JP, Burns D, Fleckenstein JL. St. Louis encephalitis and the substantia nigra: MR imaging evaluation. AJNR Am J Neuroradiol. 1999;20(7):1281–3.

[64] Çelik T, Çelik ü, Tolunay O, Kömür M, Başpınar H, Yılmaz C, et al. Epstein-Barr virus encephalitis with substantia nigra involvement. J Pediatr Neurosci. 2015;10(4):401–3.

[65] Bosanko CM, Gilroy J, Wang AM, Sanders W, Dulai M, Wilson J, et al. West nile virus encephalitis involving the substantia nigra: neuroimaging and pathologic findings with literature review. Arch Neurol. 2003;60(10):1448–52.

[66] Goh KJ, Tan CT, Chew NK, Tan PS, Kamarulzaman A, Sarji SA, et al. Clinical features of Nipah virus encephalitis among pig farmers in Malaysia. N Engl J Med. 2000;342(17):1229–35.

[67] Mihara M, Utsugisawa K, Konno S, Tohgi H. Isolated lesions limited to the bilateral substantia nigra on MRI associated with influenza A infection. Eur Neurol. 2001;45(4):290–1.

[68] Hu S, Walker M, Czartoski T, Cheng A, Forghani B, Gilden DH, et al. Acyclovir responsive brain stem disease after the Ramsay Hunt syndrome. J Neurol Sci. 2004;217(1):111–3.

[69] Sauer R, Gölitz P, Jacobi J, Schwab S, Linker RA, Lee DH. Good outcome of brain stem progressive multifocal leukoencephalopathy in an immunosuppressed renal transplant patient: importance of early detection and rapid immune reconstitution. J Neurol Sci. 2017;375:76–9.

[70] Kleinschmidt-DeMasters BK, Tyler KL. Progressive multifocal leukoencephalopathy complicating treatment with natalizumab and interferon beta-1a for multiple sclerosis. N Engl J Med. 2005;353(4):369–74.

[71] Kastrup O, Göricke S, Kretzschmar H, Wauschkuhn B, Diener HC. Progressive multifocal leukoencephalopathy of the brainstem in an immunocompetent patient--JC and BK polyoma-virus coinfection? A case report and review of the literature. Clin Neurol Neurosurg. 2013;115:2390–2.

[72] Yousry T, Pelletier D, Cadavid D, Gass A, Richert ND, Radue EW, et al. Magnetic resonance imaging pattern in natalizumab-associated progressive multifocal leukoencephalopathy. Ann Neurol. 2012;72(5):779–87.

[73] Reynaud L, Graf M, Gentile I, Cerini R, Ciampi R, Noce S, et al. A rare case of brainstem encephalitis by Listeria monocytogenes with isolated mesencephalic localization. Case report and review. Diagn Microbiol Infect Dis. 2007;58:121–3.

[74] Armstrong RW, Fung PC. Brainstem encephalitis (rhombencephalitis) due to Listeria monocytogenes: case report and review. Clin Infect Dis. 1993;16(5):689–702.

[75] Clauss HE, Lorber B. Central nervous system infection with Listeria monocytogenes. Curr Infect Dis Rep. 2008;10(4):300–6.

[76] Ratnaike RN. Whipple's disease. Postgrad Med J. 2000;76(902):760–6.

[77] Adams M, Rhyner PA, Day J, DeArmond S, Smuckler EA. Whipple's disease confined to the central nervous system. Ann Neurol. 1987;21(1):104–8.

[78] Panegyres PK, Edis R, Beaman M, Fallon M. Primary Whipple's disease of brain: characterization of the clinical syndrome and molecular diagnosis. QJM. 2006;99(9):609–23.

[79] Odaka M, Yuki N, Yamada M, Koga M, Takemi T, Hirata K, et al. Bickerstaff's brainstem encephalitis: clinical features of 62 cases and a subgroup associated with Guillain-Barré syndrome. Brain. 2003;126(Pt 10):2279–90.

[80] Wakerley BR, Uncini A. Yuki N. for the GBS Classification Group, and the GBS Classification Group. Guillain-Barré and Miller Fisher syndromes—new diagnostic classification. Nat Rev Neurol. 2014;10(9):537–44.

[81] Silvia MT, Licht DL. Pediatric central nervous system infections and inflammatory white matter disease. Pediatr Clin N Am. 2005;52(4):1107–26.

[82] Menge T, Hemmer B, Nessler S, Wiendl H, Neuhaus O, Hartung HP, et al. Acute disseminated encephalo- myelitis: an update. Arch Neurol. 2005;62(11):1673–80.

[83] Schwartz S, Mohr A, Knauth M, Wildemann B, Storch-Hagenlocher B. Acute disseminated encephalomyelitis: follow

up study of 40 adult patients. Neurology. 2001;56(10):1313–8.

[84] Baumann M, Sahin K, Lechner C, Hennes EM, Schanda K, Mader S, et al. Clinical and neuroradiological differences of paediatric acute disseminating encephalomyelitis with and without antibodies to the myelin oligodendrocyte glycoprotein. J Neurol Neurosurg Psychiatry. 2015;86(3):265–72.

[85] Peng F, Hu X, Zhong X, Wei Q, Jiang Y, Bao J, et al. CT and MR findings in HIV-negative neurosyphilis. Eur J Radiol. 2008;66(1):1–6.

[86] Holland BA, Perrett LV, Mills CM. Meningovascular syphilis: CT and MR findings. Radiology. 1986;158(2):439–42.

[87] Garkowski A, Zajkowska J, Zajkowska A, Kułakowska A, Zajkowska O, Kubas B, et al. Cerebrovascular manifestations of Lyme Neuroborreliosis-A systematic review of published cases. Front Neurol. 2017;8:146.

[88] Monteventi O, Steinlin M, Regényi M, Roulet-Perez E, Weber P, Fluss J. Pediatric stroke related to Lyme neuroborreliosis: data from the Swiss NeuroPaediatric stroke registry and literature review. Eur J Paediatr Neurol. 2018;22(1):113–21.

[89] Lin HC, Chien CW, Ho JD. Herpes zoster ophthalmicus and the risk of stroke: a population-based follow-up study. Neurology. 2010;74(10):792–7.

[90] Willeit J, Schmutzhard E. Cervical herpes zoster and delayed brainstem infarction. Clin Neurol Neurosurg. 1991;93(3):245–7.

[91] Confavreux C, Vukusic S, Moreau T, Adeleine P. Relapses and progression of disability in multiple sclerosis. N Engl J Med. 2000;343(20):1430–8.

[92] Lublin FD, Reingold SC. Defining the clinical course of multiple sclerosis: results of an international survey. National Multiple Sclerosis Society (USA) Advisory Committee on Clinical Trials of New Agentsin Multiple Sclerosis. Neurology. 1996;46(4):907–11.

[93] Sastre-Garriga J, Tintore M, Nos C, Tur C, Río J, Téllez N, et al. Clinical features of CIS of the brainstem/cerebellum of the kind seen in MS. J Neurol. 2010;257(5):742–6.

[94] Thompson AJ, Banwell BL, Barkhof F, Carroll WM, Coetzee T, Comi G, et al. Diagnosis of multiple sclerosis: 2017 revisions of the McDonald criteria. Lancet Neurol. 2018;17(2):162–73.

[95] Sastre-Garriga J, Tintore M, Rovira A, Grivé E, Pericot I, Comabella M, et al. Conversion to multiple sclerosis after a clinically isolated syndrome of the brainstem: cranial magnetic resonance imaging, cerebrospinal fluid and neurophysiological findings. Mult Scler. 2003;9(1):39–43.

[96] da Silva CJ, da Rocha AJ, Mendes MF, Maia AC Jr, Braga FT, Tilbery CP. Trigeminal involvement in multiple sclerosis: magnetic resonance imaging findings with clinical correlation in a series of patients. Mult Scler. 2005;11(3):282–5.

[97] Rovira A, Alonso J, Cordoba J. MR imaging findings in hepatic encephalopathy. AJNR Am J Neuroradiol. 2008;29(9):1612–21.

[98] Lucchinetti CF, Parisi J, Bruck W. The pathology of multiple sclerosis. Neurol Clin. 2005;23(1):77–105.

[99] Lucchinetti CF, Gavrilova RH, Metz I, Parisi JE, Scheithauer BW, Weigand S, et al. Clinical and radiographic spectrum of pathologically confirmed tumefactive multiple sclerosis. Brain. 2008;131(Pt 70):1759–75.

[100] Cerqueira JJ, Compston DAS, Geraldes R, Rosa MM, Schmierer K, Thompson A, et al. Time matters in multiple sclerosis: can early treatment and long-term follow-up ensure everyone benefits from the latest advances in multiple sclerosis? J Neurol Neurosurg Psychiatry. 2018;89(8):844–50.

[101] Pittock SJ, Lennon VA, Krecke K, Wingerchuk DM, Lucchinetti CF, Weinshenker BG. Brain abnormalities in neuromyelitis optica. Arch Neurol. 2006;63(3):390–6.

[102] Wingerchuk DM, Hogancamp WF, O'Brien PC, Weinshenker BG. The clinical course of neuromyelitis optica (Devic's syndrome). Neurology. 1999;53(5):1107–14.

[103] Marignier R, Bernard-Valnet R, Giraudon P, Collongues N, Papeix C, Zephir H, et al. NOMADMUS Study Group. Aquaporin-4 antibody-negative neuromyelitis optica: distinct assay sensitivity-dependent entity. Neurology. 2013;80(24):2194–200.

[104] Hamid SHM, Whittam D, Mutch K, Linaker S, Solomon T, Das K, et al. What proportion of AQP4-IgG-negative NMO spectrum disorder patients are MOG-IgG positive? A cross sectional study of 132 patients. J Neurol. 2017;264(10):2088–94.

[105] Kremer L, Mealy M, Jacob A, Nakashima I, Cabre P, Bigi S, et al. Brainstem manifestations in neuromyelitis optica: a multicenter study of 258 patients. Mult Scler J. 2014;20:843–7.

[106] Cheng C, Jiang Y, Lu X, Gu F, Kang Z, Dai Y, et al. The role of anti-aquaporin 4 antibody in the conversion of acute brainstem syndrome to neuromyelitis optica. BMC Neurol. 2016;16(1):203.

[107] Apiwattanakul M, Popescu BF, Matiello M, Weinshenker BG, Lucchinetti CF, Lennon VA, et al. Intractable vomiting as the initial presentation of neuromyelitis optica. Ann Neurol. 2010;68(5):757–61.

[108] Misu T, Fujihara K, Nakashima I, Sato S, Itoyama Y. Intractable hiccup and nausea with periaqueductal lesions in neuromyelitis optica. Neurology. 2005;65(9):1479–82.

[109] Kitley JL, Leite MI, George JS, Palace JA. The differential diagnosis of longitudinally extensive transverse myelitis. Mult Scler. 2012;18(3):271–85.

[110] Hajj-Ali RA, Calabrese LH. Central nervous system vasculitis. Curr Opin Rheumatol. 2009;21(1):10–8.

[111] Delalande S, De Seze J, Fauchais AL, Hachulla E, Stojkovic T, Ferriby D, et al. Neurologic manifestations in primary Sjögren syndrome: a study of 82 patients. Medicine (Baltimore). 2004;83(5):280–91.

[112] Matsui Y, Takenouchi T, Narabayashi A, Ohara K, Nakahara T, Takahashi T. Childhood Sjögren syndrome presenting as acute brainstem encephalitis. Brain and Development. 2016;38(1):158–62.

[113] Natsis KS, Boura E, Kyriazis O, Iliadis A, Syntila SA, Kostopoulos I, et al. Bilateral internuclear ophthalmoplegia as a presenting manifestation of primary Sjögren's syndrome. Neuroophthalmology. 2016;40(5):247–50.

[114] Alexander EL, Makinow K, Lejewski JE, Jerdan MS, Provost TT, Alexander GE. Primary Sjoegren's syndrome with central nervous system disease mimicking multiple sclerosis. Ann Intern Med. 1986;104(3):323–30.

[115] Isshi K, Hirohata S, Hashimoto T, Miyashita H. Systemic lupus erythematosus presenting with diffuse low density lesions in the cerebral white matter on computed axial tomography scans: its implication in the pathogenesis of diffuse central nervous system lupus. J Rheumatol. 1994;21(9):1758–62.

[116] Kumar S, Sharma N, Sharma A, Mahi S, Bhalla A, Varma S. A case of systemic lupus erythematosus with extensive brain stem involvement. Clin Rheumatol. 2009;28(Suppl 1):S69–71.

[117] Mimenza-Alvarado AJ, Téllez-Zenteno JF, Cantú-Brito

C, García-Ramos G. Systemic lupus erythematosus with affection to brainstem: report of three cases. Rev Neurol. 2002;35(2):128–31.

[118] Pittock SJ, Lennon VA, de Seze J, Vermersch P, Homburger HA, Wingerchuk DM, et al. Neuromyelitis optica and non organ-specific autoimmunity. Arch Neurol. 2008;65(1):78–83.

[119] Al-Araji A, Kidd DP. Neuro-Behçet's disease: epidemiology, clinical characteristics, and management. Lancet Neurol. 2009;8(2):192–204.

[120] Akman-Demir G, Serdaroglu P, Tasci B. Clinical patterns of neurological involvement in Behcet's disease: evaluation of 200 patients. The Neuro-Behcet study Group. Brain. 1999;122(Pt 11):2171–82.

[121] Kocer N, Islak C, Siva A, Saip S, Akman C, Kantarci O, et al. CNS involvement in neuro-Behcet syndrome: An MR study. AJNR Am J Neuroradiol. 1999;20(6):1015–24.

[122] Kidd D, Steuer A, Denman AM, Rudge P. Neurological complications in Behçet's syndrome. Brain. 1999;122(Pt 11):2183–94.

[123] Hajj-Ali RA, Calabrese LH. Diagnosis and classification of central nervous system vasculitis. J Autoimmun. 2014;48–49:149–52.

[124] Nabika S, Kiya K, Satoh H, Mizoue T, Araki H, Oshita J, et al. Primary angiitis of the central nervous system mimicking dissemination from brainstem neoplasm: a case report. Surg Neurol. 2008;70(2):182–5.

[125] Valavanis A, Friede R, Schubiger O, Hayek J. Cerebral granulomatous angiitis simulating brain tumor. J Comput Assist Tomogr. 1979;3(4):536–8.

[126] Abdulrahman AA, William JP. Prognosis of patients with suspected primary CNS angiitis and negative brain biopsy. Neurology. 2003;61(6):831–3.

[127] Jones JL, Dean AF, Antoun N, Scoffings DJ, Burnet NG, Coles AJ. 'Radiologically compatible CLIPPERS' may conceal a number of pathologies. Brain. 2011;134(Pt 8):e187.

[128] Taieb G, Uro-Coste E, Clanet M, Lassmann H, Benouaich-Amiel A, Laurent C. A central nervous system B-cell lymphoma arising two years after initial diagnosis of CLIPPERS. J Neurol Sci. 2014;344(1–2):224–6.

[129] Esmaeilzadeh M, Yildiz ? Lang JM, Wegner F, Haubitz B, Feuerhake F, et al. CLIPPERS syndrome: an entity to be faced in neurosurgery. World Neurosurg. 2015;84(6):2077.e1–3.

[130] Dalmau J, Rosenfeld MR. Paraneoplastic syndromes of the CNS. Lancet Neurol. 2008;7(4):327–40.

[131] Saiz A, Bruna J, Stourac P, Vigliani MC, Giometto B, Grisold W, et al. Anti-Hu-associated brainstem encephalitis. J Neurol Neurosurg Psychiatry. 2009;80(4):404–7.

[132] Lee KS, Higgind MJ, Patel BM, Larson JS, Rady MY. Paraneoplastic coma and acquired central alveolar hypoventilation as a manifestation of brainstem encephalitis in a patient with ANNA-1 antibodies and small-cell lung cancer. Neurocrit Care. 2006;4(2):137–9.

[133] Dalmau J, Graus F, Villarejo A, Posner JB, Blumenthal D, Thiessen B, et al. Clinical analysis of anti-Ma2-associated encephalitis. Brain. 2004;127(Pt 8):1831–44.

[134] Pittock SJ, Lucchinetti CF, Lennon VA. Anti-neuronal nuclear autoantibody type 2: paraneoplastic accompaniments. Ann Neurol. 2003;53(5):580–7.

[135] Kim H, Lim Y, Kim KK. Anti-ri-antibody-associated paraneoplastic syndrome in a man with breast cancer showing a reversible pontine lesion on MRI. J Clin Neurol. 2009;5(3):151–2.

[136] Sutton IJ, Barnett MH, Watson JD, Ell JJ, Dalmau J. Paraneoplastic brainstem encephalitis and anti-Ri antibodies. J Neurol. 2002;249(11):1597–8.

[137] Cruz-Flores S, de Assis A, Gondim F, Leira EC. Brainstem involvement in hypertensive encephalopathy: clinical and radiological findings. Neurology. 2004;62(8):1417–9.

[138] de Seze J, Mastain B, Stojkovic T, Ferriby D, Pruvo JP, Destée A, et al. Unusual MR findings of the brain stem in arterial hypertension. AJNR Am J Neuroradiol. 2000;21(2):391–4.

[139] Brown WD. Osmotic demyelination disorders: central pontine and extrapontine myelinolysis. Curr Opin Neurol. 2000;13(6):691–7.

[140] Kiley MA, King M, Burns RJ. Central pontine myelinolysis. J Clin Neurosci. 1999;6(2):155–7.

[141] Uchino A, Sawada A, Takase Y, Egashira R, Kudo S. Transient detection of early Wallerian degeneration on diffusion-weighted MRI after an acute cerebrovascular accident. Neuroradiology. 2004;46(3):183–8.

[142] Shrivastava A. The hot cross bun sign. Radiology. 2007;245(2):606–7.

第 11 章 中脑肿瘤的手术入路
Surgical Approaches to Mesencephalic (Midbrain) Tumors

Nir Shimony David S. Hersh Frederick A. Boop 著

林 雨 于圣平 译 杨学军 夏 勇 校

缩略语

CNS	central nervous system	中枢神经系统
CSF	cerebrospinal fluid	脑脊液
CST	corticospinal tract	皮质脊髓束
DTI	diffusion tensor imaging	弥散张量成像
ETV	endoscopic third ventriculostomy	神经内镜下第三脑室底造瘘术
LGG	low-grade glioma	低级别胶质瘤
MR	magnetic resonance	磁共振
PCGP	Pediatric Cancer Genome Project	儿童癌症基因组计划
PPN	pedunculopontine nucleus	脚桥核（脑桥大脑脚核）

一、概述：解剖学与胚胎学

中脑位于间脑和脑桥之间，它包含皮质脊髓束（CST）的运动纤维，这是视觉和听觉系统的重要连接，以及第Ⅲ对和第Ⅳ对脑神经的神经核团。在胚胎学上，中脑起源于外胚层。神经管的前部产生 3 个原始脑泡，最终形成前脑、中脑和后脑（菱形脑）。虽然前脑和后脑经历了进一步细分，中脑却没有，它就分化成中脑[1]。

在解剖学上，中脑由背侧的顶盖和腹侧的被盖组成。中脑含有大量的神经核团和纤维，作为中继站连接小脑上脚。大脑脚、中脑导水管及导水管周围灰质、四叠体和四个丘（四叠体），以及第Ⅲ对和第Ⅳ对脑神经核均位于中脑内。动眼神经（第Ⅲ对脑神经）从中脑腹侧的脚间窝发出，脚间窝可见小血管穿入后穿孔的位置[1]。而滑车神经（第Ⅳ对脑神经）从靠近下丘的中脑背侧发出[2]。

顶盖和四叠体由上丘和下丘组成。上丘核具有复杂的层状结构，通过与中枢神经系统（CNS）其他区域的传入联系，控制着眼球运动和视觉反射。下丘由 3 个灰质核团组成，在听觉通路中起重要作用。这 3 个核团由位于核心的中央核（负责听觉信息的音质）、中央周围核和更外侧的外侧核（接收听觉和非听觉输入）组成[2]。

被盖位于中脑的腹侧，含有进出大脑皮质、小脑和脊髓的白质纤维。小脑上脚（又称结合臂）

是一束起源于小脑连接丘脑和红核的纤维，横穿被盖，在精细运动协调中起着重要作用。内侧丘系、三叉丘系和脊髓丘脑束也通过被盖，这些是感觉纤维束，通常在被盖内横向走行。而负责协调眼球运动的传导束，即内侧纵束，则走行于被盖的中央部和旁中央部。

有几组神经核团也位于被盖内，特别是在下丘水平。臂旁内侧核是蔡氏被盖区（tegmental area of Tsai）的延续，位于黑质的背侧。腹侧被盖核位于小脑上脚的背侧，通过与乳头体的连接调节行为和情绪。被盖背核位于导水管周围灰质内，并向脑干网状结构和自主神经核发出投射纤维。背侧中缝核（滑车上核）是最大的5-羟色胺能神经元[2]。外侧被盖内含有脑桥大脑脚核（PPN）、被盖背外侧核和四叠体旁核，均为胆碱能神经元。

红核位于上丘水平上端的被盖头内侧。红核是大脑、小脑、网状结构和下橄榄核投射的中继站。负责眼球运动的动眼神经核，位于被盖内侧导水管周围灰质的腹侧[2]，该核位于上丘下半部和下丘上半部的水平[3]。滑车神经核在下丘水平，位于中脑导水管腹侧中线部。它的轴突沿导水管的背外侧走行，最终在靠近中线位置穿出中脑的背侧面。这些核位于中线附近，距离中脑外侧沟表面内侧9.5mm处[3]。

大脑脚包含皮质小脑、皮质延髓和皮质脊髓纤维。其主要成分是CST，它占据大脑脚中心的3/5[2]。该束纤维由传出皮质运动轴突组成，从内侧到外侧依次排列为手臂、面部，然后是腿部。皮质延髓束位于CST背内侧。

中脑主要通过后循环血管供血，包括基底动脉、小脑上动脉和大脑后动脉。在横切面上，中脑内侧由基底动脉及其旁正中支供血，中脑外侧在下丘水平由小脑上动脉供血，中脑外侧在上丘水平由大脑后动脉分支供血[2]。上丘和相邻的顶盖由小脑上动脉供血。

二、中脑病变

中脑没有特有的病变，在大脑和脑干的其他区域发现的病变类型在中脑也能发现，中脑病变包括但不限于胶质瘤、生殖细胞肿瘤、海绵状血管瘤和动静脉畸形。虽然在病理上并不具特殊性，但中脑的解剖位置使得肿瘤的播散模式特殊，病变倾向于沿着白质纤维束进展，从而导致在丘脑-大脑脚发生肿瘤。此外，病变可能局限于中脑内分散的部位，包括导水管、导水管周围区域和四叠体。

（一）丘脑大脑脚肿瘤

2007年，Puget等介绍了一系列丘脑肿瘤患者，其中包括一个新定义的丘脑大脑脚肿瘤亚型[4]。在儿童患者中，这些肿瘤通常是位于丘脑和大脑脚交界处的低级别肿瘤，如毛细胞型星形细胞瘤，临床上表现为进展性痉挛性偏瘫（继发于CST的占位效应）[5]。其他潜在的临床症状，包括视束和动眼神经因占位效应引起的同向性偏盲、上睑下垂和（或）眼肌瘫痪，以及中脑导水管有严重的占位效应引起的梗阻性脑积水。

鉴于丘脑大脑脚肿瘤的发病率较低，还需更大的样本量和更优的分类方案来进一步制订治疗策略[5]。这些肿瘤中大多数是低级别胶质瘤（LGG），因此，常规化学药物治疗的治愈率只有0%～10%[5-8]。放射治疗可导致远期后遗症，包括神经认知障碍和内分泌疾病[9]。因此，手术切除仍然是这些肿瘤的主要治疗选择之一，尽管在该区域手术面临挑战。通过精心仔细的规划，特别是注意CST的位置，可以实现最佳的手术效果，从而可能使患者避免接受辅助治疗（图11-1和图11-2）。

随着我们对儿童LGG的驱动分子了解的深入，分子靶向治疗提供了新的机遇。例如，在儿童毛细胞型星形细胞瘤中发现的KIAA1549-

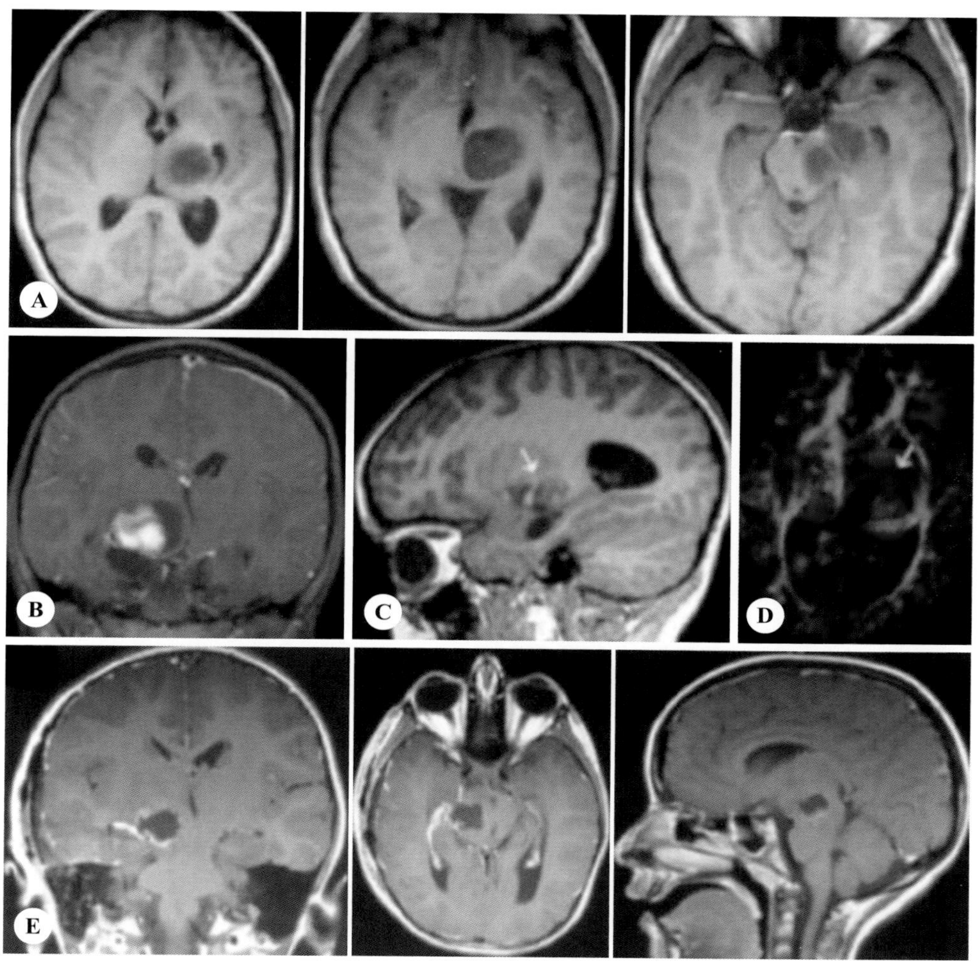

▲ 图 11-1　左侧丘脑大脑脚毛细胞型星形细胞瘤

A. 3 个轴位 T_1 加权增强像显示肿瘤起源于丘脑下方的大脑脚外侧，将正常的丘脑向上推挤。丘脑移位使经胼胝体入路切除肿瘤成为一个不佳的选择，因为术者在显露肿瘤过程中势必会破坏正常的丘脑。B 和 C. 在切除肿瘤时，必须小心避免损伤被肿瘤向上、外侧推挤的视束。白箭指示 CST。D. 同一肿瘤的轴位 DTI 显示 CST 向前外侧推移（白箭，蓝色指示 CST）。这是 Foley 和 Boop 文章所展示的一系列患者中最常见的 CST 移位模式[52]。这种传导束移位模式使经外侧裂入路不具有优势，因为要到达肿瘤就必须横断皮质脊髓束。E. 选择颞中回入路，并使用无框架立体定向导航引导，经由 CST 的后方到达肿瘤位置。经许可转载，引自 Foley 和 Boop[52]

BRAF 融合基因[10-12]，儿童癌症基因组计划（PCGP）发现 75% 的毛细胞型星形细胞瘤存在该类融合，占脑干肿瘤的 80% 和间脑病变的 59%[13]。特别是丘脑 – 大脑脚肿瘤，也存在高频率的 KIAA1549-BRAF 融合，表明这些肿瘤更有可能起源于中脑而不是丘脑[5]。这一假说也得到了大多数丘脑 – 大脑脚肿瘤患者的 CST 向前外侧移位的支持。无论起源于何处，丘脑 – 大脑脚肿瘤高频的 *KIAA1549-BRAF* 基因融合表明 BRAF 抑制药可能在这些肿瘤的治疗中发挥潜在作用。

（二）顶盖胶质瘤

顶盖胶质瘤是一种罕见的肿瘤，多发生于儿童[14]。顶盖胶质瘤通常表现为颅内压增高的症状，诊断可能会延迟，大多数报告描述的症状出

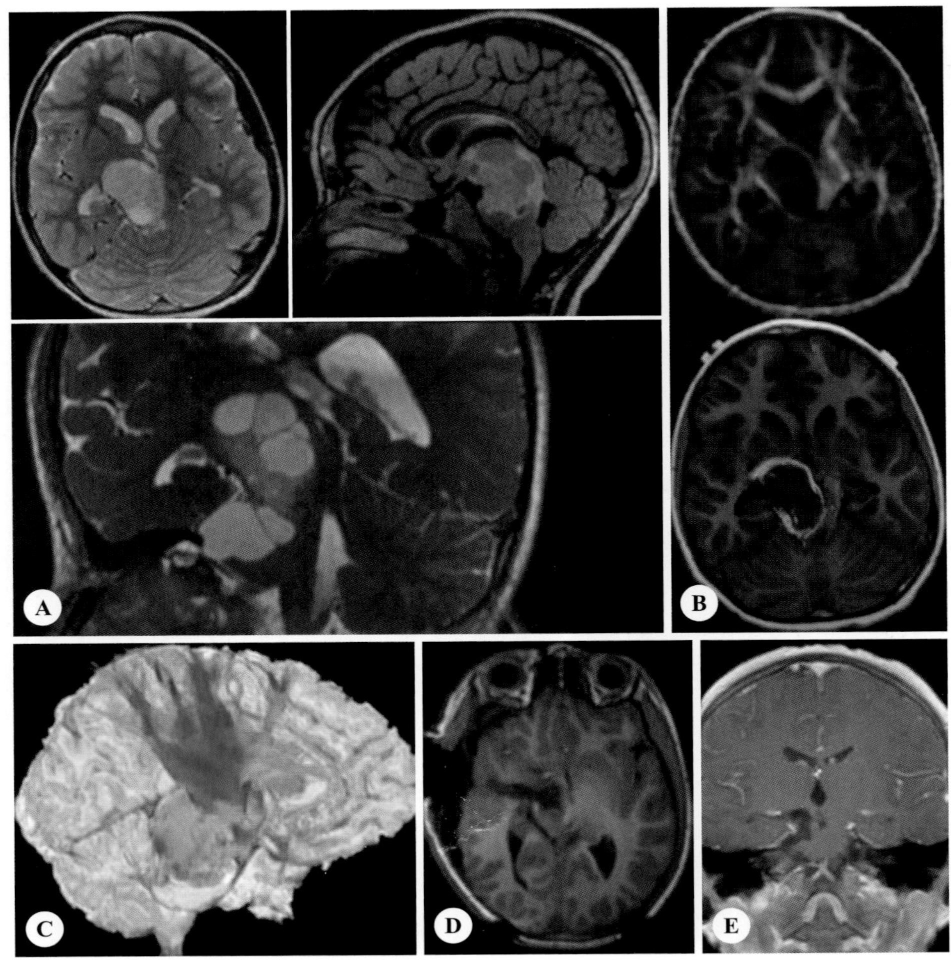

▲ 图 11-2　**5 岁儿童，进行性偏瘫 3 周，上肢重于下肢；头痛、恶心、呕吐数天**
A. 术前影像；B. 轴位 DTI；C. 矢状位 DTI；D. 经颞叶 - 脉络膜入路术后轴位影像；E. 术后 1 年的冠状位 T_1 增强像显示肿瘤全切。经许可转载，引自 Foley 和 Boop

现 3～6 个月才会被确诊[15]。此外，在既往的系列研究中偶然发现的顶盖胶质瘤占比高达 27%。随着磁共振（MRI）成像的日益广泛应用，这一比例可能会上升[16, 17]。

顶盖胶质瘤是最常见的 LGG，几乎只见于儿童[15]。肿瘤的生长通常会导致顶盖扩张，从而压迫导水管；肿瘤也可延伸至丘脑枕。顶盖肿瘤在 T_1 加权像上通常呈等信号，而在 T_2 加权像上呈高信号，注射对比剂后通常不增强[18]。肿瘤进展的预测因素包括诊断时肿瘤大小＞3cm²、存在对比增强和诊断时的囊变[15, 19, 20]。

顶盖胶质瘤的形态与其他低级别胶质瘤相似，但具有独特的分子 / 生物学特征：①只有 25% 的顶盖胶质瘤存在 KIAA1549-BRAF 融合，与小脑 LGG（92%）或幕上 LGG（59%）形成对比；② BRAF V600E 突变在顶盖胶质瘤中不常见，仅发生在 7%～8% 的此类肿瘤中[21]；③虽然 *H3K27M* 突变倾向于发生在中线胶质瘤，预示着一种更具侵袭性的疾病，但顶盖胶质瘤通常不存在此类突变；④顶盖胶质瘤的甲基化特征与其他 LGG 相比是独特的[15]。这些发现表明顶盖胶质瘤是一种独特的肿瘤实体，通常代表一种慢性疾病。

考虑到肿瘤慢性的进展过程和在此重要功

能区手术相关的风险，一般建议对存在脑积水的患者进行脑脊液（CSF）分流，然后进行密切观察[15]。脑脊液分流的主要手段包括神经内镜下第三脑室底造瘘术（ETV）或脑室分流术。由于ETV 对梗阻性脑积水患者（特别是年龄较大的儿童和成人）的成功率较高，且能够避免因分流装置故障、堵塞和感染等问题，ETV 已得到了更广泛的提倡和应用。一些作者建议使用 Ommaya 囊，当 ETV 出现失败时，可以用于紧急获取和调节 CSF[22]。作者还报道了两例顶盖胶质瘤因脑积水拟行 ETV 治疗后自发缩小和消失。

文献中描述，1/3 的患者最终接受了手术切除。潜在的十分严重的并发症，包括运动障碍、视觉障碍、凝视瘫痪和颅内出血。因此，顶盖胶质瘤的活检或切除通常只适用于影像学表现不典型的肿瘤，或者用于指导肿瘤进展期的靶向治疗（如 BRAF 和 MEK 抑制药）[15, 23–25]。如病情进展，可考虑放射治疗或化学药物治疗。虽然 25% 的儿童顶盖胶质瘤倾向于进展，但通过挽救性辅助治疗通常能够使患者长期生存[15]。顶盖胶质瘤在成人中罕见。一些作者认为成年患者的肿瘤是在儿童时期就存在但未被诊断的惰性肿瘤[26]。因此，成人顶盖胶质瘤的治疗策略倾向于类似儿童。

（三）导水管和导水管周围肿瘤

在大多数研究报道中，顶盖胶质瘤被归类为真正的中脑导水管和导水管周围肿瘤，对这两组没有区分。然而，近年来，一些作者描述了真正的导水管肿瘤，这是一种罕见的肿瘤实体[18]。真正的导水管肿瘤可能包括 LGG 和高级别胶质瘤，与其他类型的顶盖肿瘤相比，更可能包括强化的肿瘤。正确认识真正的导水管肿瘤，这点非常重要。考虑到大多数肿瘤是良性且质软，位于导水管上端的肿瘤可以从第三脑室入路切除，而位于导水管下端的肿瘤可以从第四脑室入路切除。正常的顶盖常被顶盖肿瘤推挤移位到背侧，因此，这些肿瘤绝不应通过顶盖入路进行切除，这一风险与不易区分导水管肿瘤作为一个单独的实体有关。然而，关于真正的导水管肿瘤的数据仍然很少[27]。

三、中脑肿瘤的手术入路

中脑肿瘤的手术治疗应以对其基础解剖的理解，以及包括弥散张量成像（DTI）在内的先进成像技术为指导，以确定重要的白质纤维束（如 CST）与肿瘤的位置关系。各种手术安全进入的区域已有报道。前部病变由动眼神经周围区进入，后部病变由上丘、下丘和上下丘间区进入，前外侧病变由中脑外侧沟进入[3]。最近，其他的手术选择包括当肿瘤侵犯至第三脑室时可在内镜下进行活检[28, 29]，以及使用管状牵开器辅助肿瘤切除[30, 31]。

（一）中脑前部

中脑前部的肿瘤通常倾向于向第三脑室或脚间池生长。在这种情况下，手术入路选择的关键决定因素是肿瘤与第三脑室的关系（肿瘤有多少在脑室，多少在脑池中），以及肿瘤与动眼神经的关系。对于主要生长于第三脑室的肿瘤，脑室入路可包括穹窿间、经胼胝体、经脉络膜或经室间孔入路。也有学者提出经蝶和经斜坡入路，特别是对于脑桥前部病变，也可适用于中脑前部病变[32]。神经内镜通常用于活检或小病变的切除。

CST（大脑脚中间 3/5）的独特位置赋予了一个可能的手术空间，使手术可以通过单纯的前方入路或前外侧入路（翼点、眶颧、眶上）或更外侧入路（经侧裂、颞下或经颞）进行[33]。联合入路这些年来也十分普及。1911 年，Krause 及其同事描述了颞下经天幕入路，该入路可以很好地显示切迹间隙、环池和部分四叠体池[3]。1980 年，Sano 及其同事描述了颞极入路，该入路可以很好地显露脚间窝前外侧[34]。由于潜在的神经血管损伤可能，每种入路都有特定的风险。当手术路径更偏向外侧时，通常需要部分切除和切开天幕。尤其是，这些外侧入路有损伤 Labbe 静脉的风险，也可能因第Ⅲ对和第Ⅳ对脑神经沿着小脑幕切迹旁走行受损伤，而造成眼肌瘫痪。

1. 经脉络膜和脉络膜下入路

这些入路允许将手术空间扩展到第三脑室，达到中脑前部，在某些情况下，可达到中脑中央部。这两种入路都是基于脉络膜裂这一安全的解剖通道。脉络膜裂是侧脑室内穹窿体和丘脑之间的裂隙。它位于脉络膜丛的下方，在穹窿带和丘脑带之间。在前方，它起始于室间孔的后缘，在穹窿和丘脑之间向后延伸。丘纹静脉、隔静脉、尾状核静脉和脉络膜上静脉紧邻脉络膜裂隙走行，同时有些静脉也会穿过脉络膜裂。脉络膜裂是侧脑室壁最薄的区域，邻近基底池和第三脑室顶[35]。当进入侧脑室时，无论是通过大脑半球间 / 胼胝体切开的矢状窦旁通路，还是经皮质通路，脉络丛及其解剖复杂性都是值得重视的。然后电凝侧方，露出穹窿带。通过解剖穹窿带到达中间帆，然后到达第三脑室。必要时，在 Monro 孔的入口处电凝并切断前隔静脉[36]。这个路径能充分显露第三脑室的后部和中间部，进而显露中脑前部。有些外科医生主张扩大手术显露范围，将脉络丛电凝并侧向解剖切开，以穹隆带作为路径扩展室间孔。

在脉络膜下入路中，脉络膜裂在脉络丛外侧开放，脉络膜裂位于脉络丛和丘脑之间[37]。打开脉络膜裂后，进入第三脑室有两种途径，一种途径是在大脑内静脉之间，另一种途径是在大脑内静脉与丘脑之间[37]。我们建议在病变侵犯且主体部分位于第三脑室的情况下采用这种入路。如果外科医生选择沿着同侧大脑内静脉的内侧壁进一步解剖切开中间帆，从而进一步扩大进入第三脑室的空间。应注意避免损伤靠近大脑内静脉走行的丘脑穿动脉[38]。如前所述，当中脑肿瘤浅表的或外生型，并延伸到第三脑室时，这种入路最为有效。通过第三脑室的手术通道可以到达中脑前部病变、导水管周围区域和一些中脑后部病变。

2. 经颞周入路

我们使用的经颞周入路这个术语包括经典翼点和额眶颧开颅在内的入路，允许外科医生在几种入路中进行选择，如颞下入路、经天幕或不经天幕入路、经颞和经外侧裂（经颞前）入路[34]。对这些经典的开颅手术的详细描述超出了本章的范围。一般来说，我们主张常规的额颞瓣或小“？”形皮瓣开颅来显露颧弓根。采用筋膜间分离抬起颞肌，这样能尽可能多的牵开颞肌，进一步显露颧弓，同时保护面神经分支。颞部开颅的位置尽量低，接近颧骨根。从冠状位看，骨瓣下界需紧邻颧骨根上缘，上界无须超过颞上线[39]。这种开颅术比传统的开颅术更加靠前，虽然有时会需要对颞叶进行额外的牵拉，但它降低了 Labbé 静脉损伤和诱发静脉梗死的风险。硬脑膜剪开后，硬膜瓣通常翻向颧弓侧。一些外科医生提倡颧弓磨除，以减少其对颞下区域术野的干扰[39]。在某些情况下，脑脊液引流是必要的，可以在手术前放置腰大池引流管或使用脑室外引流装置。如选择经侧裂入路，可将脑脊液从脑池释放。在对颞叶进行牵拉或操作之前，充分降低脑组织的张力是必要的。在颞下入路中，牵拉颞叶，剪开颞叶内侧蛛网膜后，通常可以观察到走行于环池的大脑后动脉 P_2 段在周围脑池中的搏动。使用蛛网膜刀广泛切开分离蛛网膜层，以便允许更多的脑脊液引流，并在中脑前外侧的良好视角下评估中脑周围区域。颞下入路有几种不同的改良（前、中、后颞下入路），其本质在于操作视角的不同，使术者能从不同的角度观察环池。颞下入路通常不能很好地显示四叠体池，但能充分显示脚间池和环池的前半部分。继续显露后部区域的主要障碍是 Labbé 静脉的存在，在某些情况下，还有海马旁回的遮挡[40]。经外侧裂入路，也称颞前入路，打开外侧裂就可以相对快速地引流脑脊液并进入侧裂池，然后进入颈动脉周围池和视神经池。这种入路通常需要向外侧、后方牵拉颞叶。它可以很好地控制和观察基底区，因此可以看到脚间池；但对部分环池缺乏良好视角，因此无法看到中脑周围安全进入区[40]。应用这两种入路，可以显露中脑前外侧，并可以利用动眼神经周围安全进入区。在动眼神经出中脑段水平上，CST 占大脑脚的中间 3/5，这只允许动眼神经出中脑段与 CST 之间有一个狭小的安全手术通路[3, 33]。这个狭窄的手术空间由上方的大脑后动脉、下方的小脑上动脉、内侧的动眼神经出颅段和基底动脉，以及外侧的锥体束构成[3]。由于中脑前部的肿瘤通常是外生性的，所以这个安全的进入区很少应用。

经颞－经脉络膜入路可以显露中脑周围区域，包括环池和四叠体池之间的过渡区。在这种入路中，外科医生只有狭小的通道用于切除位于中脑前部和中部的病变。显露过程与颞下入路非常相似，术者需熟悉颞角位置，其通常在颞极后 2.5～3.5cm，深 2～2.5cm[40]，由颞下回进入颞角，并识别脉络膜丛和海马头部及体部。颞叶的脉络膜裂位于脉络丛和海马之间。从海马侧而不是丘脑侧穿过裂隙将有助于避开邻近丘脑的高度血管化的区域。

（二）中脑中部

位于中脑中央区的肿瘤，倾向于向下侵犯至第四脑室或向上延伸至松果体区。肿瘤的生长方式可指导手术入路。如果肿瘤的主体延伸到第四脑室，则枕下入路和膜髓帆入路可能是合适的。当肿瘤的主体向松果体区延伸时，可以利用各种可到达松果体区的入路。特别是正中或旁正中幕下小脑上入路可以为中脑、上下丘周围，以及中脑上部与松果体区之间的移行区打开一个相对较宽的手术通路[41–43]。另外，也可以考虑枕部经天幕入路。

在接近上下丘周围区域时，应特别注意保护位于下丘正下方的第Ⅳ对脑神经。上下丘周围区域的安全进入区已有描述。通过在上丘上方做一个横切口，直至分离至导水管周围灰质，可以获得上丘的安全区通路。另外，滑车神经和下丘之间为进入下丘的安全区[3]。

与中脑前部病变类似，中脑中央区肿瘤可延伸至第三脑室。在这种情况下，可通过穹窿间、经胼胝体、经脉络膜或经室间孔入路进入（图 11–3）。在第一中脑前部中描述的大多数方法也可以用于中脑中央区病变。对于侵入第三脑室的病变，经脉络膜入路有助于获得良好的手术视角[38]。使用穹窿间入路也可以获得类似的视野[36, 37, 44]，这种方法对有透明隔间腔的患者很有效，但如果外科医生试图分离已经融合的穹窿，患者很有可能由于损伤两侧的穹隆而产生永久性记忆障碍。最后，无论是中脑外侧的外生型病变或其附近病变，不同的经颞周入路能为手术操作提供良好的视角。

（三）中脑后部（背部）

中脑后部（四叠体区）位于导水管的后方[3]。中脑后部肿瘤邻近中脑导水管，这一特性使得该部位肿瘤更容易引起梗阻性脑积水。因此，内镜活检是一个很好的选择，因为它可以在活检诊断的同时，行 EVT 脑脊液分流（图 11–4）。内镜手术可以在柔性或硬性内镜下进行，在某些情况下，两种内镜可以结合使用[29]。造瘘点通常比 ETV 使用的常规入口点更靠前[29, 45]。一旦进入侧脑室，内镜通过 Monro 孔（室间孔）继续深入，到达第三脑室的后部。为了实现有意义的切除，

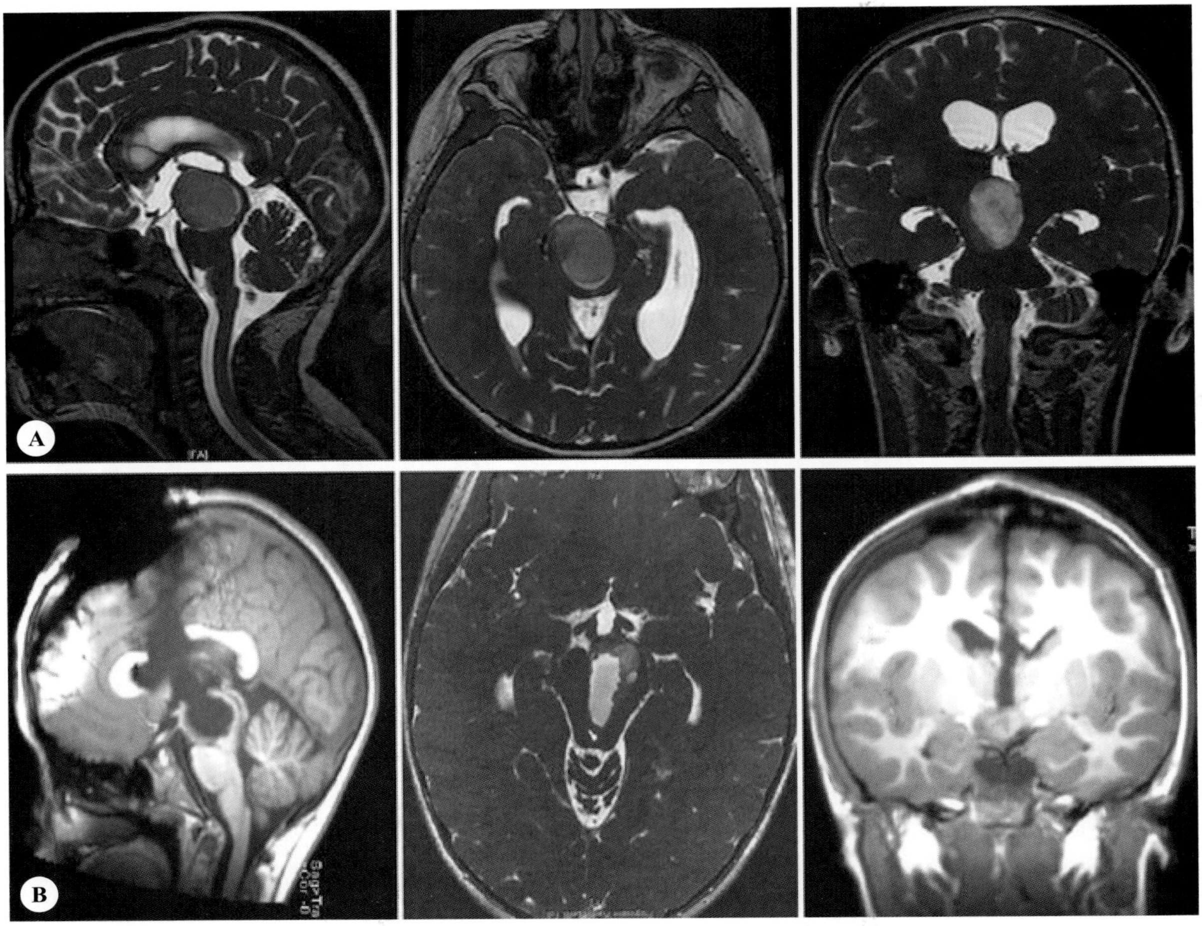

▲ 图 11-3　**6 岁女童，临床表现为头痛，右侧动眼神经麻痹，左侧偏瘫**

A. 术前 MRI 证实中脑肿瘤，延伸至第三脑室；B. 经胼胝体 - 脉络膜下入路术后 MRI 检查。术后动眼神经麻痹没有改善，但其他功能都获得了良好保护。术后 5 年，残余肿瘤没有进展。到目前为止，该患者不需要额外的治疗

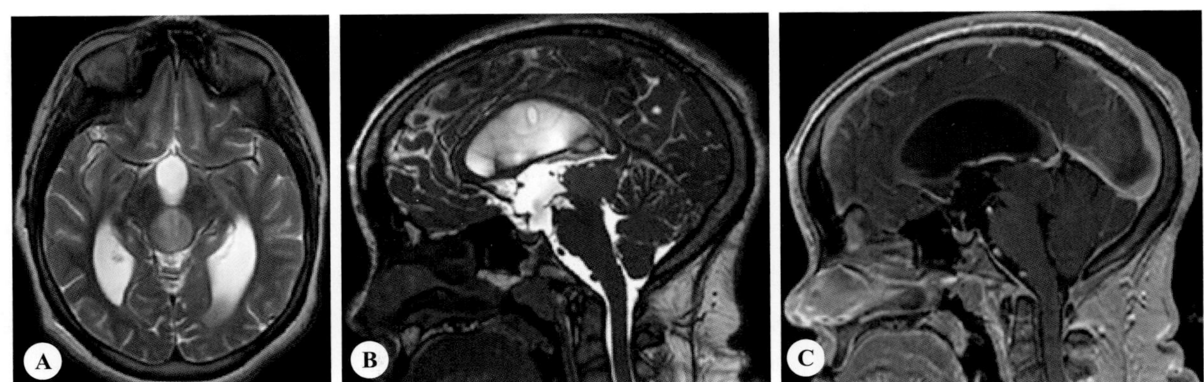

▲ 图 11-4　**14 岁女孩，因梗阻性脑积水就诊，并被诊断为顶盖肿物。患者接受了内镜下第三脑室底造瘘术；鉴于肿瘤外生性进入第三脑室后部，建议内镜活检**

A 和 B. 轴位 T_2 加权和矢状位 true FISP 图像显示一个边界清楚的肿块，以顶盖为中心，并延伸至第三脑室后方；C. 矢状位，增强后 T_1 加权像显示肿块未强化

可以使用内镜器械或 NICO Myriad®（NICO 公司，一种新式侧切吸引装置）进行肿瘤切除，以实现有意义的切除。

有些肿瘤最终需要更具侵袭性的入路行手术切除。这些肿瘤大多数是外生的。手术路径在前文已经描述过，包括经脉络膜、穹窿间、幕下小脑上及枕部经天幕入路。肿瘤向上、向侧方延伸时，枕部经天幕入路提供了一个非常广阔的视角，视野范围包括松果体区、第三脑室后部、顶盖和第四脑室上部、中脑后外侧面、小脑天幕面和胼胝体压部。然而，此入路主要的缺陷是枕叶的过度牵拉会损伤视觉皮质中枢 [46]。用于中脑后部和第三脑室后部的中线入路通常从顶部或枕部的半球间位置开始。手术操作前释放脑脊液可显著减少操作和牵拉对脑组织的潜在损伤。在半脑间经胼胝体入路中，无论是静脉间还是静脉旁入路，患者应取仰卧位，头位居正中并尽可能屈曲，甚至可以考虑半坐位。半球间入路时，应利用导航系统以缩小胼胝体后部的切开范围，尽可能小的胼胝体造瘘。中线胼胝体切开术可以通过两条大脑内静脉之间的乏血管平面进行解剖分离 [47]。为了进入第三脑室，外科医生需要决定是将大脑内静脉分开还是在静脉旁边解剖。因此，这种两方法分别称为静脉间入路或穹窿间入路。在静脉间入路中，应寻找靠近大脑内静脉和 Galen 静脉的汇合处。就在这一点的附近，两条大脑内静脉之间有一个自然的分离界面 [47]。解剖可以根据需要向前延长切开范围。静脉间入路的另一个重要优点是，在靠后的位置，穹窿脚没有融合，且始终位于大脑内静脉的外侧。在沿两条静脉之间解剖分离后，外科医生应谨慎，不要过度挤压或在静脉上操作，以避免静脉损伤或血栓形成。这种方法可以直接显露中脑后部、中脑导水管周围区域、顶盖和松果体区域。这种入路的缺点是潜在的静脉结构损伤，从皮质静脉开始，在某些情况下两半球间入路需要牺牲部分皮质引流静脉（尽管应采取一切措施努力保护他们，避免静脉淤血或梗死），最后是大脑内静脉，静脉可能与起源于中脑或松果体区域的肿瘤紧密粘连。

经枕半球间入路治疗中脑肿瘤通常需要额外的切开天幕、大脑镰或两者同时切开。在文献中常用的名称是经枕部半球间 – 经天幕入路。手术操作角度可以是直接的，从同侧进入到肿瘤中心，或者由对侧经不同路径到达肿瘤中心。该入路同幕下小脑上入路，都可以很好地到达四叠体区和上下丘周围区域。一些外科医生提倡坐位 [48]，而另一些医生则倾向于采用窦汇处于最高点的俯卧位、协和式体位或 3/4 俯卧位 [49]。通常在平行于直窦外侧 1cm 处切开天幕。如果选择同侧入路，通常只能得到同侧环池和四叠体的视野。然而，通常在直窦上方 1cm 处平行直窦切开大脑镰，可使四叠体区的视野更宽。近年来，越来越多的文献支持使用内镜来扩大经枕半球间入路的视野 [50, 51]。

幕下小脑上入路是通往中脑下部的入路。在这种入路中，外科医生对四叠体有较宽的视野。患者可以取坐位或 3/4 俯卧位。可以取正中或旁正中切口，开颅位置可以到窦的边缘或跨越窦，马蹄型剪开硬脑膜并向窦侧翻转，使硬脑膜紧贴窦。这样，外科医生就可以将硬脑膜向上提起，有助于进一步打开小脑和天幕之间的间隙。解剖分离小脑和天幕之间的蛛网膜粘连，包括覆盖在四叠体上增厚的蛛网膜。应注意避免损伤小脑前静脉或蚓静脉。显露的血管结构包括大脑后动脉、小脑上动脉的小脑幕支和脉络膜后动脉内侧支、Galen 静脉、枕内静脉和大脑静脉 [49]。在这种入路中，内镜也是一种有效且重要的方法。

近年来，一些报道建议使用管状牵开器来治疗这些深部病变，包括中脑肿瘤。使用先进的成像技术和了解 CST 的确切位置是至关重要的。

四、手术决策

手术的主要考虑是实现脑脊液分流。ETV加内镜活检通常是首选方案。在某些情况下，脑室分流可能是必要的（如患者的解剖结构不利于ETV）。如果最初的诊断是可疑的，或者肿瘤进展明显的情况下，应该考虑手术活检或切除。无论采用何种手术入路，DTI检测CST位置对于规划最佳入路至关重要[52]（图11-5）。例如，大多数丘脑-大脑脚肿瘤会使CST向前外侧移位，经侧裂入路会破坏CST。在这些患者中，以及在CST向内侧移位的患者中，经颞叶-经脉络膜入路是合适的，这有利于在保护CST的同时完全切除肿瘤。然而，在CST向侧方移位的情况下，经皮质额中回入路更合适。除CST外，术前影像学检查应确定并在术中保护其他重要结构，包括视束、基底静脉和动眼神经[52]。

五、预后

预后取决于几个参数。肿瘤组织学（高级别vs.低级别），以及特定的分子特征，如*H3K27M*突变，已知会显著影响预后。尽管典型的顶盖胶质瘤通常被认为是惰性生长的，预后良好，但高达20%的患者被诊断为高级别胶质瘤。疾病可能出现影像学进展，从诊断到进展的平均持续时间为3个月至7.8年。在28项研究中报道了患者的预后结果，其中495/508名患者（97.4%）平均生存时间为2～10年[15]。

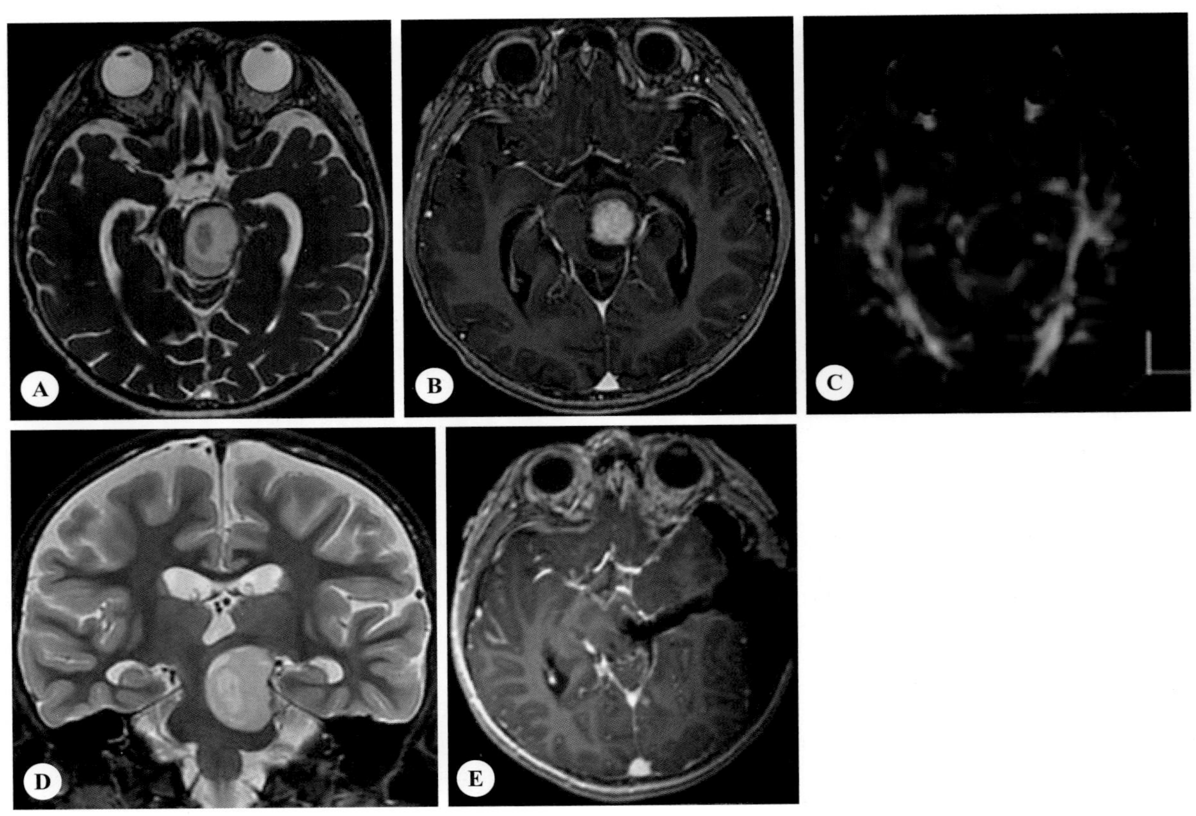

▲ 图 11-5　**4岁男孩，表现为进行性右侧偏瘫**

A. 术前轴位true FISP像显示左侧中脑-脑桥混合性囊实性病变；B. 轴位T_1增强后加权像显示病灶中心呈弥漫性强化；C. 轴位DTI显示皮质脊髓束纤维向内侧移位，便于经颞叶-经脉络膜入路；D. 冠状位T_2加权像；E. 术后轴位、增强后T_1加权像

结论

中脑肿瘤是一种复杂的病变，阶梯式的诊断和治疗至关重要。尽管大多数顶盖胶质瘤病程缓慢，且可能需要脑脊液分流，并且在疾病的其他方面有一个静止过程，但应注意确保疾病诊断的准确。此外，任何肿瘤进展的证据都提示需要进一步干预。大多数其他中脑肿瘤需要接受手术切除或活检和抗肿瘤治疗。中脑有几种手术入路，分为针对中脑前部、中部和（或）后部的入路。对于中脑前部，多数入路利用脑室或颞周区域作为手术的通道。对于中脑的中央部分，许多肿瘤会侵入第三脑室。因此，外科医生使用各种技术来扩大第三脑室的视野。对于中脑后部，一些入路会利用半球间通道，如顶叶或枕叶间通道，而一些肿瘤可以通过颅后窝入路显露。近年来，内镜和外视镜被使用得越来越多，其目的是更好地可视化大脑深部区域，如中脑。术前精心的手术规划，将有助于为这个高度复杂的区域选择最佳的治疗策略和正确的手术入路。

参考文献

[1] Angeles Fernández-Gil M, Palacios-Bote R, Leo-Barahona M, Mora-Encinas JP. Anatomy of the brainstem: a gaze into the stem of life. Semin Ultrasound CT MR. 2010;31(3):196–219.
[2] Ruchalski K, Hathout GM. A medley of midbrain maladies: a brief review of midbrain anatomy and syndromology for radiologists. Radiol Res Pract. 2012;2012:258524.
[3] Cavalheiro S, Yagmurlu K, da Costa MD, Nicacio JM, Rodrigues TP, Chaddad-Neto F, et al. Surgical approaches for brainstem tumors in pediatric patients. Childs Nerv Syst. 2015;31(10):1815–40.
[4] Puget S, Crimmins DW, Garnett MR, Grill J, Oliveira R, Boddaert N, et al. Thalamic tumors in children: a reappraisal. J Neurosurg. 2007;106(5 Suppl):354–62.
[5] Lee RP, Foster KA, Lillard JC, Klimo P, Ellison DW, Orr B, et al. Surgical and molecular considerations in the treatment of pediatric thalamopeduncular tumors. J Neurosurg Pediatr. 2017;20(3):247–55.
[6] Bouffet E, Jakacki R, Goldman S, Hargrave D, Hawkins C, Shroff M, et al. Phase II study of weekly vinblastine in recurrent or refractory pediatric low-grade glioma. J Clin Oncol. 2012;30(12):1358–63.
[7] Grigsby PW, Thomas PR, Schwartz HG, Fineberg B. Irradiation of primary thalamic and brainstem tumors in a pediatric population. A 33-year experience. Cancer. 1987;60(12):2901–6.
[8] Gnekow AK, Falkenstein F, von Hornstein S, Zwiener I, Berkefeld S, Bison B, et al. Long-term follow-up of the multicenter, multidisciplinary treatment study HIT-LGG-1996 for low-grade glioma in children and adolescents of the German Speaking Society of Pediatric Oncology and Hematology. Neuro-Oncology. 2012;14(10):1265–84.
[9] Armstrong GT, Conklin HM, Huang S, Srivastava D, Sanford R, Ellison DW, et al. Survival and long-term health and cognitive outcomes after low-grade glioma. Neuro-Oncology. 2011;13(2):223–34.
[10] Cin H, Meyer C, Herr R, Janzarik WG, Lambert S, Jones DT, et al. Oncogenic FAM131B-BRAF fusion resulting from 7q34 deletion comprises an alternative mechanism of MAPK pathway activation in pilocytic astrocytoma. Acta Neuropathol. 2011;121(6):763–74.
[11] Lin A, Rodriguez FJ, Karajannis MA, Williams SC, Legault G, Zagzag D, et al. BRAF alterations in primary glial and glioneuronal neoplasms of the central nervous system with identification of 2 novel KIAA1549:BRAF fusion variants. J Neuropathol Exp Neurol. 2012;71(1):66–72.
[12] Dougherty MJ, Santi M, Brose MS, Ma C, Resnick AC, Sievert AJ, et al. Activating mutations in BRAF characterize a spectrum of pediatric low-grade gliomas. Neuro-Oncology. 2010;12(7):621–30.
[13] Zhang J, Wu G, Miller CP, Tatevossian RG, Dalton JD, Tang B, et al. Whole-genome sequencing identifies genetic alterations in pediatric low-grade gliomas. Nat Genet. 2013;45(6):602–12.
[14] Guillamo JS, Doz F, Delattre JY. Brain stem gliomas. Curr Opin Neurol. 2001;14(6):711–5.
[15] Liu APY, Harreld JH, Jacola LM, Gero M, Acharya S, Ghazwani Y, et al. Tectal glioma as a distinct diagnostic entity: a comprehensive clinical, imaging, histologic and molecular analysis. Acta Neuropathol Commun. 2018;6(1):101.
[16] Gass D, Dewire M, Chow L, Rose SR, Lawson S, Stevenson C, et al. Pediatric tectal plate gliomas: a review of clinical outcomes, endocrinopathies, and neuropsychological sequelae. J Neuro-Oncol. 2015;122(1):169–77.
[17] Pollack IF, Shultz B, Mulvihill JJ. The management of brainstem gliomas in patients with neurofibromatosis 1. Neurology. 1996;46(6):1652–60.
[18] Roth J, Chaichana KL, Jallo G, Mirone G, Cinalli G, Constantini S. True aqueductal tumors: a unique entity. Acta Neurochir. 2015;157(2):169–77.
[19] Ternier J, Wray A, Puget S, Bodaert N, Zerah M, Sainte-Rose C. Tectal plate lesions in children. J Neurosurg. 2006;104(6 Suppl):369–76.
[20] Poussaint TY, Kowal JR, Barnes PD, Zurakowski D, Anthony DC, Goumnerova L, et al. Tectal tumors of childhood:

clinical and imaging follow-up. AJNR Am J Neuroradiol. 1998;19(5):977–83.

[21] Bergthold G, Bandopadhayay P, Hoshida Y, Ramkissoon S, Ramkissoon L, Rich B, et al. Expression profiles of 151 pediatric low-grade gliomas reveal molecular differences associated with location and histological subtype. Neuro-Oncology. 2015;17(11):1486–96.

[22] Drake J, Chumas P, Kestle J, Pierre-Kahn A, Vinchon M, Brown J, et al. Late rapid deterioration after endoscopic third ventriculostomy: additional cases and review of the literature. J Neurosurg. 2006;105(2):118–26.

[23] Boydston WR, Sanford RA, Muhlbauer MS, Kun LE, Kirk E, Dohan FC, et al. Gliomas of the tectum and periaqueductal region of the mesencephalon. Pediatr Neurosurg. 1991;17(5):234–8.

[24] Robertson PL, Muraszko KM, Brunberg JA, Axtell RA, Dauser RC, Turrisi AT. Pediatric midbrain tumors: a benign subgroup of brainstem gliomas. Pediatr Neurosurg. 1995;22(2):65–73.

[25] Stark AM, Fritsch MJ, Claviez A, Dörner L, Mehdorn HM. Management of tectal glioma in childhood. Pediatr Neurol. 2005;33(1):33–8.

[26] Yeh DD, Warnick RE, Ernst RJ. Management strategy for adult patients with dorsal midbrain gliomas. Neurosurgery. 2002;50(4):735–8; discussion 8–40.

[27] Bowers DC, Georgiades C, Aronson LJ, Carson BS, Weingart JD, Wharam MD, et al. Tectal gliomas: natural history of an indolent lesion in pediatric patients. Pediatr Neurosurg. 2000;32(1):24–9.

[28] Javadpour M, Mallucci C. The role of neuroendoscopy in the management of tectal gliomas. Childs Nerv Syst. 2004;20(11–12):852–7.

[29] Roth J, Constantini S. Combined rigid and flexible endoscopy for tumors in the posterior third ventricle. J Neurosurg. 2015;122(6):1341–6.

[30] Weiner HL, Placantonakis DG. Resection of a pediatric thalamic juvenile pilocytic astrocytoma with whole brain tractography. Cureus. 2017;9(10):e1768.

[31] Recinos PF, Raza SM, Jallo GI, Recinos VR. Use of a minimally invasive tubular retraction system for deep-seated tumors in pediatric patients. J Neurosurg Pediatr. 2011;7(5):516–21.

[32] Essayed WI, Singh H, Lapadula G, Almodovar-Mercado GJ, Anand VK, Schwartz TH. Endoscopic endonasal approach to the ventral brainstem: anatomical feasibility and surgical limitations. J Neurosurg. 2017;127(5):1139–46.

[33] Bricolo A, Turazzi S. Surgery for gliomas and other mass lesions of the brainstem. Adv Tech Stand Neurosurg. 1995;22:261–341.

[34] Sano K. Temporo-polar approach to aneurysms of the basilar artery at and around the distal bifurcation: technical note. Neurol Res. 1980;2(3–4):361–7.

[35] Fujii K, Lenkey C, Rhoton AL. Microsurgical anatomy of the choroidal arteries: lateral and third ventricles. J Neurosurg. 1980;52(2):165–88.

[36] Wen HT, Rhoton AL, de Oliveira E. Transchoroidal approach to the third ventricle: an anatomic study of the choroidal fissure and its clinical application. Neurosurgery. 1998;42(6):1205–17; discussion 17–9.

[37] Bozkurt B, Yağmurlu K, Belykh E, Tayebi Meybodi A, Staren MS, Aklinski JL, et al. Quantitative anatomic analysis of the transcallosal-transchoroidal approach and the transcallosal-subchoroidal approach to the floor of the third ventricle: an anatomic study. World Neurosurg. 2018;118:219–29.

[38] Patel P, Cohen-Gadol AA, Boop F, Klimo P. Technical strategies for the transcallosal transforaminal approach to third ventricle tumors: expanding the operative corridor. J Neurosurg Pediatr. 2014;14(4):365–71.

[39] Nakov VS, Spiriev TY, Todorov IT, Simeonov P. Technical nuances of subtemporal approach for the treatment of basilar tip aneurysm. Surg Neurol Int. 2017;8:15.

[40] Ulm AJ, Tanriover N, Kawashima M, Campero A, Bova FJ, Rhoton A. Microsurgical approaches to the perimesencephalic cisterns and related segments of the posterior cerebral artery: comparison using a novel application of image guidance. Neurosurgery. 2004;54(6):1313–27; discussion 27–8.

[41] Yamamoto I. Pineal region tumor: surgical anatomy and approach. J Neuro-Oncol. 2001;54(3):263–75.

[42] Stein BM. The infratentorial supracerebellar approach to pineal lesions. J Neurosurg. 1971;35(2):197–202.

[43] Stein BM. Supracerebellar-infratentorial approach to pineal tumors. Surg Neurol. 1979;11(5):331–7.

[44] Figueiredo EG, Beer-Furlan A, Welling LC, Ribas EC, Schafranski M, Crawford N, et al. Microsurgical approaches to the ambient cistern region: an anatomic and qualitative study. World Neurosurg. 2016;87:584–90.

[45] Kim IY, Jung S, Moon KS, Jung TY, Kang SS. Neuronavigation-guided endoscopic surgery for pineal tumors with hydrocephalus. Minim Invasive Neurosurg. 2004;47(6):365–8.

[46] Ausman JI, Malik GM, Dujovny M, Mann R. Three-quarter prone approach to the pineal-tentorial region. Surg Neurol. 1988;29(4):298–306.

[47] Patel PG, Cohen-Gadol AA, Mercier P, Boop FA, Klimo P. The posterior transcallosal approach to the pineal region and posterior third ventricle: intervenous and paravenous variants. Oper Neurosurg (Hagerstown). 2017;13(1):77–88.

[48] Sun Q, Zhao X, Gandhi S, Tayebi Meybodi A, Belykh E, Valli D, et al. Quantitative analysis of ipsilateral and contralateral supracerebellar infratentorial and occipital transtentorial approaches to the cisternal pulvinar: laboratory anatomical investigation. J Neurosurg. 2019:1–10.

[49] Akiyama O, Matsushima K, Gungor A, Matsuo S, Goodrich DJ, Tubbs RS, et al. Microsurgical and endoscopic approaches to the pulvinar. J Neurosurg. 2017;127(3):630–45.

[50] Liu JK. Endoscopic-assisted interhemispheric parieto-occipital transtentorial approach for microsurgical resection of a pineal region tumor: operative video and technical nuances. Neurosurg Focus. 2016;40(Video Suppl 1):2016.1.FocusVid.15450.

[51] Tanikawa M, Yamada H, Sakata T, Hayashi Y, Sasagawa Y, Watanabe T, et al. Exclusive endoscopic occipital transtentorial approach for pineal region tumors. World Neurosurg. 2019;131:167. [Epub ahead of print].

[52] Foley R, Boop F. Tractography guides the approach for resection of thalamopeduncular tumors. Acta Neurochir. 2017;159(9):1597–601.

第 12 章 脑桥肿瘤的手术入路

Surgical Approaches to Pontine Tumors

Mohammad Hassan A. Noureldine Nir Shimony George I. Jallo 著

李国夫 邵 奇 刘 宁 张铭芙 房宇龙 译 王 宁 黄宏志 校

缩略语

AICA	anterior inferior cerebellar artery	小脑下前动脉
BA	basilar artery	基底动脉
CN	cranial nerve	脑神经
CSF	cerebrospinal fluid	脑脊液
CT	computed tomography	计算机体层成像
EEA	endoscopic endonasal approach	内镜经鼻入路
ENT	ear，nose and throat	耳鼻喉科
ICA	internal carotid artery	颈内动脉
MCP	middle cerebellar peduncle	小脑中脚
MLF	medial longitudinal fasciculus	内侧纵束
MRI	magnetic resonance imaging	磁共振成像
PCA	posterior cerebral artery	大脑后动脉
PICA	posterior inferior cerebellar artery	小脑下后动脉
SCA	superior cerebellar artery	小脑上动脉
SCP	superior cerebellar peduncle	小脑上脚
VA	vertebral artery	椎动脉

本章讨论了脑桥不同区域病灶的手术入路，神经外科医生可以选择进行侵入性最小、安全性最高的手术方式。换言之，外科医生应该基于避免骚扰重要神经血管的手术理念，以获得最佳手术入路并对病变进行 360° 评估。据报道，脑干海绵状畸形多发生于脑桥，出血倾向高，小儿脑干肿瘤也多为脑桥 [1-3]。关于脑干血管病变或肿瘤的报道中，61% 的症状性脑干海绵状畸形和 35% 的小儿脑干肿瘤位于脑桥 [3-6]。虽然所讨论的几种入路及其改良入路可以用于治疗中脑和延髓的病变，但这些入路将在本书的其他章节中详细讨论（见第 11 章和第 13 章）。在第 8 章中也讨论了获得活检的适应证和技术细节。根据作者的经验，为获得最佳的手术效果，强调术中神经

监测在脑干手术中有非常重要的作用，这是本书第 5 章重点讨论的主题。

脑桥病变的手术切除需要掌握神经外科技术和全面的解剖学知识，并掌握各种手术入路和有用技术，才能取得良好的手术效果。脑桥位于小脑、岩骨、斜坡和主要血管之间的隐蔽位置，需要使用不同的途径到达脑桥内部的特定位置。

一、脑桥手术解剖

脑桥前外侧面隆起凸出。在前方，有一个浅的正中沟（又称基底沟）标志着基底动脉（BA）的轨迹；沿此沟两侧平行的两个锥体突起包含皮质脊髓束纤维，它们横贯穿过脑桥上下的实质。另一个垂直浅沟，即脑桥外侧沟，从内侧将脑桥的腹部与小脑中脚（MCP）从外侧顺利分开，后者似乎与腹部相连。脑桥 – 中脑沟和桥 – 延沟在水平面上分别在中脑和延髓上标出脑桥的上、下限（图 12–1）。

脑桥的前 2/3 包含皮质脊髓束和皮质延髓束纤维，它们垂直走行，比大多数在小脑中脚之间穿行的水平横向走行的脑桥纤维更靠前。然而，一薄层浅表横向纤维在皮质脊髓束 / 皮质延髓束纤维的前方穿过，并覆盖在其上下。桥核是皮质 – 脑桥 – 小脑纤维的中继站，分布于桥横纤维之间。脑桥的后 1/3 包含几个脑神经（CN）核、上行纤维束和第四脑室底的上部（图 12–2）。三叉神经在脑桥中部进入，位于脑桥外侧沟的外侧，但位于小脑中脚（MCP）内侧，可以认为是 MCP 与脑桥之间的分界；三叉神经细小的、运

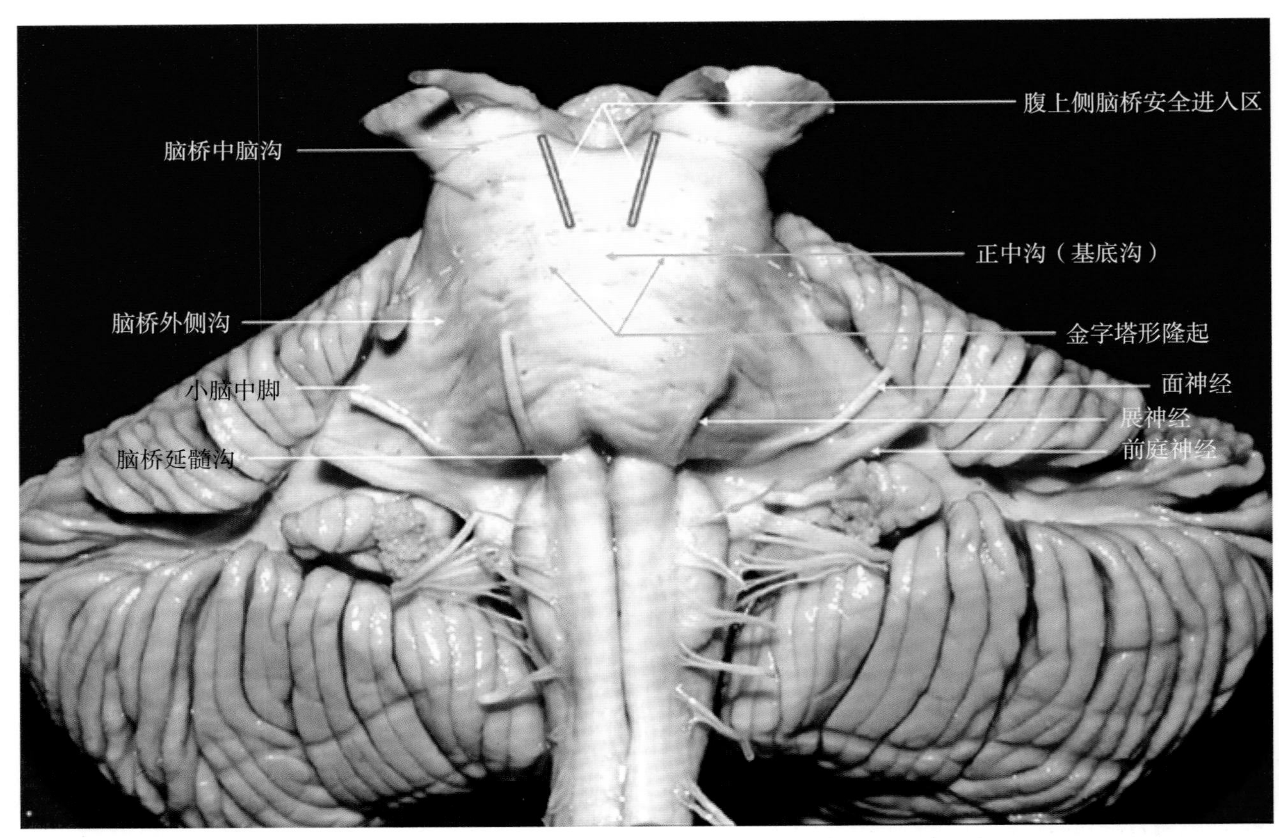

▲ 图 12–1　脑桥前表面

腹侧安全区位于脑桥正中旁，上方受中脑脑桥沟限制，三叉神经根进入脑桥入口处的虚拟水平线标记是安全进入的下限（见“安全进入区”的完整描述）

动根位于内侧，粗大的、感觉根位于外侧下方（图 12–3）。了解三叉神经的解剖结构对规划手术的安全切入点很重要，这将在本章后面详细讨论。三叉神经在脑桥实质内斜行，到达三叉神经运动核和主要感觉核，位于脑桥后 1/3 小脑上脚（SCP）的腹侧；中脑核位于运动核（内侧）/ 主感觉核（外侧）复合体背内侧，靠近第四脑室表面，位于 SCP 的内侧。三叉神经中脑束和三叉神经脊髓束分别从运动 / 感觉主核向上和向下延伸。被盖中央束位于三叉神经中脑束的内侧，内侧纵束位于三叉神经中脑束内侧，将红核从上连接到下橄榄核。

从显微外科的角度来看，这些垂直穿过的结构可以投射到第四脑室的后表面—在面丘水平之上，并按照从内侧到外侧方式排列，第四脑室正中沟位于中央，然后是 MLF（以及下方的面丘）、界沟、三叉神经核 / 中脑束和 SCP（图 12–4）。值得注意的是，两个核（感觉核和运动核）都可以投射到第四脑室表面，正好位于连接面丘上缘和 SCP 内侧缘的假想轴线的交点上方。三叉神经内侧是展神经、面神经和神经核。外展核非常靠近第四脑室的表面（图 12–4），其额桥束纤维在前部从桥 – 延沟发出，位于皮质脊髓束形成的隆起的外侧。面神经的前部运动核将向后内侧投射额桥束纤维，在外展核周围形成一个从下到上和从内侧到外侧的环（又称面神经膝）（图 12–4）。然后，从脑 – 延沟的最外侧边缘走出（图 12–1）。我们不仅要了解面神经核的位置，还要了解其纤维的投射，因为肿瘤的肿块效应可以取代正常的轨迹。为了识别与其位置相关的安全进入区域，了解面丘的解剖结构也很重要。在第四脑室底的表面上，面丘位于与正中沟垂直平行的正中隆起内，外侧受到界沟的限制；面丘是由外展核形成的，在第四脑室表面形成凹痕。上凹位于面丘的

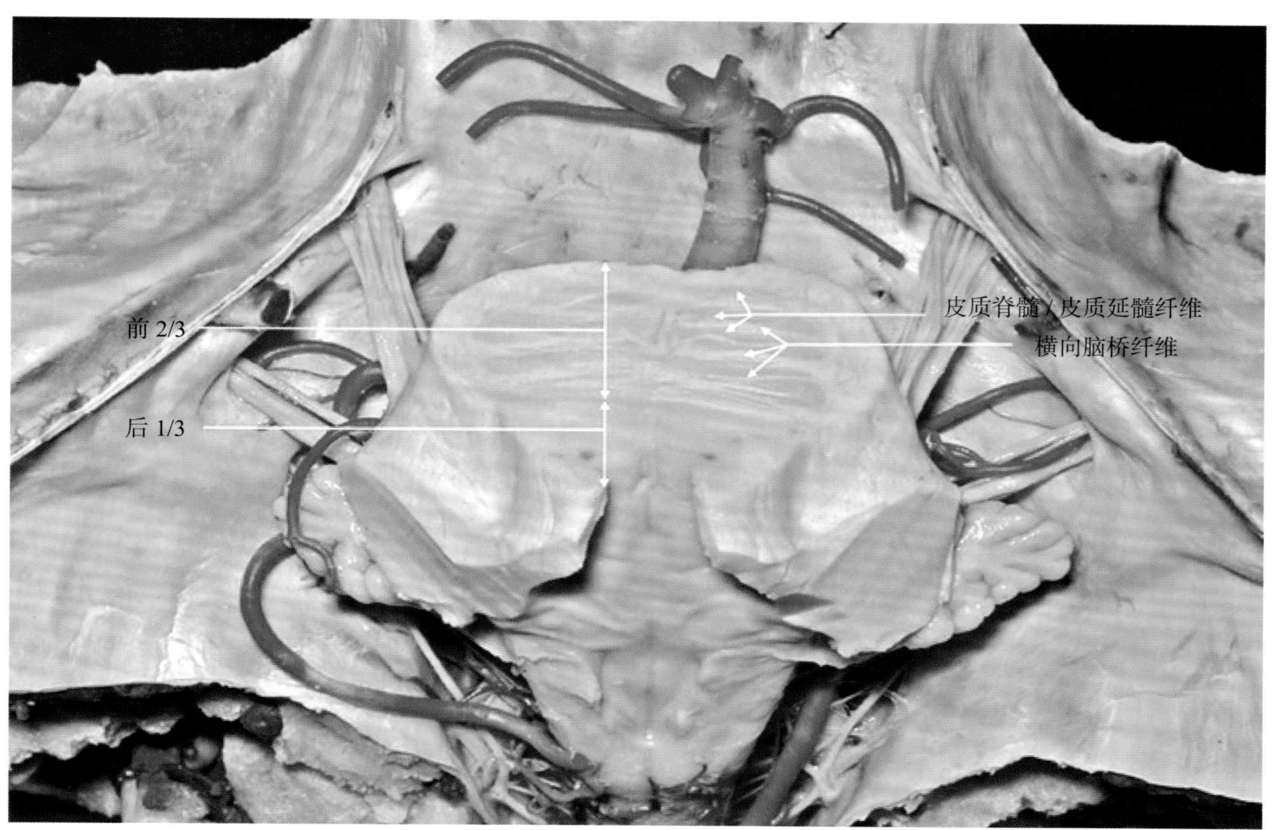

▲ 图 12–2　脑桥实质横切面，显示皮质脊髓 / 皮延髓束纤维和桥横纤维

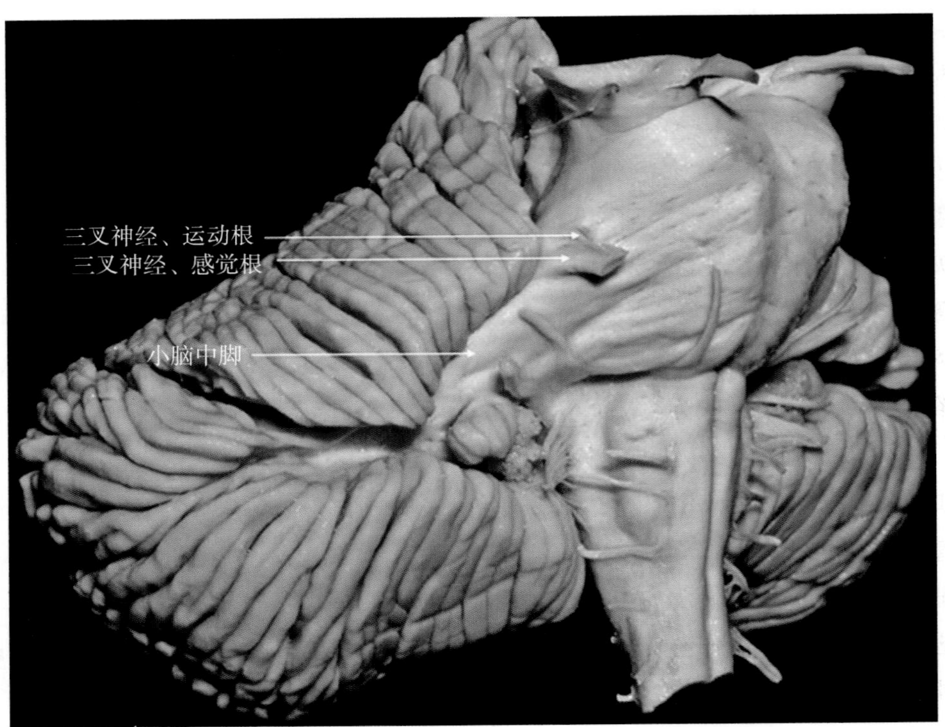

▲ 图 12-3 脑桥前外侧表面

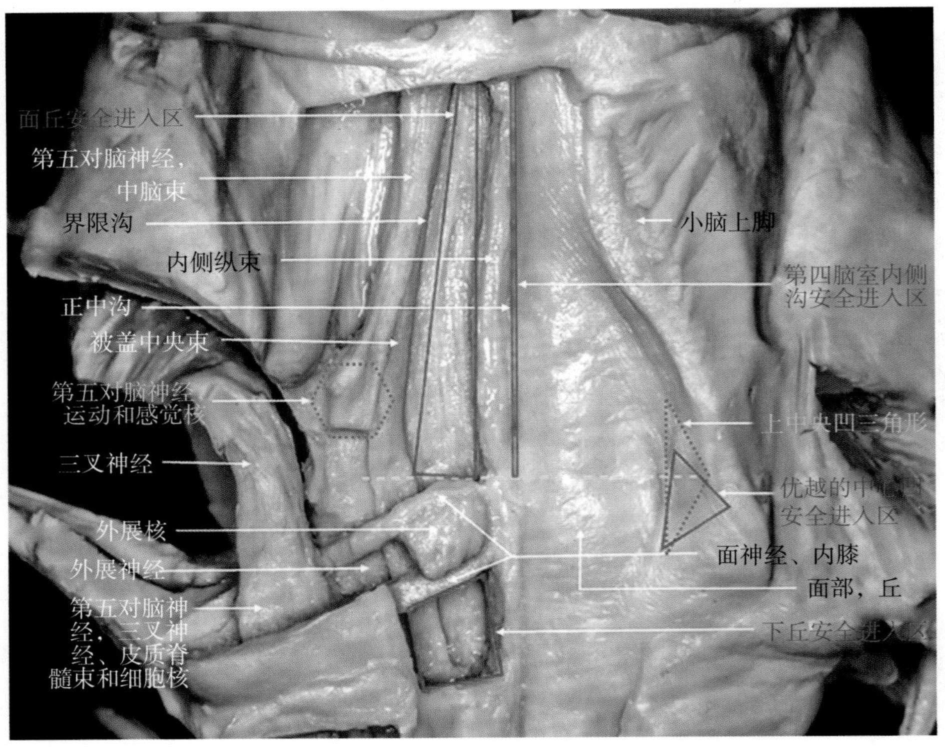

▲ 图 12-4 脑桥后表面

右侧（未剖切）和左侧（剖切）显示了上凹三角和三叉神经运动 / 感觉核的大致位置。上凹（外侧沟界限）的安全进入区与上凹三角的下半部重合。第四脑室内侧沟（界沟）、面丘上三角和面丘下三角安全进入区（见下文）也显示出来

外侧（图 12–4）。在脑桥延髓交界处，只能看到前庭上核、内侧核和外侧核，而前庭下核位于延髓上端水平。前 3 个核位于三叉神经脊髓束背侧和小脑下脚上部的上内侧。其他位于脑桥后 1/3 的核和束，在规划手术入路时应予以考虑，包括导水管周围灰质、三叉神经背侧和腹侧束、红核脊髓束、脊髓丘脑束、内侧丘系、中缝核、顶盖脊髓束、网状结构、外侧丘系及其核、蓝斑、背侧纵束、脊髓小脑束腹侧、斜方体、上橄榄核等。

桥前池和脑桥小脑池与脑桥相邻，并容纳相关的神经血管结构。桥前池要小得多，上部为接脚间池，下部为延髓前池，外侧为脑桥小脑池。它包含位于脑桥前内侧的前正中静脉和基底动脉顶部，以及小脑上动脉（SCA）、小脑下前动脉（AICA）和脑桥穿动脉的起始部。脑桥小脑池的外侧包含了大部分与脑桥相关的神经血管结构。脑桥沟静脉在脑桥沟内，经中脑外侧静脉流入 Rosenthal 基底静脉，脑桥 – 延髓沟静脉在桥 – 延沟内，经小脑中脚静脉流入岩上静脉。中间是复杂且高度变化的静脉环路，其中最突出的是桥横静脉、脑桥前外侧静脉、脑桥外侧静脉、脑桥三叉静脉，以及部分脑桥小脑和小脑延髓裂静脉。所有这些静脉最终流入岩上静脉或基底静脉（图 12–5）。小脑上动脉起源于脑桥沟水平的基底动脉，而小脑下前动脉起源于基底动脉下半部分的不同水平。在脑桥小脑池外侧，小脑上动脉的 S_1 和 S_2 靠近中脑和小脑上脚，而小脑下前动脉的 A_1 和 A_2 与展神经、面神经、前庭耳蜗神经和小脑中脚相关。最后，中枢神经系统第Ⅴ～Ⅷ对脑神经最初在脑桥小脑池外侧行走（图 12–1），然后通过相应的孔道出颅。

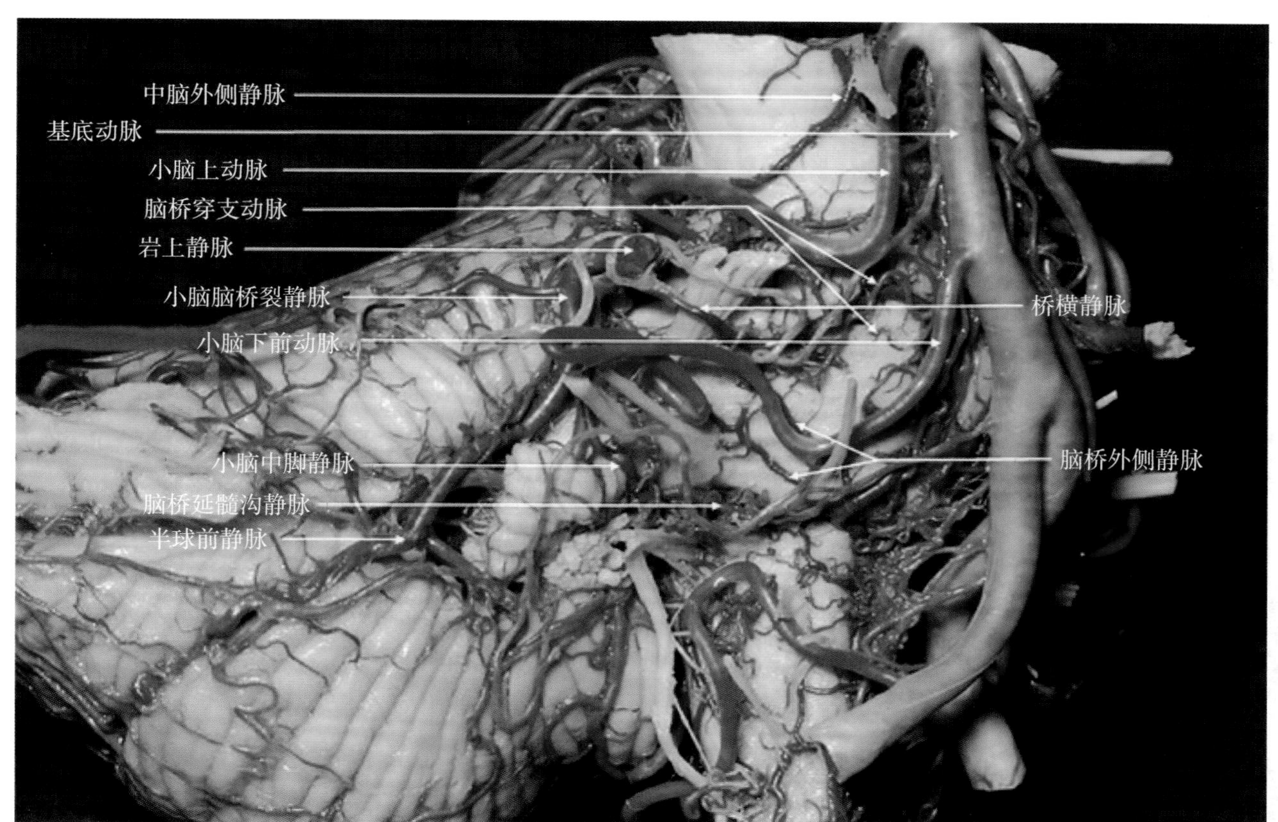

▲ 图 12–5　颅后窝血管及其与脑桥的关系

二、安全进入区

外生性肿瘤手术进入区的选择相对比较容易，以外生部分的肿瘤为进入点，沿肿瘤通道轨迹，先切除肿瘤中心部分，肿瘤内有操作空间后，尝试创建一个手术界面，最后小心地切除距脑桥周围组织最近的残余肿瘤。在这个神经血管丰富的解剖区域，使用先进的成像技术（如弥散张量成像）进行术前评估是手术成功的必要条件。如果切除肿瘤周边区域的残留肿瘤会造成神经功能缺损，则应停止肿瘤的继续切除，并根据需要是否行术后辅助治疗。

脑桥内生性病变（未长至脑桥表面）对神经外科医生来说是一项额外的挑战，术前不仅要精准选择脑桥处的进入点，需要规划选择路径最短、侵入性最小的手术通道和入路，还需要确定最安全的进入脑桥组织的途径，才能确保病变的安全切除，而术后无神经功能缺失。以下情况是在脑桥内解剖结构无明显移位的前提下，讨论脑桥的安全进入区，此种情况一般为脑桥内小病变（病变导致的占位效应小，病变周围正常解剖结构移位小）。然而，由于脑桥是重要的纤维传导束和神经核团集中区，所以文献中描述的安全进入区可能因正常解剖结构的移位而变得不再安全。术前需要对影像学仔细研究并进行评估，以设计出一种替代的、安全的方案，对手术的安全切除至关重要。术中解剖结构的辨认、术中神经电生理监测为手术提供了重要的信息。

（一）三叉神经周围区

三叉神经周围的安全进入区可允许通过狭窄的手术窗口进入脑桥前外侧，适用于活检或部分切除，也可用于切除邻近的海绵状血管畸形[7]。Recalde 及其同事将三叉神经周围进入区描述为一个位于三叉神经根前上方的脑桥上端安全进入区[8]（图 12–6）。它位于脑桥组织内部，手术轨迹在一个垂直面上穿过白质，该垂直面位于三叉神经运动和感觉核的前方、皮质脊髓束的外侧边缘的后方（图 12–7）。在轴向平面上，三叉神经周围区手术走廊的平均宽度为 4～5mm，长度为

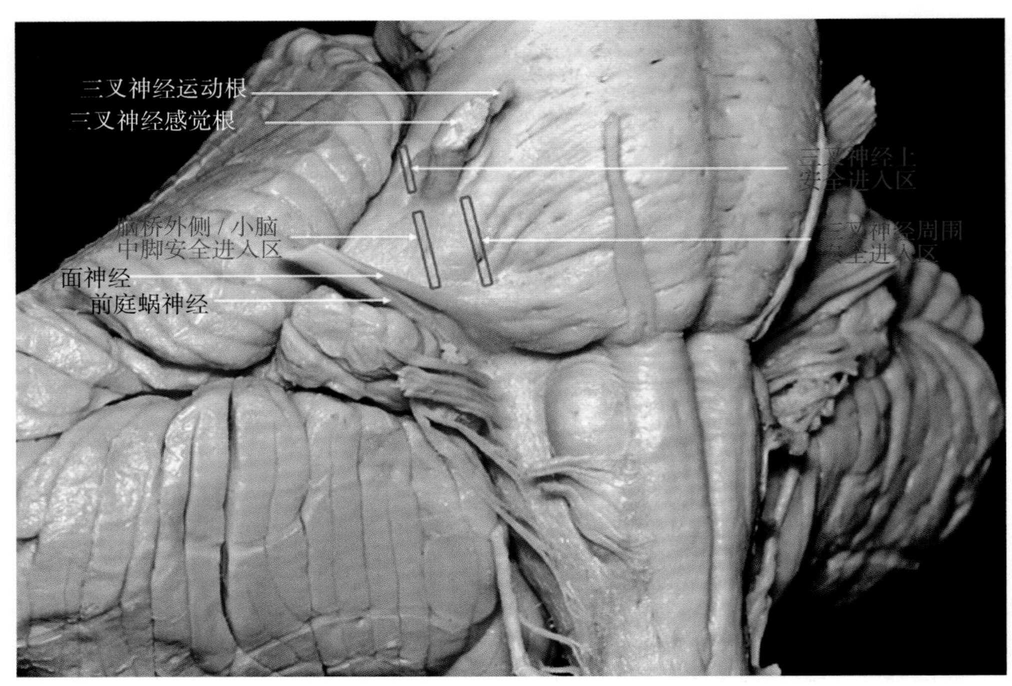

▲ 图 12–6　三叉神经周围、三叉神经上和脑桥外侧（小脑中脚）安全进入区的大致位置

9～13mm[8]。如果正常解剖结构无移位，可保持在此区域内进行操作，避免上方在三叉神经或下方在面神经 / 前庭耳蜗神经进行手术操作应该是安全的。

（二）三叉神经上区

通过三叉神经上安全进入区允许进入脑桥前外侧。在体表解剖上，三叉神经上安全进入区对应于 MCP 上的一条垂直线，脑桥沟和三叉神经起始处的上缘是其上端和下端的界限（图 12–6）。在脑桥内部，手术轨迹在冠状面向小脑中脚和深部桥横纤维处延伸（图 12–7）。通过上述脑干表面标志进入后，允许在轴向切开脑桥中部 1/3 范围内扩大操作范围，但要非常小心，以免损伤下行的皮质脊髓束的后缘（使用脑白质解剖监测很重要）或脑桥背侧 1/3 的前界。

（三）脑桥外侧（小脑中脚）区

脑桥外侧安全进入区邻近三叉神经根进入区，通过此区可切除脑桥前外侧病变。部分专家认为此区是三叉神经上安全进入区的自然延伸，位于三叉神经上安全进入区的同一条线上，仅被三叉神经根分开。脑桥外侧安全进入区位于小脑中脚与脑桥之间的连接处，三叉神经和面 – 前庭耳蜗神经复合体分别作为其头侧和尾侧的界限[9]（图 12–6）。在脑桥内部，切开轨迹在三叉

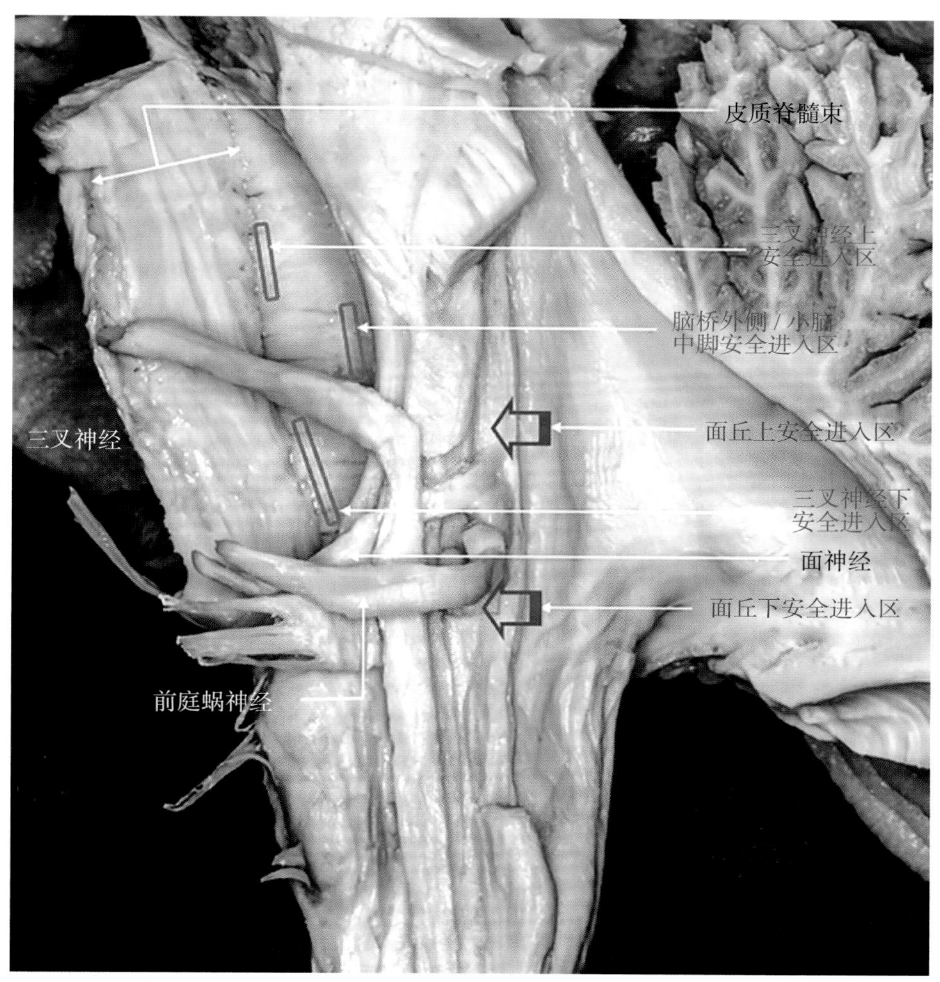

▲ 图 12–7 脑桥实质外侧面解剖，显示三叉神经周围、三叉神经上、脑桥外侧（小脑中脚）、面丘上和面丘下安全进入区

神经上方，几乎垂直于三叉神经的脑桥内段（图12–7）。与三叉神经周围、三叉神经上的安全进入区相似，脑桥外侧安全进入区允许在皮质脊髓束后部和外侧进行相对安全的解剖。脑桥外侧安全进入区和三叉神经上安全进入区的联合应用，可使脑桥前外侧的显露范围更广，允许一条通向脑桥前外侧的宽阔安全通道。单独利用这条手术通道形成的路径相对较窄，不允许过多和大幅度的操作[2]。

（四）面丘上区（面丘上三角）

面神经丘是第四脑室底部的圆形隆起，与脑桥后下1/3处围绕展神经核的面神经相对应。面丘上安全进入区允许经第四脑室底进入脑桥背侧。在体表解剖学上，面丘上安全区呈四边形或三角形，面丘的上缘（四边形的底部位于其上）是其下端界限，帆系带（滑车神经穿过）是其上端界限，内侧纵束是内侧界限，界沟是外侧界限（图12–4）。在脑桥组织内部，切开的轨迹必须与正中矢状面平行（图12–7）。与内侧纵束平行的纵臂长13～14mm（面丘与滑车神经之间）。为了避免损伤内侧纵束，切开轨迹应距中线0.6mm[10]。限制外侧解剖的主要结构是三叉神经运动核，位于中线6～7mm处[10]。在此平面内，外科医生应避免在轴向切开深度＞4～5mm（内侧丘系深度）[11]。

（五）面丘下区（面丘下三角）

面丘下安全进入区是另一个允许通过第四脑室底到达脑桥背侧的相对安全通道。与面丘上区相似，呈四边形，面丘的下缘（由面神经桥内段形成）是面丘下安全区的上界，舌下神经三角的上缘，包含舌下神经和迷走神经背核，是面丘下安全区的下界，内侧纵束是其内侧界，面神经（位于四脑室底表面下方的面神经核和疑核）是其外侧界（图12–4）。在脑桥内，切开轨迹的矢状面（在四边形的限制范围内）需与正中矢状面平行（图12–7）。与从面丘上安全进入区进入的情况一样，外科医生应避免在轴向切开深度＞4～5mm。舌下神经三角至面神经丘的最大间距为9mm[10]。

（六）上凹区（外侧沟界限）

上凹区是另一个相对安全的进入区，借此区允许经第四脑室底进入桥背脑侧。在体表解剖上，该区对应于上凹三角的下半部分，第四脑室的最外侧点与上凹区的顶点重合，小脑上脚是其上外侧界，前庭区是其下外侧界，界沟是内侧界的底部（图12–4）。在脑桥内，此区的切开轨迹需在三角形下半部与正中矢状面平行，牢记三叉神经运动和感觉核位于三角形的上外侧边缘（小脑上脚的内侧边缘）的深处（图12–7）。

（七）第四脑室正中沟

通过正中沟安全进入区允许经第四脑室底部进入脑桥背侧。通过该区进入存在相应的风险，主要局限性是由于过度的侧向牵拉而导致中线交叉纤维或MLF受伤的潜在风险。在体表解剖上，该区的上界为帆系带（滑车神经穿过），两侧面丘下缘的连线是其下界[12]（图12–4）。在脑桥内，切开轨迹应严格地在正中矢状面上操作。需要注意的是，即使轻微的侧方牵拉也有损伤内侧纵束的可能，因此也应避免。

（八）脑桥上腹侧

脑桥前安全进入区的可行性比脑桥外侧进入区、脑桥后进入区差，这是因为基底动脉及其脑桥穿支动脉、皮质脊髓束的阻挡所致。Cavalheiro及其同事描述了一个安全进入脑桥上腹侧区的手术路径[13]。注意，为避免与［（二）“三叉神经上区”］讨论的三叉神经上安全进入区混淆，作者将其标记为“三叉神经上”。我们将其称为“脑桥上腹侧”安全进入区。在体表解剖上，进入区呈一条长 4mm 的垂直线，两侧动眼神经起点的水平线是该区的上界，两侧三叉神经（脑桥起点）的水平线是其下界，基底动脉（及其任何起源于该垂直线附近的脑桥穿支动脉）是内侧界，皮质脊髓束标记其外侧界（图 12–1）。在脑桥内，切开轨迹应与正中矢状面严格平行。注意，这个进入区利用了斜向（从外侧到内侧）下行纤维束（内侧额桥束、中间皮质脊髓束和外侧颞桥束）的优势。因此，在两侧三叉神经在脑桥表面的起点连线的水平之上进入，并不存在损伤皮质脊髓束的风险，尽管在该平面的解剖可能会破坏一些额桥纤维。

三、脑桥腹侧（前）

（一）额 – 眶颧入路

额 – 眶颧入路是扩大翼点和眶上开颅术的改进，允许相对方便的角度，经脑桥腹侧前安全进入区进入脑桥上腹侧［见“二（八）脑桥上腹侧”］。这种入路很少用于治疗脑桥病变，因为它只显露脑桥上部，位于脑桥中下部的病变是不可行的。

1. 手术设置和患者体位

患者取仰卧位，头稍微转向对侧（15°～30°），并轻度过伸。这个体位使得从眼眶上方到脑干上部形成一条方便的通道，并利用重力作用使大脑从前颅底自然垂落，从而减轻对大脑牵拉的需要。

2. 手术路径和入路

半冠状切口或额颞切口，从耳前区开始，直线向上延伸至顶点，然后向前弯曲至中线。皮瓣沿颞筋膜向前翻开，接下来在进行筋膜间分离，将颧弓从颞骨根部显露到额突。先行扩大翼点开颅，然后行眶颧骨截骨，充分打开硬脑膜，以便对外侧裂进行完全解剖分离。解剖分离方向是颈动脉 – 动眼神经三角，然后是脚间池。该入路可以充分显露中脑、中脑 – 脑桥连接部和脑桥前上部。

（二）内镜经鼻 – 斜坡入路

内镜经鼻入路（EEA）已被提议作为切除脑干腹侧病变的一种潜在的替代方法（图 12–8）[14]。目前用于浅表或外生小病灶。在脑干腹侧基底动脉及其穿支，以及皮质脊髓束是腹侧脑干中最重要的结构，打开硬脑膜后必须谨慎定位[15]。展神经有向前外侧延伸的一个行走过程，在分离的过程中也有受损的风险。

1. 手术设置和患者体位

与其他经典的脑桥手术入路相比，EEA 这种独特的手术轨迹决定了其不同的手术设置和患者体位。这是一种相对较新的方法，在既往的文献中没有很好的报道。要求在鼻内镜手术领域有较高的技能，在许多情况下需要耳鼻喉科（ENT）和神经外科团队之间的通力合作。患者仰卧位，颈部轻微伸展，头部轻微向外科医生一侧旋转。右利手的外科医生会发现从患者的右侧进行手术更容易，反之亦然。

2. 手术路径和入路

检查鼻腔，了解是否存在正常解剖结构的某些变异（中隔偏斜、鼻甲大小）。建议术前使用计算机体层成像（CT）来评估这些变异的存在，并能帮助确定最佳的替代手术轨迹。同样，CT 扫描也可用于立体定向导航。入路的最初步骤与其他经蝶到达鞍区的入路非常相似，然而由于手术路径指向较低的水平，因此无须向筛窦区解剖分离。骨显露的程度（是否需要广泛的蝶窦解剖）取决于脑桥内病变的位置和上下延伸的范围。对于延伸至脑桥上部和中脑 – 脑桥沟的肿瘤，需要进行蝶窦解剖以获得正确的轨迹。

术前用利多卡因 / 肾上腺素浸泡的纱条浸润鼻腔 5～10min，诱使鼻黏膜上的血管痉挛收缩，从而达到更好地止血。将内镜引入鼻孔后，可从

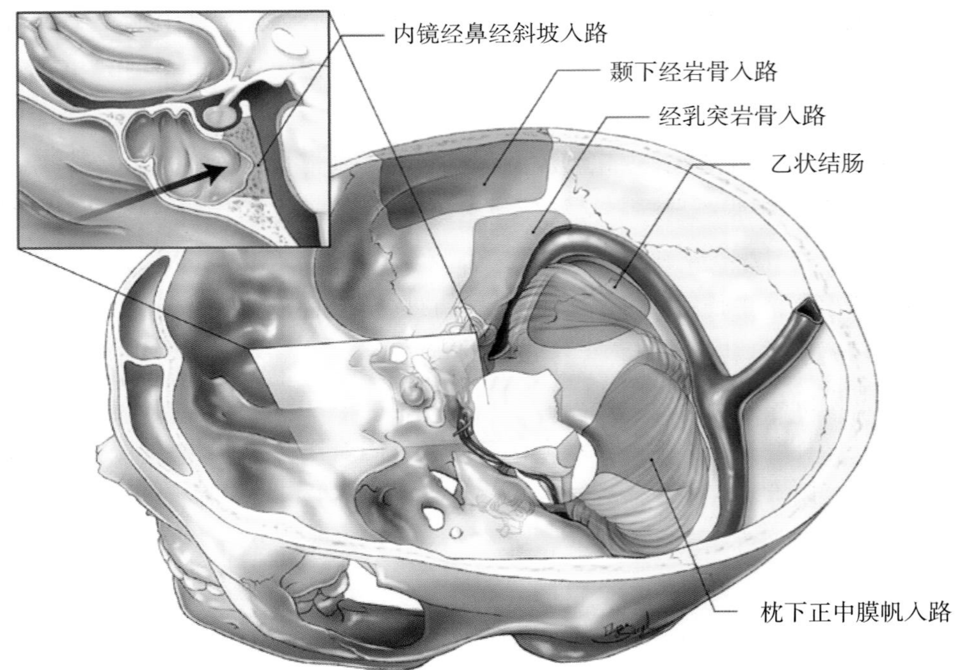

▲ 图 12-8　**到达桥前、前外侧和背侧各种手术入路的示意**

经许可转载，引自 Mohammad Hassan A. Noureldine，Nir Shimony，and George I. Jallo

内侧看到鼻中隔，从外侧看到中鼻甲和下鼻甲。借助立体定向导航的引导非常有用。然后，将内镜穿过中鼻道、中鼻甲和下鼻甲之间的通道，并将中鼻甲推向一侧或最好切除，以便在手术过程中为同时使用内镜和多个仪器提供更多空间，更好地显露和识别关键的神经血管结构。切除中鼻甲后，在术野的外侧可以看到位于筛窦泡正前方的钩突。注意钩突的上半部分是眶内侧壁的一部分，而下半部分形成上颌内侧壁。在术野的内侧，可以看到后鼻孔和蝶窦。在进行下一步解剖操作之前，应沿着切除的中鼻甲的后根延伸，在腭骨的蝶腭孔处识别蝶腭动脉。该动脉是鼻中隔皮瓣的主要血管，应予以保留。紧接着下一步是确定翼管神经（Vidian 神经），这是一个关键的里程碑，将有助于定位和防止在斜坡钻孔时损伤颈内动脉（ICA）。翼管神经的位置可接近于鼻咽部中线外侧 5mm，鼻咽部上方 10mm。然而，为了找到确切的位置，可沿着后鼻孔顶黏膜下的腭鞘束，一直延伸到蝶腭神经节，当它穿过翼管时指向翼管神经。然后切除后中隔和犁骨的后 / 下段，使蝶窦（覆盖斜坡的上 1/3）向上显露，斜坡的下 2/3 和齿状突 /C_1 向下通过后鼻孔显露。在进行斜坡磨除和打开硬脑膜之前，外科医生应了解 ICA 解剖结构与计划硬脑膜开口之间的完整关系。

局限于脑桥内或延伸至斜坡上 1/3 水平的脑桥病变需要建立经蝶窦通道。对于经蝶窦通道，重复经鼻通道的相同步骤。蝶窦开口可能隐藏在上鼻甲的深部，需要切除上鼻甲的下 1/3，在两侧下方和内侧扩大，然后双侧切除蝶窦的前壁。由于断裂的骨折片段可能会扭曲和损伤颈动脉，因此在去除肌间隔膜时应保持警惕。与用咬骨钳将其撕碎相比，最好磨除，直到其冲洗到蝶骨后壁。然后从鼻窦内壁刮去黏膜。在进行经斜坡入路之前，应仔细辨认平面、结节、蝶鞍、内侧视 – 颈动脉隐窝（位于颈内动脉和视神经之间的内侧下角）、颈动脉、外侧视 – 颈动脉隐窝（位于颈内动脉和视神经之间的上外侧角）、海绵窦、视神经、翼管神经 / 翼管和蝶骨的斜坡突是必要的。

经斜坡入路应尽可能最大限度地显露到自然极限，即上方达到垂体，侧方至 ICA 和咽鼓管，下方到达软腭底。在肿瘤扩张需要显露 C_1 前弓的情况下，通过切除鼻咽黏膜和咽基底筋膜进行软组织剥离，然后依次切开头长肌、头前直肌和寰枕韧带。这样将充分显露斜坡的侧面和下方，以及寰椎前弓、枢椎齿槽和双侧枕髁。可切除 C_1 前弓，有时也可以切除齿状突的上部。据报道这不会导致枕颈不稳定，除非患者在手术前存在稳定性和对齐问题[16]。此外，在磨除斜坡之前，应仔细观察计划的开口。外侧斜坡界限由翼管神经的位置确定，该神经指引 ICA 在破裂口处的转向，以及髁上沟的位置，其中舌下神经穿过舌下神经管，舌下神经管位于沟的正后外侧[17]。用微钻小心地磨除斜坡，可从鞍背延伸至寰椎前弓，以便充分显露切除肿瘤。要记住斜坡的上下侧骨质厚度不均匀，骨质磨除时控制基底静脉丛出血，这对保持清晰的术野至关重要。鉴于斜坡最前端的边缘延伸至鞍后壁的后方，在某些情况下可能需要打开蝶鞍，去除后床突，将垂体拉向一侧或向上移位，以提供到达斜坡的进一步通道。将海绵窦电凝烧灼，活瓣状剪开硬脑膜翻向左或右侧。应注意不要伤及展神经的硬膜段，因为它在显露外侧缘内侧 5mm 处穿过 Dorello 管，刚好位于破裂孔水平连线的上方[18]。打开硬脑膜显露椎动脉（VA）的第 4 段，近端脊髓前动脉和近端小脑下后动脉（PICA）（P_1 段）分别从内侧和外侧起源于 VA；舌下神经（于小脑下后动脉密切相关）和延髓锥体位于前外侧沟。小脑下前动脉起源于整个基底动脉下端的任何位置，并与展神经的相关。许多大小不一的脑桥穿支血管起源于基底动脉的侧面 / 后表面，供应于脑桥腹外侧组织。小脑上动脉起源于中脑 – 脑桥沟水平上的基底动脉；大脑后动脉（PCA）位于基底动脉的分叉处的上端（基底动脉尖）；动眼神经在 PCA 和 SCA 近段之间穿越。丘脑纹状体穿通动脉起源于基底尖和大脑后动脉 P_1 段的后 / 上表面。另外，在脑桥腹侧面，还有一圈脑桥静脉。远内侧（经髁突和颈静脉结节）经斜坡入路是对斜坡下 1/3 水平解剖的冠状扩展，可进一步抵达桥 – 延连接的腹外侧面。具体而言，通过远内侧入路可以看到第Ⅸ～Ⅻ对脑神经的池段和岩下窦进入颈静脉孔。

需要强调一下，根据桥前池 / 脑桥组织内病变的位置和范围，以及鼻腔和颅底结构的正常变异，应对上述步骤实施相应的变化。

内镜经鼻斜坡入路的缺点之一是，处理脑桥内病变提供的安全通道有限，无法处理脑桥轴内病变。当具有外生性成分侵袭至脑桥腹侧的病变时，往往需要扩大安全路径，以及将脑干组织推开远离手术轨迹来创造安全通道。因此，对于外生性肿瘤可以通过肿瘤减容和分块切除来处理病灶，而对周围重要结构的损伤风险最小。无外生性的腹侧内病变需要利用腹侧安全进入区，但目前仅限于脑桥上腹侧安全进入区［见二（八）“脑桥上腹侧”）］（图 12–9）。据我们所知，没有报道下脑桥的腹侧安全进入区，位于该区域的脑桥轴内病变，最好通过前外侧手术入路和安全进入区来处理。比较内镜入路和显微前外侧入路时发现，内镜可以直接清晰地看到脑桥的中心，而三叉神经周围区域的视野则较少，这与经典的显微入路更接近。多篇尸检报道，手术的主要障碍之一是基底动脉及其穿支。基底动脉并不是总沿着脑桥中线分布和行进[19]。基底穿支覆盖脑桥的大部分前表面，横穿并供应浅部的皮质脊髓束、内侧丘系、内侧纵束、展神经核和其他桥深部结构。其中一个穿支损伤可导致毁灭性闭锁综合征。因此，应避免不必要的过度操纵[8, 19]。闭锁综合征通常与基底动脉闭塞，导致脑桥基底部梗死有关[20]。脑桥复杂的内部结构，包括位于前方

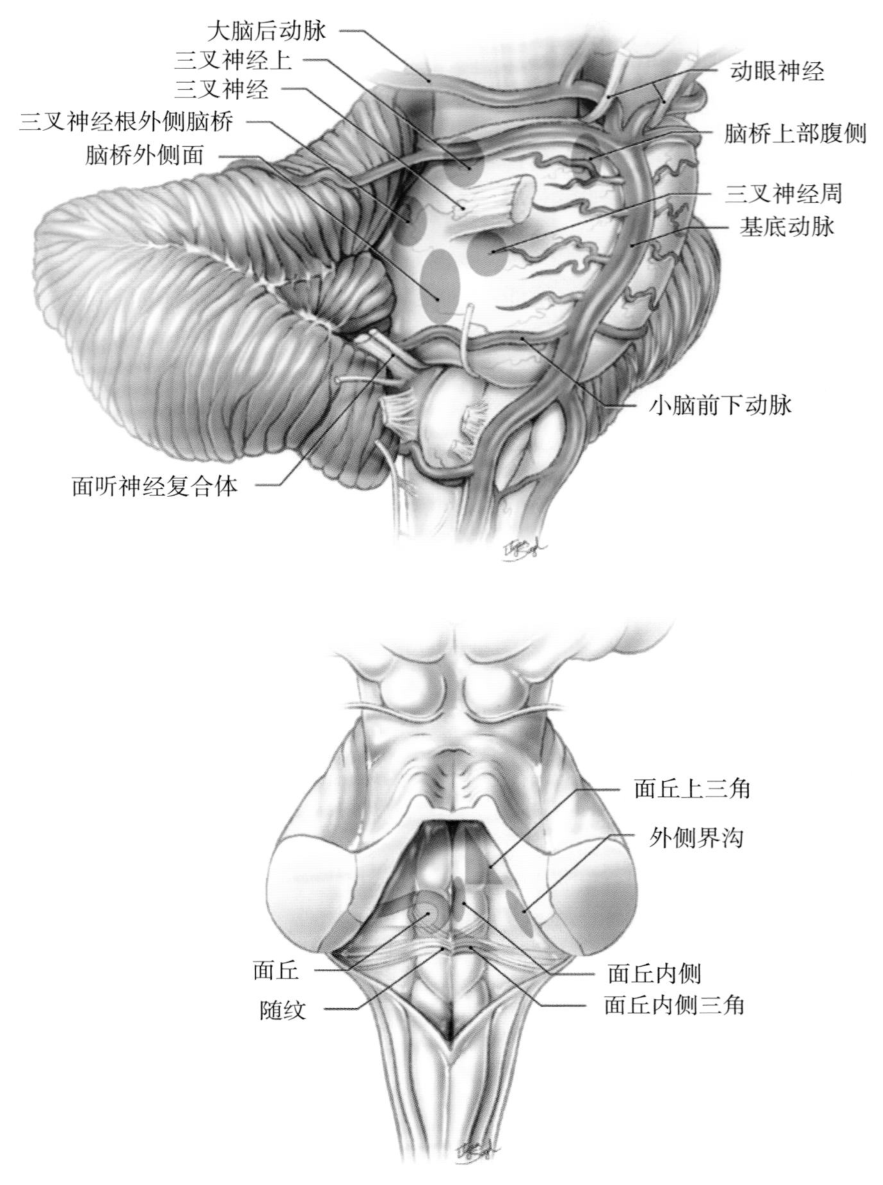

▲ 图 12-9 **文献中报道的脑桥安全进入区的大致位置示意图**

经许可转载，引自 Mohammad Hassan A. Noureldine，Nir Shimony，and George I. Jallo

的皮质脊髓束，要求对于表面的病变应提倡前路手术。

由于存在发生高流量脑脊液（CSF）漏、颅内感染和颅内积气的风险，导致内镜下经鼻斜坡入路的关颅和颅底重建具有挑战性。在彻底止血后，应进行水密和气密性的关闭，可通过多层重建完成，包括将硬脑膜皮瓣复位，应用合成 / 异种材料（来自尸体皮肤的胶原基质或脱细胞真皮基质）、游离自体移植（阔筋膜、游离软骨 / 骨、或者自体黏骨膜 / 黏骨膜软骨移植），体积的充足的脂肪移植填充斜坡缺损，以及先前准备的鼻中隔皮瓣（其他鼻内选择包括下鼻甲皮瓣和后鼻外侧壁皮瓣）。将最内层覆盖显露的所有颅内血管、中枢神经系统和脑组织，以防止干燥并将颅腔与鼻腔完全分开，这样做既谨慎又安全，并且在重建后不留死腔。术后常规应用止喷嚏药和止咳药，在大多情况下强烈建议腰椎脑脊液引流，以转移脑脊液流量的负担和潜在的颅底缺损。

四、脑桥腹外侧病变

对于脑桥腹外侧的病变，最常用的是乙状窦后入路。但是，神经外科医生应该明确脑桥腹外伤病变的确切位置，因为对于位置较高的病变，可能需要建议增加岩骨的切除；而对于某些病变，为了更好地显露病变，可能需要使用乙状窦前入路。

（一）经岩骨入路（图 12-8）

脑桥腹外侧病变很大一部分受到岩骨遮挡，前岩骨切除术能够帮助显露脑桥上部，后岩骨切除可以明显增加显露。

有 3 种经乳突岩骨入路，包括经迷路后、经迷路和经耳蜗。这 3 种入路需不同程度的切除岩骨嵴，手术并发症（如导致听力下降，伴有或不伴有面神经麻痹）与手术显露的范围相关。然而，经乳突岩骨入路，尤其是经耳蜗入路，可以更好地显露脑桥腹外侧。对于脑桥病变破坏面 / 听神经或神经核，导致不可逆的听力丧失和（或）面神经麻痹的患者，神经外科医生可以更加有信心充分的利用经耳蜗入路对于病变显露的提供的手术入路优势，经耳蜗入路是这 3 种入路中侵害性最大的一种入路，但也是对于脑桥腹外侧病变显露最好的一种入路。

1. 手术准备及患者体位

合适的患者体位对于经岩骨乙状窦前入路是最重要的，通过将颞骨表面乳突部分置于垂直于外科医生视线的位置（外科医生坐在中立位置），合适的体位可以使操作更加简单和有效，有更好的钻孔位置，从而避免术者手部早期疲劳。所有的 3 种乙状窦前入路均可采用类似的体位，一些术者倡导简单的仰卧位，病变侧肩部下垫翻滚肩垫，头部转向对侧。然而，大多数术者更倾向采用侧卧位，患者处于侧卧位（位于病变的对侧），头部用头钉固定并屈曲，颈部轻微的侧倾（头部向地面倾斜），并向同侧旋转，手术台调整至头高位。此外，通过改变手术台的角度和调整显微镜，可以在入路的不同步骤直视术野的各个区域，尤其是在岩骨切除后，可以直接观察桥前池和脑桥腹外侧。

2. 手术路径和入路

经岩骨入路切除脑桥病变时，除了进行中枢神经系统和皮质脊髓束监测外，还应尽可能在神经监测下注重听力保护和面神经功能，以便在脑桥内安全地切除病变。一般来说，经乳突入路采用耳后枕下 C 形切口，起于耳郭顶点上方 1cm，绕耳郭后 5cm 环形切开，止于耳郭小叶下方 1cm 的胸锁乳突肌处。这个切口可以显露颞肌的后 1/3、耳后肌、胸锁乳突肌下腹的上方和附着点。这种方式利于分离这些肌肉与其附着的颅骨而不分离其上附着的皮肤，将皮肌瓣翻向前，并用鱼钩牵开器固定。在不损伤枕动脉的情况下，前方可以显露头最长肌的附着点，后方显露头夹肌，以及枕动脉（走行在头夹肌深部，在上项线附近从胸锁乳突肌和斜方肌之间的浅筋膜穿出）。此时显露二腹肌后腹，颞骨的乳突也清晰可见。这个入路显露了星点，即是人字缝、枕乳缝、顶乳缝的交点，是横窦和乙状窦可能的交点。定位静脉窦的位置，导航不是必需的，但是导航可以帮助确定方向。其他的一些重要结构也可以通过体表标志点推断出大致的定位。横窦的基底部通常处于上项线水平。鳞状缝和枕乳缝的交点提示窦脑膜角的投影（乙状窦和上岩窦在颞叶硬膜的交汇处，又称 Citelli 角），二腹肌后腹的前部可以投影乙状窦的乳突内行走路径。颞线（颞骨乳突根部上界向后延伸，到达乳突上嵴）是小脑幕和鼓室盖的投影，即分离鼓室和颅腔的颞骨的顶部。道上三角区（位于外耳道和 Henle 棘和颞线之间的三角，又称 MacEwen 三角）在乳突窦的顶部（1.5～2cm），有助于确定面神经的乳突段（乳突窦的前下方）和外侧半规管（Henle 棘的后内侧）。

三种经乳突入路中侵袭性最小的是迷路后入路，该入路在乳突钻孔直至外侧半规管壁，但不突破外侧半规管壁。第一步是磨除乳突皮质层（保留下来也可供后续重建使用），然后在乳突仔细、均匀地磨除松质骨。朝二腹肌前部方向磨除，当骨质变蓝、变实时，表示已到达了乙状窦。在 MacEwen 三角的深部，当由松质骨变成密质骨，便提示到达了外侧半规管，这是操作中的第二个关键步骤。尽管如此，在到达外侧半规管壁之前，入路过程中会先遇到一个密质骨（岩鳞缝向下延伸至乳突气房，又称 Koerner 隔），不要误认为它是外侧半规管壁（被识别为一条与穿过薄骨壁管腔对应的淡蓝色线确定），下一步是进一步显露 Trautmann 三角，其上缘为窦硬脑膜角（基底），前缘是后半规管，后缘为乙状窦，下缘为颈静脉球（顶点）。面神经垂直于外侧半规管，位于外侧半规管下方，在该区域进行警惕性磨除，可以显露面神经进入面神经（fallopian）管时的轨迹。向该区域后方继续拓展，直到到达乙状窦。内淋巴囊与后半规管关系密切，这两个结构很接近需要仔细保护，以防止听力缺失。显露的上界是窦硬膜角，在前半规管上方的鼓室盖磨除骨质，而不损伤半规管，直到可以看到岩上窦平行于颞叶硬脑膜走行。随后打开硬膜，将乙状窦前硬膜打开至后半规管后方[21]。硬脑膜通常采用 T 形切开，直到小脑幕切迹，这样可以更好地操纵硬脑膜，在三叉神经区域更好地控制和观察，获得有更好的视野和操作。沿着窦硬膜的 T 形切开硬膜，即平行于乙状窦的由下到上的线和平行于颞叶硬脑膜的由前到后的线。最后横跨岩上窦切开硬膜，将两侧岩上窦结扎，硬膜瓣翻向前方。如前所述，迷路后入路对于脑桥外侧提供了一个较小的操作窗（前庭复合体的后部），经迷路和耳蜗入路可以提供更大的工作窗口和操作空间，但是会导致听力缺失和面神经麻痹。

经迷路入路由于围术期并发症率较高而较少被应用，该入路需要显露半规管的管腔，以确定内耳道的边界。内耳道的顶位于连接窦硬角和前半规管的壶腹（前）连线的深部，也可以通过显露位于前半规管深处的弓下动脉来定位，弓下动脉位于前半规管深部的顶，在内耳道顶的上部。内耳道的底可以通过钻孔半规管到达半规管的壶腹定位，半规管的壶腹位于内耳道底的上方。通过直接磨除前庭显露内耳道的后壁，继续向下可显露内耳道内覆盖神经血管结构的硬膜。在此处，硬膜覆盖前庭上神经和下神经，横嵴将前庭上、下神经分隔。一条竖嵴（又称垂直嵴）分隔内耳道的上半部，其中面神经的迷路段向前延伸，前庭上神经向后延伸。在内耳道的下半部分，耳蜗神经在其前下方走行，前庭下神经在其后下方走行。还需要注意的是，迷路动脉及其分支伴随前庭蜗神经可能在不同的位置走行，在打开后部的硬膜时，可能会不经意地将其损伤。下一步是显露面神经的不同节段。通过磨开内耳道分出前庭上神经，并将其向后移位，然后移除垂直嵴，首先显露其耳蜗段。鼓室段和鼓室索在中耳内被骨骼化，通过磨除外耳道后壁到达中耳可将其显露。向后打开外耳道显露砧骨、镫骨及鼓索，鼓索神经经过前小管、鼓室，进入镫骨下方的后小管，汇入面神经。通过精细的磨除，鼓索的外侧（面向术者视野）首先被显露，之后是后部和前部。为了安全地显露、改变面神经的走行，需了解面神经从内耳道到茎乳突孔的走行，将其从内耳道轮廓化至茎突乳突孔。打开面神经管，在膝状神经节处切断岩浅大神经。在这里，面神经可以自由但谨慎地向后分离移位，以便继续经耳蜗入路。需要注意，不要牵拉或扭转面神经的任意节段，尤其是膝神经节、乳突膝和茎乳突孔附近的面神经，这些部分最容易受到损伤，需要一直用湿辅料覆盖。

在移除锤骨后，就几乎可以完全显露耳蜗岬。打开耳蜗岬即是耳蜗，磨除耳蜗底部，显露颈内动脉岩段。在颈内动脉内侧进一步磨除，到达岩尖和斜坡，完成岩前切除术。进行前岩骨切除，到达岩尖和斜坡；向下方磨除可到达岩下窦和颈静脉球，之后是岩上窦从上方钻至 Meckel 腔。这样可以最大限度地显露覆盖脑桥前外侧及其相关结构的硬膜，其边界前方是颈内动脉，内侧是斜坡，上方是岩上窦，以便进入下斜坡的岩下窦内侧和下方。

回顾本节前面讨论的内容，经乳突经岩骨入路需根据病变的类型、位置，以及对脑桥的侵袭程度来选择。然而，这 3 种入路显露的范围明显不同，迷路后入路对于脑桥的显露有限，提供了一个小的工作通道，通过一个安全进入区（三叉神经周围）进入桥的通道可能有限。经迷路入路，增加了入路的宽度，更有利于操作，允许更好的机动性，可以显露更多的安全操作区域；经耳蜗入路可提供最大的操作空间，允许通过前外侧脑桥［三叉神经周围、小脑中脚（MCP）、三叉神经上区］几乎可以安全地进入潜在的全部脑桥腹外侧安全进入区（图 12-9）。

止血完成后，重新缝合硬脑膜瓣。在入路过程中被移向后方的面神经恢复其原位，骨质磨除的腔隙使用腹部脂肪填充。如果保留了皮质层的骨瓣，则使用连接片和螺丝钉使骨瓣复位固定。否则，可使用钛网修复乳突处骨缺损。需留置腰大池引流 2～3 天，以预防脑脊液漏。

（二）乙状窦后入路

经乙状窦后入路，顾名思义，与经乳突 – 岩骨 – 乙状窦前入路相比，手术轨迹是从乙状窦后部开始操作，与颞下入路一起被认为是颅后窝、脑干的主要入路。此入路可以较好地显露桥小脑角和脑桥外侧，即 MCP 区域[22]。该入路允许通过三叉神经上及小脑中脚（MCP）安全区域进入脑桥，可提供良好的视角，并与三叉神经周围的安全区域提供相对较好的角度。迷路后入路可以更好地进入三叉神经周围区域，使其显露更佳[2]。尽管乙状窦前入路对脑桥外侧和前方安全区域提供更直接的操作角度，但其需要对更多的骨质进行显露和磨除，手术更耗时，发生并发症的风险更高[2]。乙状窦后入路几乎是枕下外侧开颅，朝乙状窦方向进行骨质显露，均是在横窦，以及横窦下水平。该入路显露脑桥小脑三角池的后外侧面，向上可到达小脑幕，向下可到达后组脑神经，并允许提供最佳的脑桥后外侧通路，但对脑桥前外侧及桥前池显露范围较小。

1. 手术步骤及患者体位

乙状窦后入路可采用坐位、仰卧位、斜位、公园长椅位（或其体位），后者对小脑的牵拉更小，空气栓塞的风险更低。坐位时，头转向同侧肩部；在侧卧位或公园长椅位时，头部需平行于地面或轻轻旋转（通常转向对侧，但需要时也可轻度转向同侧）。当选择仰卧位时，头部转动和侧弯的程度取决于入路的角度，以及术者希望小脑半球垂落的方向。因此，术前必须充分的研究 MRI 影像，选择与脑桥病变正中相交的最佳操作路径（在岩骨和小脑半球之间），以到达脑桥病变的中心。

2. 手术路径与入路

乙状窦后入路的经典皮肤切口是耳后 / 枕下外侧弧形切口，该切口起于耳郭顶点上方 2cm，环绕耳郭后 6～8cm 螺旋形向下，止于胸锁乳突肌的后缘 / 外缘，乳突尖端下方 1cm。强烈建议在开皮前粗略估计星点的位置，星点被认为位于乙状窦后缘的顶部，紧邻横窦、乙状窦交汇处。然而，星点的位置也会有变异，一些术者提倡在计划入路和开颅过程中应用导航系统。星点在皮肤的投影点粗略位于连接枕外粗隆和颞线的连线与乳突后缘垂直线的交点。在星点后方，横窦下缘与乳突上线重合，乙状窦后缘在乳突后缘的垂直线的深部。

切开皮肤至浅筋膜和骨膜，显露颞肌的后1/3、耳后部，以及胸锁乳突肌的附着点，耳大神经和枕小神经穿过胸锁乳突肌的上段，要注意不要将其切断。与经乳突岩骨入路相反，颞肌被原位保留。要到达枕下三角需要仔细剥离肌肉层。耳后肌肉（胸锁乳突肌的一部分），以及覆盖其上的皮肤（无须将皮肤和肌肉完全分开），形成浅层肌皮瓣，向前翻开至耳上方，必要时用鱼钩牵开器固定。此时，可显露头最长肌、头夹肌和枕动脉（应保留）。头最长肌和颈项肌在其上项线附着点下方1～2cm被切断，向下方翻转。在接近枕下三角解剖时，需使用双极电凝（而不是单极）仔细解剖和止血，避免损伤椎动脉、枕动脉的分支和枕神经。

开颅需先在横窦、乙状窦交汇处钻孔，此处通常与星点相邻。仔细阅读术前影像，尤其是CT，有助于确定星点和窦汇的关系，使用脚控高速钻铣下一个4cm的圆形骨瓣，不要损伤横窦的下界和乙状窦及后界。为了在垂直面获得更好的显露，一些术者提倡扩大开颅范围至横窦上方，这样可以将硬膜连同横窦向上牵拉。要注意，乳突导静脉沿着乙状窦的后外侧界走行，如果被损伤，出血量大，需要与乙状窦损伤鉴别。一些术者提倡在乙状窦前上界钻孔，显露窦汇到颈静脉球的范围，伴随或不伴随向下开颅至枕骨大孔和颈静脉孔，这样的扩大开颅，推荐用于侵袭脑干多个节段及其相邻结构的大肿瘤。所有被打开的气房需要用骨蜡封闭，以预防术后脑脊液漏。

枕动脉和咽升动脉的硬膜分支用双极电凝在低电压下原位电凝。打开硬膜的方式有2种。如C形切开形成硬膜瓣，将硬膜瓣向前翻向耳侧；或者是十字切开，2条切口从开颅的边界开始，在中心相交，将硬膜剪成三角形的4片，上方和前方的两片硬膜的基底紧贴并分别与横窦和乙状窦平行。作为保护膜，且为了牵拉静脉窦，术者后方的2片向其相应的窦的方向翻折（上方翻向横窦，前方翻向乙状窦），然后用缝线固定。十字切口的一种改良是T形切口，同样的上方和前方的硬膜瓣分别朝向横窦和乙状窦翻转。下一步是从小脑延髓池、脑桥小脑三角池和（或）小脑上池尽可能多的释放脑脊液以降低颅内压，更好地显露脑桥小脑三角结构。也有一些学者推荐术前采用腰大池引流，以松弛小脑组织[23]。

在充分释放脑脊液后，小脑半球后缩，温柔地牵开脑组织显露脑桥小脑三角池，从脑池的外侧部分开始切开蛛网膜。识别脑桥小脑三角池的边界是很重要的，其上界是环池，前内侧界是桥前池，下界是小脑延髓池，横向的脑桥延髓膜将这两个脑池分隔开。进一步向后内侧牵拉小脑半球，可显露面前庭蜗神经束向内耳道行走轨迹。面前庭蜗神经束的上内侧是三叉神经的大感觉束和小运动束。下一步是确定AICA，并尽可能从BA下半部近距离追踪其起源，并向小脑岩面远端追踪全程。在脑桥小脑三角池的外侧部分，小脑下前动脉在内耳道周围分为内耳道前段、内耳道段和内耳道后段3部分。迷路动脉是AICA的重要分支，它供应面神经和前庭耳蜗神经，伴随这些神经进入内耳道，如果受损，可能导致听力损失。回返穿动脉供应脑干组织，如果损伤，将导致脑干梗死。另一个需要保护的结构是岩上静脉，它是一条重要的静脉，将脑桥外侧面和脑桥小脑裂静脉引流到岩上窦，在解剖岩裂时必须将其分离松解以避免损伤。

充分解剖脑桥小脑三角和岩裂，显露脑桥的外侧面，使术者可以经小脑中脚（MCP，最直接），经三叉神经上和经三叉神经（最难接近）的安全入口区域处理脑桥病变（图12-9）。显露位于小脑中脚的脑桥外侧安全进入区很重要，因为如果小脑上半月小叶和下半月小叶之间的岩裂裂开，它可以完全显露，而不需牵拉或侵犯小脑半球。为了进入脑桥，需要沿着小脑中脚纤维先从头侧至尾侧，锐利切开 MCP 上方的软脑膜，沿 MCP 纤维向前向后扩张，以显露脑桥前 2/3 的病变。换言之，术前规划和选择安全进入区是乙状窦后入路的一个重要步骤，它将引导蛛网膜剥离和创造一个通往该入路点的手术通道，避免在这个重要的区域进行手术探查和牵拉的风险。

在关颅前，必须彻底止血，尤其是侧小脑表面，通过冲洗清除颅内空间的血块。然后，原位水密缝合硬膜，必要时使用人工硬膜。再次使用骨蜡封闭气房，使用钛合金板和螺钉复位骨瓣。最后，肌皮瓣逐层分层缝合。

五、脑桥背侧

枕下正中入路 /Telovelar 入路

通过第四脑室底部进入脑桥背侧的安全进入区已在上文中讨论过。常规手术入路最好采用经典的枕下正中入路。本节讨论不同枕下入路到达脑桥背侧的解剖结构和技术要点。

1. 手术设备和患者体位

经典的体位是俯卧位，头部处于协和体位，可以在不影响气道的情况下使颈部更加弯曲。在两侧锁骨下方放置一个高凝胶枕，可以增大颈部的屈曲角度。上半身向上倾斜 30°，便于静脉回流。头部和颈部向前屈曲 45°，有或没有头部侧向旋转（取决于脑桥病变的位置和偏侧程度），可以更好地显露小脑下部结构。旋转头部，使下颌尽量靠近胸前，而枕骨突起远离颈部，可更好打开、显露颅颈交界处，使四脑室底部的显露角度更好。

另一种体位是头部弯曲并转向地板的改良“公园长椅”位，类似于协和体位，此种体位可以充分显露颅颈交界区，更好显露第四脑室底部结构。摆放体位时，需要将患者上方肩部从下向前牵拉，充分显露颅颈交界区，为外科医生提供更多自由。

另一部分神经外科医生主张使用坐位，尽管它不太适用于单纯的第四脑室相关肿瘤，但坐位的优势是可以借助重力作用将小脑牵开，便于术区显露，也有助于术区血液引流。但该体位也存在较高的风险，包括但不限于空气栓塞、脑脊液过度引流和心室塌陷、麻醉后心肺不稳定、严重术后气胸和因重力收缩导致的小脑挫伤。

2. 手术入路

体表解剖标志可用于粗略估计颅内重要结构（如横窦和窦汇）的位置和行走路径，术前影像资料可以评估它们与颈内动脉之间的关系。皮肤切口取直切口，自枕外隆突至第 2 颈椎棘突。为了更准确地确定窦汇和横窦的位置，需要注意的是，在大多数情况下，内侧肌群的附着点比横窦的下缘更低[24]。具体而言，根据解剖学研究，头半棘肌的附着点与横窦下缘的间距≤5mm[25]。为了避免枕下旁正中肌肉出血和术后疼痛，应沿项韧带中线解剖分离至枕骨。将头后小直肌自寰椎后结节处断开分离，显露枕骨和寰椎后弓。用自持式牵开器将肌皮瓣牵开，枕骨正中嵴位于术区视野中心。枕骨开颅有多种手术方式，部分神经外科医生提倡在枕骨中线的两侧各钻一个骨孔，用 Kerrison 椎板咬骨钳咬除两侧相连的骨嵴，显露小脑硬膜。需要注意，部分患者的枕窦较发达，损伤正中硬膜可能会导致枕窦大量出血。用高速锯铣开两条弧形开颅线，从骨孔开始，横向延伸，包括所有显露的骨质，并在枕大孔后外侧边缘结束，尽可能靠近枕髁。另一些学者则主张使用带有火柴杆的麻花钻或切割圆头钻头，通过逐渐变薄骨骼直至露出硬脑膜来创建开颅路径，然后使用 Kerrison 完成开颅。使用钝性膜剥离子抬起骨瓣，将骨瓣与硬膜分离，仔细分离寰枕筋膜，显露下方的硬膜。

开颅骨瓣的大小差异很大，根据手术需要，选择骨瓣大小及是否打开寰椎后弓。外科医生应该规划他想要达到的工作角度。切除 C_1 后弓，无论是否有 C_2 棘突（我们主张不切除 C_2 后弓，但仅在需要时切断后弓以获得更多释放；在大多数情况下，不需要操纵 C_2）。为了有更好的视角、更陡的角度探查第四脑室，主张打开寰椎后弓，但如果需要扩大术野范围，可再切除枢椎棘突，但无须打开枢椎后弓，其优点是最大限度地减少牵拉的需要，避免切开下蚓部。

开颅完成后，Y 形剪开硬膜至 C_1，此处注意枕窦，大量出血可能需要使用止血夹或缝合线进行快速止血。再次强调，在接近枕窦时要小心，枕窦可能仍然是未闭的，尤其是儿童。然后，锐性分离小脑延髓池蛛网膜，以便释放脑脊液和松弛小脑半球，扩大手术操作空间。在进入第四脑室前，先识别确认小脑扁桃体、小脑延髓裂、齿状韧带、副神经根、颈 1 神经根、小脑下后动脉及其分支，都进入小脑延髓裂。在脑干侧方可见舌下神经进入舌下神经管，将小脑扁桃体向外牵开，可显露迷走神经和第四脑室脉络丛。膜髓帆（telovelar）入路是进入第四脑室的经典路径。将小脑扁桃体牵向外上方，可见小脑下后动脉及其分支沿小脑延髓裂走行，避免损伤该动脉及其分支，显露 Magendie（正中）孔。扩大 Magndie 孔的方法是将脉络膜端从髓帆带束上分离出来，轻轻牵开蚓部和后髓帆后显露第四脑室底的后下半部分，可见舌下神经三角、迷走神经三角，确认髓纹。虽然下蚓部的分离（又称经蚓部入路）允许直接进入第四脑室底的前半部，但建议不要选择此入路，因为可导致术后躯干性共济失调。更好的选择是进一步解剖脉络膜带并改变显微镜的角度，可进一步显露第四脑室底的上半部、上髓帆、中脑导水管，此种操作虽使显微镜进入角度＜90°。此时可见面丘、正中隆起、正中沟和沟界。在第四脑室内进行进一步的侧向解剖和检查，从下端向上端，可以看到外侧隐窝、前庭区和蓝斑区。

在这一点上，所有重要的解剖标志都被确定为可以通过安全进入区进入脑桥背侧，并处理脑桥内病变。面丘上三角（面上三角）、面丘下三角（面下三角）、上中央凹（外侧界限沟）和第四脑室正中沟（界面）安全进入区（图 12–9）都是可行的选择，最佳入路的选择取决于两点法则，即距病变距离最短、对脑桥的干扰最小。如前所述，去除带有外生性成分的病变最安全的方法是去除病变并沿着病变通道向脑桥内的病变进行病变切除。

缝合硬膜前，用温热的等渗液体仔细冲洗术腔，清除残血、置换血性脑脊液。然后使用间断缝合进行硬膜水密性缝合。如硬膜缺损较大，可用人工硬膜或自体筋膜修复。可以使用生物黏合剂或在硬脑膜顶部放置一块吸收性明胶海绵，使用钛钉、钛片固定骨瓣，充分止血后重新对肌肉进行止血，并根据解剖层逐层关颅，分别使用间断缝合和连续缝合封闭皮下和皮肤层。在血性脑脊液过多的情况下，术后可行腰椎穿刺置管引流 2～3 天。

结论

目前，脑桥病变的手术入路可以提供 360° 的视角。外科医生对解剖学知识全面系统的掌握是实现最大安全手术的重要保障。术前手术计划和选择最小侵入路径和最安全的进入区决定了手术入路。强烈建议掌握鼻内镜手术技术，因为更多的腹侧入路将被用于处理脑桥腹侧病变。术中神经电生理监测的重要性无论怎样强调都不为过。需要更多的研究来评估和微调当前的手术入路，并发现脑桥新的安全进入区，特别是现有技术的应用（显微镜、内镜、导航系统、神经电生理监测等），可安全进入几十年前被认为无法进入的颅底深部位置。

参考文献

[1] Abla AA, Lekovic GP, Turner JD, de Oliveira JG, Porter R, Spetzler RF. Advances in the treatment and outcome of brainstem cavernous malformation surgery: a single-center case series of 300 surgically treated patients. Neurosurgery. 2011;68(2):403–14; discussion 14–5.

[2] Cavalcanti DD, Preul MC, Kalani MY, Spetzler RF. Microsurgical anatomy of safe entry zones to the brainstem. J Neurosurg. 2016;124(5):1359–76.

[3] Cavalheiro S, Yagmurlu K, da Costa MD, Nicacio JM, Rodrigues TP, Chaddad-Neto F, et al. Surgical approaches for brainstem tumors in pediatric patients. Childs Nerv Syst. 2015;31(10):1815–40.

[4] Wang CC, Liu A, Zhang JT, Sun B, Zhao YL. Surgical management of brain-stem cavernous malformations: report of 137 cases. Surg Neurol. 2003;59(6):444–54; discussion 54.

[5] Zaidi HA, Mooney MA, Levitt MR, Dru AB, Abla AA, Spetzler RF. Impact of timing of intervention among 397 consecutively treated brainstem cavernous malformations. Neurosurgery. 2017;81(4):620–6.

[6] Cavalcanti DD, Figueiredo EG, Preul MC, Spetzler RF. Anatomical and objective evaluation of the main surgical approaches to pontine intra-axial lesions. World Neurosurg. 2019;121:e207–e14.

[7] Yang Y, van Niftrik B, Ma X, Velz J, Wang S, Regli L, et al. Analysis of safe entry zones into the brainstem. Neurosurg Rev. 2019;42:721.

[8] Recalde RJ, Figueiredo EG, de Oliveira E. Microsurgical anatomy of the safe entry zones on the anterolateral brainstem related to surgical approaches to cavernous malformations. Neurosurgery. 2008;62(3 Suppl 1):9–15; discussion –7.

[9] Baghai P, Vries JK, Bechtel PC. Retromastoid approach for biopsy of brain stem tumors. Neurosurgery. 1982;10(5):574–9.

[10] Strauss C, Lütjen-Drecoll E, Fahlbusch R. Pericollicular surgical approaches to the rhomboid fossa. Part I. Anatomical basis. J Neurosurg. 1997;87(6):893–9.

[11] Yagmurlu K, Rhoton JA, Tanriover N, Bennett J. Three-dimensional microsurgical anatomy and the safe entry zones of the brainstem. Neurosurgery. 2014;10:602–19; discussion 19–20.

[12] Bricolo A, Turazzi S. Surgery for gliomas and other mass lesions of the brainstem. Adv Tech Stand Neurosurg. 1995;22:261–341.

[13] Cavalheiro S, Yagmurlu K, Nicácio J, Rodrigues T, Chaddad-Neto F, Rhoton A. Surgical approaches for brainstem tumors in pediatric patients. Childs Nerv Syst. 2015;31(10):1815–40.

[14] Fomichev D, Kalinin P, Gavrushin A. Endoscopic transnasal transclival resection of endodermal cyst on ventral surface of brainstem. World Neurosurg. 2017;97:756.e7–.e11.

[15] Fernandes Cabral DT, Zenonos GA, Nuñez M, Celtikci P, Snyderman C, Wang E, et al. Endoscopic endonasal transclival approach for resection of a pontine glioma: surgical planning, surgical anatomy, and technique. Oper Neurosurg (Hagerstown). 2018;15(5):589–99.

[16] Gladi M, Iacoangeli M, Specchia N, Re M, Dobran M, Alvaro L, et al. Endoscopic transnasal odontoid resection to decompress the bulbo-medullary junction: a reliable anterior minimally invasive technique without posterior fusion. Eur. Spine J. 2012;21(Suppl 1):S55–60.

[17] Morera V, Fernandez-Miranda J, Prevedello D, Madhok R, Barges-Coll J, Gardner P, et al. "Far-medial" expanded endonasal approach to the inferior third of the clivus: the transcondylar and transjugular tubercle approaches. Neurosurgery. 2010;66(6 Suppl Operative):211–9; discussion 9–20.

[18] Barges-Coll J, Fernandez-Miranda JC, Prevedello DM, Gardner P, Morera V, Madhok R, et al. Avoiding injury to the abducens nerve during expanded endonasal endoscopic surgery: anatomic and clinical case studies. Neurosurgery. 2010;67(1):144–54.

[19] Essayed WI, Singh H, Lapadula G, Almodovar-Mercado GJ, Anand VK, Schwartz TH. Endoscopic endonasal approach to the ventral brainstem: anatomical feasibility and surgical limitations. J Neurosurg. 2017;127(5):1139–46.

[20] Raibagkar P, Chavali RV, Kaplan TB, Kim JA, Nitka MV, Chou SH, et al. Reverse locked-in syndrome. Neurocrit Care. 2017;27(1):108–14.

[21] Hauck EF, Barnett SL, White JA, Samson D. The presigmoid approach to anterolateral pontine cavernomas. Clinical article. J Neurosurg. 2010;113(4):701–8.

[22] Kalani MY, Yagmurlu K, Martirosyan NL, Spetzler RF. The Retrosigmoid petrosal fissure transpeduncular approach to central pontine lesions. World Neurosurg. 2016;87:235–41.

[23] Cohen-Gadol AA. Microvascular decompression surgery for trigeminal neuralgia and hemifacial spasm: naunces of the technique based on experiences with 100 patients and review of the literature. Clin Neurol Neurosurg. 2011;113(10):844–53.

[24] Kivelev J, Kivisaari R, NiemeläM, Hernesniemi J. Muscle insertion line as a simple landmark to identify the transverse sinus when neuronavigation is unavailable. World Neurosurg. 2016;94:394–7.

[25] Tubbs R, Salter G, Oakes W. Superficial surgical landmarks for the transverse sinus and torcular herophili. J Neurosurg. 2000;93(2):279–81.

第 13 章 延髓肿瘤的手术入路

Surgical Approaches to Medullary Tumors

Helmut Bertalanffy Souvik Kar Christian Hartmann 著

邓东风 张绪新 译 李彦钊 陈立华 校

缩略词

cIMPACT-NOW	consortium to inform molecular and practical approaches to CNS tumor taxonomy	中枢神经系统肿瘤分类的分子信息联盟和实际应用
CSF	cerebrospinal fluid	脑脊液
CT	computed tomography	计算机体层成像
DIPG	diffuse intrinsic pontine glioma	弥漫内生性脑桥胶质瘤
DMG	diffuse midline glioma WHO grade Ⅳ H3K27M-mutant	弥漫性中线胶质瘤 WHO Ⅳ级 H3K27M 突变体
GG	ganglioglioma	神经节细胞胶质瘤
GTR	gross total resection	全切除
IDH	isocitrate dehydrogenase	异构橼酸脱氢酶
MAPK	mitogenactivated protein kinase	促分裂原活化的蛋白激酶
MRI	magnetic resonance imaging	磁共振成像
NTR	near total resection	近全切除
PA	pilocytic astrocytoma	毛细胞型星形细胞瘤
PET	positron emission tomography	正电子发射体层成像术
PICA	posterior inferior cerebellar artery	小脑下后动脉
WHO	World Health Organization	世界卫生组织

延髓胶质瘤（延髓神经胶质瘤）属于脑干胶质瘤。这些肿瘤发生于延髓内，并可能延伸到相邻的结构，如脑桥、小脑下脚、小脑和上颈髓。延髓胶质瘤在儿童、成人中均可发病。然而，他们的生物学特性在儿童和成人个体之间有所不同[11]。虽然脑干胶质瘤几乎占所有儿童脑肿瘤的1/5，但它们在成人胶质瘤中占比<2%[26]。在所有脑干胶质瘤中，1/4 起源于延髓[2]。综合来说，延髓胶质瘤是由多个肿瘤实体构成的一组异质性肿瘤群，使得其难以预测总体预后。外生性延髓胶质瘤似乎在儿童中更常见，在可操作性和术后效果方面通常被认为更能取得良好效果[22]。

本章旨在证明，在经过精心挑选后的患者群体中，延髓胶质瘤的显微手术切除是可能的，并发症发生率低，临床结果良好。

一、临床表现

延髓胶质瘤的临床表现取决于病灶部位。常见症状为后组脑神经功能障碍（吞咽困难、发音障碍、舌偏斜），小脑功能障碍（共济失调、步态障碍、震颤），以及感觉和运动缺陷的长束征。甚至在疾病晚期，患者可能会需要气管切开和鼻饲营养。该病的临床症状可能会波动并隐匿发展，但通常来说，如若未经适当治疗容易造成症状恶化。

二、神经放射学

最基本和最重要的诊断工具是磁共振成像（MRI）的各种序列，检查包括 T_1 加权对比增强像。在少数情况下，计算机体层成像（CT）可能显示出肿瘤内钙化的迹象。MRI 可清晰显示肿瘤最重要的形态特征，包括局灶性或弥漫性肿瘤浸润、囊性和外生型成分、肿瘤大小和向邻近结构浸润的程度。弥漫浸润性肿瘤多见于脑桥，延髓部位此类肿瘤相对而言则稀少。局灶性延髓胶质瘤多为低度恶性，通常比弥漫性浸润性肿瘤更适合手术切除。

除了 MRI、光谱术和正电子发射体层成像（PET）可能有助于排除延髓内的其他病理实体，如脓肿、炎症、脱髓鞘疾病、血管畸形、转移性肿瘤、室管膜瘤或局灶性缺血。

三、管理策略

与许多位于大脑其他部位的胶质瘤不同，延髓胶质瘤和脑干胶质瘤一般不考虑手术切除。通常，“脑干胶质瘤”一词与不可操作性相联系，无须进一步说明。一方面，这可能是可以理解的，因为有相当数量的脑干胶质瘤，尤其是儿童脑干胶质瘤，表现为弥漫内生性脑桥胶质瘤（DIPG），当然不能通过手术合理治疗。另一方面，由于术后预期的致残症状，许多神经外科医生不愿意尝试广泛的显微手术切除，即使是局灶性延髓（包括脑桥和中脑）胶质瘤[11]。因此，在许多情况下，肿瘤大部切除或仅进行有限的活检是首选的，然后进行放射治疗和化学药物治疗。

然而，近年来，有多篇报道介绍了脑干胶质瘤可成功外科切除的病例，包括延髓肿瘤。对局灶性胶质瘤并有背侧外生性生长的延髓肿瘤，经过严格选择病例后实施手术，使得此类局灶性胶质瘤的患者预后更好，可取得较好的手术效果[1, 4, 12, 13, 25, 30]。手术辅以标准放射治疗，联合使用各种药物的化学药物治疗，可获得满意的远期疗效[25]。

四、作者的经验

20 多年来，作者（HB）一直专注于脑干手术，并对近 500 名各种脑干占位病变的患者进行了显微外科治疗，包括胶质瘤、室管膜瘤和海绵状血管瘤[2]。这一大宗病例中还包括 1996—2019 年经作者显微手术切除的 43 例成人和儿童延髓胶质瘤。该组患者相关信息构成了本章讨论的患者群。

（一）病例选择

在延髓胶质瘤的相关文献中，尚没有确切和被广泛接受的选择标准。一般来说，迄今为止，通过手术治疗局灶性、背侧外生性和颈 – 延髓胶质瘤已有报道。但是，已发布的报道数量相当有限[13]。

作者对本系列的每个肿瘤都提出了不同的

观点，并根据以往的脑干手术经验和对每个病例合理可操作性的个人评估，以高度个体化的方式选择患者。对于局限于延髓或以外生性方式向轴外延伸的局灶性延髓肿瘤，我们认为手术是合理的。在这种情况下，肿瘤大部分被切除（通常至少占肿瘤体积的一半），而不会造成额外的永久性神经系统残疾。在极少数情况下，部分切除肿瘤（扩大活检）是必要的，主要是为了根据最新的肿瘤分类系统建立精确的组织病理学诊断。作者选择了 43 名符合这些标准的患者，并对他们进行了显微外科治疗（表 13–1）。

（二）肿瘤特征

该患者系列仅包括在儿童和成人中发现的星形细胞、少突胶质细胞、神经元肿瘤和混合神经胶质瘤。由于室管膜或其他累及脑干的肿瘤实体具有不同的特点和表现，在这里不纳入选择。

1. 肿瘤部位和程度

延髓胶质瘤在这一系列患者中表现出的形态各不相同（图 13–1）。我们区分了 4 种不同的类型，得出了一个分类，其结果有助于选择适合外科手术方案，13 例肿瘤局限于脑干下端（延髓内型）；其他病变呈外生性生长，主要位于外侧（9 个肿瘤），或者主要发生在后部（13 个肿瘤），其余 8 例胶质瘤向下延伸，从延髓进入脊髓（表 13–2）。

2. 肿瘤类型

在延髓中发现 4 种不同的组织病理学类型，包括毛细胞型星形细胞瘤（PA）、间变性星形细胞瘤、神经节细胞胶质瘤（GG）和胶质母细胞瘤（表 13–1）。虽然这些病变中的大多数是局灶性肿瘤（图 13–1），但其他病变则为弥漫性浸润性生长，累及脑干下部，以及相邻结构。

有趣的是，我们在脑桥和中脑中发现的其他肿瘤类型，如纤维型星形细胞瘤、玫瑰花结型胶质瘤、间变性 GG、乳头状胶质瘤、多形性黄色

表 13–1　患者特征和肿瘤分类

病　例	*n*=43
• 女 / 男	20/30
– 平均年龄（年）	26.65（STD±18.37）
– 中位年龄（年）	27
– 年龄范围（年）	1～67
• 儿童组	*n*=16
– 女 / 男	10/6
– 平均年龄（年）	8.37（STD±5）
– 中位年龄（年）	7
– 年龄范围（年）	1～17
• 成人组	*n*=27
– 女 / 男	10/17
– 平均年龄（年）	38.83（STD±12.98）
– 中位年龄（年）	35
– 年龄范围（年）	21～67
• 肿瘤类型	
– 毛细胞型星形细胞瘤	16（9）[a]
– 间变性星形细胞瘤	14（2）[a]
– 神经节细胞胶质瘤	8（5）[a]
– 胶质母细胞瘤	5（0）[a]

n. 患者数；STD. 标准差
a.（括号内）儿科患者数

星形细胞瘤和间变性少突胶质细胞瘤 [2]，在作者的这一系列的延髓胶质瘤患者中并未发现这些类型的肿瘤。

3. 分子特征

截至 2016 年世界卫生组织（WHO）修订第 4 版脑肿瘤分型 [19]，脑干胶质瘤分类和分级方式与幕上病变的方式相同。然而，大量新的科学证

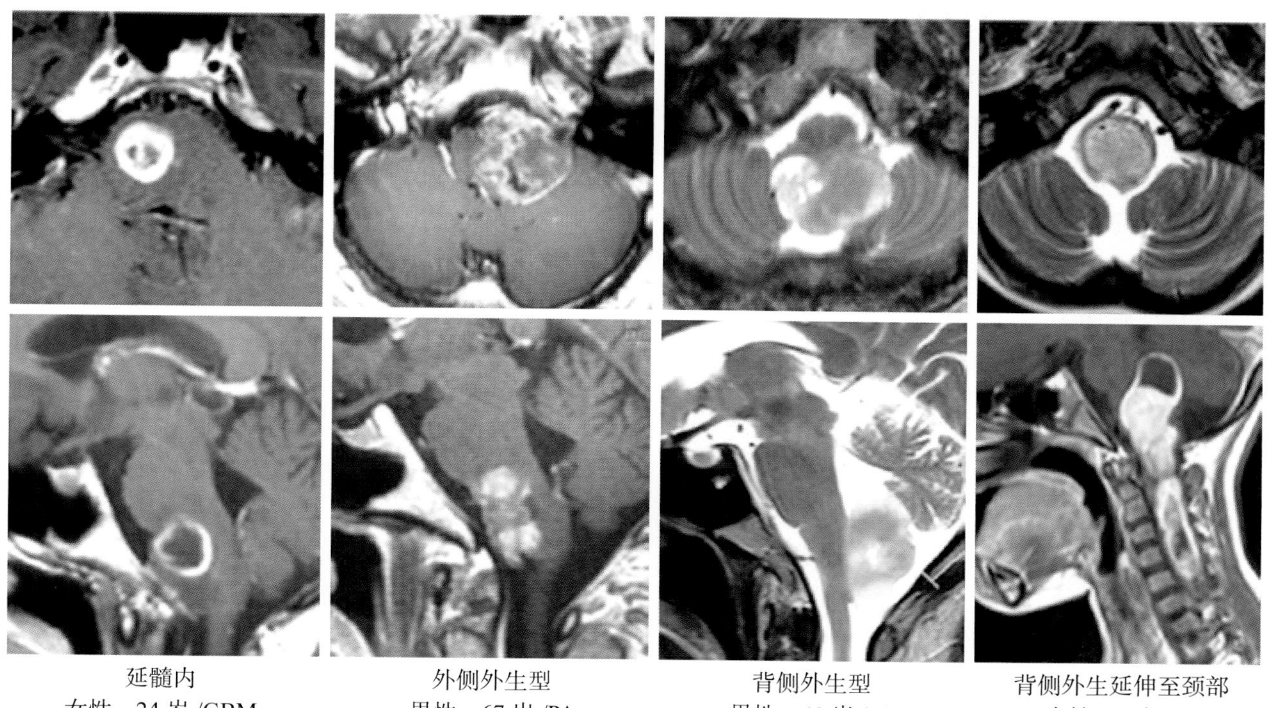

延髓内
女性，24 岁 /GBM

外侧外生型
男性，67 岁 /PA

背侧外生型
男性，49 岁 /aA

背侧外生延伸至颈部
女性，6 岁 /aA

▲ 图 13-1　**轴向和矢状 MRI 扫描显示的延髓肿瘤位置和范围侵袭的典型病例。这 4 类中的每一类对应于该系列的不同患者**

aA. 间变性星形细胞瘤；GBM. 胶质母细胞瘤；PA. 毛细胞型星形细胞瘤

表 13-2　**肿瘤位置和侵袭范围**

病理 / 部位和侵袭程度	髓内（例）	外侧外生型（例）	背侧外生型（例）	背侧外生型延至颈部（例）	数量（例）
毛细胞型星形细胞瘤	5	5	2	4	16
间变性星形细胞瘤	5	2	4	3	14
神经节细胞胶质瘤	0	2	5	1	8
胶质母细胞瘤	3	0	2	0	5
总计	3（30.2%）	9（21%）	13（30.2%）	8（18.6%）	43

据，特别是根据分子特征，要求对这些肿瘤进行更新分类。

(1) 高级别脑干胶质瘤：2016 年，一个新的肿瘤类型，即弥漫性中线胶质瘤 WHO Ⅳ级 H3K27M 突变体（DMG）被引入 WHO 分类[19]。DMG 定义为具有 H3K27M 突变的胶质瘤，发生在大脑中线区域，即从间脑到脊髓，因此也包括延髓。弥漫性（幕上）胶质瘤的组织病理学分级标准被认为与该病变无关，因此当检测到 H3K27M 时，不可避免地被认为是 WHO Ⅳ级肿瘤突变。然而，与此同时，有报道称，在中线区域也出现其他肿瘤，其组织病理学类似于室管膜瘤[8]、神经节细胞胶质瘤[16, 17]和毛细胞型星形细胞瘤[20]，也表现出 H3K27M 突变。因此，在《中枢神经系统肿瘤分类的分子信息联盟和实际应用》（cIMPACT-NOW），将 CNS 肿瘤分类学在第

3 版更新。DMG 的定义以弥漫性浸润为标准进行补充，以避免将其他类型的肿瘤诊断为 WHO Ⅳ级病变[3]。关于延髓中 H3K27M 突变的弥漫性胶质瘤发生率的系统分析目前尚不现实。因此，关于这个问题的数据必须从所有 DMG 的信息中推断出来。此外，关于 H3K27M 突变的弥漫性胶质瘤的比例，由于在儿科中发现的患者明显多于成人患者，这一事实使情况变得复杂。目前尚不清楚这种分布模式在整个生命的几个 10 年生存期内是否保持稳定。目前，我们假设脑干的所有弥漫性胶质瘤中有高达 80% 具有 H3K27M 突变，可归类为 DMG[28, 29, 31]。其余的脑干弥漫性胶质瘤显示幕上病变的分子特征，如异枸橼酸脱氢酶突变、*EGFR* 扩增和（或）*CDKN2A* 缺失[32]。然而有趣的是，幕下胶质瘤显示 *IDH1* 和 *IDH2* 突变明显少于幕上胶质瘤[7, 14, 26]，其中 R132H 变异主要见于 90% 的病例[10]。目前尚不清楚在没有 H3K27M 突变的情况下，幕上胶质瘤的分级标准在多大程度上对幕下胶质瘤也具有有效性。然而，根据目前世界卫生组织的分类，建议仅对 H3K27M 阴性的幕下弥漫性胶质瘤进行组织病理学分级（弥漫性星形细胞瘤 WHO Ⅱ级、间变性星形细胞瘤 WHO Ⅲ级、胶质母细胞瘤 WHOⅣ级）[19]。

本组病例的 14 名患者被诊断为延髓间变性星形细胞瘤（图 13–2），另外 5 例为延髓胶质母细胞瘤，其中 1 名胶质母细胞瘤患者的 MRI 扫描如图 13–1 所示（最左侧），而其他 3 名患者的 MRI 见图 13–3 所示。

(2) 毛细胞型星形细胞瘤：毛细胞型星形细胞瘤（PA）通常是一组与邻近脑组织边界清楚的肿瘤，它们被世界卫生组织分为 WHO Ⅰ级[19]。广泛的分子分析表明，所有的 PA 通常在促分裂原活化的蛋白激酶（MAPK）途径的 1 个基因发生突变，表明这些病变是单途径肿瘤[15]。虽然小脑星型细胞瘤在所有患者中都显示 *BRAF:KIAA1549* 复制和融合相应的基因改变，但在小脑外肿瘤的这种类型中，只有 60% 的患者发现了相应的基因改变。小脑外 PA 交替显示 *BRAF V600E*、*FGFR1*、*NF1* 和 *NTRK2* 突变[15]。延髓星型细胞瘤的分子谱尚未系统研究。据推测，延髓 PA 的基因改变与所有其他此类小脑外肿瘤相当。虽然目前世界卫生组织的分类仅讨论了间变性 PA 的可能性[19]，但相应的肿瘤诊断也许可以在分子上定义。而在这些间变性星形细胞瘤中最常见的单一遗传变化是纯合子 CDKN2A 缺失[24]。

目前，对于具有星型胶质瘤的典型组织病理学特征，以及具有弥漫性实质浸润和伴有 H3K27M 突变的脑干胶质瘤，诸多问题尚待解决。一些文献报告暗示此类肿瘤的患者预后明显较差。事实上，本组组织病理学分类为延髓星型细胞瘤的 2 名患者，随访中观察到意想不到的不良临床过程（图 13–4 和图 13–5）。在这种情况下，有作者将这种肿瘤定性为间变性星形细胞瘤[6, 23]。然而，在考虑到表观遗传数据学分析、早期肿瘤复发和患者总生存时间降低，具有星型胶质瘤形态学特征和伴随 H3K27M 突变的肿瘤是否真的符合 DMG-WHOⅣ级，似乎在将来有必要值得尝试澄清。

目前的患者系列包括 16 名延髓胶质瘤的患者（图 13–6）。

(3) 神经节细胞胶质瘤：神经节细胞胶质瘤（GG）WHO Ⅰ级和非常罕见的间变性神经节细胞胶质瘤 WHO Ⅲ级通常显示 *BRAF V600E* 突变[19]。然而，报道的 *BRAF V600E* 突变发生率为 20%～60%[18, 27]。神经节细胞胶质瘤的组织病理学结构被认为可以解释这些显著的差异，肿瘤表现出很小的神经节细胞和神经胶质成分。如果 *BRAF V600E* 状态是突变特异性抗体而不是遗传基因决定的，则有时可以证明只有神经节细胞成分表达的蛋白质突变。假设 *BRAF V600E* 突变的肿瘤 DNA 的数量部分低于检测限，尽管小神经节细胞成分实际上存在突变，但这些肿瘤在

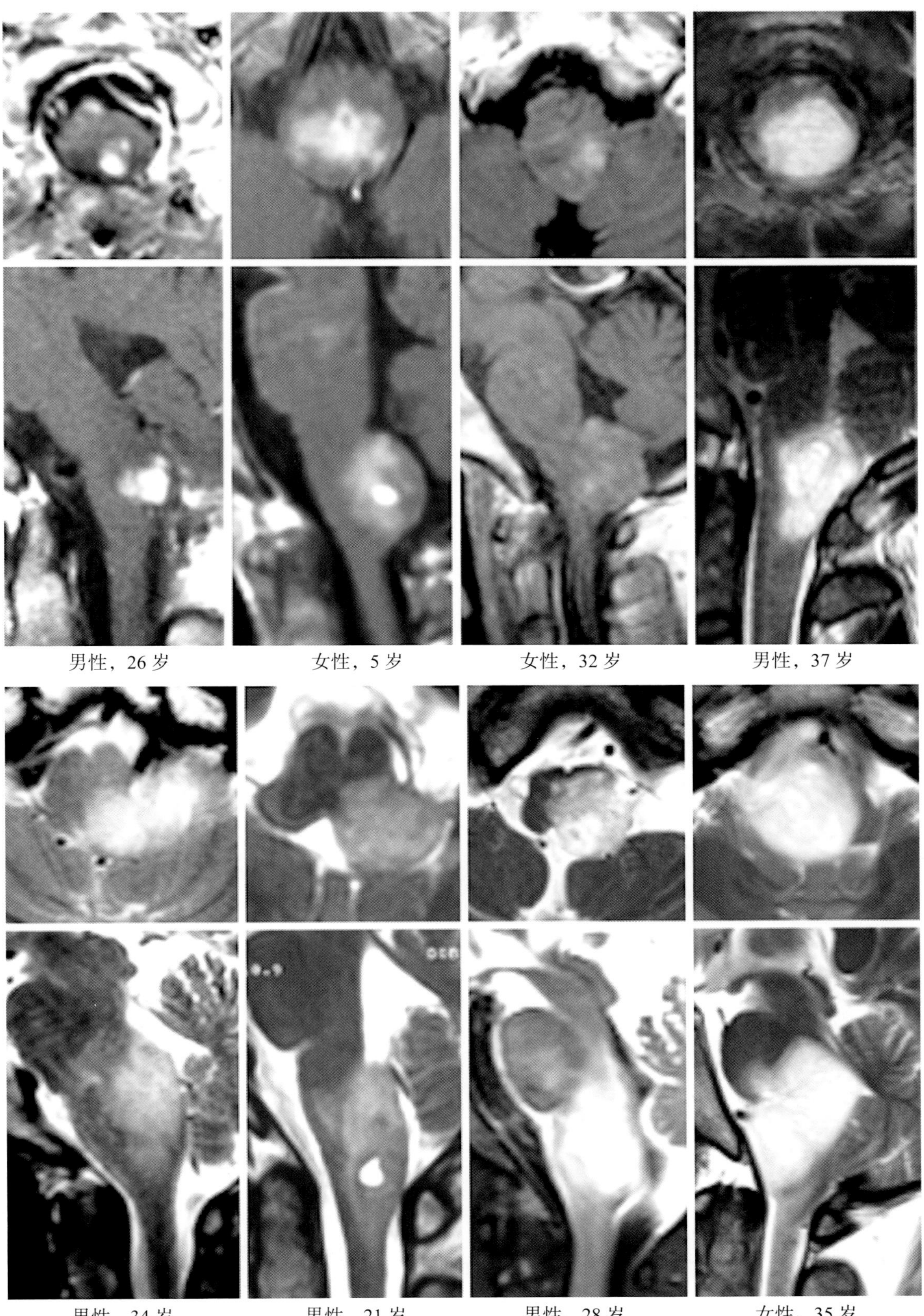

▲ 图 13-2　轴向和矢状位 **MRI** 扫描显示典型的延髓内间变性星形细胞瘤。每一例分别列有轴向和矢状 **MRI** 图像，对应于本手术系列的 **8** 个说明性病例之一

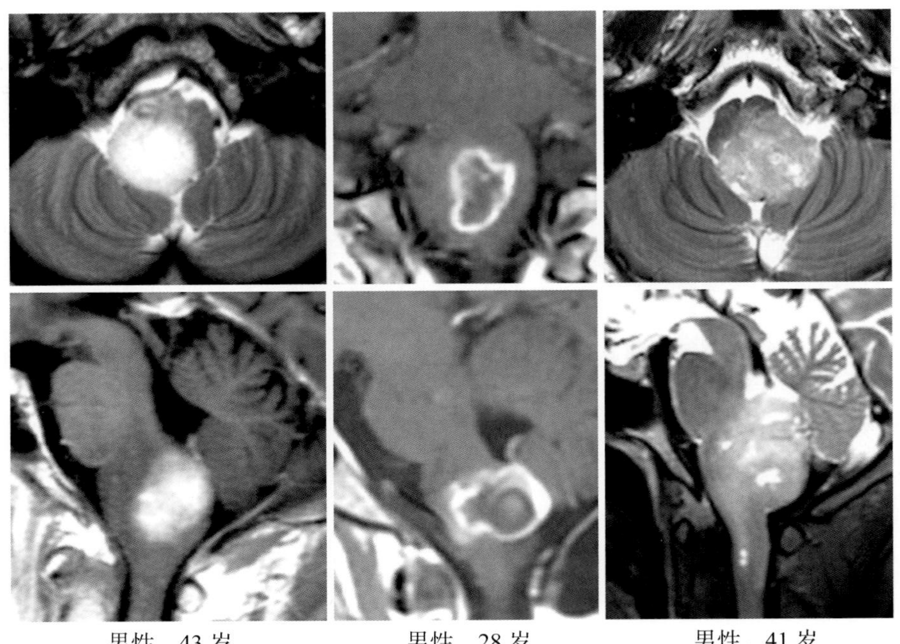

▲ 图 13-3 **本系列的 3 名胶质母细胞瘤的患者，轴向和矢状 MRI 扫描**

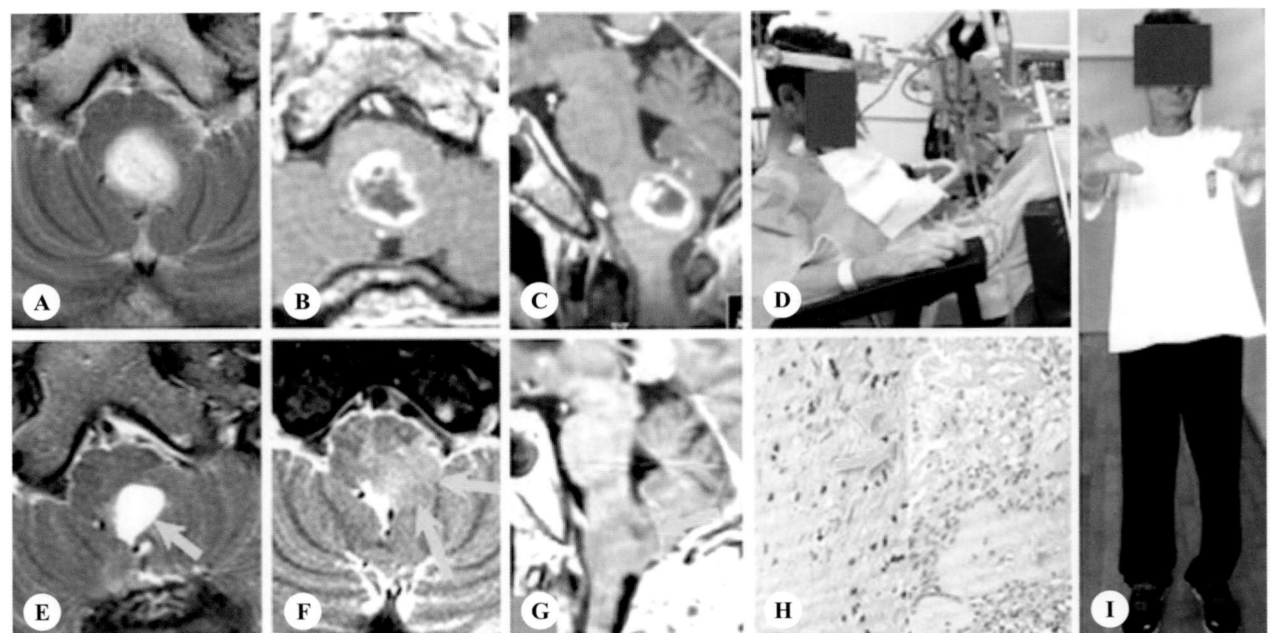

▲ 图 13-4 **56 岁，男性，术前 10 个月出现进行性吞咽困难、失衡、轻度右侧偏瘫和左侧偏身感觉过敏**

A. 术前 T_2 加权轴位；B 和 C. 增强 T_1 加权轴位和矢状位 MRI 显示延髓内肿瘤；D. 采用半坐位经枕下中线开颅手术（包括枕骨大孔后缘）和 C_1 椎板切除；E. 术后 MRI 显示肿瘤全切除（黄箭）；F 和 G. 然而只维持了 3 个月，患者又出现新的症状，在随访的磁共振成像（黄箭）中发现肿瘤局部复发（黄箭）；H. 组织病理学检查显示主要为双相低星形细胞瘤，细胞密度低，含有 Rosenthal 纤维（黄箭）、蛋白滴（黄箭头），以及不同位置的透明样血管（+）和小面积坏死（X），最终诊断为毛细胞型星形细胞瘤（PA），WHO Ⅰ级，无任何间变性迹象；I. 由于患者在术后表现良好，并且当时没有额外的神经功能缺损，PA 的诊断最初没有受到质疑。然而，在早期局部肿瘤复发后，尽管先前已有组织病理学诊断，但我们依旧怀疑存在弥漫性中线胶质瘤（DMG）。随后，患者接受了联合放射治疗和化学药物治疗

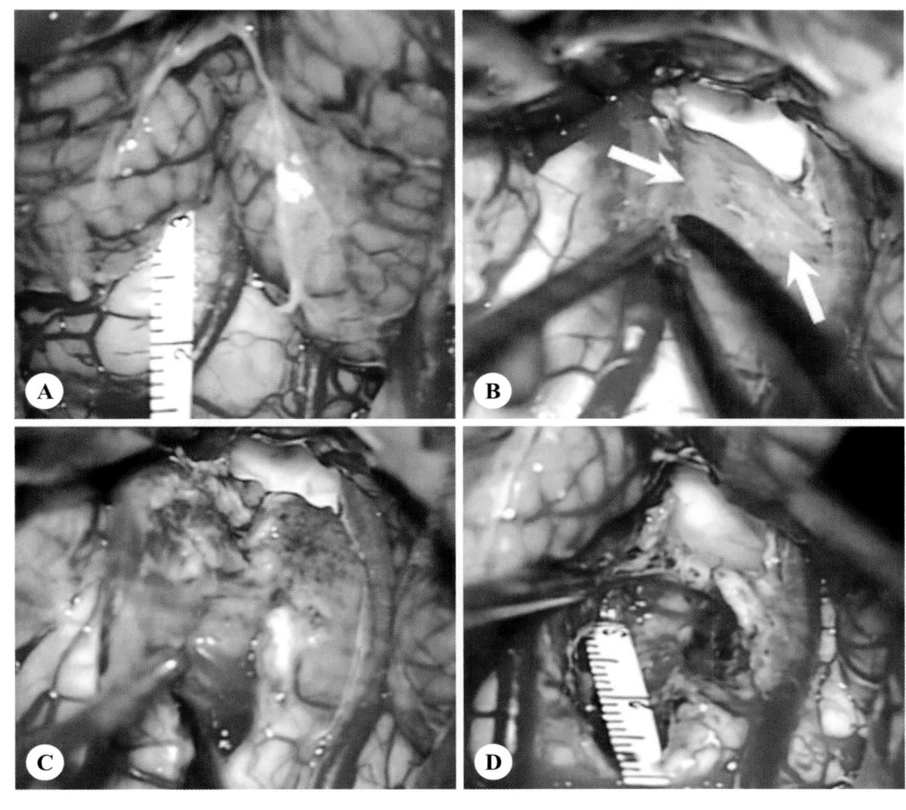

◀ 图 13-5 患者的术中照片如图 13-4 所示。打开硬脑膜后，由于延髓内部存在肿瘤，延髓表面在小脑扁桃体之间向后隆起

A. 毫米刻度表示局部尺寸。B. 红色肿瘤表面和小脑之间存在粘连（箭）。将延髓肿瘤从小脑分离后，显露出正常菱形窝。获取足够的肿瘤组织用于组织病理学检查（显示为毛细胞型星形细胞瘤），借助超声吸引器的帮助，肿瘤体积逐渐减小。C. 显然，病变与脑干实质之间没有清晰的解剖平面。D. 最终，如之前宏观估计的那样，肿瘤实现了肉眼全切除。置于肿瘤切除腔中的毫米刻度尺有助于确定肿瘤安全切除的范围

遗传分析中也会被鉴定为 *BRAF* 野生型[18]。对 BRAF 野生型神经节细胞胶质瘤的处理显示，这些肿瘤，类似于星形细胞瘤，也显示 MAPK 途径基因的突变[21]。颅后窝和脊髓的 GG，以及具有 *BRAF V600E* 突变的延髓神经节细胞胶质瘤可分成两组：①具有 *BRAF V600E* 突变的经典神经节细胞胶质瘤；②具有神经节细胞瘤分化的星型细胞瘤，其典型的表现为 *BRAF:KIAA1549* 复制和融合[9]。总之，可以得出结论，它们之间存在频繁的形态学重叠[19]，并且这些肿瘤在表观遗传学上也是相互关联的[5]。

在本系列中，我们选择了 8 名延髓神经节细胞瘤的患者进行显微外科治疗（图 13-7）。

（三）手术策略

手术是治疗其他颅内低级别胶质瘤的主要手段，也被认为是治疗延髓低级别胶质瘤的主要方法。手术在高级别延髓胶质瘤中的作用尚未确定。尽管预后不良，我们也尝试在这些恶性肿瘤中进行手术，希望在这些病例中为患者带来可理解的益处。

一旦患者确定了手术适应证，我们就开始制订手术目标，并精确规划手术方案。

1. 手术目标

原则上，手术的主要目的是尽可能多地去除病变组织，而不潜在损伤邻近的 CNS 实质。主要目标是对脑干进行减压，并阻断肿瘤引起的神经传导束和延髓核的病理损伤。在高级别胶质瘤中，作者试图在延长患者生存期和可接受的生活质量方面取得至少比良好的姑息治疗更好的结果。在界限清楚的病变中，试图达到肿瘤全切除或近全切除，尽管针对边界不清楚的低级别肿瘤或与脑干延髓界限欠清晰的高级别肿瘤，并未尝试根治性切除而进行减瘤手术，这是合理的选择。减瘤手术适用于瘤体较大且有临床症状的肿瘤，根治性切除只能以显著的临床加重为代价。

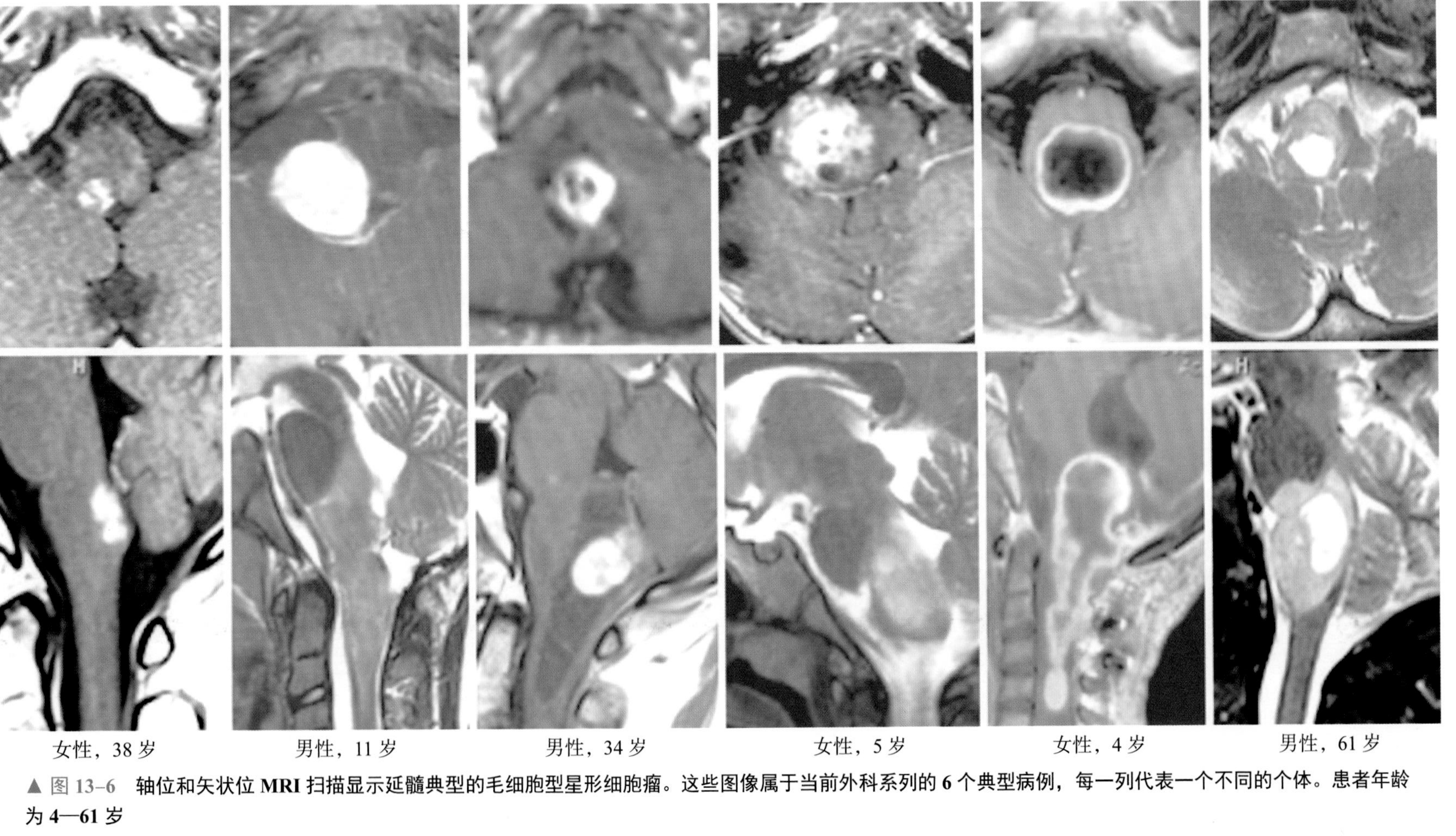

▲ 图 13-6 轴位和矢状位 **MRI** 扫描显示延髓典型的毛细胞型星形细胞瘤。这些图像属于当前外科系列的 **6** 个典型病例，每一列代表一个不同的个体。患者年龄为 **4—61** 岁

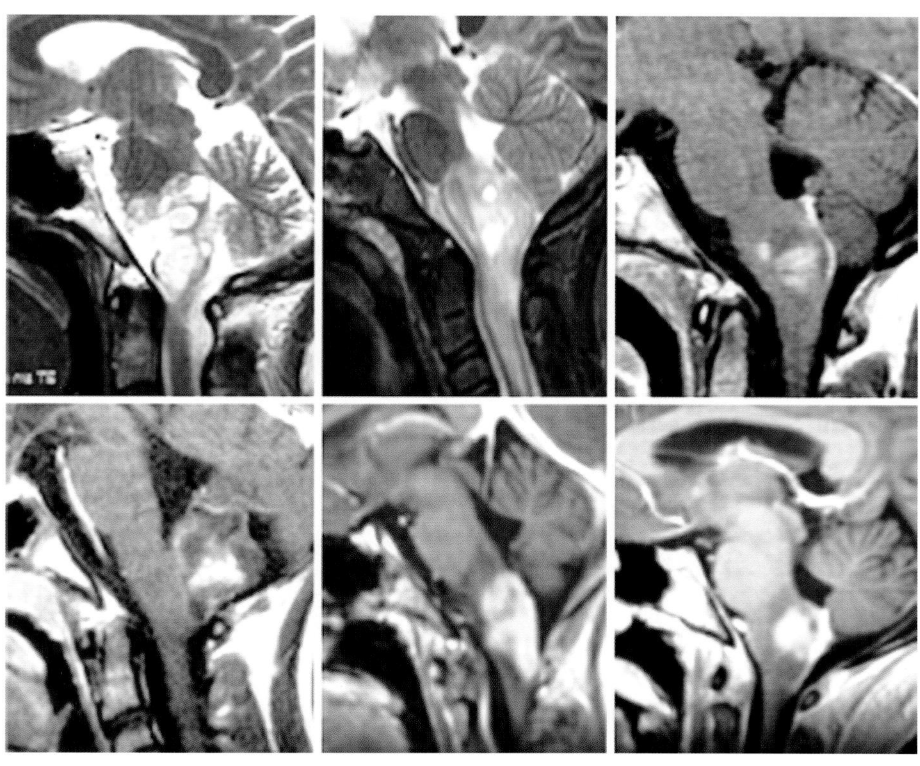

◀ 图 13-7　矢状面 MRI 扫描显示典型的延髓神经节细胞胶质瘤。每幅图像都属于本手术系列的 6 个典型病例之一。患者年龄 8—53 岁

2. 手术时机

对于怀疑有延髓胶质瘤且病变可手术的患者，建议尽量早期进行手术，以避免进一步的肿瘤进展和可能的临床恶化。然而，临床症状进展迅速的患者需要毫不迟疑地立即进行手术治疗。对于初次 MRI 检查后诊断仍不准确，且症状轻微、临床状况稳定的患者，可观察临床病情变化和间断行磁共振检查。

3. 术前计划与肿瘤显露

对于每一个病例，我们都根据潜在的延髓胶质瘤的形态特征制订手术计划。在术前计划中，作者使用了高分辨率的磁共振检查，在颈 – 延髓肿瘤中，还使用了 CT 扫描上段颈椎，利用骨窗技术来评估脊椎的确切形状。向患者及其家属详细介绍手术目标、肿瘤切除的具体可能，以及与计划手术相关的风险。为了应对临床突发情况，作者与麻醉科医师进行了充分的术前讨论，对延髓内操作可能引起的突然心动过缓或血压突然升高的迷走神经反射，术前做好了相应的应对方案。

虽然术中神经导航在延髓胶质瘤手术中几乎不是常规应用，但持续的电生理监测是所有脑干手术中强制性应用的工具。在整个干预过程中，常规使用体感和运动诱发电位。在某些情况下，我们还使用了迷走神经和舌下神经核的术中肌电图。

手术进入延髓时通常不必要显露脑桥或中脑。通常情况下，作者只采用两种手术入路来切除局限于延髓的肿瘤，包括标准的枕下中线入路显露，后方开放枕骨大孔（见前文）和枕下外侧入路来显露病灶，有时向外侧和向下方扩大（经枕髁旁或经髁显露），用于向外侧生长的外生性肿瘤（见后文）。

在小脑扁桃体和小脑蚓垂之间解剖分离，并向外侧切开后髓质膜和脉络膜（telovelar 入路）来显露第四脑室（菱形窝）的底部。在少数情况下，特别是对于具有显著向外侧延伸的背外侧肿瘤，应采用外侧联合中线入路来显露，这是充分显露整个病变所必需的（图 13–8）。

虽然在本系列中没有描述，但局限于脑桥 –

延髓交界处和上延髓的肿瘤，或者外生性生长进入小脑延髓池的肿瘤可以采用乙状窦后入路治疗（乙状窦后入路和手术技术的详细描述见第12章）颈髓肿瘤总是需要额外显露上段脊髓，通过 C_1 椎板切除术和 C_2 椎板锯开术直至扩展肿瘤末端水平（图13-8），在非常广泛的病变中，切口需要降至 C_7 或 T_1 的水平。在硬膜内手术结束时，我们通常回置棘突和椎板，并用微钛板和螺钉（颈椎椎板成形术）将它们原位固定。

远外侧入路：远外侧入路允许进入枕大池、小脑延髓池和延髓前池，显露延髓的前外侧和后外侧。与仅显露延髓后表面的枕下开颅术相比，远外侧入路最适合通过前外侧安全入路切除延髓内的肿瘤，即橄榄前沟（前方受锥体束限制，后方受橄榄束限制）和橄榄后沟（受前橄榄束和小脑下脚及后组脑神经Ⅸ/Ⅹ所限）。远外侧入路经枕髁、髁上和髁旁变异是基本的枕下外侧开颅术的延伸。经枕髁旁入路主要用于显露涉及斜坡和

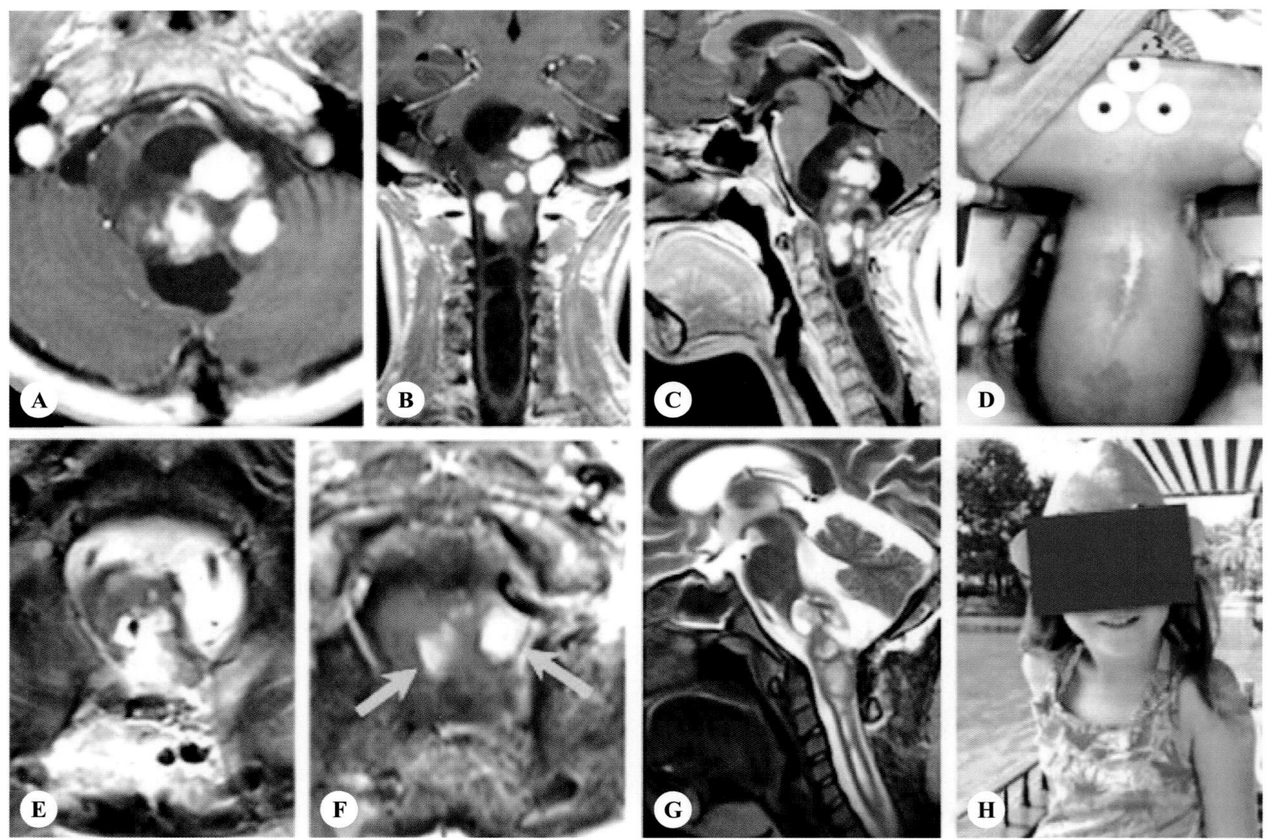

▲ 图13-8 患者女性，8岁，在1岁半时出现症状，当时她的父母观察到女孩左腿轻微跛行。几年后，检查发现在颅颈有一个巨大的肿瘤，曾在另一家医院接受了枕下开颅手术。当时，外科手术包括局部肿瘤活检和硬脑膜扩大术（硬脑膜成形术）。术后组织病理学检查显示为毛细胞型星形细胞瘤，并开始使用长春新碱和类固醇药物进行化学药物治疗

A至C. 在随后的MRI上却没有明确发现病变大小的改变。肿瘤起源于延髓后部，除了与邻近囊肿合并的非增强区外，还包括较大的对比增强区。肿瘤已经侵入上颈髓达到 C_3 水平，并导致占位性髓内空洞向下延伸至 T_1 水平。D. 临床上，患者有轻微左侧偏瘫症状。在这个阶段，尽管使用了类固醇药物治疗，患者仍反复出现恶心、呕吐，所以缩小肿瘤体积是必要的。术中处于俯卧位，头部放置在头圈中进行术中MRI扫描。E至G. 肿瘤需再次手术，行枕下开颅术，附加 C_1 椎板切除术和 C_2 及 C_3 椎板成形术。术后磁共振成像显示肿瘤体积明显缩小80%～90%，残余的肿瘤部分（黄箭）增强。无围术期并发症，无其他神经功能缺损。患儿对手术治疗耐受，从术后第二天开始活动。H. 术后2年，女孩的神经系统完好无损，在增强MRI显示神经完整，肿瘤残留稳定

颈静脉突外侧面的病变，而不是提供进入延髓前外侧表面的经髁和髁上变的改良。但为了完整起见，作者会在后文中介绍 3 种手术入路。但远侧入路可经乳突和（或）与幕上入路相结合，以达到脑干外侧和前外侧更好水平的显露。

患者通常位于 3/4 俯卧位（又称公园长椅体位），病变同侧身体抬高成 45°，头部旋转 45° 向病变对侧屈曲。皮肤切口可以通过两种方式切开，包括钝 S 切口，比倒置的曲棍球棒切口小，从星点水平周围开始，穿过枕骨大孔水平，并达 C_2 棘突的内侧；从乳突尖端下方 2cm 开始，垂直于上颈线水平上方，向内侧转向，然后再次向下转向 C_2/C_3 水平。倒曲棍球切口显露充分，允许利用远外侧入路枕髁旁显露 C_1 横突，而 S 切口通常只提供经枕髁和枕髁上显露。

首先将颈项肌（胸锁乳突肌、斜方肌、头最长肌、头夹肌和头半棘肌）解剖切开成一束，正好位于上项线的下方，显露出枕下三角（由上斜肌、下斜肌和头直肌后主肌组成）。在枕下三角内，对椎静脉进行仔细解剖后，确定椎动脉（第三节段）、寰椎后弓和 C_1 神经背支。应注意不要损伤该区域硬膜外起源的小脑下后动脉或脊髓后动脉。在分开枕下三角的肌肉后，可显露出另外 3 块肌肉，头后小直肌（头后大直肌内侧）、头外侧直肌（连接寰椎横突到颈静脉突的下表面，恰位于枕髁外侧，这是远外侧髁旁入路的一个重要标志）和肩胛提肌（起源于寰椎横突的后下缘，向外侧延伸到至椎动脉第二段的外侧和颈动脉的内侧）。

骨窗打开同枕下外侧开颅。重要的标志包括星点（乙状窦的后部和横窦的下方）、上项线（接近横窦和窦汇的水平）和枕外嵴（开颅的内侧界限）。最初开颅显露部分或全部髁窝区，术中识别并烧灼髁后导静脉。C_2 脊神经根走向寰 – 枢椎关节内侧，开始下一步操作前应予以保护。然后，将椎动脉从寰椎的后弓处分离出来，切断该寰椎的同侧半部（中线内侧，外侧接近寰椎侧块）。在打开枕大孔硬膜后，逐段向上游离椎动脉。椎动脉此时应该很容易被移向外侧，远离随后的开颅和解剖术野。

经髁入路应遵守由中线向前下外侧方延髓和低位斜坡的方向，进而显露椎动脉的颅内段。从髁后 1/3 开始磨至舌下神经管后壁（由于存在静脉丛因此呈深蓝色，与枕髁松质骨相对），然后向内侧和舌下神经管下端到达延髓前区和下斜坡。

髁上入路提供进入延髓前外侧区和枕骨大孔，以及岩斜交界和中斜坡。使用菱形钻头磨除颈静脉结节，在舌下神经管上方、位于颈静脉孔乙状窦下方磨除，外侧以颈静脉球为界。已知吞咽神经、迷走神经和副神经行走在颈静脉的神经部（位于颈静脉孔后方的乙状窦和前方的岩部之间），这些神经如果在内侧的显露，有受损伤的风险，特别是副神经的脊神经根沿硬脑膜在这一区域运行。

经髁旁入路是 3 种远外侧入路中轨迹最外侧的入路，用于累及颈静脉突和乳突后部的病变。术中全程对第Ⅸ、Ⅹ和Ⅺ对脑神经电生理监测十分必要。需要抬高二腹肌的后腹部，以显露二腹肌沟，进而有助于通过茎突乳突孔定位面神经的出口。使用钻石钻进行的精细磨除位于髁状突的上外侧，围绕颈静脉孔的外颅面，并朝向颈静脉突，其在头外侧直肌伸入颈静脉孔的后部上方。最理想的情况是，最后显露于颈静脉孔、乙状窦下部和远端、颈静脉球、颈内静脉和颈内动脉（咽段）的神经间隔。

切开一个宽的硬脑膜瓣，打开枕大池释放脑脊液（CSF）引流。此时，应该识别和保护脊髓后动脉。椎动脉在枕髁的下内侧角穿入硬脑膜，后经颅内齿状韧带（附着于寰枕交界处），沿前内侧轨迹走行连接对侧椎动脉。小脑下后动脉（PICA）于椎基底动脉交界处之前发自椎动脉，在延髓前池行走。在颅后窝的前内侧是行走在迷走神经三角内，其内侧是延髓，上部是迷走神经和延髓下端，外侧是副神经。该三角也被舌下神经分为迷走神经上三角和迷走神经下三角，后者是经髁突时最大限度的显露。副神经在脊髓水平上与齿状韧带向后走行，但当它向前上走行时穿过韧带，穿过颈静脉孔的神经束。然而，椎动脉仍在副神经的前部，因此有利于向延髓外侧面进行解剖。通过结合经髁和髁上入路，显微镜向脑干（与岩骨相反）成角度倾斜，可以最大限度地进入前外侧延髓上、下表面，以及小脑延髓池和延髓前池的神经血管结构。然而，延髓前内侧表面的可视化，是需要通过迷走副神经三角，在内镜的帮助下，才可以方便地观察到。

4. 显微外科解剖技术

我们遇到过两种胶质瘤，它们很容易从正常的脑实质中分辨出来，也遇到了倾向于弥漫性浸润脑干，且缺乏解剖平面的肿瘤，其中一些是PAS。与其他肿瘤相比较，GG 表现出与邻近的脑神经根或血管紧密黏附的倾向，因此通常会阻止 100% 的肿瘤切除。一般情况下，在这个系列中遇到的许多肿瘤血管化良好，颜色呈灰红色，柔软，容易被吸引器吸出或超声吸除（图 13–9）。

除少数患者外，大部分 PA 界限清晰，周围脑干实质无水肿。GG 与 PA 相比肿瘤质地具有较高的一致性，表现为相当致密的肿瘤组织。在高级别胶质瘤中，我们很少发现清晰的肿瘤边界，这些肿瘤通常以弥漫性浸润的方式生长，邻近的实质水肿，含有脆弱的血管，有时使局部止血相当困难。

最初，我们从在安全的、远离神经的区域开始进行肿瘤体内减压，然后逐渐向肿瘤实质与神经之间的过渡区推进。

在本系列的 13 例内生性脑干胶质瘤中，脑干表面不易见到肿瘤。在这种情况下，我们必须选择一个最佳入路进入到延髓内。根据肿瘤的位置，这可能是在延髓的后中线［后正中沟，在闩部上方和（或）之下］，在许多情况下，联合上颈髓的中线脊髓切开。或者是延髓的外侧或前外侧，如橄榄前和橄榄后沟的变化。经延髓背侧表面的进入区包括后正中沟、后外侧沟入路安全进入区。在延髓内的显微手术切除肿瘤术中，偶尔会出现突然心动过缓和（或）血压显著升高的情况。在这种情况下，显微手术操作应立即停止几分钟，以便心血管状况再次恢复正常。

5. 肿瘤切除的程度

原则上，我们总是在安全的前提下尽可能多地切除肿瘤。毫不奇怪，延髓不能承受过度的手术操作，因为长束传导束和脑神经核密集在此。对于病理组织与延髓组织明显不同的局灶性肿瘤，可以在不影响脑干实质的情况下切除大量肿瘤。稍微不同的是，我们仅在一定程度上切除弥漫性浸润性的延髓肿瘤，同时将参照术前 MRI 所见的肿瘤大小与使用毫米的局部测量值相关联（图 13–5），并以术中诱发电位、心率和血压的稳定性为指导。针对每一病例，我们还集中于区分肿瘤供血动脉和供应延髓的软脑膜动脉，以避免局部缺血损伤。

表 13–3 根据潜在的肿瘤实体概述了肿瘤切除的范围。在一半的病例中（51%），实现了大体全切除（GTR）或近全切除（NTR），这对延髓胶质瘤来说是一个相当令人满意的结果。可以预期的是，PA 的切除率略高，即使是大肿瘤的患者也是如此。只有 14% 的患者，肿瘤体积缩小＜50%（肿瘤去瘤），这与高级别肿瘤的预期一致。

（四）临床结果

幸运的是，没有直接的手术死亡率，也没有患者因手术干预而出现永久性或严重致残性神经功能缺损。所有最终未能存活的延髓胶质瘤患

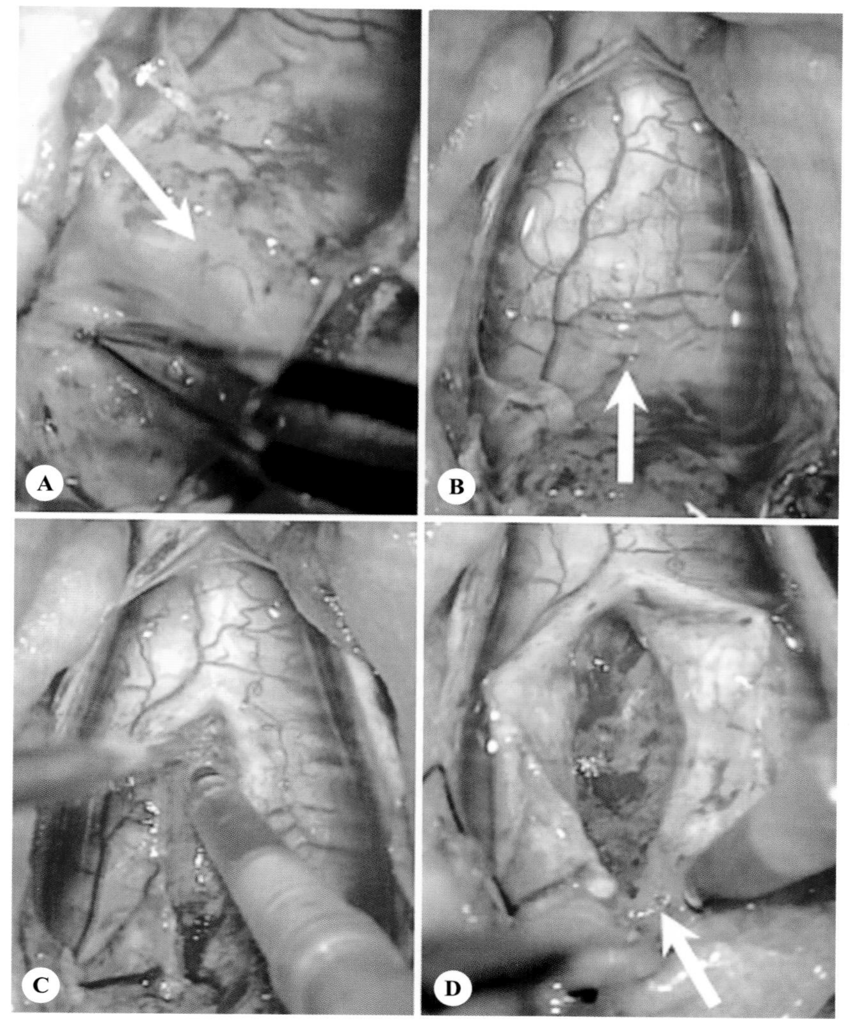

◀ 图 13-9　**图 13-8 患者的术中照片**
A. 最初患者在另一家医院进行肿瘤活检和硬脑膜扩大成形术，在肿瘤背表面和周围结构之间遇到了严重的瘢痕形成和粘连，特别是在延髓和脊髓之间的过渡（箭）；B. 在这个区域，肿瘤以浸润的方式侵袭上颈脊髓（箭）；C. 肿瘤切除从颈部开始，使用超声吸引器在 C_1 和 C_2 水平通过中线脊髓切开术进行肿瘤切除；D. 特别是在左侧，肿瘤弥漫性侵犯延髓和脊髓（箭）。因此，在肿瘤与神经实质之间没有清晰的解剖分离界面。出于安全考虑，残留了小部分肿瘤

者，都死于他们的原发疾病。

值得注意的是，43 名患者中有 30 名（70%）没有出现额外的神经功能缺损（表 13-4）。此外，回顾性分析显示，在本系列中没有患者在没有手术干预的情况下，对延髓胶质瘤的治疗更为有利，这也支持了我们的患者选择方法。

1. 毛细胞型星形细胞瘤

在 16 名 PA 的患者中，有 12 名患者在术后没有出现新的神经功能缺陷。4 名患者经历了暂时性的神经功能恶化（图 13-10），这是唯一 1 名术后出现并发症的患者，术后脑脊液漏需要再次手术。2 名男性患者（56 岁和 61 岁）分别于术后 3 年和 8 个月因肿瘤进展而死亡。他们在术后没有或仅出现轻微的症状，但这 2 名患者术后早期都出现局部的肿瘤复发；其中 1 名如图 13-4 所示。在这两种情况下，PA 的诊断可能都不准确。间接证据表明，更有可能患有间变性 PA 或 DMG。在长期随访期间，另外 2 名跟踪了肿瘤的进展情况，而在首次干预治疗后的 2 年和 3 年中，这 2 名患者进行了第二次手术。

2. 神经节细胞瘤

这一亚组患者无手术并发症。只有 2 名女性，分别为 17 岁和 53 岁，术后出现术前原有症状加重（其中 1 名是面瘫，另 1 名是共济失调），但这些症状随后逐渐消失。由于局部肿瘤复发，1 名 10 岁男孩于第一次术后 4 年进行了第二次手

表 13–3　肿瘤切除的范围

肿瘤实体 / 切除范围	GTR（例）	NTR（例）	STR（例）	活栓或部分切除（例）
毛细胞型星形细胞瘤	8	3	4	1
间变性星形细胞瘤	3	3	6	2
神经节细胞瘤	1	3	3	1
胶质母细胞瘤	0	1	2	2
合计	12（27.9%）	10（23.2%）	15（34.9%）	6（14%）

GTR. 全切除（肿瘤体积切除的 99%～100%）；NTR. 近全切除（90%～98%）；STR. 次全切除（50%～89%）；活检 / 部分切除（< 50%）

表 13–4　结果和手术特点

	毛细胞型星形细胞瘤（例）	间变性星形细胞瘤（例）	神经节细胞胶质瘤（例）	胶质母细胞瘤（例）
失访	1	3	1	0
没有神经功能障碍	12	11	6	1
其他并发症	4	3	2	4
手术并发症	1	0	0	0
术后气管切开	2	1	0	2
肿瘤进展 / 复发	4	5	2	5
肿瘤再手术	2	0	1	1
疾病相关死亡	2	3	0	5

术治疗，第二次手术后 15 年至今仍无症状和肿瘤进展。1 名 27 岁的女性，也有局部肿瘤复发，计划在近期再次接受手术。其余患者经连续反复 MRI 检查，显示术后情况良好。

3. 间变性星形细胞瘤

尽管存在高级别肿瘤，但绝大多数间变性星形细胞瘤患者（11/14）术后也没有出现新的神经功能恶化。只有轻微的其他症状，如感觉缺失或恶化的面瘫（出现 3 例）。幸运的是，14 名间变性星形细胞瘤患者没有观察到手术并发症。为了预防因先前存在的吞咽困难加重所致的吸入性肺炎，1 名男性患者在术后 8 天进行了气管切开术。虽然有 3 名患者失去了随访，但另外 3 名患者随访得知，在他们术后 10 个月至 3 年死于延髓胶质瘤。在随访期间，14 名患者中有 5 名有明确的肿瘤进展。这些患者可能会考虑二次手术。

4. 胶质母细胞瘤

令人欣慰的是，胶质母细胞瘤患者术后也没有任何手术并发症。虽然 1 名 24 岁的女性在手术后并没有表现神经症状恶化，但在其他 4 名患者中观察到了先前存在的症状增加。其中 2 例术后分别行气管切开术达 3 个月和 4 个月。在所有患者中，尽管术后进行了放射治疗和化学药

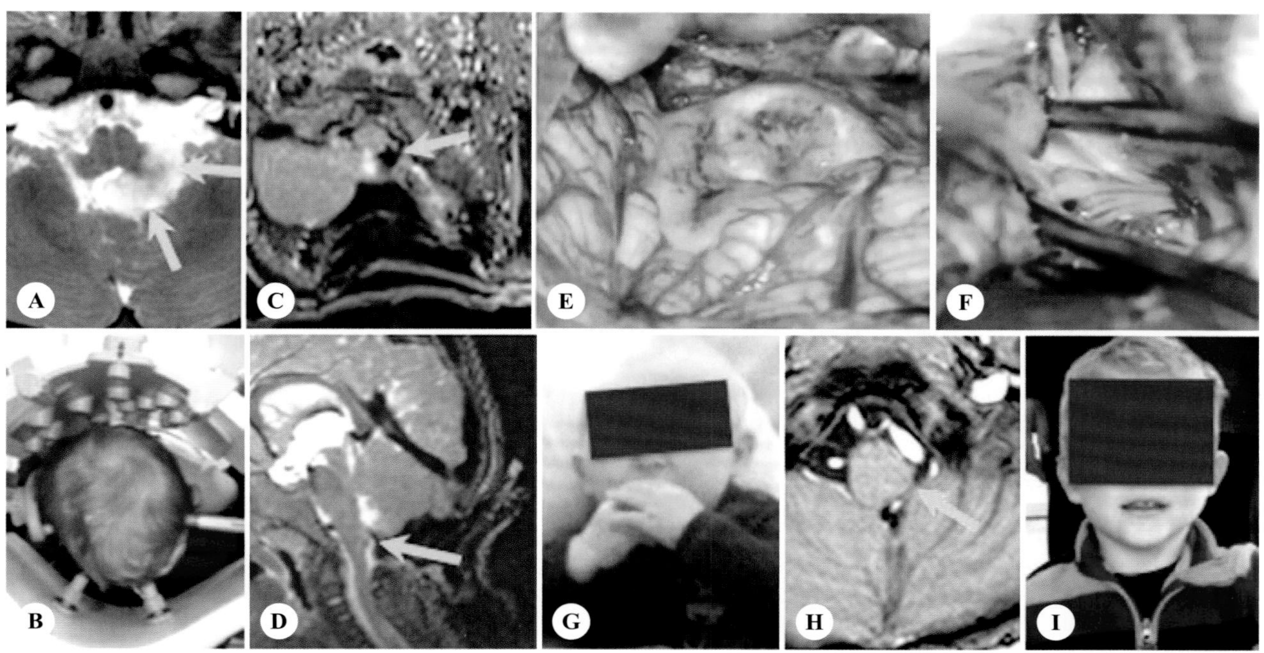

▲ 图 13-10　**男患儿，15 月龄。其父母注意到在 10 月龄时，出现了头部向左倾斜的异常现象。显然，这些症状是由左侧第Ⅵ对脑神经麻痹引起的。此外，该儿童还患上了复发性喉炎**

A. 术前 MRI 显示起源于左侧延髓的均质性肿瘤，肿瘤向后和向外侧延伸（黄箭）。B. 男孩接受了俯卧位手术，头部固定在一个特殊的头枕线圈中，用于术中磁共振成像（Brainlab，1.5T 磁共振成像仪，Magnetom Espree，Siemens）。C 和 D. 术中获得 T_1 加权像和 T_2 加权像，以排除肿瘤残留（黄箭）。E. 肿瘤（毛细胞型星形细胞瘤）经枕下后正中和左侧枕下外侧联合开颅，枕大孔开放。术中见肿瘤组织均匀、质软，与正常脑干实质界限分明。用超声吸引器缩小肿瘤体积。在左侧隐窝，肿瘤附着在后组脑神经的根部，但成功地从这些结构中分离出来，同时保持了神经的完整性。F. 肿瘤大体全切除。G. 术后出现吞咽困难，导致难以经口营养 9～10 天。由于皮下积液，男孩在术后的 4 天接受了第二次手术，进行硬膜修补。随后，男孩的吞咽功能逐渐恢复正常，术后 2 周男孩症状完全消失。H. 术后 3 年，T_1 加权增强磁共振成像证实肿瘤完全切除。I. 临床状况良好，无神经功能缺陷

物治疗，但肿瘤最终还是进展。1 名 43 岁男性，MGMT 启动子甲基化，在首次术后 2 年接受了第二次手术，并在良好的临床状态下存活了 2 年，直到死于局部肿瘤弥漫性复发。其余 4 例术后 8 个月至 2.5 年死亡。所有患者术后表现很好，所有患者手术后疾病的病程有很好的改善，至少在一段时间内是这样。根据手术前的临床情况，神经学症状迅速恶化，同时参考术前的磁共振成像，5 名胶质母细胞瘤患者在没有手术治疗的情况下，最多只能存活几个月。

结论

回顾相关文献，许多医生在初次面对延髓胶质瘤时，多数认为是不可手术的病变。然而，如本章所示基于合理的患者选择策略下，即使是复杂的病例，显微手术切除肿瘤也是可行的，且预后良好，并发症发生率非常低。作者确信，手术在延髓胶质瘤的整体治疗中起着重要的作用。在现代分子诊断的背景下，肿瘤取样在不久的将来可能会变得更加重要。术中持续的电生理监测有助于引导肿瘤切除，避免手术并发症。外科医生在显微外科手术中可采取灵活的态度。例如，在与延髓实质界限不清的弥漫性病变中，不去尝试理想化的、过高的肿瘤切除率，这可能有助于避免对延髓造成不可逆转的损伤。另外，对于所有能从脑干实质中分辨出来界限的局灶性肿瘤，根治性肿瘤切除至少应该尝试，因为肿瘤切除率可能会对患者的长期预后和生存产生有利的影响。

然而，关于肿瘤体积缩小程度的最终决定，应始终在手术期间根据实际情况和具体的肿瘤组织特性而做出。对于Ⅲ级延髓胶质瘤，如达到如期理想的切除率，可获得良好到极优的手术结果，手术可能会以积极的方式影响延髓胶质母细胞瘤的自然病史。

参考文献

[1] Babu R, Kranz PG, Agarwal V, McLendon RE, Thomas S, Friedman AH, et al. Malignant brainstem gliomas in adults: clinicopathological characteristics and prognostic factors. J Neuro-Oncol. 2014;119(1):177–85.

[2] Bertalanffy H, Tsuji Y, Banan R, Kar S. Adult brainstem gliomas. In: Spetzler RF, Kalani MYS, Lawton MT, editors. Surgery of the brainstem. New York: Thieme; 2019.

[3] Brat DJ, Aldape K, Colman H, Holland EC, Louis DN, Jenkins RB, et al. cIMPACT-NOW update 3: recommended diagnostic criteria for diffuse astrocytic glioma, IDH-wildtype, with molecular features of glioblastoma, WHO grade IV. Acta Neuropathol. 2018;136(5):805–10.

[4] Bricolo A. Surgical management of intrinsic brain stem gliomas. Oper Tech Neurosurg. 2000;3(2):137–54.

[5] Capper D, Jones DTW, Sill M, Hovestadt V, Schrimpf D. SturmD, et al. DNA methylation-based classification of central nervous system tumours. Nature. 2018;555(7697):469–74.

[6] El Ahmadieh TY, Plitt A, Kafka B, Aoun SG, Raisanen JM, Orr B, et al. H3 K27M mutations in thalamic pilocytic astrocytomas with anaplasia. World Neurosurg. 2019;124:87–92.

[7] Ellezam B, Theeler BJ, Walbert T, Mammoser AG, Horbinski C, Kleinschmidt-DeMasters BK, et al. Low rate of R132H IDH1 mutation in infratentorial and spinal cord grade II and III diffuse gliomas. Acta Neuropathol. 2012;124(3):449–51.

[8] Gessi M, Capper D, Sahm F, Huang K, von Deimling A, Tippelt S, et al. Evidence of H3 K27M mutations in posterior fossa ependymomas. Acta Neuropathol. 2016;132(4):635–7.

[9] Gupta K, Orisme W, Harreld JH, Qaddoumi I, Dalton JD, Punchihewa C, et al. Posterior fossa and spinal gangliogliomas form two distinct clinicopathologic and molecular subgroups. Acta Neuropathol Commun. 2014;2:18.

[10] Hartmann C, Meyer J, Balss J, Capper D, Mueller W, Christians A, et al. Type and frequency of IDH1 and IDH2 mutations are related to astrocytic and oligodendroglial differentiation and age: a study of 1,010 diffuse gliomas. Acta Neuropathol. 2009;118(4):469–74.

[11] Hu J, Western S, Kesari S. Brainstem Glioma in Adults. Front Oncol. 2016;6:180.

[12] Hundsberger T, Tonder M, Hottinger A, Brugge D, Roelcke U, Putora PM, et al. Clinical management and outcome of histologically verified adult brainstem gliomas in Switzerland: a retrospective analysis of 21 patients. J Neuro-Oncol. 2014;118(2):321–8.

[13] Jallo GIFD, Roonprapunt C, Epstein F. Current management of brainstem gliomas. Ann Neurosurg. 2003;3(1):1–17.

[14] Javadi SA, Hartmann C, Walter GF, Banan R, Samii A. IDH1 mutation in brain stem glioma: case report and review of literature. Asian J Neurosurg. 2018;13(2):414–7.

[15] Jones DT, Hutter B, Jager N, Korshunov A, Kool M, Warnatz HJ, et al. Recurrent somatic alterations of FGFR1 and NTRK2 in pilocytic astrocytoma. Nat Genet. 2013;45(8):927–32.

[16] Joyon N, Tauziede-Espariat A, Alentorn A, Giry M, Castel D, Capelle L, et al. K27M mutation in H3F3A in ganglioglioma grade I with spontaneous malignant transformation extends the histopathological spectrum of the histone H3 oncogenic pathway. Neuropathol Appl Neurobiol. 2017;43(3):271–6.

[17] Kleinschmidt-DeMasters BK, Donson A, Foreman NK, Dorris K. H3 K27M mutation in gangliogliomas can be associated with poor prognosis. Brain Pathol. 2017;27(6):846–50.

[18] Koelsche C, Wohrer A, Jeibmann A, Schittenhelm J, Schindler G, Preusser M, et al. Mutant BRAF V600E protein in ganglioglioma is predominantly expressed by neuronal tumor cells. Acta Neuropathol. 2013;125(6):891–900.

[19] Louis DN, et al. WHO classification and grading of tumours of the central nervous system. Revised 4th ed. World Health Organization classification of tumours. Lyon: IARC Press; International Agency for Research on Cancer; 2016.

[20] Orillac C, Thomas C, Dastagirzada Y, Hidalgo ET, Golfinos JG, Zagzag D, et al. Pilocytic astrocytoma and glioneuronal tumor with histone H3 K27M mutation. Acta Neuropathol Commun. 2016;4(1):84.

[21] Pekmezci M, Villanueva-Meyer JE, Goode B, Van Ziffle J, Onodera C, Grener JP, et al. The genetic landscape of ganglioglioma. Acta Neuropathol Commun. 2018;6(1):47.

[22] Purohit B, Kamli AA, Kollias SS. Imaging of adult brainstem gliomas. Eur J Radiol. 2015;84(4):709–20.

[23] Reers S, Krug D, Stummer W, Hasselblatt M. Malignant progression of a histone H3.3 K27M-mutated spinal pilocytic astrocytoma in an adult. Clin Neuropathol. 2017;36(2):83–5.

[24] Reinhardt A, Stichel D, Schrimpf D, Sahm F, Korshunov A, Reuss DE, et al. Anaplastic astrocytoma with piloid features, a novel molecular class of IDH wildtype glioma with recurrent MAPK pathway, CDKN2A/B and ATRX alterations. Acta Neuropathol. 2018;136(2):273–91.

[25] Reithmeier T, Kuzeawu A, Hentschel B, Loeffler M, Trippel M, Nikkhah G. Retrospective analysis of 104 histologically proven adult brainstem gliomas: clinical symptoms, therapeutic approaches and prognostic factors. BMC Cancer. 2014;14:115.

[26] Reyes-Botero G, Giry M, Mokhtari K, Labussière M, Idbaih A, Delattre JY, et al. Molecular analysis of diffuse intrinsic brainstem gliomas in adults. J Neuro-Oncol. 2014;116(2):405–11.

[27] Schindler G, Capper D, Meyer J, Janzarik W, Omran H, Herold-Mende C, et al. Analysis of BRAF V600E mutation in 1,320 nervous system tumors reveals high mutation frequencies in pleomorphic xanthoastrocytoma, ganglioglioma and extra-cerebellar pilocytic astrocytoma. Acta Neuropathol. 2011;121(3):397–405.

[28] Schwartzentruber J, Korshunov A, Liu XY, Jones DT, Pfaff E, Jacob K, et al. Driver mutations in histone H3.3 and chromatin remodelling genes in paediatric glioblastoma. Nature. 2012;482(7384):226–31.

[29] Sturm D, Witt H, Hovestadt V, Khuong-Quang DA, Jones DT, Konermann C, et al. Hotspot mutations in H3F3A and IDH1 define distinct epigenetic and biological subgroups of glioblastoma. Cancer Cell. 2012;22(4):425–37.

[30] Theeler BJ, Ellezam B, Melguizo-Gavilanes I, de Groot JF, Mahajan A, Aldape KD, et al. Adult brainstem gliomas: correlation of clinical and molecular features. J Neurol Sci. 2015;353(1–2):92–7.

[31] Wu G, Broniscer A, McEachron TA, Lu C, Paugh BS, Becksfort J, et al. Somatic histone H3 alterations in pediatric diffuse intrinsic pontine gliomas and non-brainstem glioblastomas. Nat Genet. 2012;44(3):251–3.

[32] Wu G, Diaz AK, Paugh BS, Rankin SL, Ju B, Li Y, et al. The genomic landscape of diffuse intrinsic pontine glioma and pediatric non-brainstem high-grade glioma. Nat Genet. 2014;46(5):444–50.

第 14 章　脑干肿瘤的放射治疗和化学药物治疗

Radiation and Chemotherapy for Brainstem Tumors

Katherine E. Warren　著

张　鹏　译　　陈立华　张洪钿　校

缩略语

[^{124}I]–8H9	radioisotope iodine 124 conjugated to antiglioma monoclonal antibody 8H9	8H9 放射性同位素碘 ^{124} 与抗胶质瘤单克隆抗体 8H9 结合
BBB	blood-brain barrier	血脑屏障
BMP	bone morphogenetic protein	骨形态发生蛋白质
BRD4	bromodomain containing protein 4	溴结构域蛋白 4
CDK7	cyclin-dependent kinase 7	周期蛋白依赖性激酶 7
CED	convection enhanced delivery	对流增强给药
CNS	central nervous system	中枢神经系统
CSF	cerebrospinal fluid	脑脊液
DIPG	diffuse intrinsic pontine glioma	弥漫内生性脑桥胶质瘤
EFS	event free survival	无事件生存
EGFR	epidermal growth factor receptor	表皮生长因子受体
FLAIR	fluid attenuated inversion recovery	液体抑制反转恢复序列
HDAC	histone deacetylase	组蛋白脱乙酰酶
HR	hazard ratio	风险比
IgG1	immunoglobulin G-1	免疫球蛋白 G-1
IL3-PE	interleukin-13-pseudomonas exotoxin	白细胞介素 13– 假单胞菌外毒素
MRI	magnetic resonance imaging	磁共振成像
N	number	序号
NF-Ⅰ	neurofibromatosis type Ⅰ	Ⅰ型神经纤维瘤病
OS	overall survival	总生存时间
PCV	Procarbazine，Lomustine and Vincristine	丙卡巴肼、洛莫司汀和长春新碱
PEG-Intron	Pegylated interferon alpha-2b	聚乙二醇化干扰素 α-2b
PFS	progression free survival	无进展生存期

TPCV	6-Thioguanine, Procarbazine, Lomustine and Vincristine	6- 硫鸟嘌呤、丙卡巴肼、洛莫司汀和长春新碱
TTP	time to progression	达峰时间
WHO	World Health Organization	世界卫生组织
WT	wild type	野生型

脑干胶质瘤是一组异质性肿瘤。因为其临床表现和预后可能存在显著差异，同时在治疗选择上也各不相同，所以需要进行风险效益来分析。儿童脑干胶质瘤通常分为弥漫内生性脑桥胶质瘤（DIPG）或非弥漫内生性脑桥胶质瘤（NON-DIPG）。成人“DIPG”的生物学和预后与儿童的DIPG具有不同之处。儿童的非DIPG通常为低级别肿瘤，且预后较好，而成人非DIPG常常恶性程度高，且预后较差。因此，成人DIPG和非DIPG之间的预后差异不如儿童患者明显。治疗需考虑手术可切除性、临床表现、影像学表现和肿瘤分级。其他因素如症状持续时间的长短、症状进展速度、当前或即将出现的脑脊液阻塞、患者年龄和其他预后因素，可能在治疗决策中发挥作用。

DIPG呈一种弥漫性的浸润性病变，其肿瘤细胞交织在脑干的关键神经结构之间，因此缺乏可行的手术选择。在组织学上，这些病变是世界卫生组织（WHO）定义的Ⅱ～Ⅳ级胶质瘤。具有典型DIPG的儿童患者，不论肿瘤分级如何，往往有相似的结局，而成人胶质瘤分级确实影响其预后。此外，在高达80%的DIPG儿童患者中发现了H3K27M的突变，但这种突变在成人患者中似乎并不那么常见。与那些患有野生型（WT）H3的儿童患者相比，突变型患者的总生存时间（OS）较低，这种突变表现可视为预后标志。尽管如此，对于有和没有H3K27M突变的儿童患者来说，标准治疗方案是相同的，因为目前尚未确定有效的临床治疗方法。H3K27M突变还不能预测治疗，包括化学药物治疗的反应性。识别包括H3K27M特定突变的活检，已经推动了涉及分子靶向药物的临床试验，希望针对特定突变的治疗比经验疗法更有效。

与在DIPG中观察到的恶性生物学行为相比，儿童非DIPG脑干神经胶质瘤经常表现出更良性的性质和临床进展。非DIPG脑干胶质瘤被进一步归类为局灶型，背侧外生型或颈–延型胶质瘤。DIPG脑干胶质瘤最常发生在脑桥，而低级别、边界清楚的非DIPG胶质瘤通常累及中脑和延髓位置[9]，这表明微环境和起源不同的细胞，其致癌机制不同。值得注意的是，局灶性和外生性脑干胶质瘤（通常是离散的肿块），甚至颈–延胶质瘤（通常是毛细胞型星形细胞瘤）的生存率明显高于累及脑桥的弥漫性病变患者，因为这些肿瘤往往可以接受手术切除（完全或部分切除或剥离）[1, 10–12]。

成人脑干神经胶质瘤占所有成人神经胶质瘤的＜2%，且60%位于脑桥。尽管数据有限，但弥漫内生性脑桥胶质瘤的成人患者往往比儿童患者具有更好的预后。与典型儿童DIPG自诊断后中位生存期＜1年相比，成人脑干胶质瘤的中位生存期为30～49个月。由于纳入研究的成人患者人数很少，目前尚不清楚有多少成人患者表现出典型儿童DIPG的临床特征和影像学特征。在成人脑干胶质瘤中，造影增强程度与生存率之间存在关联，随着分级的增加和对比剂增强程度的增高，同时预后更差[4, 16]，在儿童DIPG中这种相关性尚不清楚[17]。成人和儿童DIPG预后的差异并不仅与组织学分级的差异有关[18]。

本章将详细讨论儿童 DIPG、儿童非 DIPG 脑干胶质瘤和成人脑干胶质瘤的治疗。

一、儿童弥漫内生性脑桥胶质瘤的治疗

儿童 DIPG 患者的治疗选择有限。放射治疗仍然是标准的治疗，并且是目前唯一已证明对儿童 DIPG 有显著临床益处的治疗方法[17, 19]。患者通常表现为起病迅速（数天到数周），症状逐渐恶化。糖皮质激素通常在诊断时或放射治疗过程早期开始使用，以减轻瘤周水肿引起的症状。虽然放射治疗通常是为了缓解或减轻症状而尽可能快地开始，但一项回顾性研究表明，从诊断到开始放射治疗的时间并不影响无事件生存（EFS）或 OS。

（一）放射治疗

诊断为 DIPG 患者的标准治疗方法是放射治疗，即给予 54～60Gy（180～200cGy/ 次）外照射放射治疗，每周 5 次，持续 6 周[17, 21–25]。这种治疗方案适用于任何恶性胶质瘤患者，在过去 50 年中没有改变，最初是基于每周 5 天工作时间的便利性和放射治疗医师关于患者急性耐受性的经验而建立的[26]。放射治疗的总剂量对恶性胶质瘤至关重要。在一项回顾性研究中，评估了 50Gy、55Gy、60Gy 治疗恶性胶质瘤的剂量效应，增加剂量与提高生存率有直接关系[26]。对于患有 DIPG 的儿童，人们普遍认为＜50Gy 的剂量是不够的，而＞60Gy 的剂量可能会带来额外的毒性，而不会带来额外的益处[27]。肿瘤区（gross target volume，GTV）是基于 T_2 加权、液体抑制反转恢复序列（FLAIR）和 T_1 加权增强序列定义的，临床靶区（clinical target volume，CTV）包括 GTV 和肿瘤外 1～2cm[20]。3D 适形放射治疗可用于减少受照射体积和保护关键结构。在一项利用分次立体定向放射治疗的研究中，41 名包括 DIPG 在内的脑干胶质瘤患者（26 名成人和 15 名儿童）接受了分次的高精度立体定向放射治疗，总剂量为 54Gy[27]。在大多数患者中，治疗失败的主要模式是局部失败。尽管患者群体不同，但这项研究证明了分次立体定向放射治疗的可行性，可以提高放射治疗精确度并减少重要结构的损伤。然而，DIPG 通常延伸到脑桥以外，一些学者主张放射治疗范围扩大，而不是局限于病灶范围[3, 28]。大多数专家一致认为质子放射治疗在典型的 DIPG 患者中没有显示更好的效果。

放射治疗改善了 75% DIPG 患者的神经症状，并使 OS 中位数从 4.7 个月[29]增加到 8～11 个月[17, 21]。然而，放射治疗的疗效维持时间不长，放射治疗后肿瘤可能在 3～6 个月出现复发或临床进展[17, 19, 30–32]。在尸检中发现有病灶位于软脑膜和（或）脑室下等放射治疗之外的区域，但治疗失败的主要原因是局部复发。尽管在尸检中发现在上述区域有病灶存在，但一般不行全脑全脊髓放射治疗，除非患者有相关临床症状。

1. 超分割放射治疗

尽管 DIPG 的标准放射治疗剂量和方案存在一些变化，包括更高的总剂量或替代方案，但已进行的有限数量的研究，已经提供了临床获益的最佳方案。恶性胶质瘤的放射治疗存在剂量 – 效应关系，所以在儿童脑干肿瘤的研究中进行了更高放射治疗剂量的探索。需要强调的是，在这些试验的结果进行回顾分析时，发现许多最初的临床试验并没有将 DIPG 与其他脑干胶质瘤区分开来。在一项 130 例研究中，比较了每天 2 次（117cGy/f）总剂量 70.2Gy 超分割放射治疗与每天一次（180cGy/f）总剂量 54 Gy 常规放射治疗的 OS、EFS 和毒性，两组患者无明显差异（OS 分别为 8 个月和 8.5 个月）。

一项增加超分割放射治疗总剂量的 Ⅰ/Ⅱ 期

临床试验初步结果表明，随着放射治疗总剂量增加至 66～72Gy，OS 和肿瘤 TTP（达峰时间）增加，呈现临床受益的趋势；随后，总剂量增加至 75.6Gy[35]。然而，尽管仍有 75% 的患者观测到神经功能改善，但再次接受更高剂量放射治疗并未改善中位 TTP 或 OS（分别为 7 个月和 10 个月）[35]。治疗失败的主要模式仍是局部进展。值得注意的是，超过 60% 的患者放射治疗后需要服用类固醇药物≥3 个月，45% 的患者在影像学上发现放射性坏死。另一项研究评估了儿童脑干胶质瘤给予超分割放射治疗的效果，总剂量为 78Gy[36]。虽然该剂量相对耐受性较好，但结果是相似的，患者的预后没有改善，放射治疗后同样出现长期的类固醇依赖，影像学上有明显的放射性坏死。在一项对新诊断的儿童脑干胶质瘤患者进行常规放射治疗和超分割放射治疗，以及顺铂同步放射增敏的临床研究中，两组患者 EFS 或 OS 没有显著差异[31]。因此，鉴于目前已有的证据，超分割放射治疗对这部分患者相比常规放射治疗没有明显效果。

2. 低分割放射治疗

为了缩短 6 周的放射治疗时间，针对新诊断的儿童 DIPG 进行了较短时间（通常是 3～4 周）低分割放射治疗的几项临床研究[30, 37]。在一项包含 22 名针对初诊儿童 DIPG 的单中心研究中[37]，14 名患者接受了剂量为 45Gy，3Gy/ 次，共 15 次的低分割放射治疗，5 名患者因不良反应需要减少每日放射治疗剂量，1 名患者在 2 次治疗后死于严重的高颅压。研究结果表明中位 TTP 为 5.7 个月，OS 为 7.6 个月。在另一项多中心回顾性分析研究中，27 名初诊儿童 DIPG 接受了 3～4 周的两种低分割方案（39Gy，3Gy/ 次；或 44.8Gy，2.8Gy/ 次）治疗，并与随机选择的接受常规放射治疗的匹配队列进行比较[30]；两组之间的 TTP 和 OS 没有显著差异，TTP 分别为 5.0 个月和 7.6 个月（P=0.24），OS 分别为 9 个月和 9.4 个月。在一项对 71 名患者进行的随机对照研究中，将低分割治疗（总剂量 39Gy，3Gy/ 次，2.6 周内完成 13 次）与常规放射治疗（54Gy，180cGy/ 次，6 周内完成 30 次）进行比较，低分割组的中位 OS 为 7.8 个月，而常规放射治疗组的中位 OS 为 9.5 个月[38]。两组在 OS［风险比（HR）1.03］或毒性方面没有显著差异[34]。综上所述，这些研究表明，缩短放射治疗疗程可能适合某些脑干肿瘤患者，如需要每日麻醉的患者；尽管在每项研究中没有观察到统计学显著差异，但似乎有缩短 TTP 的趋势。由于患者数量很少，因此需要进行更大规模的随机临床试验。

3. 放射治疗增敏药

为了进一步优化 DIPG 患者放射治疗的抗肿瘤疗效，对增加肿瘤细胞对辐射易感性的药物进行了研究。然而，到目前为止，还没有放射治疗增敏药能显著改善这类患者的预后。顺铂是最早作为放射治疗增敏药进行临床研究的药物之一，因为它在体外和体内具有增强临床放射治疗效果的能力[39, 40]。在一项临床试验中，对儿童弥漫内生性脑桥胶质瘤患者中进行超分割放射治疗，并对使用和不使用顺铂作为放射治疗增敏药进行比较，接受顺铂作为放射治疗增敏药的患者比只接受放射治疗的患者预后更差，这表明接受联合治疗的患者毒性增加[41]。莫替沙芬 – 钆是在儿童 DIPG 评估中的另一种放射治疗增敏药[42, 43]。它的金属卟啉定位于肿瘤中，并抑制氧化应激相关蛋白，导致修复辐射损伤的能力降低[44]。但在一项针对 DIPG 儿童的临床试验中，在常规放射治疗的基础上增加莫替沙芬 – 钆并不能改善 OS[43]。其他化学药物治疗，如吉西他滨[45]和卡培他滨[46]，已被评估为放射治疗增敏药和（或）在辅助环境下作为“化学药物治疗”疗法给予。与其他化学药物治疗药物一样，结果没有得到改善；此外，可能会增加放射治疗的不良反应和造成放射治疗疗程的潜在延长[41]。

（二）化学药物治疗

如上所述，DIPG 肿瘤细胞是浸润性的，与脑干中的正常细胞交织在一起。它们可能持续延伸到中脑和延髓，局部延伸到小脑脚，并累及室管膜下间隙和软脑膜，这表明需要非局灶性的辅助治疗。尽管进行了许多试验性研究，但在 DIPG 患儿的临床试验中，除放射治疗外，没有其他治疗方法显示出有任何显著的抗肿瘤作用、临床益处或显著的疗效改善。因此，数十年来，DIPG 儿童的标准治疗方法没有改变。许多患有 DIPG 的儿童参加了各项临床试验，研究了各种化学药物治疗药物和策略的研究，包括常规细胞毒药物、大剂量化学药物治疗策略、放化学药物治疗和分子靶向药物，以及探索通过改变化学药物治疗的给药时间来解决疗效不足的问题，包括放射治疗前的化学药物治疗、同步放射治疗和化学药物治疗、放射治疗后的化学药物治疗。尽管方法广泛，但 DIPG 仍然疗效欠佳。目前已设计了后续的临床试验来克服某些特定的障碍，但是新的药物开发和标准的临床试验并未显著改变这些问题。

1. 经验性治疗

多年以来，我们一直被这样的假设所困扰，DIPG 的生物学行为与成人幕上恶性神经胶质瘤相似，因为它们的组织学来源相似。因此，在 DIPG 儿童临床试验中评估的化学药物治疗药物是根据成人恶性神经胶质瘤的数据或经验选择的，直到最近出现的疾病特异性临床前工具，如 DIPG 细胞系和动物模型才有所改变。丙卡巴肼、洛莫司汀和长春新碱的联合化学药物（PCV）治疗方案对成人恶性神经胶质瘤具有一定疗效，是对儿童高级别神经胶质瘤（包括弥漫内生性脑干胶质瘤）探索的最早治疗方法之一[47]。但是，这些患者的预后并未得到改善。由于 PCV 方案已被放射治疗所取代，随之而来的是替莫唑胺成为成人胶质母细胞瘤的辅助标准治疗[48]，由于替莫唑胺在成人胶质母细胞瘤中具有活性，良好的中枢神经系统组织渗透性[49]，易于获得、耐受性好，因此在儿童 DIPG 中进行了许多临床试验，但尚无临床试验证明替莫唑胺在儿童 DIPG 中具有显著疗效[6, 50–59]（表 14–1）。因此，多项试验表明替莫唑胺对 DIPG 缺乏疗效。怀疑 DIPG 在生物学上可能不同于与成人胶质母细胞瘤，并预示着需要对 DIPG 生物学行为进行进一步探索。

目前已经对 DIPG 患儿在病程的不同时间点的化学药物治疗进行了评估。在一项评估超分割放射治疗（总剂量为 66Gy）的研究中[61]，对新诊断的高危脑干肿瘤患儿进行 4 周期的放射治疗前化学药物治疗，同时给予顺铂和环磷酰胺方案的新辅助化学药物治疗。值得注意的是，2/3 符合条件的患者（n=32）在类固醇和化学药物治疗后临床症状有所改善，并且观察到 3 种部分缓解的放射反应。但是，9 个月中位生存期与历史对照相似，并且观察到了明显的化学药物治疗相关毒性。

在 BSG 98 试验中，对 23 名弥漫性脑干胶质瘤患儿进行了卡莫司汀（BCNU）、他莫昔芬、顺铂和甲氨蝶呤新辅助化学药物治疗方案[62, 63]。报告显示这项研究的 OS 为 17 个月，而历史对照组为 9 个月。虽然这种差异看起来很明显，但两组没有进行前瞻性的匹配。此外，与对照组相比，接受新辅助化学药物治疗的儿童住院时间明显延长。对 2004—2014 年在一家机构接受 BSG 98 治疗的患者（n=16）进行了回顾性审查，并将这些患者与在同一机构接受立体定向穿刺活检后接受靶向治疗的儿童（n=9）进行了比较[63]，中位 OS 分别为 16.1 个月和 8.8 个月。但是，两组的预后因素不匹配，如症状持续时间、诊断年龄、活检方法等。因此，应谨慎对待这种方法的临床效果，并且需要开展进一步的随机对照临床试验。

表 14-1 替莫唑胺对弥漫内生性脑桥胶质瘤（或脑干胶质瘤）的研究

研究治疗方案	人 群	结 果	参考文献
XRT + 同步 TMZ［75mg/(m^2·d)］，辅助 TMZ［75～100mg/(m^2·d)×21/28d×12 个周期］	新诊断的 DIPG（n=43）	中位 TTP 5.6 个月 中位 OS 9.5 个月	[59]
XRT+ 同步 TMZ［75mg/(m^2·d)］，辅助 TMZ［200mg/(m^2·d)，1～5q/d，28d］	新诊断的 DIPG（n=20）	中位 PFS 6.9 个月 中位 OS 9.15 个月	[53]
XRT+ 同步 TMZ［75mg/(m^2·d)］，辅助 TMZ［200mg/(m^2·d)，1～5q/d，28d×6 个周期］	新诊断的 DIPG（组织学证实）（n=21）	中位 TTP 7.5 个月 中位 OS 11.7 个月	[54]
XRT+TMZ［90mg/(m^2·d)］，然后 TMZ［200mg/(m^2·d)，1～5q/d，28d×10 个周期］	新诊断的 DIPG（n=63）	中位 TTP 6.1 个月 中位 OS 6.9 个月	[52]
XRT+ 辅助 TMZ［150mg/(m^2·d)，1～5q/d，28d］ 或 XRT+ 同步 TMZ［75mg/(m^2·d)］，辅助 TMZ［150mg/(m^2·d)，1～5q/d，28d］	新诊断的 DIPG（n=18）	中位 PFS 7.4 个月（n=10） 中位 PFS 6.4 个月（n=8） 中位 OS 12.3 个月［全部］	[60]
XRT+TMZ［85mg/(m^2·d)］×6 周，然后辅助 TMZ［85mg/(m^2·d)］	新诊断的弥漫性 BSG（n=15）	中位 TTP 5.13 个月 中位 OS 9.8 个月	[57]
XRT+ 同步 TMZ［75mg/(m^2·d)］，辅助 TMZ［200mg/(m^2·d)，1～5q/d，28d］	新诊断的 DIPG（n=15）	中位 PFS 7.15 个月 中位 OS 15.6 个月	[58]
XRT+ 同步开始 TMZ［75mg/(m^2·d)］，然后 TMZ［200mg/(m^2·d)］×5d+ 顺式维 A 酸［100mg/(m^2·d)］×21d，28d	新诊断的 DIPG（n=12）	中位 TTP 10.2 个月 中位 OS 13.5 个月	[50]
TMZ［200 mg/(m^2·d)×5q，28 d］	进展的弥漫性 BSG（n=21）	中位 OS 6.2 个月	[55]
XRT［初期选伊立替康］，然后 TMZ［200mg/(m^2·d)×5d，28d×6 个周期］	新诊断的弥漫性 BSG（n=33）	中位 PFS 8.5 个月 中位 OS 12 个月	[56]
TMZ［75mg/(m^2·d)×5d，28d］+O^6-BG	复发或进展性 BSG（n=16）	6 个月的 PFS=0% 中位 OS=60 天	[51]

BSG. 脑干胶质瘤；DIPG. 弥漫内生性脑桥胶质瘤；n. 数量；OS. 总生存时间；O6-BG.O6– 苄基鸟嘌呤；PFS. 无进展生存期；TMZ. 替莫唑胺；TTP. 达峰时间；XRT. 放射治疗

2. 疾病特异性靶向治疗

2000 年初，分子靶向药物进入临床，与替莫唑胺一样，在儿童 DIPG 的临床试验中对许多靶向药物进行了评估（表 14–2）。因为对 DIPG 的理解有限，这些试验经常在靶点不明确或“靶点”是否是驱动肿瘤发生因素的情况下进行。在美国，即使是临床研究，也没有常规进行活检，因此在儿童 DIPG 中进行临床试验选择的靶向药物主要是用于成年胶质母细胞瘤患者的药物。尽管某些 DIPG 已从手术活检或尸检获得的组织中确定了靶点，如表皮生长因子受体（EGFR）[64]。但迄今为止，靶向治疗尚未改善疗效。尼莫妥单抗是一种针对 ERBB1/EGFR 的人源化免疫球蛋白 G-1（IgG1）单克隆抗体，在对儿童 DIPG 进行放射治疗联合尼莫妥单抗的初步研究中，中位无进展生存期（PFS）和 OS 分别为 5.8 个月和 9.4

表 14–2 涉及分子靶向药物的弥漫内生性脑桥胶质瘤的临床试验

靶　点	分　期	研究药物	符合 DIPG 的靶点确认 是 / 否	结　果	参考文献
PDGFR	Ⅰ	伊马替尼	否	中位 EFS 7.2 个月 中位 OS 11 个月	[67]
VEGFR-2	Ⅰ	凡德他尼 +XRT	否	中位 PFS 8 个月 中位 OS 11.5 个月	[68]
VEGFR-2 PDGFR	Ⅰ	凡德他尼 + 达沙替尼	否	中位 OS 12 个月	[69]
EGFR	Ⅰ	埃罗替尼 +XRT	是，对于新诊断的 BSG	PFS 8 个月，OS 12 个月，EGFR 与 OS 无相关性	[70]
EGFR	Ⅰ	吉非替尼 +XRT	否 对于 BSG	1 年 PFS 16.1% 1 年 OS 48%	[71]
EGFR	Ⅱ	吉非替尼 +XRT	否	中位 PFS 7.4 个月 中位 OS 12 个月	[72]
法尼基转移酶	Ⅰ	替吡法尼 +XRT	否	中位 PFS ＜ 6 个月 中位 OS 8.5 个月	[73]
法尼基转移酶	Ⅱ	替吡法尼 +XRT	否	中位 PFS 6.8 个月 中位 OS 8.3 个月	[74]
法尼基转移酶	Ⅱ	替吡法尼	否	对于复发性，进展的 BSG 6 个月；PFS 3%±3%	[75]
γ 分泌酶	Ⅰ	MK-0752	否	难治性 BSG［*n*=6］：无反应，无长期疾病稳定	[76]
蛋白激酶 CPI3K/Akt 通路	Ⅰ	恩扎司他林	否	BSG［*n*=5］：无客观反应，但 2/5 的 BSG 病情稳定＞3 个周期	[77]

EFS. 无事件生存；EGFR. 表皮生长因子受体；*n*. 数量；OS. 总生存时间；PDGFR. 血小板源生长因子受体；PFS. 无进展生存期；PI3K. 磷脂酰肌醇 –3– 激酶；VEGFR. 血管内皮生长因子受体；XRT. 放射治疗

个月[65]。在一项后续研究中，Massimino 等[66]评估了尼莫妥单抗联合长春瑞滨和放射治疗对初诊 DIPG 患儿的疗效，入组 25 名患者的中位 PFS 为 8.5 个月。值得注意的是，在临床试验中并未常规进行活检以确认是否存在 EGFR 表达。该作者报告了 4 例活检中有 1 例显示 EGFR 的表达[66]。表 14–2 列出了其他针对 DIPG 患儿采用分子靶向药物的临床试验及其结果。虽然对 DIPG 儿童进行尸检的研究表明，某些 DIPG 患者可能存在这些靶点，但在大多数研究中未就是否存在这些靶点进行确认。此外，大多数靶点，包括 EGFR 并未在所有肿瘤细胞中发现[64]，这表明需要进行其他额外的靶向联合治疗是必要的。

在过去的 10 年中，我们了解到成人胶质母细胞瘤与 DIPG，甚至小儿幕上恶性胶质瘤和 DIPG 之间存在显著的生物学差异[78]。随后，由于越来越多的尸检/活检组织，以及 DIPG 细胞系和动物模型的发展，使我们对 DIPG 生物学的理解迅速扩展。

这种动物模型的可用性，以及新一代测序工具的出现，取得了开创性的研究，揭示了 DIPG 作为一种独特疾病实体的复杂基因组和表观遗传学。既往的 DIPG 临床试验反复失败，从儿童 DIPG 尸检中确定潜在的治疗靶点，以及欧洲证明的儿童 DIPG 常规活组织检查的安全性[79]，支持了临床试验中的活组织检查，特别是确认儿童 DIPG 分子靶向药物的靶点[79–84]。然而，虽然结合活检以确定 DIPG 个体患者潜在靶点的临床试验已经并正在进行中，但尚未报道患者预后的改善。与其他化学药物治疗药物一样，分子靶向药物疗效可能是多因素的（表 14–3）。

表 14–3 中枢神经系统肿瘤有效分子靶向药物的要求

必要条件	评估方法
活化剂	DIPG 细胞系进行临床前鉴定和验证，肿瘤模型
存在靶点	患者治疗前活检
输送药物到肿瘤细胞	临床前确定中枢神经系统渗透情况，给药后患者活检，药物/代谢物成像
肿瘤部位的有效显露（必要的时间内保持足够的浓度）	临床前确定中枢神经系统渗透情况，药物/代谢物的成像
患者能够耐受达到有效暴露所需的剂量	药代动力学分析Ⅰ期临床试验
缺乏抵抗机制	在肿瘤进展/治疗失败时评估患者的肿瘤

DIPG. 弥漫内生性脑桥胶质瘤

不幸的是，在治疗前后对肿瘤进行常规评估，以确认靶点的存在和治疗效果或耐药性的形成，并不是常规或容易进行的，尤其是对于 DIPG，因为在 DIPG 中重复进行患者肿瘤采样会引发伦理问题，而动物模型不能完全反映患者的现实病情。继续开发和利用 DIPG 特定的临床前工具，包括细胞系和异种移植模型，使高通量药物筛选和在动物模型中药物活性的验证得以实现。最初深入的 DIPG 特异性药物筛选使用了一组来自儿童 DIPG 的 16 个细胞系，用于评估 83 种药物的活性[85]。组蛋白脱乙酰酶（HDAC）抑制药帕比司他在 16 个细胞系中有 12 个表现出显著活性，这种活性在 DIPG 的原位异种移植模型中得到了验证[85]。在 DIPG 中证明 HDAC 活性与高达 80% 的儿童 DIPG 中发现组蛋白突变相一致[5, 86, 87]，为帕比司他在进展性 DIPG[88] 和新诊断的放射治疗后儿童 DIPG 中的临床试验提供了理论基础（NCT02717455）。

大多数携带组蛋白 H3 突变的 DIPG 具有不同的遗传伴侣突变，这些突变可能驱动肿瘤发生，并可能成为靶点[85, 89, 90]，这一点很重要。因为 DIPG 肿瘤细胞对 HDAC 抑制药产生了耐药性[85]，这表明联合治疗是必要的。几项临床前研究证明，药物与 HDAC 抑制药具有协同作用[91]。例如，HDAC 抑制药与溴结构域蛋白 4（BRD4）或周期蛋白依赖性激酶 7（CDK7）抑制药的联合治疗对 DIPG 细胞具有协同作用[91]。其他伴侣突变，如 ACVR1，通常与 H3.1 K27 M 突变相关，导致骨形态发生蛋白质（BMP）信号激活，并最终增加促肿瘤生长基因的转录[92–94]，表明同时靶向 ACVR1 可能具有抗肿瘤作用。目前正在进行评估不同药物组合的临床前研究，以验证体内疗效，从而加强 DIPG 儿童临床试验的理论基础。

3. 生物制药

除了传统的化学药物治疗药物外，还探索了包括生物制药在内的其他治疗方法。具有多种潜在抗肿瘤机制的药物，如沙利度胺（thalidomide）及其衍生物和多种干扰素，已被临床评估用于治疗恶性胶质瘤，结果喜忧参半[95–101]。干扰素是一种具有抗增殖和免疫调节作用的糖蛋白家族，干扰素治疗恶性胶质瘤已经进行了几项临床试验，但干扰素的最佳类型、治疗方案和剂量仍不清楚。Warren 等对 DIPG 儿童进行的一项临床前研究表明，持续低剂量 α 干扰素可能比间歇性高剂量干扰素更有效 [102]。对儿童 DIPG 进行了Ⅱ期研究，在完成放射治疗后开始给予每周服用小剂量聚乙二醇化 α-2b 干扰素（PEG-Intron®）[101]。虽然耐受性良好，但中位 TTP 为 7.8 个月，OS 为 11.7 个月，与历史对照组没有显著差异。

鉴于恶性神经胶质瘤被认为是碱性成纤维细胞生长因子、血管内皮生长因子和血小板衍生生长因子过度表达的血管肿瘤，沙利度胺及其后续衍生物（包括来那度胺）等药物已经在儿童脑干胶质瘤的临床试验中进行了评估 [100, 103]。在一项沙利度胺联合放射治疗的研究中，中位 TTP 为 5 个月，中位生存期为 9 个月 [100]。在一项评估沙利度胺和替莫唑胺对儿童弥漫内生性脑桥胶质瘤同步放射治疗，以及辅助治疗的研究中，中位 PFS 为 7.2 个月，OS 为 12.7 个月 [103]，与历史对照组没有显著差异。最近开展了一项沙利度胺衍生物和免疫调节药来那度胺在新诊断的儿童 DIPG 对放射治疗后维持治疗进行了Ⅰ期试验评估 [104]。这项研究结果表明受试患者对来那度胺耐受性良好，试验组 H3.3K27M 突变的儿童 DIPG 的长期生存率可达 3 年以上。到目前为止还没有更多的其他研究结果报告。

4. 不同的给药方式

化学药物治疗药物发挥最佳抗肿瘤作用的主要障碍是血脑屏障（BBB），血脑屏障阻止了大多数治疗药物到达肿瘤组织和达到有效剂量。由于已经在 DIPG 患儿中确定了潜在的药物治疗靶点，并且在临床上可以使用针对这些靶点的药物。替代的给药方式包括鞘内注射给药，药物受到脑实质内扩散的限制；鼻内给药，目前正在进行临床前探索，以获得最佳的药物和给药方法，以及使用对流增强给药（CED）等技术直接进行肿瘤内给药。

CED 在外界持续缓慢加压下，经导管将药物输注到脑细胞外间隙内，药液在压力梯度的作用下实现在脑内的扩散 [105]。这项技术正在被评估为一种通过绕过 BBB 并直接向肿瘤内注入治疗剂来改善 DIPG 患者预后的方法。DIPG 患儿的首例 CED 病例涉及针对 IL-13 受体的白细胞介素 -13- 假单胞菌外毒素（IL-13-PE）的给药，该受体已被证明存在于 DIPG 患者亚群中 [106]。虽然证明了安全性和可行性，但该病例和随后的临床试验发现并试图纠正技术问题，以优化向肿瘤的输送 [107, 108]。

加入不同药物的其他研究证实了 CED 技术对 DIPG 儿童的相对安全性和可行性 [109]。Souweidane 等最近发表了一项针对 DIPG 儿童的 CED Ⅰ期研究的结果，使用放射性同位素 ^{124}I 标记的抗胶质瘤单克隆抗体 8H9，靶向胶质瘤细胞表达的 B7-H3 抗原，采用 CED 方法（^{124}I-8H9）[109]。这项研究再次证实了这种技术的安全性和可行性，并有效地评估了药物的分布。此外，还研究开发了多导管植入 CED 装置，该装置允许对肿瘤进行重复给药，并证明其安全可行 [110, 111]。对于每一种直接给药技术，药物选择都是关键。与所有肿瘤一样，使用的药物对肿瘤细胞必须敏感，并且需要保证在肿瘤部位的有效药物浓度。CED 的局限性之一是如何完全覆盖肿瘤。迄今为止，尽管 CED 技术已经可以使药物覆盖 MRI 显示的肿瘤体积，但 DIPG 肿瘤细胞经常位于脑桥之外，可能需要将 CED 与全身性药物治疗相结合。

无论化学疗法的类型和给药途径如何，为了使化学药物治疗有效，必须满足以下最低标准，包括肿瘤细胞必须对药物敏感、药物必须递送至其作用部位（脑桥内的肿瘤细胞，以及侵袭的边缘，脑室下区域等）；必须在肿瘤部位实现活性药物或代谢物的有效暴露（随时间变化的浓度）；

患者能够耐受达到这些标准所必需的药物剂量。然而，针对 DIPG 标准的临床前研究并未常规进行。大多数（>95%）药物全身用药后，药物进入 CNS 的渗透有限；只有小的亲脂性化合物能够穿过血脑屏障，然后穿过脑实质到达肿瘤细胞[112]。在所有这些要求得到满足之前，达到对 DIPG 有效的化学药物治疗药物标准浓度可能性仍然很小。

二、小儿非 DIPG 脑干胶质瘤的治疗

对于 MRI 诊断为良性或低级别的病变，特别是在无症状、症状轻微或伴有 Ⅰ 型神经纤维瘤病（NF Ⅰ）的患者中，通常会出现以下问题：①是否需要活检；②何时开始治疗；③推荐何种治疗方法。局灶型、背侧外生型脑干胶质瘤和颈 – 延型胶质瘤是最常见的低级别病变。根据肿瘤的大小和位置，这些患者可能会选择手术[10, 12]。安全、最大范围的手术切除是首选的初始治疗方法[113]。在大多数情况下，如果可以获取肿瘤组织，特别是病灶的大小迅速增大，获取肿瘤组织进行组织学诊断是最佳选择。在儿童脑干胶质瘤中，仅凭增强模式不能作为诊断标准或活检的依据。在成人中，恶性胶质瘤 MRI 影像通常会增强，而低级别胶质瘤增强的可能性较小。因此，在成人中，肿瘤部位 MRI 影像增强可能是活检的指征。相比之下，在儿童脑干胶质瘤中，弥漫性恶性病变（如 DIPG）MRI 影像可能没有增强或只有很轻程度的增强，而非 DIPG 肿瘤（一般是毛细胞型星形细胞瘤）通常会有增强[17, 114]。因此儿童胶质瘤中 MRI 检查有无增强不能作为诊断标准或是否活检的依据。

对于无症状患者和进行了次全切除 / 不完全切除的患者，可以进行一段时间的观察和密切监测的保守治疗[113, 115]。

在 NF Ⅰ 患者中，脑干中 MRI 非增强性病变有时被认为是低级别胶质瘤，并据此进行治疗。对患有 NF Ⅰ 和脑干肿瘤的儿童进行回顾性研究，在 3.75 年的随访中，21 名患者中有 12 名出现了病变进展，而有 7 名患者中病变在没有干预的情况下得以稳定或消退[116]，提示采取保守的等待 / 观察方法也是可行的。

儿童非 DIPG 脑干胶质瘤非手术治疗的最佳时机尚不清楚。一般来说，如果病变引起症状和（或）有进展迹象，则应开始治疗。对于容易通过手术切除的病变，可在诊断时进行手术。如果进行减瘤或部分切除，发现病变为毛细胞型星形细胞瘤，可以进行密切随访，因为残留病变可能会自发消退[117]。如果有证据表明肿瘤生长或肿瘤相关的症状恶化，推荐治疗方法时需综合考虑患者的年龄、肿瘤恶性程度、生长的速度、机体功能丧失的风险和有无存在可靶向治疗。

（一）放射治疗

放射治疗可用于无法切除或未完全切除的病变，进展迅速的病变或化学药物治疗后的疾病进展[1, 118, 119]。在对局灶性脑干病变患儿的回顾性分析中，手术或放射治疗后的肿瘤控制效果具有可比性[10]。然而，鉴于绝大部分患有非 DIPG 脑干肿瘤的儿童都可以长期生存，并且存在有效的化学药物治疗方案。因此，必须考虑到放射治疗的潜在毒性（包括继发恶性肿瘤等长期毒性）风险[120, 121]。当需要进行放射治疗时，通常使用局部肿瘤体积，以降低急性和长期毒性的可能性[113]。

颈 – 延髓胶质瘤经常也是低级别神经胶质瘤，包括毛细胞型星形细胞瘤、纤维性星形细胞瘤和神经节神经胶质瘤[11, 114, 122]。尽管肿瘤外观呈弥漫性，但安全的手术全切除通常是首选的治疗方法。然而，在许多情况下，这是不可能的，只能行次全切除，并且术后经常需放射治疗[11]。

Robertson 等报道接受手术切除的 17 名组织学为低度恶性颈 – 延髓胶质瘤（*n*=15）或间变性神经节细胞胶质瘤(*n*=2)患儿的 PFS 达到 70%。同样，观察等待 / 密切监测也是可行的方法。如果肿瘤大小或患者症状迅速进展或功能进行性丧失，则可能需要进行放射治疗。如果肿瘤进展缓慢，则可以选择化学药物治疗，尤其是肿瘤存在 BRAF V600E 突变的患者[123, 124]，其 OS 明显优于累及脑桥的弥漫性肿瘤，其 5 年生存率＞80%。

（二）化学药物治疗

在治疗儿童非 DIPG 脑干胶质瘤时，使用化学药物治疗与否并没有相关标准。更确切地说，儿童其他部位低级别胶质瘤经常使用标准化学药物治疗方案。化学药物治疗通常被推荐用于肿瘤不能全切除的患者、手术切除后肿瘤残留的患者，以及进展性或有明显症状的患者。有研究主张将术前化学药物治疗作为改善颈 – 延髓胶质瘤的脑干 / 肿瘤交界面的一种方法，以便实现更成功的肿瘤切除[122]。然而，在这类患者的临床试验中，没有对特定的化学药物治疗方案进行前瞻性临床研究来评估化学药物治疗方案的有效性。

历史上，几种细胞毒性化学药物治疗方案，如长春新碱和卡铂[125]、6– 硫鸟嘌呤、达卡巴嗪、洛莫司汀和长春新碱（TPCV）方案[126] 和长春碱[127]，在治疗儿童低级别胶质瘤（包括涉及脑干的胶质瘤）方面取得了一定的成功[128]。近年来，我们对胶质瘤生物学的理解和对潜在靶点的识别，如低级别胶质瘤和神经节细胞胶质瘤的 BRAF 方面的最新进展，导致了更有针对性的治疗。例如，在 2/3 的脑干毛细胞型星形细胞瘤[129, 130] 中发现了 BRAFKIAA1549 融合，而在神经节细胞胶质瘤中发现了 BRAF V600E，＞50% 的儿童患者[131, 132] 中发现了这种融合。

三、成人脑干胶质瘤的治疗

如前所述，成人脑干胶质瘤的发病率相对较低，因为绝大多数成人恶性胶质瘤发生在幕上。因此，成人脑干胶质瘤没有标准化治疗，而是基于临床经验和个案资料。在过去的 10 年中，已有数量有限的回顾性研究来评估和描述这类患者群体的临床管理。这些研究涉及不同的人群、相对较少的患者数量和不同的治疗方法，包括放射治疗、放化学药物治疗、单纯化学药物治疗、单纯手术或观察随访[133–136]。虽然儿童脑干肿瘤通常是以 DIPG 和非 DIPG 为特征分类，但成人脑干胶质瘤的分类更常采用的是高级别（WHO Ⅲ/Ⅳ）和低级别（WHO Ⅰ/Ⅱ）胶质瘤，因为这种分类方法具有最好的预后意义[133]。与儿童不同，成人脑干病变中有相当一部分不是胶质瘤[4, 137]。因此，立体定向活检被认为是成人脑干胶质瘤的标准治疗方法[13, 133, 137]。此外，一些成人脑干胶质瘤的生长可能是局灶型、背侧外生型或颈 – 延髓型病变[12]，就像在儿童患者人群中一样，这些肿瘤可能需要如上所述的手术切除。

（一）放射治疗

放射治疗通常用于成人脑干胶质瘤[4, 134]，特别是那些高度恶性或不能全切除的进展性病变[136]。在许多情况下，尽管放射治疗的适应证尚未确定，对生存率的影响尚不明确，但是大多数患者在放射治疗后临床症状确实有所改善[138]。与其他恶性胶质瘤一样，通常使用局部分次外照射，给予 50～60Gy 的放射治疗总剂量，进行常规分割的局部外照射[133, 139]。

（二）化学药物治疗

化学药物治疗在成人脑干胶质瘤治疗中的作用尚未确定[135]，仅有少数研究对这一人群的化学药物治疗中的作用进行了专门评估。一项对 28 名成年脑干胶质瘤患者的回顾性分析显示，与单纯接受放射治疗的患者相比，同时接受放射治疗和替莫唑胺治疗的成人脑干胶质瘤患者有更好的 OS（23.1 个月 vs. 4.0 个月）[16]。几项回顾性分析表明，放射治疗同步使用或放射治疗后使用替莫唑胺，在成人脑干胶质瘤中更有益处[135]。然而，包括替莫唑胺在内的化学药物治疗的临床益处尚不清楚，因为还没有进行随机前瞻性临床研究。

成人幕上恶性胶质瘤常用的其他化学药物治疗药物，也用于复发或进展性脑干胶质瘤。这些疗法包括贝伐单抗、亚硝基脲、PCV 方案和含铂化合物等[135]。与前期其他化学药物治疗药物一样，它们的作用尚不清楚，因为患者数量少、肿瘤的异质性，以及没有进行临床试验评估[135]。

四、肿瘤复发的治疗

不幸的是，绝大多数累及脑干的恶性胶质瘤患者在接受前期治疗后会有所进展。对于肿瘤复发的患者，目前的治疗选择有限，许多患者选择临床试验或姑息治疗。很多情况下，由于患者身体情况不佳，预期寿命短[140]，或者是存在脑干肿瘤，使患者无法参加临床试验。许多临床机构正在重新评估在这类患者群体中进行再放射治疗的可行性。随着放射治疗和成像技术的发展，对复发和进展性恶性脑干胶质瘤患者进行再次放射治疗，已被证明是可行和相对安全的，但是治疗效果可能不好。然而，目前再次放射治疗没有标准化，最佳放射治疗剂量、放射治疗技术、分割方法和放射治疗范围尚不明确，选择哪些患者放射治疗仍需谨慎，以及需要认真处理可能发生的毒性反应。再次放射治疗的结果好坏参半，在某些患者中取得较好的效果，包括症状改善和获得生存期延长（中位生存期 2～9 个月）[66, 141–144]。

结论

脑干胶质瘤是一组跨越组织学分级和年龄段的一种异质性肿瘤。成人和儿童脑干胶质瘤的治疗方法各不相同，具体取决于影像学表现、患者年龄、肿瘤类型和肿瘤生物学行为。肿瘤生物学行为与年龄和肿瘤部位有关。虽然低级别脑干胶质瘤可能有手术和化学药物治疗的选择，但恶性脑干胶质瘤的治疗仅限于放射治疗和研究性化学药物治疗方案。不幸的是，弥漫性脑干胶质瘤患者的预后仍然很差。在过去的 10 年中，我们对 DIPG 的了解有了显著的进步。然而，由于在识别和向肿瘤部位输送有效药物方面存在的困难，改善预后的临床进展一直处于停滞状态。当确定有效的肿瘤治疗靶点和分子靶向药物，并在临床前疾病特异性模型中验证这些药物时，还必须专注于克服药物输送和耐药性方面的难点。尽管存在这些困难，但我们仍希望通过对肿瘤微环境、肿瘤生物学和脑干发育的更深入了解，能够很快找到有效的治疗方法，从而改善患者的预后。

参考文献

[1] Schild S, Stafford S, Brown P, Wood C, Scheithauer B, Schomberg P, et al. The results of radiotherapy for brainstem tumors. J Neuro-Oncol. 1998;40(2):171–7.

[2] Mehta V, Chandra P, Singh P, Garg A, Rath G. Surgical considerations for ‘intrinsic’ brainstem gliomas: proposal of a modification in classification. Neurol India. 2009;57(3):274–81.

[3] Buczkowicz O, Bartels U, Bouffet E, Becher O, Hawkins C. Histopathological spectrum of paediatric diffuse intrinsic pontine glioma: diagnostic and therapeutic implications. Acta Neuropathol. 2014;128(4):573–81.

[4] Reyes-Botero G, Giry M, Mokhtari K, Labussiere M, Idbaih A, Delattre J-Y, et al. Molecular analysis of diffuse intrinsic brainstem gliomas in adults. J Neuro-Oncol. 2014;116:405–11.

[5] Wu G, Broniscer A, McEachron T, Lu C, Paugh B, Becksfort J,

et al. Somatic histone H3 alterations in pediatric diffuse intrinsic pontine gliomas and non-brainstem glioblastomas. Nat Genet. 2012;44(3):251–3.

[6] Hassan H, Pinches A, Picton S, Phillips R. Survival rates and prognostic predictors of high grade brain stem gliomas in childhood: a systematic review and meta-analysis. J Neuro-Oncol. 2017;135(1):13–20.

[7] Huang T, Garcia R, Qui J, Lulla R, Horbinski C, Behdad A, et al. Detection of histone H3 K27M mutation and post-translational modifications in pediatric diffuse midline glioma via tissue immunohistochemistry informs diagnosis and clinical outcomes. Oncotarget. 2018;9(98):37112–24.

[8] Freeman C, Farmer J. Pediatric brain stem gliomas. Int J Radiat Oncol Biol Phys. 1998;40(2):265–71.

[9] Baker S, Ellison D, Gutmann D. Pediatric gliomas as neurodevelopmental disorders. Glia. 2016;64:879–95.

[10] Klimo PJ, Pai Panandiker A, Thompson C, Boop F, Qaddoumi I, Gajjar A, et al. Management and outcome of focal low-grade brainstem tumors in pediatric patients: the St. Jude experience. J Neurosurg Pediatr. 2013;11(3):274–81.

[11] McAbee J, Modica J, Thompson C, Broniscer A, Orr B, Choudri A, et al. Cervicomedullary tumors in children. J Neurosurg Pediatr. 2015;16(4):357–66.

[12] Epstein F, McCleary E. Intrinsic brain-stem tumors of childhood: surgical indications. J Neurosurg. 1986;64:11–5.

[13] Reyes-Botero G, Mokhtari K, Martin-Duverneuil N, Delattre J, Laigle-Donadey F. Adult brainstem gliomas. Oncologist. 2012;17(3):388–97.

[14] Ostrom Q, Gittleman H, Liao P, et al. CBTRUS statistical report: primary brain and other central nervous system tumors diagnosed in the United States in 2010–2014. Neuro-Oncology. 2017;19(suppl_5):v1–v-88.

[15] Kesari S, Kim R, Markos V, Drappatz J, Wen P, Pruitt A. Prognostic factors in adult brainstem gliomas: a multicenter, retrospective analysis of 101 cases. J Neuro-Oncol. 2008;88(2):175–83.

[16] Theeler B, Ellezam B, Melguizo-Gavilanes I, de Groot J, Mahajan A, Aldape K, et al. Adult brainstem gliomas: correlation of clinical and molecular features. J Neurol Sci. 2015;353(1–2):92–7.

[17] Warren K. Diffuse intrinsic pontine glioma: poised for progress. Front Oncol. 2012;2:205.

[18] Selvapandian S, Rajshekhar V, Chandy M. Brainstem glioma: comparative study of clinico-radiological presentation, pathology and outcome in children and adults. Acta Neurochir. 1999;141(7):721–6.

[19] Kaye E, Baker J, Broniscer A. Management of diffuse intrinsic pontine glioma in children: current and future strategies for improving prognosis. CNS Oncol. 2014;3(6):421–31.

[20] Pai Panandiker A, Wong J, Nedelka M, Wu S, Gajjar A, Broniscer A. Effect of time from diagnosis to start of radiotherapy on children with diffuse intrinsic pontine glioma. Pediatr Blood Cancer. 2014;61(7):1180–3.

[21] Hargrave D, Bartels U, Bouffet E. Diffuse brainstem glioma in children: critical review of clinical trials. Lancet Oncol. 2006;7:241–8.

[22] Lee F. Radiation of infratentorial and supratentorial brainstem tumors. J Neurosurg. 1975;43:65–8.

[23] Littman P, Jarrett P, Bilaniuk L, Rorke L, Zimmerman R, Bruce D, et al. Pediatric brain stem gliomas. Cancer. 1980;45(11):2787–92.

[24] Freeman C, Suissa S. Brainstem tumors in children: results of a survey of 62 patients treated with radiotherapy. Int J Radiat Oncol Biol Phys. 1986;12:1823–8.

[25] Cohen K, Broniscer A, Glod J. Pediatric glial tumors. Curr Treat Options in Oncol. 2001;2(6):529–36.

[26] Walker M, Strike T, Sheline G. An analysis of dose-effect relationship in the radiotherapy of malignant gliomas. Int J Radiat Oncol Biol Phys. 1979;5:1725–31.

[27] Schulz-Ertner D, Debus J, Lohr F, Frank C, Hoss A, Wannenmacher M. Fractionated stereotactic conformal radiation therapy of brain stem gliomas: outcome and prognostic factors. Radiother Oncol. 2000;57:215–23.

[28] Caretti V, Bugiani M, Freret M, Schellen P, Jansen M, van Vuurden D, et al. Subventricular spread of diffuse intrinsic pontine glioma. Acta Neuropathol. 2014;128(4):605–7.

[29] Langmoen I, Lundar T, Storm-Mathisen I, Lie S, Hovind K. Management of pediatric pontine gliomas. Childs Nerv Syst. 1991;7:13–5.

[30] Janssens G, Jansen M, Lauwers S, Nowak P, Oldenburger F, Bouffet E, et al. Hypofractionated vs conventional radiation therapy for newly diagnosed diffuse intrinsic pontine glioma: a matched cohort analysis. Int J Radiat Oncol Biol Phys. 2013;85(2):315–20.

[31] Mandell L, Kadota R, Freeman C, Douglass E, Fontanesi J, Cohen M, et al. There is no role for hyperfractionated radiotherapy in the management of children with newly diagnosed diffuse intrinsic brainstem tumors: results of a Pediatric Oncology Group phase III trial comparing conventional vs hyperfractionated radiotherapy. Int J Radiat Oncol Biol Phys. 1999;43(5):959–64.

[32] Donaldson S, Laningham F, Fisher P. Advances toward an understanding of brainstem gliomas. J Clin Oncol. 2006;24:1266–72.

[33] Halperin E. Pediatric brain stem tumors: patterns of treatment failure and their implications for radiotherapy. Int J Radiat Oncol Biol Phys. 1985;11:1293–8.

[34] Hu X, Fang Y, Hui X, Jv Y, You C. Radiotherapy for diffuse brainstem glioma in children and young adults. Cochrane Database Syst Rev. 2016;6:CD010439.

[35] Freeman C, Krischer J, Sanford R, Cohen M, Burger P, del Carpio R, et al. Final results of a study of escalating doses of hyperfractionated radiotherapy in brain stem tumors in children: a Pediatric Oncology Group study. Int J Radiat Oncol Biol Phys. 1993;27(2):197–206.

[36] Packer R, Boyett J, Zimmerman R, Albright A, Kaplan A, Rorke L, et al. Outcome of children with brain stem gliomas after treatment with 7800 cGy of hyperfractionated radiotherapy. A Childrens Cancer Group Phase I/II Trial. Cancer. 1994;74(6):1827–34.

[37] Negretti L, Bouchireb K, Levy-Piedbois C, Habrand J, Dhermain F, Kalifa C, et al. Hypofractionated radiotherapy in the treatment of diffuse intrinsic pontine glioma in children: a single institution's experience. J Neuro-Oncol. 2011;104:773–7.

[38] Zaghloul M, Eldebawy E, Ahmed S, Mousa A, Amin A, Refaat A, et al. Hypofractionated conformal radiotherapy for pediatric diffuse intrinsic pontine glioma (DIPG): a randomized controlled trial. Radiother Oncol. 2014;111(1):35–40.

[39] Coughlin C, Richmond R. Biologic and clinical developments of cisplatin combined with radiation. Semin Oncol. 1989;16:31–43.

[40] Dewit L. Combined treatment of radiation and cisdiammin-

edichloroplatinum (II): a review of experimental and clinical data. Int J Radiat Oncol Biol Phys. 1987;13(3):403–26.

[41] Freeman C, Kepner J, Kun L, Sanford R, Kadota R, Mandell L, et al. A detrimental effect of a combined chemotherapy-radiotherapy approach in children with diffuse intrinsic brain stem gliomas? Int J Radiat Oncol Biol Phys. 2000;47(3): 561–4.

[42] Bradley K, Pollack I, Reid J, Adamson P, Ames M, Vezina G, et al. Motexafin gadolinium and involved field radiation therapy for intrinsic pontine glioma of childhood: a Children's Oncology Group phase I study. Neuro-Oncology. 2008;10:752–8.

[43] Bradley K, Zhou T, McNall-Knapp R, Jakacki R, Levy A, Vezina G, et al. Motexafin-gadolinium and involved field radiation therapy for intrinsic pontine glioma of childhood: a children's oncology group phase 2 study. Int J Radiat Oncol Biol Phys. 2013;85(1):e55–60.

[44] Hashemy S, Ungerstedt J, Zahedi Avval F, Holmgren A. Motexafin gadolinium, a tumor-selective drug targeting thioredoxin reductase and ribonucleotide reductase. J Biol Chem. 2006;281(16):10691–7.

[45] Veldhuijzen van Zanten S, El-Khouly F, Jansen M, Bakker D, Sanchez Aliaga E, Haasbeek C, et al. A phase I/II study of gemcitabine during radiotherapy in children with newly diagnosed diffuse intrinsic pontine glioma. J Neuro-Oncol. 2017;135(2):307–15.

[46] Kilburn L, Kocak M, Baxter P, Poussaint T, Paulino A, McIntyre C, et al. A pediatric brain tumor consortium phase II trial of capecitabine rapidly disintegrating tablets with concomitant radiation therapy in children with newly diagnosed diffuse intrinsic pontine gliomas. Pediatr Blood Cancer. 2018;65(2).

[47] Jakacki R, Siffert J, Jamison C, Velasquez L, Allen J. Dose-intensive, time compressed procarbazine, CCNU, vincristine (PCV) with peripheral blood stem cell support and concurrent radiation in patients with newly diagnosed high-grade gliomas. J Neuro-Oncol. 1999;44(1):77–83.

[48] Stupp R, Mason W, van den Bent M, Weller M, Fisher B, Taphoorn M, et al. Radiotherapy plus concomitant and adjuvant temozolomide for glioblastoma. N Engl J Med. 2005;352(10):987–96.

[49] Patel M, McCully C, Godwin K, Balis F. Plasma and cerebrospinal fluid pharmacokinetics of intravenous temozolomide in non-human primates. J Neuro-Oncol. 2003;61(3):203–7.

[50] Sirachainan N, Pakakasama S, Visudithbhan A, Chiamchanya S, Tuntiyatorn L, Dhanachai M, et al. Concurrent radiotherapy with temozolomide followed by adjuvant temozolomide and cis-retinoic acid in children with diffuse intrinsic pontine glioma. Neuro-Oncology. 2008;10(4):577–82.

[51] Warren K, Gururangan S, Geyer J, McLendon R, Poussaint T, Wallace D, et al. A phase II study of O6-benzylguanine and temozolomide in pediatric patients with recurrent or progressive high-grade gliomas and brainstem gliomas: a Pediatric Brain Tumor Consortium study. J Neuro-Oncol. 2012;106(3):643–9.

[52] Cohen K, Heideman R, Zhou T, Holmes E, Lavey R, Bouffet E, et al. Temozolomide in the treatment of children with newly diagnosed diffuse intrinsic pontine gliomas: a report from the Children's Oncology Group. Neuro-Oncology. 2011;13(4):410–6.

[53] Jalali R, Raut N, Arora B, Gupta T, Dutta D, Munshi A, et al. Prospective evaluation of radiotherapy with concurrent and adjuvant temozolomide in children with newly diagnosed diffuse intrinsic pontine glioma. Int J Radiat Oncol Biol Phys. 2010;77(1):113–8.

[54] Chassot A, Canale S, Varlet P, Puget S, Roujeau T, Negretti L, et al. Radiotherapy with concurrent and adjuvant temozolomide in children with newly diagnosed diffuse intrinsic pontine glioma. J Neuro-Oncol. 2012;106(2):399–407.

[55] Lashford L, Thiesse P, Jouvet A, Jaspan T, Couanet D, Griffiths P, et al. Temozolomide in malignant gliomas of childhood: a United Kingdom Children's Cancer Study Group and French Society for Pediatric Oncology Intergroup Study. J Clin Oncol. 2002;20(24): 4684–91.

[56] Broniscer A, Iacono L, Chintagumpala M, Fouladi M, Wallace D, Bowers D, et al. Role of temozolomide after radiotherapy for newly diagnosed diffuse brainstem glioma in children: results of a multiinstitutional study (SJHG-98). Cancer. 2005;103(1):133–9.

[57] Sharp J, Bouffet E, Stempak D, Gammon J, Stephens D, Johnston D, et al. A multi-centre Canadian pilot study of metronomic temozolomide combined with radiotherapy for newly diagnosed paediatric brainstem glioma. Eur J Cancer. 2010;46(18):3271–9.

[58] Rizzo D, Scalzone M, Ruggiero A, Maurizi P, Attinà G, Mastrangelo S, et al. Temozolomide in teh treatment of newly diagnosed diffuse brainstem glioma in children: a broken promise? J Chemother. 2015;27(2):106–10.

[59] Bailey S, Howman A, Wheatley K, Wherton D, Boota N, Pizer B, et al. Diffuse intrinsic pontine glioma treated with prolonged temozolomide and radiotherapy—results of a United Kingdom phase II trial (CNS 2007 04). Eur J Cancer. 2013;49(18):3856–62.

[60] Chiang K, Chang K, Lee Y, Huang P, Hsu T, Chen Y, et al. Role of temozolomide in the treatment of newly diagnosed diffuse brainstem glioma in children: experience at a single institution. Childs Nerv Syst. 2010;26(8):1035–41.

[61] Kretschmar C, Tarbell N, Barnes P, Krischer J, Burger P, Kun L. Pre-irradiation chemotherapy and hyperfractionated radiation therapy 66 Gy for children with brain stem tumors. A phase II study of the Pediatric Oncology Group, Protocol 8833. Cancer. 1993;72:4.

[62] Frappaz D, Schell M, Thiesse P, Marec-Berard P, Mottolese C, Perol D, et al. Preradiation chemotherapy may improve survival in pediatric diffuse intrinsic brainstem gliomas: final results of BSG 98 prospective trial. Neuro-Oncology. 2008;10(4):599–607.

[63] Gokce-Samar Z, Beuriat P, Faure-Conter C, Carrie C, Chabaud S, Claude L, et al. Pre-radiation chemotherapy improves survival in pediatric diffuse intrinsic pontine gliomas. Childs Nerv Syst. 2016;32(8):1415–23.

[64] Gilbertson R, Hill D, Hernan R, Kocak M, Geyer R, Olson J, et al. ERBB1 is amplified and overexpressed in high-grade diffusely infiltrative pediatric brain stem glioma. Clin Cancer Res. 2003;9:3620–4.

[65] Bode U, Massimino M, Bach F, Zimmermann M, Khuhlaeva E, Westphal M, et al. Nimotuzumab treatment of malignant gliomas. Expert Opin Biol Ther. 2012;12(12): 1649–59.

[66] Massimino M, Biassoni V, Miceli R, Schiavello E, Warmuth-Metz M, Modena P, et al. Results of nimotuzumab and vinorelbine, radiation and re-irradiation for diffuse pontine glioma in childhood. J Neuro-Oncol. 2014;118:305–12.

[67] Pollack I, Jakacki R, Blaney S, Hancock M, Kieran M, Phillips P, et al. Phase I trial of imatinib in children with newly diagnosed brainstem and recurrent malignant gliomas:

a Pediatric Brain Tumor Consortium report. Neuro-Oncology. 2007;9(2):145–60.

[68] Broniscer A, Baker J, Tagen M, Onar-Thomas A, Gilbertson R, Davidoff A, et al. Phase I study of vandetanib during and after radiotherapy in children with diffuse intrinsic pontine glioma. J Clin Oncol. 2010;28(31):4762–8.

[69] Broniscer A, Baker S, Wetmore C, Pai Panandiker A, Huang J, Davidoff A, et al. Phase I trial, pharmacokinetics, and pharmacodynamics of vandetanib and dasatinib in children with newly diagnosed diffuse intrinsic pontine glioma. Clin Cancer Res. 2013;19(11):3050–8.

[70] Geoerger B, Hargrave D, Thomas F, Ndiaye A, Frappaz D, Andreiuolo F, et al. Innovative therapies for children with cancer pediatric phase I study of erlotinib in brainstem glioma and relapsing/refractory brain tumors. Neuro-Oncology. 2011;13(1):109–18.

[71] Geyer J, Stewart C, Kocak M, Broniscer A, Phillips P, Douglas J, et al. A phase I and biology study of gefitinib and radiation in children with newly diagnosed brain stem gliomas or supratentorial malignant gliomas. Eur J Cancer. 2010;46(18):3287–93.

[72] Pollack I, Stewart C, Kocak M, Poussaint T, Broniscer A, Banerjee A, et al. A phase II study of gefitinib and irradiation in children with newly diagnosed brainstem gliomas: a report from the Pediatric Brain Tumor Consortium. Neuro-Oncology. 2011;13(3):290–7.

[73] Haas-Kogan D, Banerjee A, Kocak M, Prados M, Geyer JR, Fouladi M, et al. Phase I trial of tipifarnib in children with newly diagnosed intrinsic diffuse brainstem glioma. Neuro-Oncology. 2008;10(3):341–7.

[74] Haas-Kogan D, Banerjee A, Poussaint T, Kocak M, Prados M, Geyer J, et al. Phase II trial of tipifarnib and radiation in children with newly diagnosed diffuse intrinsic pontine gliomas. Neuro-Oncology. 2011;13:298–306.

[75] Fouladi M, Nicholson H, Zhou T, Laningham F, Helton K, Holmes E, et al. A phase II study of the farnesyl transferase inhibitor, tipifarnib, in children with recurrent or progressive high-grade glioma, medulloblastoma/primitive neuroectodermal tumor, or brainstem glioma. Cancer. 2007;110:2535–41.

[76] Fouladi M, Stewart C, Olson J, Wagner L, Onar-Thomas A, Kocak M, et al. Phase I trial of MK-0752 in children with refractory CNS mailignancies: a Pediatric Brain Tumor Consortium study. J Clin Oncol. 2011;29:3529–34.

[77] Kilburn L, Kocak M, Decker R, Wetmore C, Chintagumpala M, Su J, et al. A phase I and pharmacokinetic study of enzastaurin in pediatric patients with refractory primary central nervous system tumors: a pediatric brain tumor consortium study. Neuro-Oncology. 2015;17(2):303–11.

[78] Paugh B, Qu C, Jones C, Liu Z, Adamowicz-Brice M, Zhang J, et al. Integrated molecular genetic profiling of pediatric high-grade gliomas reveals key differences with the adult disease. J Clin Oncol. 2010;28(18):3061–8.

[79] Puget S, Beccaria K, Blauwblomme T, Roujeau T, James S, Grill J, et al. Biopsy in a series of 130 pediatric diffuse intrinsic Pontine gliomas. Childs Nerv Syst. 2015;31(10): 1773–80.

[80] Grill J, Puget S, Andreiuolo F, Philippe C, MacConaill L, Kieran M. Critical oncogenic mutations in newly diagnosed pediatric diffuse intrinsic pontine glioma. Pediatr Blood Cancer. 2012;58(4):489–91.

[81] Warren K, Killian K, Suuriniemi M, Wang Y, Quezado M, Meltzer P. Genomic aberrations in pediatric diffuse intrinsic pontine gliomas. Neuro-Oncology. 2012;14(3):326–32.

[82] Zarghooni M, Bartels U, Lee E, Buczkowicz P, Morrison A, Huang A, et al. Whole-genome profiling of pediatric diffuse intrinsic pontine gliomas highlights platelet-derived growth factor receptor alpha and poly (ADP-ribose) polymerase as potential therapeutic targets. J Clin Oncol. 2010;28(8):1337–44.

[83] Puget S, Philippe C, Bax D, Job B, Varlet P, Junier M, et al. Mesenchymal transition and PDGFRA amplification/mutation are key distinct oncogenic events in pediatric diffuse intrinsic pontine gliomas. PLoS One. 2012;7(2):e30313.

[84] Gupta N, Goumnerova L, Manley P, Chi S, Neuberg D, Puligandla M, et al. Prospective feasibility and safety assessment of surgical biopsy for patients with newly diagnosed diffuse intrinsic pontine glioma. Neuro-Oncology. 2018;20(11):1547–55.

[85] Grasso C, Yang Y, Truffaux N, Berlow N, Liu L, Diebly M-A, et al. Functionally defined therapeutic targets in diffuse intrinsic pontine glioma. Nat Med. 2015;21(6):555–9.

[86] Schwartzentruber J, Korshunov A, Liu X, Jones D, Pfaff E, Jacob K, et al. Driver mutations in histone H3.3 and chromatin remodelling genes in paediatric glioblastoma. Nature. 2012;482(7384):226–31.

[87] Khuong-Quang D, Buczkowicz P, Rakopoulos P, Liu X, Fontebasso A, Bouffet E, et al. K27M mutation in histone H3.3 defines clinically and biologically distinct subgroups of pediatric diffuse intrinsic pontine gliomas. Acta Neuropathol. 2012;124(3):439–47.

[88] Cooney T, Onar-Thomas A, Huang J, Lulla R, Fangusaro J, Kramer K, et al. A phase 1 trial of the histone deacetylase inhibitor panobinostat in pediatric patients with recurrent or refractory diffuse intrinsic pontine glioma: a Pediatric Brain Tumor Consortium (PBTC) study. Neuro-Oncology. 2018;20(suppl 2):i53.

[89] Jones C, Baker S. Unique genetic and epigenetic mechanisms driving paediatric diffuse high-grade glioma. Nat Rev Cancer. 2014;14(10).

[90] Pandithasratna E, Yaeger K, Kilburn L, Packer R, Nazarian J. Clinicopathology of diffuse intrinsic pontine glioma and its redefined genomic and epigenomic landscape. Cancer Genet. 2015;208(7–8):367–73.

[91] Nagaraja S, Vitanza N, Woo P, Taylor KR, Liu F, Zhang L, et al. Transcriptional dependencies in diffuse intrinsic pontine glioma. Cancer Cell. 2017;31:635–52.

[92] Taylor K, Mackay A, Truffaux N, Butterfield Y, Morozovo O, Philippe C, et al. Recurrent activating ACVR1 mutations in diffuse intrinsic pontine glioma. Nat Genet. 2014;46(5):457–61.

[93] Buczkowicz P, Hoeman C, Rakopoulos P, Pajovic S, Letourneau L, Dzamba M, et al. Genomic analysis of diffuse intrinsic pontine gliomas identifies three molecular subgroups and recurrent activating ACVR1 mutations. Nat Genet. 2014;46(5):451–6.

[94] Fontebasso A, Papillon-Cavanagh S, Schwartzentruber J, Nikbakht H, Gerges N, Fiset P-O, et al. Recurrent somatic mutations in ACVR1 in pediatric midline high-grade astrocytoma. Nat Genet. 2014;46(5):462–6.

[95] Fine H, Figg W, Jaeckle K, Wen P, Kyritsis A, Loeffler J, et al. Phase II trial of the antiangiogenic agent thalidomide in patients with recurrent high-grade gliomas. J Clin Oncol. 2000;18(4):708–15.

[96] Groves M, Puduvalli V, Gilbert M, Levin V, Conrad C, Liu V, et al. Two phase II trials of temozolomide with interferon-alpha2b (pegylated and non-pegylated) in patients with recurrent glioblastoma multiforme. Br J Cancer. 2009;101(4):615–20.
[97] Allen J, Packer R, Bleyer A, Zeltzer P, Prados M, Nirenberg A. Recombinant interferon beta: a phase I-II trial in children with recurrent brain tumors. J Clin Oncol. 1991;9(5):783–8.
[98] Mahaley M, Urso M, Whaley R, Williams T, Guaspari A. Interferon as adjuvant therapy with initial radiotherapy of patients with anaplastic gliomas. J Neurosurg. 1984;61(6):1069–71.
[99] Nagai M, Arai T. Clinical effect of interferon in malignant brain tumours. Neurosurg Rev. 1984;7(1):55–64.
[100] Turner C, Chi S, Marcus K, MacDonald T, Packer R, Poussaint T, et al. Phase II study of thalidomide and radiation in children with newly diagnosed brain stem gliomas and glioblastoma multiforme. J Neuro-Oncol. 2007;82(1):95–101.
[101] Warren K, Bent R, Wolters P, Prager A, Hanson R, Packer R, et al. A phase 2 study of pegylated interferon α-2b (PEG-Intron(®) in children with diffuse intrinsic pontine glioma. Cancer. 2012;118(14):3607–13.
[102] Slaton J, Perrotte P, Inoue K, Dinney C, Fidler I. Interferon-alpha-mediated down-regulation of angiogenesis-related genes and therapy of bladder cancer are dependent on optimization of biological dose and schedule. Clin Cancer Res. 1999;5(10):2726–34.
[103] Kim C-Y, Kim S-K, Phi J, Lee M, Kim I, Kim I, et al. A propsective study of temozolomide plus thalidomide during and after radiation therapy for pediatric diffuse pontine gliomas: preliminary results of the Korean Society for Pediatric Neuro-Oncology study. J Neuro-Oncol. 2010;100:193–8.
[104] Hipp S, Goldman S, Kaushal A, Glod J, Shih J, Garvin J, et al. A phase I trial of lenalidomide plus radiotherapy in children with newly diagnosed diffuse intrinsic pontine gliomas or high-grade gliomas. Neuro-Oncology. 2016;18(suppl_3):iii27.
[105] Bobo R, Laske D, Akbasak A, Morrison P, Dedrick R, Oldfield E. Convection-enhanced delivery of macromolecules in the brain. Proc Natl Acad Sci U S A. 1994;91(6):2076–80.
[106] Lonser R, Warren K, Butman J, Quezado Z, Robison R, Walbridge S, et al. Real-time image-guided direct convective perfusion of intrinsic brainstem lesions. Technical note. J Neuro-Oncol. 2007;107(1):190–7.
[107] Heiss J, Jamshidi A, Shah S, Martin S, Wolters P, Argersinger D, et al. Phase I trial of convection-enhanced delivery of IL13-Pseudomonas toxin in children with diffuse intrinsic pontine glioma. J Neurosurg Pediatr. 2018:1–10.
[108] Chittiboina P, Heiss J, Warren K, Lonser R. Magnetic resonance imaging properties of convective delivery in diffuse intrinsic pontine gliomas. J Neurosurg Pediatr. 2014;13(3):276–82.
[109] Souweidane M, Kramer K, Pandit-Taskar N, Zhou Z, Haque S, Zanzonico P, et al. Convection-enhanced delivery for diffuse intrinsic pontine glioma: a single-centre, dose-escalation, phase 1 trial. Lancet Oncol. 2018;19(8):1040–50.
[110] Lewis O, Woolley M, Johnson D, Rosser A, Barua N, Bienemann A, et al. Chronic, intermittent convection-enhanced delivery devices. J Neurosci Methods. 2016;259:47–56.
[111] Barua N, Lowis S, Woolley M, O'sullivan S, Harrison R, Gill S. Robot-guided convection-enhanced delivery of carboplatin for advanced brainstem glioma. Acta Neurochir. 2013;155(8):1459–65.
[112] Warren K. Beyond the blood:brain barrier: the importance of Central Nervous System (CNS) pharmacokinetics for the treatment of CNS tumors, including diffuse intrinsic pontine glioma. Front Oncol. 2018;8:239.
[113] Upadhyaya S, Koschmann C, Murasko K, Venneti S, Garton H, Hamstra D, et al. Brainstem low-grade glomas in children-excellent outcomes with multimodality therapy. J Child Neurol. 2017;32(2):194–203.
[114] Lesniak M, Klem J, Weingart J, Carson B. Surgical outcome following resection of contrast-enhanced pediatric brainstem gliomas. Pediatr Neurosurg. 2003;39:314–22.
[115] Fried I, Hawkins C, Scheinemann K, Tsangaris E, Hesselson L, Bartels U, et al. Favorable outcome with conservative treatment for children with low grade brainstem tumors. Pediatr Blood Cancer. 2012;58:556–60.
[116] Pollack I, Shultz B, Mulvihill J. The management of brainstem gliomas in patients with neurofibromatosis 1. Neurology. 1996;46(6):1652–60.
[117] Gaudino S, Quaglio F, Schiarelli C, Martucci M, Tartaglione T, Gualano M, et al. Spontaneous modifications of contrast enhancement in childhood non-cerebellar pilocytic astrocytomas. Neuroradiology. 2012;54(9):989–95.
[118] Farmer J, Montes J, Freeman C, Meagher-Villemure K, Bond M, O'Gorman A. Brainstem gliomas. A 10-year institutional review. Pediatr Neurosurg. 2001;34:206–14.
[119] Kortmann R, Timmerman B, Taylor R, Scarzello G, Plasswilm L, Paulsen F, et al. Current and future strategies in radiotherapy of childhood low-grade glioma of the brain. Part I: treatment modalities of radiation therapy. Strahlenther Onkol. 2003;179(8):509–20.
[120] Pierre-Kahn A, Hirsch J, Vinchon M, Payan C, Sainte-Rose C, Renier D, et al. Surgical management of brain-stem tumors in children: results and statistical analysis of 75 cases. J Neurosurg. 1993;79(6):845–52.
[121] Robertson P, Murasko K, Brunberg J, Axtell R, Dauser R, Turrisi A. Pediatric midbrain tumors: a benign subgroup of brainstem gliomas. Pediatr Neurosurg. 1995;22(2):65–73.
[122] Di Maio S, Gul S, Cochrane D, Hendson G, Sargent M, Steinbok P. Clinical, radiologic and pathologic features and outcome following surgery for cervicomedullary gliomas in children. Childs Nerv Syst. 2009;25:1401–10.
[123] del Bufalo F, Carai A, Figà-Talamanca L, Pettorini B, Mallucci C, Giangaspero F, et al. Response of recurrent BRAFV600E mutated ganglioglioma to Vemurafenib as single agent. J Transl Med. 2014;12:356.
[124] Aguilera D, Janss A, Mazewski C, Castellino R, Schniederjan M, Hayes L, et al. Successful retreatment of a child with a refractory brainstem Ganglioglioma with Vemurafenib. Pediatr Blood Cancer. 2016;63(3):541–3.
[125] Packer R, Ater J, Allen J, Phillips P, Geyer R, Nicholson H, et al. Carboplatin and vincristine chemotherapy for children with newly diagnosed progressive low-grade gliomas. J Neurosurg. 1997;86(5):747–54.
[126] Ater J, Zhou T, Holmes E, Mazewski C, Booth T, Freyer D, et al. Randomized study of two chemotherapy regimens for treatment of low-grade glioma in young children: a report from the Children's Oncology Group. J Clin Oncol. 2012;30(21):2641–7.
[127] Bouffet E, Jakacki R, Goldman S, Hargrave D, Hawkins

C, Shroff M, et al. Phase II study of weekly vinblastine in recurrent or refractory pediatric low-grade glioma. J Clin Oncol. 2012;30(12):1358–63.
[128] Ronghe M, Hargrave D, Bartels U, Tabori U, Vaidya S, Chandler C, et al. Vincristine and carboplatin chemotherapy for unresectable and/or recurrent low-grade astrocytoma of the brainstem. Pediatr Blood Cancer. 2010;55(3):471–7.
[129] Jeuken J, Wesseling P. MAPK pathway activation through BRAF gene fusion in pilocytic astrocytomas; a novel oncogenic fusion gene with diagnostic, prognostic, and therapeutic potential. J Pathol. 2010;222(4):324–8.
[130] Jacob K, Albrecht S, Sollier C, Faury D, Sader E, Montpetit A. Duplication of 7q34 is specific to juvenile pilocytic astrocytomas and a hallmark of cerebellar and optic pathway tumours. Br J Cancer. 2009;101(4):722–33.
[131] Janjua M, Ivasyk I, Pisapia D, Souweidane M. Ganglioglioma of brain stem and cervicomedullary junction: a 50years review of literature. J Clin Neurosci. 2017;44:34–46.
[132] Donson A, Kleinschmidt-DeMasters B, Aisner D, Bemis L, Birks D, Levy J, et al. Pediatric brainstem gangliogliomas show BRAF(V600E) mutation in a high percentage of cases. Brain Pathol. 2014;24(2):173–83.
[133] Hundsberger T, Tonder M, Hottinger A, Brugge D, Roelcke U, Putora P, et al. Clinical management and outcome of histologically verified adult brainstem gliomas in Switzerland: a retrospective anlysis of 21 patients. J Neuro-Oncol. 2014;118:321–8.
[134] Ueoka D, Nogueira J, Campos J, Maranhao F, Ferman S, Lima M. Brainstem gliomas: retrospective analysis of 86 patients. J Neurol Sci. 2009;281:20–3.
[135] Salmaggi A, Fariselli L, Milanesi I, Lamperti E, Silvani A, Bizzi A, et al. Natural history and management of brainstem gliomas in adults. A retrospective Italian study. J Neurol. 2008;255:171–7.
[136] Guillamo J-S, Monjour A, Taillandier L, Devaux B, Varlet P, Haie-Meder C, et al. Brainstem gliomas in adults: prognostic factors and classification. Brain. 2001;124:2528–39.
[137] Dellaretti M, Touzet G, Reyns N, Dubois F, Gusmao S, Pereira J, et al. Correlation between magnetic resonance imaging findings and histological diagnosis of intrinsic brainstem lesions in adults. Neuro-Oncology. 2012;14:381–5.
[138] Eisele S, Reardon D. Adult brainstem gliomas. Cancer. 2016;122(18):2799–809.
[139] Babu R, Kranz P, Karikari I, Friedman A, Adamson C. Clinical characteristics and treatment of malignant brainstem gliomas in elderly patients. J Clin Neurosci. 2013;20:1382–6.
[140] Cooney T, Lane A, Bartels U, Bouffet E, Goldman S, Leary S, et al. Contemporary survival endpoints: an international diffuse intrinsic pontine glioma registry study. Neuro-Oncology. 2017;19(9):1279–80.
[141] Freese C, Takiar V, Fouladi M, DeWire M, Breneman J, Peter L. Radiation and subsequent reirradiation outcomes in the treatment of diffuse intrinsic pontine gliomas and a systematic review of the reirradiation literature. Pract Radiat Oncol. 2017;7:86–92.
[142] Fontanilla H, Pinnix C, Ketonen K, Woo S, Vats T, Rytting M, et al. Palliative reirradiation for progressive diffuse intrinsic pontine glioma. Am J Clin Oncol. 2012;35(1):51–7.
[143] Lassaletta A, Strother D, Laperriere N, Hukin J, Vanan M, Goddard K, et al. Reirradiation in patients with diffuse intrinsic pontine gliomas:the Canadian experience. Pediatr Blood Cancer. 2017;65(6):e26988.
[144] Wolff J, Rytting M, Vats T, Zage P, Ater J, Woo S, et al. Treatment of recurrent diffuse intrinsic pontine glioma: the MD Anderson Cancer Center experience. Neuro-Oncology. 2012;106:391–7.

第 15 章　脑干恶性肿瘤的治疗前景

Future Therapies for Malignant Brainstem Tumors

Zhiping Zhou　Mark M. Souweidane　著

高　谋　译　　陈立华　徐如祥　校

缩略语

AA	anaplastic astrocytoma	间变性星形细胞瘤
ABC	ATP-binding cassette	ATP 结合盒
ABCG	ATP-binding cassette，subfamily G	ATP 结合盒转运体
ACVR Ⅰ	activin A receptor，type Ⅰ	激活素 A 受体，Ⅰ型
Ad5	adenovirus serotype 5	腺病毒血清型 5
ADC	antibody-drug conjugate	抗体药物偶联物
ADCC	antibody-dependent cell-mediated cytotoxicity	抗体依赖细胞介导的细胞毒作用
ALA	5-aminolevulinic acid	5- 氨基酮戊酸
$AlPcS_{2a}$	aluminum phthalocyanine disulfonate	酞菁二磺酸铝
AML	acute myeloid leukemia	急性髓系白血病
AT/RT	atypical teratoid/rhabdoid tumor	非典型畸胎样 / 横纹肌样肿瘤
ATR-X	alpha thalassemia/mental retardation syndrome X-linked	X 连锁智力低下伴 α- 珠蛋白生成障碍性贫血
BBB	blood-brain barrier	血 – 脑屏障
BMP	bone morphogenic proteins	骨形态发生蛋白质
CAR	chimeric antigen receptors	嵌合抗原受体
CAR-T	chimeric antigen receptor T-cell	嵌合抗原受体 T 细胞
CBTRUS	Central Brain Tumor Registry of the United States	美国脑肿瘤注册中心
CDC	complement dependent cytotoxicity	补体依赖的细胞毒性
CED	convection enhanced delivery	对流增强给药
CMV	cytomegalovirus	巨细胞病毒
CNS	central nervous system	中枢神经系统
CPT-11	Camptothecin-11	喜树碱 –11
CSF	cerebrospinal fluid	脑脊液

CTLA-4	cytotoxic T-lymphocyte-associated protein 4	细胞毒性 T 淋巴细胞相关蛋白 4
CYP_{450}	cytochromes P450	细胞色素 P_{450}
DIPG	diffuse intrinsic pontine glioma	弥漫内生性脑桥胶质瘤
DNA	deoxyribonucleic acid	脱氧核糖核酸
DT	diphtheria toxin	白喉毒素
EGFR	epidermal growth factor receptor	表皮生长因子受体
EGFRvⅢ	EGFR variant Ⅲ	EGFR 变异Ⅲ
ETANTR	embryonal tumor with abundant neuropil and true rosettes	伴有多量神经毡和真菊形团的胚胎性肿瘤
ETX	epsilon toxin，active form	Epsilon 毒素，活性形式
ETXp	epsilon prototoxin	ε 原毒素
EZH2	enhancer of zeste homolog 2	Zeste 基因增强子同源物 2
FUS	focused ultrasound	聚焦超声
G34R	glycine-to-arginine missense at position 34	第 34 位的甘氨酸到精氨酸错义
GBM	glioblastoma multiforme	胶质母细胞瘤
Gd-DTPA	gadolinium-diethylenetriamine penta-acetic acid	钆－二乙烯三胺五乙酸
HDACi	histone deacetylase inhibitor	组蛋白脱乙酰酶抑制药
HER2	human epidermal growth factor receptor 2	人表皮生长因子受体 2
HGG	high grade glioma	高级别胶质瘤
HLA	human leukocyte antigen	人类白细胞抗原
HSV	herpes simplex virus	单纯疱疹病毒
ICOS	inducible costimulator	诱导性共刺激分子
IDH	isocitrate dehydrogenase	异枸橼酸脱氢酶
IDO1	indoleamine 2，3-dioxygensase 1	吲哚胺 2，3– 双加氧酶 1
IFN	interferon	干扰素
K27M	lysine-to-methionine missense at position 27	第 27 位的赖氨酸到蛋氨酸错义
LAG-3	lymphocyte activation gene 3	淋巴细胞活化基因 3
LDLR	low density lipoproteins receptor	低密度脂蛋白受体
LRP	LDLR-related proteins	LDLR 相关蛋白
MDR	multidrug resistance	多药耐药
MHC	major histocompatibility complex	主要组织相容性复合体
MRI	magnetic resonance imaging	磁共振成像
MRP	multidrug-resistance-associated protein	多药耐药相关蛋白
NK	natural killer	自然杀伤细胞
PCI	photochemical internalization	光化学内化作用

PD-1	programmed death-1	程序性死亡 –1
PDGFR	platelet-derived growth factor receptor	血小板源生长因子受体
PDT	photodynamic therapy	光动力学疗法
PE	pseudomonas exotoxin	假单胞菌外毒素
PET	positron emission tomography	正电子发射体层成像
P-gp	P-glycoprotein	P– 糖蛋白
PNET	primitive neuroectodermal tumor	原始神经外胚叶肿瘤
PRC2	polycomb repressive complex 2	多梳抑制复合物 2
PTEN	phosphatase and tensin homolog	磷酸酶和张力蛋白同源物
RNA	ribonucleic acid	核糖核酸
RTK	receptor tyrosine kinase	受体酪氨酸激酶
scFv	single–chain variable fragment	单链可变片段
SPECT	single photon emission computed tomography	单光子发射计算机断层扫描
TCR	T–cell receptor	T 细胞受体
Tf	transferrin	转铁球蛋白
TGF–β1	transforming growth factor β1	转化生长因子 β1
TIL	tumor–infiltrating lymphocyte	肿瘤浸润淋巴细胞
TIM–3	T–cell immunoglobulin and mucin domain-containing	3T 细胞免疫球蛋白和黏蛋白结构域含 3
TK	thymidine kinase	胸腺嘧啶激酶
Treg	regulatory T cell	调节性 T 细胞
TTRNA–DC	total tumor mRNA–pulsed autologous dendritic cell	总肿瘤 mRNA– 树突状细胞
VEGF	vascular endothelial growth factor	血管内皮生长因子
WHO	World Health Organization	世界卫生组织
α	alpha	阿尔法
β	beta	贝塔

脑干恶性肿瘤是一组起源于脑干和颈 – 延髓交界处的异质性肿瘤。根据美国脑肿瘤注册中心（CBTRUS）调查显示，在所有年龄组中，2010—2014 年美国每年有 1200 例原发性脑干肿瘤，其中 900 例为恶性肿瘤[1]。占所有原发性中枢神经系统（CNS）肿瘤的 1.6%，占所有恶性原发性 CNS 肿瘤的 3.8%。脑干肿瘤更常见于儿童。在美国，0—14 岁原发性脑干肿瘤有 450 例，占该年龄组中所有原发性 CNS 肿瘤的 13.4%[1]。

脑干肿瘤 90% 是胶质瘤[2]。儿童大多是弥漫内生性脑桥胶质瘤（DIPG），占脑干胶质瘤的 80% 以上[3, 4]。DIPG 患者预后不良，中位生存时间仅 1 年[4]。儿童其他脑干恶性肿瘤包括胚胎性肿瘤，如非典型畸胎样 / 横纹肌样肿瘤（AT/RT），伴有多量神经毡和真菊形团的胚胎性肿瘤（ETANTR）和外周型原始神经外胚叶肿瘤（PNET），以及未归类为 DIPG 的高级别胶质瘤[5]，这些肿瘤较 DIPG 少见。更为罕见的是脑干高级别混合性神经元 – 胶质肿瘤（间变性神经节细胞胶质瘤）。成人原发性脑干恶性肿瘤较儿童少见，主要是间变性星形细胞瘤（AA）和胶质母细胞瘤（GBM）[6]。起源于邻近结构的恶性肿瘤，如第四脑室脉络丛乳头状癌，也可以侵入脑干。

本章重点讨论 DIPG 的治疗方法的选择，同时也涉及相关的疾病，如胶质瘤。

一、脑干恶性肿瘤的治疗瓶颈

（一）最大限度的安全切除术

脑干结构复杂，是运动和感觉传导通路，其内密布脑神经核团，在调控心血管、呼吸、警觉和意识中发挥关键作用。DIPG 是最常见的原发性脑干恶性肿瘤，呈广泛浸润性生长，不能做到细胞层面的肿瘤切除意义不大。因此，临床上手术通常仅用于缓解脑积水。DIPG 弥漫性生长模式参见图 15–1。

（二）血 – 脑屏障

血 – 脑屏障（BBB）是原发性脑肿瘤全身化学药物治疗的主要限制因素。BBB 分隔血液循环与 CNS 内脑脊液（CSF）和组织间液。BBB 沿着脑毛细血管分布，组成不同于其他器官中血管结构的紧密连接（闭合带）。内皮细胞限制了微小生物（细菌）、大分子、亲水性分子从脑血管向外扩散，同时允许小分子和疏水性分子（O_2、CO_2 和某些激素）扩散。通常，＞40kd 的分子不易透过 BBB。脑血管系统的细胞使用转运蛋白主

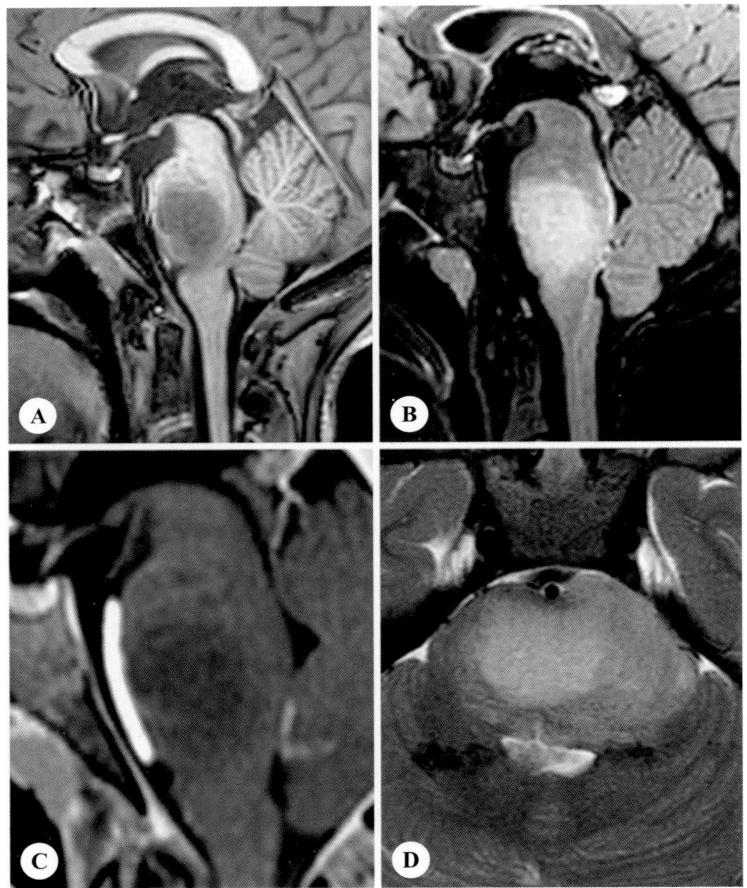

◀ 图 15–1 **DIPG 患者的 MRI 影像学特征**

A. T_1WI 像呈低信号（矢状位）；B. FLAIR 像呈高信号（矢状位）；C. T_1+C 像无明显强化（矢状位）；D. T_2WI 像呈高信号（轴位）。肿瘤呈弥漫性生长，脑桥基底部膨大，部分包裹基底动脉

动运输葡萄糖和代谢物，为大脑提供营养并排出代谢物。

BBB 可以隔绝细菌和有毒物质以保护大脑。但对于递送药物至脑内特定部位治疗肿瘤和某些疾病而言，BBB 却是主要挑战。大多数抗肿瘤药物因有极性或分子量太大，而难以通过 BBB。即使对于能够通过脑毛细血管床的药物，因其全身毒性，难以在脑内达到最佳浓度。

此外，如何将药物精准递送至病灶，同时避免对神经组织造成功能的影响，是药物递送治疗原发性脑肿瘤和某些 CNS 疾病面临的又一挑战。

临床上，MRI 增强可作为 BBB 完整性的指标。DIPG 强化不明显或仅有一小部分强化[7]，表明病灶中大部分 BBB 是完整的。BBB 相对完整的间接证据是，在对 DIPG 患者的酪氨酸激酶抑制药达沙替尼（dasatinib）和万达替尼（vandetanib）的临床研究中，两种药物的 CSF 浓度仅为血浆的 2%[8]。动物实验研究表明，相比组蛋白突变，浸润性生长的脑干胶质瘤 BBB 相对完整的主要原因可能是肿瘤部位[9]。对比增强显示，BBB 通透性更强，可能使血液治疗药物更容易到达肿瘤，但这也与 DIPG 患者的生存期更短有关[7]。

（三）三磷腺苷结合盒转运体

ATP 结合盒（ABC）转运体可通过三磷腺苷依赖性药物外排泵介导耐药。在已发现的 40 多个 ABC 转运体[10]中，研究最多的是 P– 糖蛋白（P-gp）。P-gp 是一种有机阳离子泵，介导多种药物耐受。P-gp 是由 *MDR1* 基因编码，其生理功能是排出细胞内毒素，介导耐药。耐受化学药物治疗的肿瘤过表达 P-gp，可以介导耐受某些化学药物治疗的药物，并在化学药物治疗后出现肿瘤进展中上调。介导耐药的其他转运蛋白包括多药耐药相关蛋白（MRP）家族、ABC 家族及其亚家族 G（ABCG）。在 MRP 家族成员中，只有 MRP1 介导耐药。ABCG2 是 ABCG 亚家族中的半转运蛋白，介导耐受拓扑替康、开普拓（CPT-11）和米托蒽醌[11]。目前尚未阐明肿瘤中 MRP 和 ABCG2 的表达与调控。

在正常大脑中，ABC 转运蛋白主要是在微小血管内皮细胞上表达，但也可以在星形胶质细胞、小胶质细胞和神经元中表达[12, 13]。在脑毛细血管内皮细胞中，P-gp 主要分布在血管腔内膜上[14, 15]。然而，它也分布在毛细血管内皮细胞的外膜，以及相邻的周细胞和星形胶质细胞上[16]。

近来的一项研究发现，肿瘤血管中表达 P-gp、MRP1 和 ABCG2，此外，DIPG 和儿童幕上高级别胶质瘤（HGG）表达 MRP1[17]，提示转运蛋白外排药物可能是 DIPG 化学药物治疗失败的主要原因。

（四）肿瘤异质性

组织学和分子特征显示，恶性实体瘤大多具有肿瘤异质性[18, 19]。此外，肿瘤遗传异质性较为普遍[20–23]，在遗传和表观遗传、局部和转移部位中，整个病程中均呈动态发展。由于存在异质性，同一肿瘤不同部分可以表现出不同的病理学、遗传学和表观遗传学特征[24–29]。拷贝数分析和转录组分析显示，GBM 由不同突变类型的异质细胞混合组成[29, 30]。

肿瘤异质性在治疗耐受中发挥重要作用。业已明确化学药物治疗药物、热疗或电离辐射可导致克隆变异[31]。绝大多数抗肿瘤疗法选择性施加压力于不同克隆集落的肿瘤细胞[32, 33]。治疗后幸存下来的克隆集落将在残余 / 复发肿瘤中占主导。相比细胞毒性药物，克隆变异对治疗耐受的影响在信号转导通路靶向治疗中更明显。靶向受体酪氨酸激酶（RTK）是近来 GBM 临床试验热点，如表皮生长因子受体（EGFR），血小板源生长因子受体（PDGFR）和血管内皮生长因子（VEGF）。单药治疗导致克隆选择，易富集耐药性克隆集落，出现肿瘤复发[34]，这可能是信号转导通路靶向治疗GBM和DIPG患者的临床试验，未显著改善其预后的原因[8, 35]。

DIPG的MRI T_2WI信号不均一[36, 37]，弥散信号也不均一[36, 38, 39]。DIPG的组织学显示，异质性明显，甚至>50%，部分表现出类似WHO Ⅰ级特征[40]。近来已有研究报道肿瘤分子的异质性[40-42]，具有PDGFRA扩增和突变，以及BCOR、TRX、MYC和TP53突变[42]，和H3K27me3标记[40]，显示出明显的空间异质性。其中一项研究表明，组蛋白3（H3）赖氨酸-27-甲硫氨酸错义突变在空间上保守[42]，认为DIPG的分子异质性较成人GBM低。

（五）中枢神经系统的免疫特权

CNS的免疫豁免是由于BBB分隔CNS和免疫系统，从而CNS内的移植物可以长期存活，不发生排斥反应。此外CNS内缺乏淋巴管引流，只有少数具有免疫功能的小胶质细胞，并缺乏巨噬细胞。然而，近来的研究发现，CNS并不孤立，并积极与免疫系统相互作用；CNS也具备免疫功能，外周免疫细胞可以穿过BBB。此外，神经元和胶质细胞积极与外周免疫系统相互作用，可调控巨噬细胞和淋巴细胞应答。小胶质细胞具有免疫功能，但不同于巨噬细胞和树突状细胞。因此，将CNS视为特殊免疫部位可能更加准确。

CNS的免疫特权反应了CNS内适应性免疫应答不同于外周免疫系统，原因是CNS内免疫系统的组成与外周免疫系统不同。CNS可以启动强效免疫应答，适用于免疫治疗。但目前尚缺乏对CNS内免疫系统的认识，故脑肿瘤的免疫治疗较其他肿瘤更加困难。

CNS的免疫抑制机制也表明CNS具有免疫功能。PD-1通路是免疫抑制的研究热点。PD-1是B7家族成员。与PD-L1结合后，该通路激活导致效应T细胞功能丧失。GBM[43]和肿瘤浸润性巨噬细胞[44]可高表达PD-L1，而GBM浸润的细胞毒性T细胞高表达PD-1[45]。

脑干肿瘤中PD-1和其他B7家族成员的表达和功能尚未完全阐明。作者研究发现，DIPG表达不同水平的B7-H3[46]。

细胞毒性T淋巴细胞相关蛋白4（CTLA-4）通路是抑制脑肿瘤免疫应答的另一条通路。CTLA-4在$CD8^+$T细胞活化期间上调，负性调控其活化水平[47]。CTLA-4也在$CD4^+$T细胞中表达，包括$CD4^+$、$CD25^+$[48]和$CD4^+Foxp3^+$[49]以调节T细胞（Treg），并增强Treg介导的免疫抑制[48, 49]。CTLA-4抑制GBM[50]中效应T细胞活化与增殖。树突状细胞中CTLA-4与B7相互作用可诱导IDO1表达[51]，可有效抑制脑肿瘤免疫应答。

IDO1是色氨酸分解代谢的限速酶，催化色氨酸代谢产生犬尿氨酸，可抑制效应T细胞和诱导细胞凋亡[52]。此外，IDO1可以介导$CD4^+$、$CD25^+$、$FOXP3^+$Treg增强免疫抑制。90%以上的GBM标本表达IDO1，IDO1高表达与预后不良密切相关[53, 54]。此外，缺乏IDO1的恶性脑肿瘤导致T细胞依赖性机制介导的排斥反应[54]，表明肿瘤来源的IDO1在Treg募集和免疫抑制中发挥重要作用。

近来对DIPG的免疫微环境进行了研究[55]，发现与非肿瘤对照组相比，肿瘤中浸润的巨噬细胞或T细胞并未增加，也未高表达免疫抑制因子，如PD-L1和（或）转化生长因子β1（TGF-β1）。H3.3K27M DIPG细胞未转变巨噬细胞极性，也未被活化的同种异体T细胞攻击。自然杀伤（NK）细胞可以裂解培养的DIPG细胞。这些研究为免疫治疗DIPG提出新的见解，主要是在肿瘤特异性效应细胞的募集、激活和维持等方面。

二、脑干恶性肿瘤的分子特征

DIPG具有基因复杂性，不同于成人和儿童幕上 HGG。近来研究发现，PDGF 和 PDGFR 是大多数肿瘤发生发展的主要驱动力[56-60]。此外，27% 的 DIPG 高表达 EGFR[57]，并以 7%～9% 的速率增加[57, 59]。50% 的 DIPG 存在 TP53 突变[61, 62]。此外，3 个研究小组发现，包含 TP53 基因的 17p 缺失分别为 31%、57% 和 64%[57, 63, 64]。在 50% 的 DIPG 中，PTEN 所在的 10q 缺失[63, 65, 66]。

DIPG 中另一个常见突变基因是 ACVR1，可转导 BMP 信号。在 20%～32% 的 DIPG [67-69] 中发生基因突变。ACVR1 突变导致 BMP 信号通路组成性激活[70-72]。业已发现 DIPG 中 7 种不同的 ACVR1 突变，并且可以增加 SMAD1/5 磷酸化水平[67-69, 73]，以及下游 BMP 信号通路靶基因 ID1 和 ID2 的表达[67]。

在 9% 的 DIPG 中发现 ATR-X 基因突变，常见于大龄儿童[74]。ATR-X 编码染色质重塑复合物亚基是端粒区域组蛋白 H3.3 整合所必需的。

与儿童幕上 HGG 不同，CDKN2A 缺失是不存在的[59, 64]，或者仅占 DIPG 中的少数（3%）[58]。DIPG 中 CDK4 和 CDK6 扩增比例分别为 7% 和 11.6%[59]。

参与形成核小体核心的组蛋白 H3，在 DNA 复制和基因转录的表观遗传调控中发挥重要作用。近来研究发现，组蛋白突变提示 DIPG 与儿童幕上 HGG 存在表观遗传学差异。在 60%～75% 的 DIPG[74, 75] 中，编码组蛋白 H3.3 的 K27 M 突变的 H3F3A 基因中腺嘌呤 – 胸腺嘧啶颠换，明显高于儿童幕上 GBM（14%～19%）[75, 76]。H3F3A 突变不存在于配对的 DNA 样本中[75]，表明具有体细胞特性。在 66%～77% 预处理的 DIPG 样本中发现 K27 M 突变[74, 75]，表明它不是来源于一个选择或继发于治疗方法的突变过程。

两组研究分析显示，在 10%～14% 儿童幕上 GBM[75, 76] 中，与 H3.3K27M 突变相比，H3F3A 中鸟嘌呤 – 腺嘌呤转换，造成 H3.3 G34R 甘氨酸 – 精氨酸错义突变，但未在 90 例 DIPG 样本中发现该突变[74, 75]。

编码组蛋白 H3.1 的 HIST1H3B 基因突变并非决定性的。一项研究发现，18%（9/50）的 DIPG[75] 中存在腺嘌呤 – 胸腺嘧啶转换，造成 K27 M 突变，而在另一组则未检测到 DIPG 突变（0/27）[74]。

H3.3K27M 突变与 DIPG 患者的预后不良有关[74, 77]。该突变的意义是在 2016 版 WHO CNS 肿瘤分类中确定了 H3K27M 突变型弥漫性中线胶质瘤的新分类[78]。

DIPG 的突变特征参见图 15–2。

三、药物传递系统

业已研究探讨了许多策略通过 BBB 治疗脑干肿瘤。一般而言，这些策略可以归纳为 3 类：①通过局部药物递送绕开 BBB，如对流增强给药物（CED）；②使用物理或化学方法（细胞旁途径）开放 BBB；③跨过 BBB 递送（跨细胞途径）。

（一）对流增强给药

20 世纪 90 年代初期，首次开发 CED 的药物递送方法[79]。该方法通过小型持续的液压（强制对流）将药物递送到组织中。不同于根据分子浓度梯度分布扩散，CED 利用液压通过输注装置置换组织间液，以使不同大小的分子在长距离上均匀分布。实践发现，通过微导管或多个微导管用泵驱动可以将药物递送到肿瘤组织中。脑干中输注速率通常为 0.1～10 μl/min，目前也在探索更快捷的输注方式（图 15–3）。

CED 中，从单个注射点而来的药物呈椭圆形 / 球形分布，空间分布在某种程度上与组织类型有关。此外，分布体积与输注体积大致呈线性关系。

CED 进入脑实质，包括白质和灰质，在大范围按均匀的药物浓度再分布。早期研究表明，输注边缘药物浓度急剧下降[79]，这是抗肿瘤药物

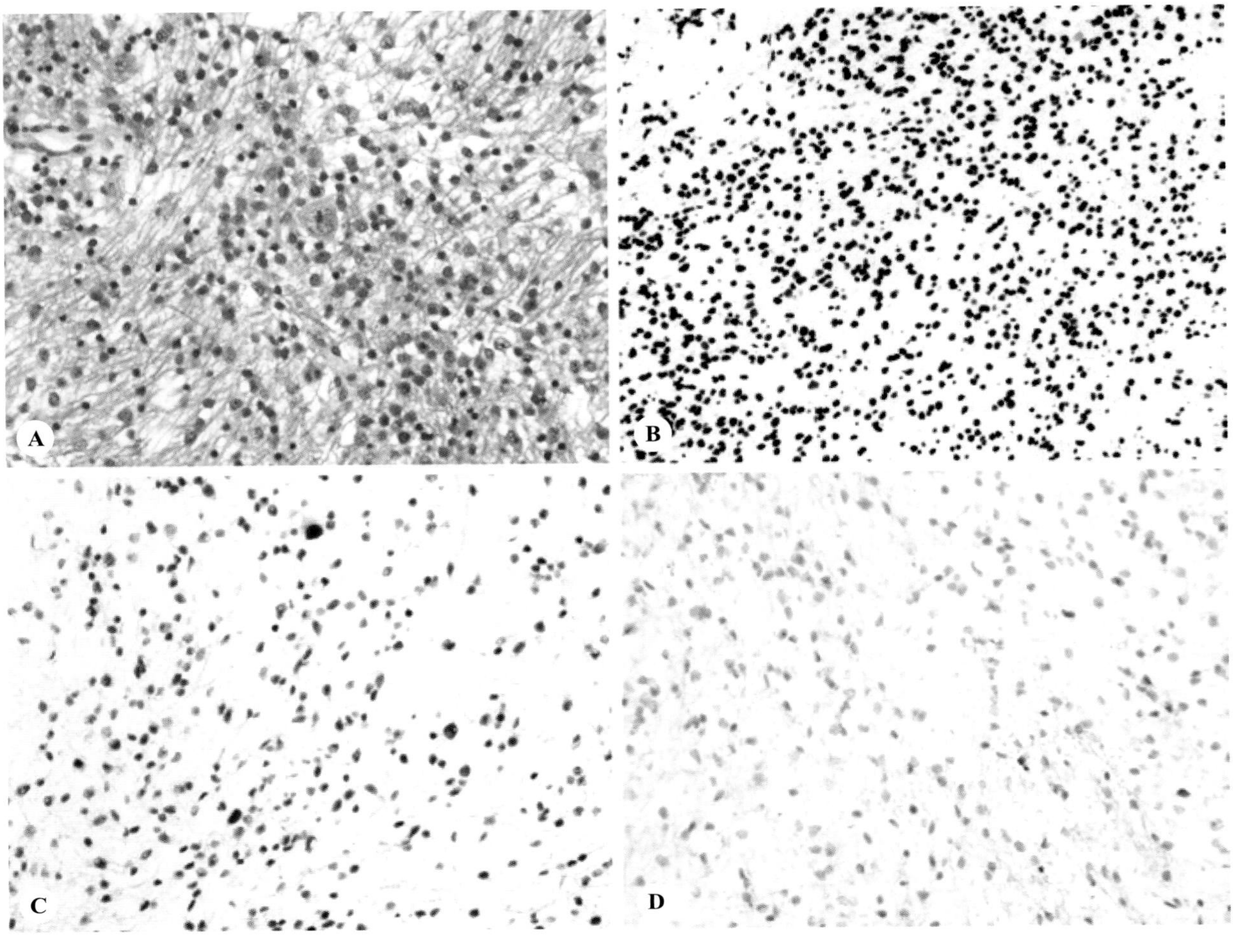

▲ 图 15–2 **DIPG 的组织学特征**

A. 苏木精 – 伊红染色显示，浸润性星形细胞瘤，细胞密集，中心可见非肿瘤的脑桥神经元；B. 免疫组化染色显示，H3K27M 肿瘤细胞核阳性，证实 K27 M 突变；C. 免疫组化染色显示，ATR-X 阳性，提示未突变；D. 免疫组化染色显示，p53 阴性，提示截断突变

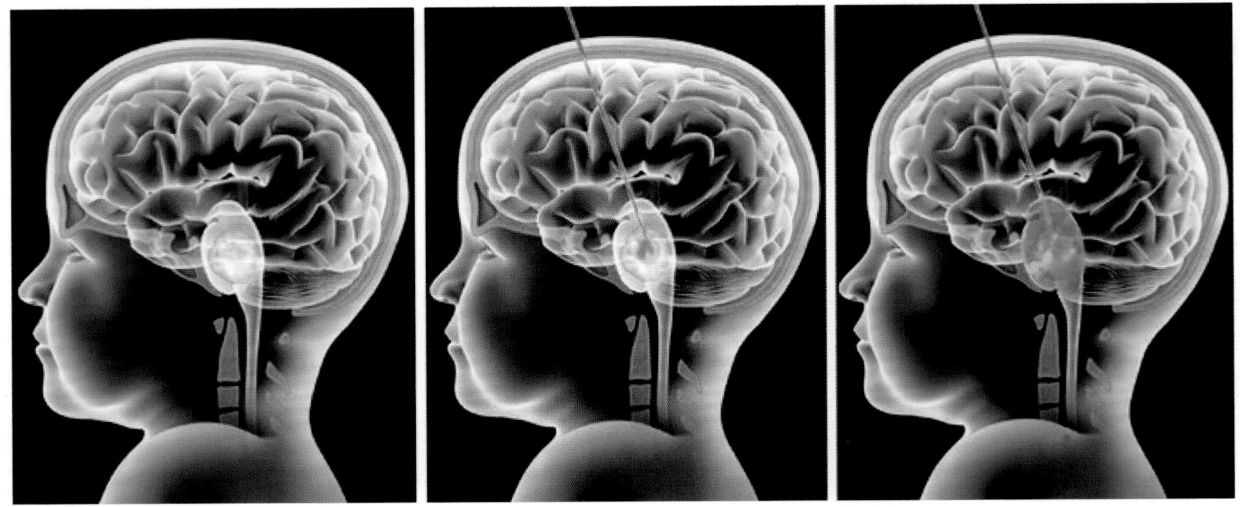

▲ 图 15–3 对流增强型药物递送到弥漫性脑桥病变中

递送的潜在益处，能够降低对周围正常脑组织的毒性。

药物分布体积受到沿导管外部液体逆向流动（回流）的影响。回流由导管材料、导管直径、输注速率和组织密度等因素决定。导管直径越大，沿其外壁回流的机会越大。如果回流到达低压区（坏死或 CSF 间隙），则药物会随机分布到这些部位，并在此积聚，产生毒性。增加输注速率可以增加药物分布体积，但这也会增加药物回流，造成靶区药物浓度降低。

理想中，通过 CED 递送药物应进入脑实质或肿瘤靶区中。然而，某些肿瘤存在低压区域，沿输注装置流动，可进入脑室或蛛网膜下腔。这种现象称为泄漏，并且在人类和实验动物中观察到。一项研究表明，这可能发生在 20% 的 CED [80] 中。因此，这种药物浪费会降低靶区药物分布体积和药物浓度。它也可能对正常的脑组织产生不良反应。因此，遵循输注药物的流动是至关重要的。当发生泄漏时，调节导管位置可以将开口从低压区移走。目前尚不清楚泄漏是否可逆。如果可逆，则暂停输注一段时间后，重新启动，可清除泄漏。

监测输注的药物分布和浓度是至关重要的。除了生物学效应外，肿瘤内分布的药物需要达到治疗浓度才能起效。应控制药物在正常组织中的暴露量以降低药物毒性。同时注意监测药物回流和泄漏，调整导管位置，校正可能出现的任何问题。在脑干中，横向和纵向纤维束可以引导输注的药物流动，这也需要监测。近来临床试验发现，药物难以达到最佳疗效，说明监测体内药物分布和浓度是非常重要的。针对 GBM 的 TGFα-PE38 研究和Ⅲ期 PRECISE 发现，药物分布差是疗效差的原因之一 [81, 82]。

目前大多数情况下难以通过影像学检查监测 CED 输注的药物分布和浓度。仅在某些情况下可以观察药物的分布，MRI T_2WI 图像有助于识别相对正常信号区域内药物分布，但是当药物输注到高信号区域时则难以识别，如 DIPG [83]。另一种方法是使用示踪剂。在临床研究中，T_1WI 和 SPECT 可观察到与药物共同输注的 Gd-DTPA 和 ^{123}I- 白蛋白示踪剂 [81, 83–86]。示踪剂的缺点是它们只能在初次分布时精确估计。不同的生物活性和清除会降低示踪剂分布随时间变化的能力。此外，T_2 WI 图像和示踪剂均不能提供输注的药物浓度信息。理想的方法是药物直接成像。通过校准，可以确定药物分布和浓度。

使用 CED 治疗 DIPG 前景广阔，因为该肿瘤结构致密，生长方式类似白质纤维束，在局部复发前很少转移，也无法手术全切。2002 年，作者首先在小动物脑干中证实该递送装置的可行性 [87]。随后，在小动物和非人灵长类动物脑干中研究了输注药剂的安全性、分布特征和毒性 [88–93]。这些研究表明，在脑干中，未见 CED 造成临床相关的机械性损伤，具有广阔的临床应用前景。采用图像引导的无框架立体定向装置，可进行儿童脑干病变活检或置管术 [94–96]，为 CED 的安全应用提供证据支持。

美国和欧洲正在进行 CED 治疗 DIPG 的临床研究 [86, 97–99]。这些小型研究报告了该疗法良好的安全性和耐受性。在临床试验中，采用脑干中 IL13-PE38QQR CED 治疗 DIPG 患者（NCT00880061），所有 5 名患者均耐受良好，2 名患者 MRI 显示出抗肿瘤征象 [100]。作者报告了最为全面的脑干 CED 治疗 DIPG 的结果 [101]。Ⅰ期临床试验（NCT01502917）经治疗的 28 名患者，未发现剂量限制性毒性。笔者发现，治疗剂（^{124}I 标记的 8H9 a.k.a. omburtamab）在病变中的放射剂量是全身暴露剂量的 1200 倍，有力证明了 CED 在人脑干中的安全性，并证实 CED 可以最小的全身暴露剂量将药物有效递送到靶区。

其他正在进行的针对 DIPG 患者的 CED 临床试验有 NCT03086616（伊立替康脂质体制剂的

CED）和 NCT03566199（帕比司他纳米颗粒制剂的 CED）。

今后 CED 治疗 DIPG 的进展：① DIPG 药物的筛选与研发，基于更好地认识肿瘤生物学和新型治疗策略；② CED 技术改良，包括设计新型装置，更便捷精准放置导管，延长输注时间和重复输注，持续数周可达最佳疗程，以及更好地认识输注的药物分布及影响因素，以便放置导管更好地覆盖肿瘤。研发嵌入式 CED，方便连续或多次给药的情况下，患者活动不受给药限制。

评估 CED 的药代动力学和局部治疗反应也非常重要。全身药代动力学和药效学研究的结果不能直接应用于同一药物的 CED 治疗。为了评估药代动力学和药效学，应有影像学检查监测，以确保药物分布和浓度，并尽可能明确每位患者中肿瘤和肿瘤浸润的脑组织中药物保留和清除。这需要改良当前的影像学技术或研发新的对比剂和成像方法，如对凋亡的效应分子或末端产物反应的对比剂。微透析一类的技术也可用于评价 CED 的药代动力学。目前的影像学方法在评估局部治疗反应中并不充分，因此迫切需要一种新的非侵入性方法。评估 CED 的药代动力学和药效学以明确 CED 疗法的有效性。未来将根据局部治疗反应动态调整治疗策略，整合多种治疗方法。

（二）动脉内给药

动脉内化学药物治疗现已广泛用于治疗视网膜母细胞瘤和进展期肝癌，可提高生活质量，延长总生存时间。在视网膜母细胞瘤中，超选择性动脉内化学药物治疗可以提高治愈率。此外，动脉内化学药物治疗也用于治疗其他肿瘤，如乳腺癌、头颈部肿瘤、结直肠癌、阴茎癌和胰腺癌。

20 世纪 50 年代，动脉内化学药物治疗已用于治疗恶性脑肿瘤，尤其是 HGG。大部分试验的观点是一过性高的动脉血药浓度可以发挥所需的药效。然而，早期研究没有与静脉内给药客观比较。与非靶区组织相比，动脉内给药靶组织中药物浓度更高，这是动脉内给药的优势所在[102]。20 世纪 70 年代，为改善动脉内给药，研究了如何开放 BBB[103, 104]。20 世纪 90 年代以来，随着导管和其他血管内装置的小型化，选择性和超选择性的动脉内给药发展迅速，已进入脑肿瘤的治疗研究中。相比早期经颈动脉或椎动脉给药，现已可以精准和超选择性靶向肿瘤的供血血管。

BBB 是动脉内给药的主要限制因素。研究发现，高渗溶液（甘露醇）能够可逆性开放 BBB，增加其通透性[103]。开放 BBB 的其他方法包括血管活性药（缓激肽类似物），以及聚焦超声（FUS）。动脉内给药合并血流受阻时可以提高动脉内药物浓度，以及动脉分布区域相应的药物浓度，同时增加通过时间，提高疗效。没有血流受阻时，为提高疗效，需要在药物首次通过组织循环时快速摄取，通常脑组织内药物通过时间为 1～10s。动脉内给药结合跨 BBB 转运载体（细胞通透肽）介导的跨细胞途径给药可以增加 BBB 通透性。研究发现，经动脉内给予细胞通透肽可以开放 BBB，促进肿瘤特异性药物吸收[105]。

目前，许多动脉内给药治疗 DIPG 患者（NCT01688401）或儿童脑肿瘤患者，包括儿童 DIPG 患者（NCT01884740）的临床试验尚未公布结果。

（三）调控血脑屏障

高渗溶液（甘露醇）或血管活性药物（缓激肽和腺苷）可以开放 BBB，以便药物递送。通过这种方式只能短时间开放 BBB，因而在药物递送中需要重复给药，以使 BBB 开放时间延长。非选择性开放 BBB，使得正常脑组织广泛暴露在非预期的毒物中是有害的。

BBB 位点特异性开放是 BBB 非选择性开

放的改良，可采用 FUS [106] 或激光介导的方法，如光动力学疗法（PDT）[107] 和光化学内化作用（PCI）[108]。相比 BBB 非选择性开放，这些技术有许多优点。BBB 开放的位点是唯一接受足够超声或激光强度的位点。经影像学引导，仔细放置探头和调整参数，可以将 BBB 开放范围尽可能多的覆盖病变，同时降低对正常脑组织的影响。此外，这些高度聚焦的方法不会对 BBB 造成永久性损坏，只要超声或激光强度低于阈值水平即可。利用这些位点特异性方法，BBB 可以保持相对长时间开放，延长药物递送时间。

1. 聚焦超声

聚焦直径仅为几毫米的 FUS，可以选择性开放 BBB。有效开放 BBB，而不损伤正常大脑的参数较难确定。白蛋白包裹微泡可用于解决这一难题 [109]。微泡经静脉注射能够将超声效应局限在血管壁上，开放 BBB 同时减小对周围脑组织的损害 [110]。选择性开放 BBB 所用的超声功率更低 [111]。FUS 联合微泡开放 BBB 的具体机制有待阐明，可能是超声空化与声辐射相结合 [106]。超声空化是声诱导产生微泡。微泡产生需要较高的超声功率，可能损伤组织 [112]。借助白蛋白包裹微泡，不再需要较高的声功率，因此，组织损伤的风险显著降低（图 15–4）。

通过 FUS 开放 BBB 时间较短，通常维持 10min～5h [106]。这对于单次给药可能足够，但长时间给药则需要重复操作，限制了其可行性。

动物研究表明，FUS 诱导的 BBB 开放不会造成大脑永久性损伤，未见缺血或凋亡病灶 [111]。FUS 处理后长达 4 周，仅观察到微小病变（少量渗出和轻度炎症反应），而未见其对神经元的影响 [111]。颅骨对超声的吸收是经颅 FUS 的主要限制。这将导致超声强度衰减和相位畸变 [113]。此外，在较高的声功率下，FUS 会产热。脑肿瘤患者的临床试验（NCT02343991）正在研究 FUS 开放 BBB 的安全性。

2. 光动力学疗法

PDT 是使用肿瘤定位的光敏剂，随后被光激发 [114]。光化学和光生物事件会产生疗效。

据报道，PDT 使用血卟啉衍生物或 5-ALA 诱导光疗部位周围脑水肿 [115–117]，表明部分 BBB 开放。

在 PDT 后 2h，ALA-PDT 介导的 BBB 开放，并且在 72h 内，90% 的 BBB 恢复 [107]。这比 FUS 介导的 BBB 开放时间更长。

PDT 介导的 BBB 开放的机制可能包括由

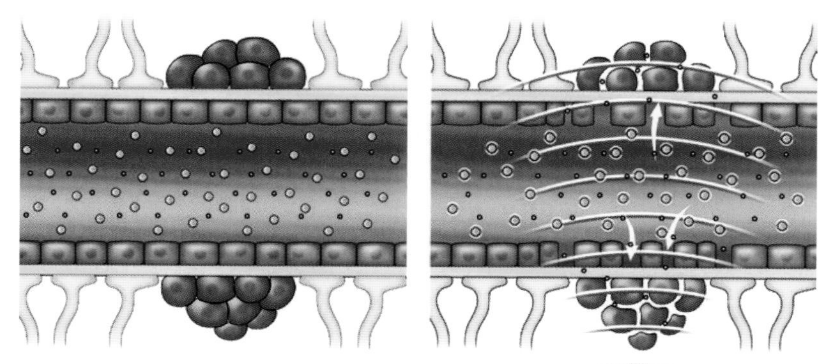

◀ 图 15–4 **FUS 开放 BBB**
（左）在使用 FUS 前将白蛋白包裹微泡注入血中。（右）在使用 FUS 时，微泡振荡可开放 BBB

PDT 诱导的微管去极化介导的内皮细胞变圆和收缩[118]。在 PDT 中观察到内皮细胞缝隙形成和扩大[119]。电镜发现，治疗对内皮细胞的正常亚细胞结构影响最小[120]，表明没有永久性损害。

3. 光化学内化作用

PCI 是使用专门设计的光敏剂，优先定位内吞膜泡。光活化时，光敏剂破坏囊泡膜，将包裹的大分子释放到细胞质中。这可用于位点特定方式增加大分子递送[121]。

活性毒素（ETX）介导非选择性 BBB 可逆性开放[122-124]，而 PCI 递送的 ETXp 可局部开放 BBB[108]。给药后，ETXp 经蛋白水解为 ETX。通过结合亚阈值剂量的 ETXp 与亚阈值剂量的光通量开放 BBB。使用的膜定位光敏剂是 $AlPcS_{2a}$。结果表明，在非常低的光通量下，ETXp-PCI 能够介导局部 BBB 开放，并且未损伤大鼠脑组织。与之相比，在同样的光通量下，暴露于 $AlPcS_{2a}$ 而未予 ETXp，并不能开放 BBB。在较高的光通量下，没有 ETXp，PDT 效应也非常明显，可见明显的坏死和炎症反应，并且 ETXp 对 BBB 开放无明显作用。

（四）抑制三磷腺苷结合盒转运体

多药耐药（MDR）的机制之一是 ABC 转运体将药物排出。已经开发了多种药物能够抑制 ABC 转运体介导药物外排，一些已进入Ⅱ/Ⅲ期临床试验。

第一代抑制药包括用于其他疾病的药物，如维拉帕米、奎宁和环孢素 A。尽管体外研究发现，这些抑制药可以有效抑制 P-gp1 药物外排[125]，但它们缺乏特异性，在抑制 ABC 转运体时，会产生明显的毒性[126]。

为改进 P-gp1 的特异性，设计了第二代抑制药。Valspodar 是环孢素 A 的衍生物，具有较高的特异性和效力，且无免疫抑制作用[127]。然而，它抑制细胞色素 P_{450}（CYP_{450}）[128]，产生药代动力学效应，未能改善预后。在急性髓系白血病（AML）的Ⅲ期临床试验中，其与抗肿瘤药物长春新碱和阿霉素[129]，或与柔红霉素和依托泊苷[130]组合治疗的患者预后更差。

为减轻肝酶抑制（如 CYP_{450}），设计了第三代抑制药。P-gp1 的特异性也是研究重点。正在进行临床试验的有 Tariquidar（邻氨基苯甲酰胺类），Elacridar（吖啶甲酰胺类），Zosuquidar（喹诺酮衍生物），CBT-1（喹诺酮衍生物）和 Laniquidar（哌啶类）。Tariquidar 和 Zosuquidar 分别与长春瑞滨和阿霉素组合进入Ⅱ/Ⅲ期临床试验，用于治疗多种进展期实体瘤或 AML。Tariquidar 在非小细胞肺癌的Ⅲ期临床试验中，不良反应较多，且不改善患者治疗反应。Zosuquidar 还表现出神经毒性[131]，以及与长春瑞滨和阿霉素之间的相互作用[132]。

上述例子表明，抑制 ABC 转运体的策略需要进一步完善。这些抑制药应用于脑干肿瘤可能晚于非 CNS 肿瘤。后续研究主要是提高药物特异性，选择药物结构外更加特异的靶点，提高诊断技术更好地纳入患者。

（五）载体

已经尝试跨 BBB 给药的多种方法，包括脂质体和纳米颗粒包裹。药物用脂质体和纳米颗粒包裹后，可实现稳定高效直接递送或细胞旁递送。药物整合可以囊括靶基团，以制造适用于跨细胞递送的剂型，如通过受体介导的内吞作用能够跨 BBB 转运的蛋白质（胰岛素、载脂蛋白 E 和转铁蛋白）。这种“特洛伊木马”的方法已经成功递送了多种药物。然而，药物在血液循环中可被快速清除，递送效率较低，需要重复给药。

1. 脂质体

脂质体是一种由一层或多层脂质双分子层组成，内部包含水性区域的微囊泡，其直径范围是从纳米到微米。20 世纪 60 年代初发现后，脂质体迅速用于药物载体的研发。近年来，脂质体已广泛应用于神经系统疾病的诊疗中。由于脂质双分子层的理化特性，脂质体可以运载亲水、亲脂和疏水性药物。脂质体内部的水性区域，以及脂质双分子层与外部水相的交界区域，均可运载亲水化合物。而脂质双分子层的疏水核心区域常用于运载亲脂或疏水性药物。阳离子脂质体可进一步吸附聚阴离子，如 DNA 和核糖核酸（RNA）。脂质体表面可吸附大分子加以修饰，如多糖、肽、抗体或适配子，以增加其在血液循环中的稳定性和脑内特异性吸收。多种脂质体药物已获准用于临床或在临床试验阶段[133, 134]，但脂质体介导的脑特异性药物递送尚未进入临床。

脂质体可与特异性抗体或配体缀合，增强受体介导的内吞作用跨 BBB 转运的能力。研究发现，使用转铁蛋白（TF）、乳铁蛋白、胰岛素、谷胱甘肽、载脂蛋白和多肽可成功递送脂质体到脑实质或肿瘤中[135-137]。研究发现，TF- 缀合的脂质体较未缀合的脂质体更容易被 BBB 细胞摄取和转运[137]。

近年来，磁性脂质体已用于跨 BBB 递送药物。研究发现，可以将一种或多种药物与氧化铁纳米颗粒可逆性结合，并装入脂质体核心[138]。当施加外部磁场时，脂质体绕过 BBB 体外模型。进一步研究发现，磁性脂质体也可以被人单核细胞吸收，进入大脑[138]。

业已测试使用脂质体向大脑递送药物的多种途径。静脉注射可能是临床上首选的给药途径。其他途径包括经口、眼或黏膜给药。例如，鼻内给药可以无创向大脑递送药物。利斯的明的脂质体制剂能够避免药物在鼻腔降解，并跨过鼻黏膜屏障转运[139]。业已证实阳离子脂质体通过鼻内给药向大脑递送蛋白质的能力[140]。

2. 纳米颗粒

纳米颗粒是大小为 10～1000nm 的载体，其来源广泛，如糖衍生物、脂肪酸、肽和蛋白质。

研究发现，纳米颗粒可以增强被动（非特异性内吞作用）或主动靶向（受体介导的内吞作用）跨 BBB 给药。研究发现，纳米颗粒主要通过非特异性内吞作用摄取[141]。影响 BBB 细胞吸收的关键因素是纳米颗粒的大小、化学结构和表面特征。纳米颗粒＜20nm 可以通过胞吞作用跨过 BBB 内皮细胞[142]。

纳米颗粒的表面特征，如电荷和涂层，可能比其核心结构在跨过 BBB 方面更为重要。表面电荷可以确定纳米颗粒的摄取途径。研究发现[143]，在 4℃时主动内吞作用消失，仅存在被动扩散，阳离子纳米颗粒位于 BBB 细胞外，中性纳米颗粒与细胞表面相近，阴离子纳米颗粒则在细胞表面和细胞间隙中。在 37℃时，只有中性和阴离子纳米颗粒可以进行内吞作用和胞内转运。作者发现，中性和阴离子纳米颗粒沿着细胞质膜微囊 – 介导的内吞途径转运，而阳离子纳米颗粒则没有。

纳米颗粒表面上结合的非共价或共价配体可以进一步增强通过受体介导的内吞作用跨 BBB 转运[142, 144]。最常用于跨 BBB 转运的受体是胰岛素受体、TF 受体、低密度脂蛋白受体（LDLR）、LDLR 相关蛋白质（LRP）、叶酸受体和白喉毒素受体。由于 BBB 中存在大量 TF 受体[142]，因此在 CNS 内，TF 缀合的纳米颗粒递送药物的效率高于未缀合的纳米颗粒[145, 146]。LDLR 和 LRP 触发有效的受体介导的内吞作用和胞内转运[147]。使用 Tf、叶酸或载脂蛋白作为纳米颗粒的配体，主要缺点是它们的受体分布广泛，有被其他组织摄取的风险。

目前正在进行的仅招募 DIPG 患者的脂质体和纳米颗粒的临床试验有 NCT03086616（伊立替康脂质体制剂的 CED）和 NCT03566199（帕比司他纳米颗粒制剂的 CED）。

四、信号转导通路靶向治疗

如前所述，研究发现 DIPG 有许多突变，其中一些突变具有靶向性，如 PDGFR 通路。靶向 RTK 信号转导通路，如 PDGFR 通路是近来研究热点。GBM 患者给予单药治疗可导致克隆选择，富集治疗耐受的克隆，造成肿瘤复发[34]。这或许是信号转导通路靶向治疗的临床试验未能明显改善 GBM，以及 DIPG 患者预后的原因[8, 35]。此外，通过补偿调节 RTK 下游和关联的信号转导通路有助于耐药，尤其是在单一靶向药物治疗中。后续研究旨在靶向一条信号转导通路中的多个靶点，且无严重毒性。

目前正在进行的招募 DIPG 患者的信号转导通路靶向治疗的临床试验有达沙替尼与依维莫司组合（NCT03352427），克唑替尼与达沙替尼组合（NCT01644773），伏立诺他与西罗莫司脂化物组合（NCT02420613）和帕比司他与依维莫司组合（NCT03632317）。

在肿瘤与正常组织间差异性表达的分子，即使不能促进生长，也可作为治疗靶点。如 IL-13Rα2，尚不明确其在脑肿瘤中的作用，与成人恶性胶质瘤类似，DIPG 也高表达 IL-13Rα2[148, 149]。因此，使用 IL-13 作为靶向部分的重组毒素也是潜在的治疗 DIPG 的有效药物。在 DIPG 的临床前[88]和临床试验（NCT00880061）中，脑干中的 IL13-PE38QQR 的 CED 安全性良好[100]。

五、调控基因表达：表观遗传调节剂

近来已经认识到儿童脑干胶质瘤中表观遗传学改变的重要性。值得注意的是与 H3K27M 突变相关的组蛋白甲基化。目前认为，抑制组蛋白甲基转移酶 PRC2 和 H3K27 低甲基化在 H3.3K27M 突变对 DIPG 致瘤性的影响中发挥了重要作用[150]。

正在研究使用 H3K27 去甲基化酶抑制药 GSKJ4，对抗 H3.3K27M 突变引起的 H3K27 低甲基化。GSKJ4 在 K27 M 肿瘤细胞中增加细胞 H3K27 甲基化，减小了 K27 M 移植瘤体积，延长了移植瘤小鼠的生存期[151]。

另一种疗法侧重于 EZH2 的增强子。EZH2 是 PRC2 的一部分，被认为是潜在的治疗靶点。然而，使用 Tazemetostat 抑制 EZH2 的两项临床前研究结果不同。其中一项研究发现，体外 Tazemotostat 对伴或不伴 H3.3 突变的儿童胶质瘤无效[152]。此外一项研究发现，在有功能性的 p16INK4A 时，Tazemetostat 可能影响原发性 H3K27M 阳性胶质瘤细胞生长[153]。遗传学研究表明，不伴 H3 或 IDH 突变的 GBM 中的短期 EZH2 缺失与肿瘤增殖降低有关[154]，但延长 EZH2 缺失将改变细胞命运，增加细胞增殖和 DNA 损伤修复，导致肿瘤进展[155]。

其他研究表明，PRC2 活化和 H3K27 超甲基化可以诱导髓母细胞瘤[156]，室管膜瘤[157]和淋巴瘤[158]。研究发现，重新平衡 H3K27 甲基化通路治疗肿瘤尚未取得成功。

组蛋白乙酰化是肿瘤治疗的另一个表观遗传靶点。在肿瘤治疗中使用组蛋白脱乙酰酶抑制药（HDACi）的原理是通过调控组蛋白乙酰化逆转失调的基因表达。组蛋白上的赖氨酸残基乙酰化是调控远端基因表达的活性增强药的标志。HDAC 抑制导致组蛋白超乙酰化并影响大量基因表达。

伏立诺他已在复发 GBM 的临床试验中进行了测试，单独治疗时，GBM 患者耐受良好，并且可提高肿瘤内组蛋白乙酰化水平[159]。然而，联合蛋白酶抑制药 Bortezomib 时疗效不明显[160]。在新诊断的 GBM Ⅰ/Ⅱ期临床试验中，将伏立诺他加到替莫唑胺和放射治疗的标准化治疗方案中，未到达显效的主要终点[161]。正在进行评估伏立诺他与西罗莫司脂化物联合治疗 DIPG 患者的安全性研究（NCT02420613）。

帕比司他是另一种 HDAC 抑制药，降低了培养的 DIPG 细胞活力，减小了 DIPG 移植瘤体积，延长了移植瘤小鼠生存期[162]。联合 GSKJ4 发现，两者具有协同效应[162]。临床上，2 名 DIPG 进展的患者对帕比司他和再放射治疗耐受良好[163]。正在进行的 I 期临床试验更加系统地评估了在复发 / 进展与无进展的 DIPG 患者中帕比司他的安全性和药代动力学特征（NCT02717455）。其他帕比司他治疗 DIPG 的临床试验有 NCT03632317（帕比司他与依维莫司组合）。MTX110 是帕比司他的纳米颗粒制药，正在进行脑干 CED 治疗 DIPG 患者的临床试验（NCT03566199）。

六、免疫治疗

（一）治疗抗体、放射标记抗体和免疫毒素

在某种程度上，使用抗体治疗恶性肿瘤的主要设想是通过抗体特异性识别，清除恶性细胞。已经研发了治疗高级别胶质瘤（HGG）的多种类型的治疗性抗体，其中靶向生长因子受体的抗体是近来研究热点。

已经证明了生长因子有助于恶性胶质瘤（DIPG）发生发展。研究发现，大多数 DIPG 患者的肿瘤信号转导通路中最为常见的是 PDGF 及其受体 PDGFR[56-60]。此外，大多数患者可检测到生长因子受体 EGFR[57, 59]。针对这些生长因子受体的治疗性抗体可以阻断受体激活，诱导细胞凋亡。另外，抗体与细胞表面抗原结合可以诱导抗体依赖细胞介导的细胞毒作用（ADCC）和补体依赖的细胞毒性（CDC），即使在 CNS 内 ADCC 和 CDC 的效应细胞并不丰富的情况下。已经提出针对 PDGFR 的抗体，如 Olaratumab（IMC-3G3）和 MEDI-575 用于治疗 DIPG。目前，Olaratumab 经静脉注射治疗儿童实体瘤的临床试验（NCT02677116），包括 DIPG，尚未公布结果。由于抗体的分子量大，CED 可作为 DIPG 治疗性抗体理想的给药方式。

用放射性核素标记治疗性抗体可以增强其疗效。除了抗体本身的疗效外，放射性标记抗体的疗效还包括由抗体标记的放射性核素通过辐射沉积到组织中的能量效应（图 15-5）。放射性核素的选用主要考虑所治疾病、核素物理性质、商业可及性和化学标记技术。放射性核素治疗肿瘤通常是 β 射线和 α 射线。放射性核素（^{131}I、^{90}Y 和 ^{186}Re）产生的 β 射线在软组织中的粒径为 2～12mm；因此，放射性标记抗体结合的细胞，以及相邻组织均受影响，该疗法适用于治疗体积较大的肿瘤。来自诸如 ^{212}Bi 和 ^{225}Ac 放射性核素的 α 射线在软组织中的粒径为数十微米，并可以到达放射性标记抗体结合的细胞周围多层细胞。俄歇和转换电子发射器也可用于治疗。它们在软组织中的粒径为 1μm，局部靶向性高，不影响相邻细胞，适用于微小转移、微小残留和血液恶性肿瘤中的单细胞。

目前，已经探索了治疗 DIPG 的放射性标记抗体。例如，通过 CED 递送 ^{124}I 标记的 8H9

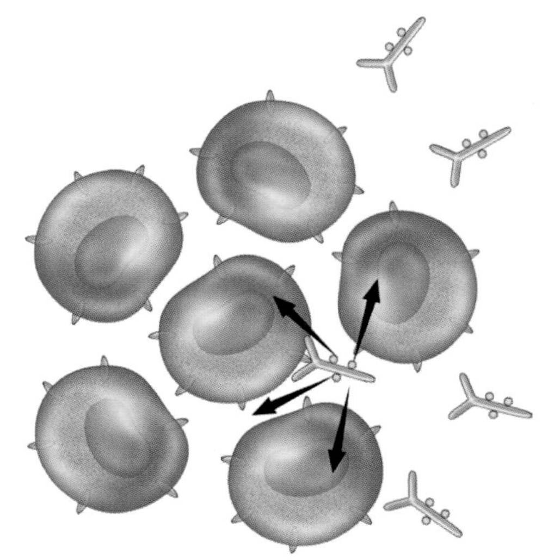

▲ 图 15-5　放射标记抗体。除了抗体的疗效外，放射性标记抗体上的放射性同位素发出的射线也有治疗效果。α 射线和 β 射线到达相邻细胞

（Omburtamab）治疗儿童 DIPG 的临床试验（NCT01502917）。正电子发射体层成像（PET）可定量 ^{124}I 的放射剂量。研究发现，药物及递送方式均是安全的。例如，病变吸收的放射剂量为全身暴露剂量的 1200 倍，说明 CED 可以最小的全身暴露量，就可以有效递送药物到病变[101]。

免疫毒素是嵌合或重组分子，由特异性抗体与毒素结合。有时，生长因子或细胞因子与毒素融合或缀合也被认为是免疫毒素，因为它们可与靶细胞结合，并含有类似于经典的免疫毒素的细胞毒素[164]。免疫毒素研发的早期阶段，是将整个抗体与植物毒素（蓖麻毒素或白树毒素）相偶联，没有与毒素结合的结构域。随后，使用了细菌蛋白毒素，如假单胞菌外毒素（PE）和白喉毒素（DT）。第一代免疫毒素是将整个单克隆抗体与全长 PE 结合制成。由于存在与毒素结合的结构域，这些免疫毒素可以结合正常细胞。第二代免疫毒素，去除了非必需的毒素区域，使其不能与正常细胞结合，然后将毒素与抗体相连。第二代免疫毒素（基于 PE38 的免疫毒素）的特异性较第一代免疫毒素更高。

与免疫毒素相似，化学药物与抗体缀合可形成抗体药物偶联物（ADC），既可利用特异性抗体靶向细胞，又降低了药物的毒性。虽然免疫毒素或 ADC 具有特定的作用机制，但大体上均是与细胞膜抗原结合，免疫毒素或 ADC 分子通过受体介导的内吞作用进行内化，然后释放到胞质中针对靶细胞器产生毒性（图 15-6）。一些免疫毒素和 ADC 也可能在内化和释放过程中进行酶转化。

业已研究了免疫毒素 8H9scFv-PE38 和 IL-13-PE38QQR 治疗 DIPG 的潜在临床价值。动物研究发现，8H9scFv-PE38 耐受良好，并且通过 CED 递送时明显减小移植瘤体积[91]。同样，在 DIPG 移植瘤模型[88]和使用 CED 将免疫毒素递送到 DIPG 患者脑干病变的 I 期临床试验中（NCT00880061）[100]，

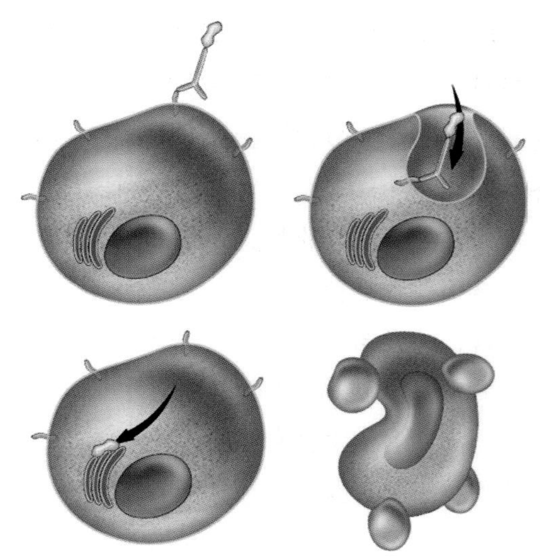

▲ 图 15-6 **免疫毒素和抗体药物偶联物（ADC）。免疫毒素和 ADC 与膜受体结合触发受体介导的内吞作用。免疫毒素和 ADC 内化后最终到达细胞器（如粗面内质网）可发挥细胞毒性作用**

IL-13-PE38QQR 表现出良好的安全性和有效性。IL-13 是机体正常存在的免疫分子。90% 的恶性胶质瘤具有高水平的 IL-13 受体，而在正常脑组织中这些受体水平较低。

今后，基于抗体的免疫疗法（治疗性抗体、放射性标记抗体、免疫毒素、ADC）主要发展方向是明确治疗靶点、研发特异性抗体、鉴定和（或）研发放射性核素，提高药物缀合物和毒素的特异性和有效性，以及优化药物递送方法。

（二）治疗疫苗

恶性肿瘤可以逃避宿主的免疫监视。治疗性疫苗能够诱导免疫应答对肿瘤细胞或肿瘤相关细胞（肿瘤基质细胞）特异性或高度选择性表达的抗原进行攻击，而宿主无法在没有辅助的情况下启动这种有效的免疫应答[165]。抗原可以是突变的肽[166]或翻译后修饰的改变[167]。肿瘤抗原与免疫佐剂联合给药，可增强抗原呈递和肿瘤反应性 T 细胞活化与增殖。疫苗设计最大的挑战是选择最佳的抗原和佐剂，因为许多肿瘤

相关的抗原未被宿主的免疫系统认为是异物[168]。这种挑战的另一个原因是一些抗原并非肿瘤细胞特异性表达，这可能导致对正常细胞的免疫应答。

成人 GBM 患者的临床研究结果表明，针对单一肿瘤相关肽的免疫应答不足以控制肿瘤进展。研究发现，接种含有胶质瘤相关肽的树突状细胞联合佐剂多聚 -ICLC 的患者，60% 发生胶质瘤相关的免疫应答（疫苗免疫原性），但只有＜10% 的复发胶质瘤患者获得持续性肿瘤消退[169]。

在肿瘤发生发展中出现的新抗原被认为是具有更高效能的治疗性疫苗。这些新抗原对于每个患者均较为独特[168, 170]。一些新抗原，如 EGFRⅢ型变异体（EGFRⅧ），肿瘤中出现的频率更高，并且是疫苗的理想靶点。20%～30% 新诊断的 GBM 存在 EGFRⅧ[171]，EGFRⅧ与生存期＞1 年的患者预后不良有关[172]。EGFRⅧ能够诱导细胞和体液免疫[173]。EGFRⅧ多肽类疫苗（Rindopepimut）的临床研究结果证明了疫苗的免疫原性，且可增加患者总生存时间，中位 OS 为 24 个月[173-175]，而标准化学药物治疗法的中位 OS 为 15 个月；存活优势也与诱导肿瘤免疫相关。然而，免疫组化检测发现，缺乏 EGFRⅧ表达的肿瘤复发[173-175]。抗原缺乏可能是克隆选择或宿主产生抗体掩饰抗原。多中心研究证实，免疫介导消除 EGFRⅧ肿瘤细胞可以延长接种患者的无进展生存期和总生存时间，并增加患者体内 EGFRⅧ抗体[174]。

为解决免疫逃逸问题，接种可以同时靶向多个抗原的疫苗。例如，使用肿瘤裂解物处理自体树突状细胞。使用这种方法的疫苗（DCVax®-L）已完成了新诊断的 GBM 患者的Ⅲ期临床试验（NCT00045968）。结果表明，在 GBM 患者标准治疗中加入 DCVax®-L 是安全的，并且延长了患者的生存期[176]。

目前治疗 DIPG 的疫苗已进入临床试验阶段。例如，新诊断的 DIPG 和其他胶质瘤患者（NCT01130077）接种 HLA-A2 限制性胶质瘤相关抗原肽和多聚 -ICLC。中期研究结果显示，未出现剂量限制的非 CNS 毒性。在 80% 的患者中，检测到针对胶质瘤相关抗原（IL-13Rα2、EphA2 和 survivin）的免疫应答。20% 的患者出现假性进展，地塞米松治疗有效，并与生存期延长有关[177]。地塞米松可减少假性进展和针对胶质瘤抗原的免疫应答。另一项临床试验为 HLA-A2（+）H3.3-K27M（+）DIPG 或其他胶质瘤患者（NCT02960230）接种 H3.3-K27M 特异性多肽和多聚 -ICLC。

树突状细胞疫苗治疗 DIPG 的临床试验是 NCT02840123，即用异体肿瘤裂解物处理的自体树突状细胞疫苗接种。另外，NCT03396575 的一部分试验是用肿瘤全部的 mRNA 处理的自体树突状细胞（TTRNA-DC）疫苗接种。

全基因组测序和亲和肽算法技术的进步可以加快突变和新抗原的鉴定，以及筛选与抗原提呈主要组织相容性复合体（MHC）高亲和的多肽。这些新技术加快了个性化疫苗的问世。

（三）免疫检查点抑制药

免疫检查点是 T 细胞上的抑制性受体，在抑制 T 细胞介导的抗肿瘤反应方面发挥重要作用[178]。在生理条件下，它们可以调控 T 细胞活化程度和持续时间。研究最多的治疗相关检查点是 CTLA-4 和 PD-1。CTLA-4 在 $CD8^+$T 细胞激活期间发挥负反馈调节作用[47]。CTLA-4 在 $CD4^+$T 细胞上表达，增强了 Treg 介导的免疫抑制作用[49]。在胶质瘤移植瘤小鼠中，CTLA-4 单克隆抗体（9H10）处理诱导强效的抗肿瘤免疫，而不影响 Treg 功能[50]。人源化的 CTLA-4 抗体 Ipilimmab 是 FDA 批准的免疫检查点抑制药。Ipilimimab 仅用于少数 GBM 复发的患者。另一方面，它已被用于治疗转移性黑色素瘤，持续完全反应率为 2%[179]。已发现其对非 CNS 和 CNS 浸润的黑色素瘤转移治疗有效[180]。由于胶质瘤和黑色素瘤均来源于神经外胚层，因而黑色素瘤研究结果可为胶质瘤治疗提供参考。

近来研究发现，抑制 PD-1/PD-L1 通路（图 15–7）临床疗效显著。GBM 中肿瘤浸润性淋巴细胞[45]，高表达 PD-1。高表达 PD-1 是肿瘤抗原长期刺激的结果。当高表达 PD-1 的 T 细胞与 PD-L1 相互作用时，其功能被抑制[181]。PTEN、IL-10[44] 和干扰素（IFN）–γ 信号通路[182] 可能有助于 GBM 中 PD-L1 上调。GBM 中 PD-1 和 PD-L1 阻断的临床试验（NCT02337491）已完成患者招募，其结果可能会在近期公布。

联合阻断 CTLA-4 和 PD-1 的免疫检查点抑制药疗效显著[183–185]。在未治疗的进展期黑色素瘤的随机试验中，由于黑色素瘤与胶质瘤均起源于神经外胚层，双重阻断 CTLA-4 和 PD-1 明显提高客观反应率（58%），相比 CTLA-4（19%）和 PD-1（44%）[185]。GBM 移植瘤动物实验发现，IDO、PD-L1 和 CTLA-4 三重阻断相比单一治疗动物存活率更高[186]。联合阻断 CTLA-4 和 PD-1 治疗 GBM 患者的临床试验已完成患者招募（NCT02311920 和 NCT02017717），其结果可能会在近期公布。此外，联合阻断 CTLA-4 和 PD-1 治疗黑色素瘤转移的临床试验（NCT02374242 和 NCT02320058）也会在近期公布结果。

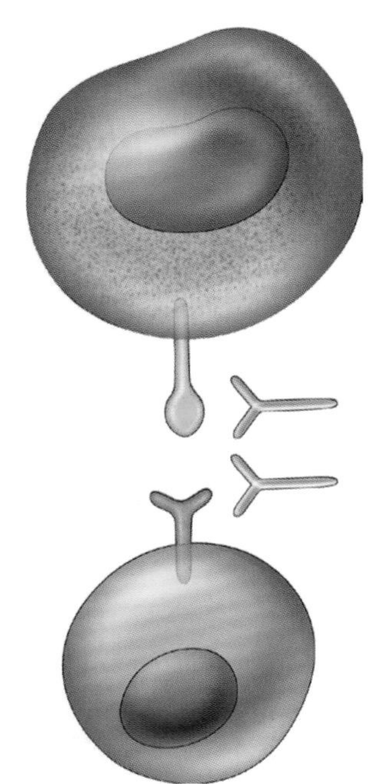

▲ 图 15–7 **PD-1/PD-L1 通路及阻断。在 PD-1/PD-L1 相互作用的一侧或双侧均可阻断 PD-1/PD-L1 通路**
蓝色 .T 细胞；紫色 . 肿瘤细胞

回顾性研究发现，复发 DIPG 患者对于抗 PD-1 单克隆抗体 Nivolumab 的治疗耐受良好[187]。然而，由于 2017 年意外发生的严重不良事件，Nivolumab 治疗 DIPG 的临床试验均已暂停。另一种抗 PD-1 单克隆抗体 Pembrolizumab 治疗脑肿瘤（包括 DIPG）的 I 期临床试验正在进行（NCT02359565）。

正在研究其他治疗相关的免疫通路包括抑制性淋巴细胞活化基因 3（LAG-3）[188] 和 T 细胞免疫球蛋白和黏蛋白结构域 –3（TIM-3）[189] 通路和诱导性共刺激分子（ICOS）[190] 和 4–1BB[191] 通路。联合阻断 LAG-3 和 PD-1 疗法已进入非 CNS 实体瘤的临床研究（NCT01968109）。

（四）过继性免疫细胞疗法

过继性免疫细胞治疗（ACT 疗法）是将细胞回输治疗，研究最多的是肿瘤浸润淋巴细胞（TIL）治疗和嵌合抗原受体 T 细胞（CAR-T）治疗。

在 TIL 治疗中，从切除的肿瘤组织分离淋巴细胞，并用高剂量细胞因子（通常是 IL-2）培养。细胞扩增后，检测针对患者肿瘤的特异性抗原。选择对肿瘤特异性反应的培养物进行快速扩增，然后回输患者体内。

CAR-T 疗法中的嵌合抗原受体（CAR）是通过与特异性抗原结合而改造的受体以激活 T 细胞。它们包含细胞外单链 Fv（single chain Fv，scFv）和 T 细胞活化结构域（通常是 CD3 复合物的 ζ 链），可发挥抗原结合和 T 细胞激活的作用。因此，它们重塑 T 细胞的特异性和功能。第一代 CAR 具有最小抗原结合和 T 细胞活化结构域。它们识别非人类白细胞抗原（HLA）的抗原，但不会导致持续的 T 细胞反应[192]，因为持续的 T 细胞激活需要 T 细胞受体（TCR）和共刺激分子结合。第二代 CAR 还包括共刺激结构域（CD28 或 4–1BB），激活后可介导持续的 T 细胞反应[193]，发挥持久的"生物治疗活性"，具有显著的临床疗效。

在 CAR-T 治疗中，通过采集患者 T 细胞，并在实验室中纯化、培养和转染 DNA 以获得嵌合抗原受体。转染成功的细胞（CAR-T 细胞）经扩增后回输到患者体内。回输后，CAR-T 细胞继续扩增并表达靶向抗原以攻击肿瘤细胞（图 15–8）。

临床上，TIL 和 CAR-T 治疗均能大大减轻肿瘤负荷。TIL 治疗黑色素瘤转移获得持续完全反应[194]，CAR-T 治疗 $CD19^{+}$B 细胞白血病也获得成功[195]。

靶向肿瘤细胞表达的人巨细胞病毒（CMV）抗原的 TIL 治疗已进入治疗 GBM 的研究中。在自体回输可识别 CMV 抗原的肿瘤浸润性 T 淋巴细胞治疗复发 GBM 的临床研究中，患者总生存时间中位数＞57 周，4 名患者在整个研究中保存无进展生存状态[196]。

靶向人表皮生长因子受体 2（HER2）和 EGFRvⅢ的 CAR-T 治疗在胶质瘤动物模型中疗效显著[197, 198]。靶向 EGFRvⅢ（NCT02209376 和 NCT01454596）和 HER2/CMV（NCT01109095）双重特异的 CAR-T 治疗的临床试验近来已完成患者招募，其结果可能会很快公布。肿瘤免疫治疗协会第 30 届年会报告了 HER2/CMV 双重特异的 CAR-T 试验的初步结果，患者耐受良好，其中 38 例临床获益时间长。此外，正在进行靶向 IL-13Ra2（NCT02208362）的 CAR-T 治疗恶性胶质瘤患者的临床试验。

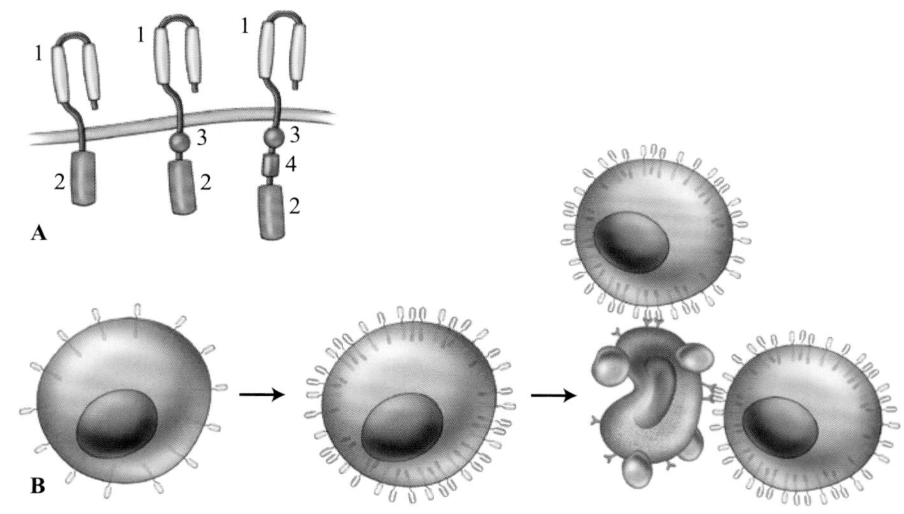

▲ 图 15–8 **CAR-T 治疗**

A. 从左至右，第一代 CAR。第二代 CAR 包含一个共刺激结构域，可以持续活化 T 细胞。第三代 CAR 有至少两个共刺激结构域。B. CAR-T 治疗的流程。收集、培养和纯化 T 细胞，随后用编码 CAR 的 DNA 构建体转染。成功转染的 T 细胞成为 CAR-T 细胞。培养并纯化这些细胞后，回输到患者体内。CAR-T 细胞与肿瘤细胞结合，发挥细胞毒性作用。1. scFV；2. T 细胞活化结构域（CD3 ζ）；3. 共刺激结构域（4-1BB 或 CD28）；4. 第二个共刺激结构域（CD28、1COS 或 OX40）；黄色 . 天然 T 细胞受体；紫色 .CAR

CAR-T 治疗 DIPG 仍处于临床前研究阶段。近来靶向 GD2（神经外胚层来源肿瘤表达的二唾液酸神经节苷脂）的 CAR-T 治疗 DIPG 的临床前研究发现，该疗法可清除大部分肿瘤细胞，但在一些动物中出现重度脑肿胀[199]。由于脑干独特的解剖结构和功能，并且邻近丘脑，因此 DIPG 中 CAR-T 治疗的安全性问题较幕上胶质瘤更难以解决。

七、溶瘤病毒

溶瘤病毒可以选择性感染肿瘤细胞并在其内复制，溶解破坏肿瘤细胞。细胞裂解后释放大量子代病毒，子代病毒可继续感染邻近的肿瘤细胞。

成功溶解病毒需要有选择性的肿瘤限制性复制病毒并裂解肿瘤。基于固有或工程化的病毒机制，某些肿瘤细胞突变可用于选择性病毒复制。这些机制包括病毒生命周期的任何阶段，如受体介导的病毒附着以启动感染，DNA 复制和蛋白质合成，以及宿主抗病毒介导的细胞溶解机制和固有与适应性免疫应答。

研究最多的抗肿瘤病毒是单纯疱疹病毒（HSV）和腺病毒。1991 年首次报道使用基因修饰的复制型溶瘤病毒治疗 GBM 的试验研究，HSV 胸苷激酶（TK）缺失突变株 HSV-*dl*sptk，较少存在于未分裂的细胞例如神经元中，但可以感染、复制并裂解体外培养的 U87 细胞和体内移植瘤[200]。目前已通过分离或基因工程获取了许多溶瘤 HSV 突变株，其中靶向 GBM 研究最多的是 R3616、HSV-1716、hrR3、G207 和 G47Δ。G207 在啮齿类动物和非人灵长类动物中发挥抗胶质瘤活性以及良好的安全性后，G207 已在 1998 年 2 月进入 GBM 的临床试验阶段[201]。与此同时，在欧洲 HSV-1716 也进入临床试验阶段[202]。M032 是携带人 IL-12 基因的溶瘤 HSV，在动物实验中显示出强力的胶质瘤细胞毒性[203]，目前正在进行治疗复发恶性胶质瘤的临床试验（NCT02062827）。具有选择性复制的基因工程重组腺病毒血清型 5（Ad5）是研究最多的溶瘤病毒。腺病毒的早期基因产物可与 Rb 和 p53 相互作用。E1A 或 E1B 缺失的腺病毒在正常细胞中无法复制，具有肿瘤选择性。ONYX-015 是具有选择性复制的腺病毒突变株伴 E1B-55 KD 基因缺失，可有效杀伤 p53 突变型 U373 胶质瘤细胞，但对 p53 野生型 U87 胶质瘤细胞则无明显作用[204]。然而，后续研究发现，相比 p53 突变型人原发性胶质瘤移植瘤模型，ONYX-015 在 p53 野生型中具有更高的溶瘤活性[205]。已进行了 ONYX-015 治疗 GBM 的临床试验[206]。DNX-2401 是一种新型腺病毒构建体，与 Arg-Gly-Asp（RGD）肽修饰的 Ad-delta-24 组合，可增加对 GBM 的溶瘤活性[207]。临床试验发现，复发 HGG 对 DNX-2401 治疗反应明显，并提高长期存活率，可能是由于病毒的直接溶瘤效应，随后触发免疫介导的抗胶质瘤反应[208]。

目前，DNX-2401 治疗 DIPG 患者已进入Ⅰ期临床试验阶段（NCT03178032）。初步结果显示，DNX-2401 治疗的 6 名 DIPG 患者，未出现 3 级或 4 级不良反应，说明其治疗 DIPG 的安全性良好。

结论

DIPG 是最具代表性的脑干恶性肿瘤，也是最难治的儿童肿瘤之一。几十年来，DIPG 的标准疗法并未发生重大改变，其预后也不理想。正在研究的 DIPG 疗法，其中许多是在治疗其他肿瘤中疗效显著。脑干的解剖结构和功能非常重要，并且邻近丘脑，具有独特的肿瘤生物学性质，这些都是治疗 DIPG 的重大挑战，随着目前正在研究或新型疗法的进步，期望能改善患者预后。

参考文献

[1] Ostrom QT, Gittleman H, Liao P, Vecchione-Koval T, Wolinsky Y, Kruchko C, et al. CBTRUS statistical report: primary brain and other central nervous system tumors diagnosed in the United States in 2010–2014. Neuro-Oncology. 2017;19(suppl_5):v1–v88. https://doi. org/10.1093/neuonc/nox158.

[2] Pierre-Kahn A, Hirsch JF, Vinchon M, Payan C, Sainte-Rose C, Renier D, et al. Surgical management of brain-stem tumors in children: results and statistical analysis of 75 cases. J Neurosurg. 1993;79(6):845–52. https://doi.org/10.3171/jns.1993.79.6.0845.

[3] Freeman CR, Farmer JP. Pediatric brain stem gliomas: a review. Int J Radiat Oncol Biol Phys. 1998;40(2):265–71.

[4] Hargrave D, Bartels U, Bouffet E. Diffuse brainstem glioma in children: critical review of clinical trials. Lancet Oncol. 2006;7(3):241–8. S1470–2045(06)70615–5 [pii]. https://doi. org/10.1016/S1470–2045(06)70615–5.

[5] Klimo P Jr, Nesvick CL, Broniscer A, Orr BA, Choudhri AF. Malignant brainstem tumors in children, excluding diffuse intrinsic pontine gliomas. J Neurosurg Pediatr. 2016;17(1):57–65. https://doi.org/10.3171/2015.6.PEDS15166.

[6] Babu R, Kranz PG, Agarwal V, McLendon RE, Thomas S, Friedman AH, et al. Malignant brainstem gliomas in adults: clinicopathological characteristics and prognostic factors. J Neuro-Oncol. 2014;119(1):177–85. https://doi.org/10.1007/s11060–014–1471–9.

[7] Poussaint TY, Kocak M, Vajapeyam S, Packer RI, Robertson RL, Geyer R, et al. MRI as a central component of clinical trials analysis in brainstem glioma: a report from the Pediatric Brain Tumor Consortium (PBTC). Neuro-Oncology. 2011;13(4):417–27. https://doi. org/10.1093/neuonc/noq200.

[8] Broniscer A, Baker SD, Wetmore C, Pai Panandiker AS, Huang J, Davidoff AM, et al. Phase I trial, pharmacokinetics, and pharmacodynamics of vandetanib and dasatinib in children with newly diagnosed diffuse intrinsic pontine glioma. Clin Cancer Res. 2013;19(11):3050–8. https://doi.org/10.1158/1078–0432.CCR-13–0306.

[9] Subashi E, Cordero FJ, Halvorson KG, Qi Y, Nouls JC, Becher OJ, et al. Tumor location, but not H3.3K27M, significantly influences the blood-brain-barrier permeability in a genetic mouse model of pediatric high-grade glioma. J Neuro-Oncol. 2016;126(2):243–51. https:// doi.org/10.1007/s11060–015–1969–9.

[10] Dean M, Rzhetsky A, Allikmets R. The human ATP-binding cassette (ABC) transporter superfamily. Genome Res. 2001;11(7):1156–66. https://doi.org/10.1101/gr.184901.

[11] Brangi M, Litman T, Ciotti M, Nishiyama K, Kohlhagen G, Takimoto C, et al. Camptothecin resistance: role of the ATP-binding cassette (ABC), mitoxantrone-resistance half-transporter (MXR), and potential for glucuronidation in MXR-expressing cells. Cancer Res. 1999;59(23):5938–46.

[12] Ashraf T, Kao A, Bendayan R. Functional expression of drug transporters in glial cells: potential role on drug delivery to the CNS. Adv Pharmacol. 2014;71:45–111. https://doi. org/10.1016/bs.apha.2014.06.010.

[13] Chen J, Zhang X, Kusumo H, Costa LG, Guizzetti M. Cholesterol efflux is differentially regulated in neurons and astrocytes: implications for brain cholesterol homeostasis. Biochim Biophys Acta. 2013;1831(2):263–75. https://doi. org/10.1016/j.bbalip.2012.09.007.

[14] Miller DS, Graeff C, Droulle L, Fricker S, Fricker G. Xenobiotic efflux pumps in isolated fish brain capillaries. Am J Physiol Regul Integr Comp Physiol. 2002;282(1):R191–8. https://doi. org/10.1152/ajpregu.00305.2001.

[15] Bauer B, Hartz AM, Fricker G, Miller DS. Modulation of p-glycoprotein transport function at the blood-brain barrier. Exp Biol Med (Maywood). 2005;230(2):118–27.

[16] Bendayan R, Ronaldson PT, Gingras D, Bendayan M. In situ localization of P-glycoprotein (ABCB1) in human and rat brain. J Histochem Cytochem. 2006;54(10):1159–67. https:// doi. org/10.1369/jhc.5A6870.2006.

[17] Veringa SJ, Biesmans D, van Vuurden DG, Jansen MH, Wedekind LE, Horsman I, et al. In vitro drug response and efflux transporters associated with drug resistance in pediatric high grade glioma and diffuse intrinsic pontine glioma. PLoS One. 2013;8(4):e61512. https://doi. org/10.1371/journal. pone.0061512.

[18] Heppner GH. Tumor heterogeneity. Cancer Res. 1984;44(6): 2259–65.

[19] Spremulli EN, Dexter DL. Human tumor cell heterogeneity and metastasis. J Clin Oncol. 1983;1(8):496–509. https://doi. org/10.1200/JCO.1983.1.8.496.

[20] Burrell RA, McGranahan N, Bartek J, Swanton C. The causes and consequences of genetic heterogeneity in cancer evolution. Nature. 2013;501(7467):338–45. https://doi.org/10.1038/nature12625.

[21] Kreso A, Dick JE. Evolution of the cancer stem cell model. Cell Stem Cell. 2014;14(3):275–91. https://doi.org/10.1016/j.stem.2014.02.006.

[22] Swanton C. Intratumor heterogeneity: evolution through space and time. Cancer Res. 2012;72(19):4875–82. https://doi. org/10.1158/0008–5472.CAN-12–2217.

[23] Yates LR, Campbell PJ. Evolution of the cancer genome. Nat Rev Genet. 2012;13(11):795–806. https://doi.org/10.1038/nrg3317.

[24] Bashashati A, Ha G, Tone A, Ding J, Prentice LM, Roth A, et al. Distinct evolutionary trajectories of primary high-grade serous ovarian cancers revealed through spatial mutational profiling. J Pathol. 2013;231(1):21–34. https://doi.org/10.1002/path.4230.

[25] Campbell PJ, Yachida S, Mudie LJ, Stephens PJ, Pleasance ED, Stebbings LA, et al. The patterns and dynamics of genomic instability in metastatic pancreatic cancer. Nature. 2010;467(7319):1109–13. https://doi.org/10.1038/nature09460.

[26] Gerlinger M, Horswell S, Larkin J, Rowan AJ, Salm MP, Varela I, et al. Genomic architecture and evolution of clear cell renal cell carcinomas defined by multiregion sequencing. Nat Genet. 2014;46(3):225–33. https://doi.org/10.1038/ng.2891.

[27] Gerlinger M, Rowan AJ, Horswell S, Math M, Larkin J, Endesfelder D, et al. Intratumor heterogeneity and branched evolution revealed by multiregion sequencing. N Engl J Med. 2012;366(10):883–92. https://doi.org/10.1056/NEJMoa1113205.

[28] Haffner MC, Mosbruger T, Esopi DM, Fedor H, Heaphy CM, Walker DA, et al. Tracking the clonal origin of lethal prostate

cancer. J Clin Invest. 2013;123(11):4918–22. https://doi.org/10.1172/JCI70354.

[29] Sottoriva A, Spiteri I, Piccirillo SG, Touloumis A, Collins VP, Marioni JC, et al. Intratumor heterogeneity in human glioblastoma reflects cancer evolutionary dynamics. Proc Natl Acad Sci U S A. 2013;110(10):4009–14. https://doi.org/10.1073/pnas.1219747110.

[30] Patel AP, Tirosh I, Trombetta JJ, Shalek AK, Gillespie SM, Wakimoto H, et al. Singlecell RNA-seq highlights intratumoral heterogeneity in primary glioblastoma. Science. 2014;344(6190):1396–401. https://doi.org/10.1126/science.1254257.

[31] Dexter DL, Leith JT. Tumor heterogeneity and drug resistance. J Clin Oncol. 1986;4(2):244–57. https://doi.org/10.1200/JCO.1986.4.2.244.

[32] Almendro V, Cheng YK, Randles A, Itzkovitz S, Marusyk A, Ametller E, et al. Inference of tumor evolution during chemotherapy by computational modeling and in situ analysis of genetic and phenotypic cellular diversity. Cell Rep. 2014;6(3):514–27. https://doi. org/10.1016/j.celrep.2013.12.041.

[33] Merlo LM, Pepper JW, Reid BJ, Maley CC. Cancer as an evolutionary and ecological process. Nat Rev Cancer. 2006;6(12):924–35. https://doi.org/10.1038/nrc2013.

[34] Wei W, Shin YS, Xue M, Matsutani T, Masui K, Yang H, et al. Single-cell phosphoproteomics resolves adaptive signaling dynamics and informs targeted combination therapy in glioblastoma. Cancer Cell. 2016;29(4):563–73. https://doi.org/10.1016/j.ccell.2016.03.012.

[35] Pollack IF, Jakacki RI, Blaney SM, Hancock ML, Kieran MW, Phillips P, et al. Phase I trial of imatinib in children with newly diagnosed brainstem and recurrent malignant gliomas: a Pediatric Brain Tumor Consortium report. Neuro-Oncology. 2007;9(2):145–60. https://doi. org/10.1215/15228517–2006–031.

[36] Clerk-Lamalice O, Reddick WE, Li X, Li Y, Edwards A, Glass JO, et al. MRI evaluation of non-necrotic T2-Hyperintense foci in pediatric diffuse intrinsic Pontine glioma. AJNR Am J Neuroradiol. 2016;37(10):1930–7. https://doi.org/10.3174/ajnr.A4814.

[37] Harward S, Harrison Farber S, Malinzak M, Becher O, Thompson EM. T2-weighted images are superior to other MR image types for the determination of diffuse intrinsic pontine glioma intratumoral heterogeneity. Childs Nerv Syst. 2018;34(3):449–55. https://doi.org/10.1007/ s00381–017–3659–8.

[38] Steffen-Smith EA, Sarlls JE, Pierpaoli C, Shih JH, Bent RS, Walker L, et al. Diffusion tensor histogram analysis of pediatric diffuse intrinsic pontine glioma. Biomed Res Int. 2014;2014:647356. https://doi.org/10.1155/2014/647356.

[39] Poussaint TY, Vajapeyam S, Ricci KI, Panigrahy A, Kocak M, Kun LE, et al. Apparent diffusion coefficient histogram metrics correlate with survival in diffuse intrinsic pontine glioma: a report from the Pediatric Brain Tumor Consortium. Neuro-Oncology. 2016;18(5):725–34. https://doi.org/10.1093/neuonc/nov256.

[40] Bugiani M, Veldhuijzen van Zanten SEM, Caretti V, Schellen P, Aronica E, Noske DP, et al. Deceptive morphologic and epigenetic heterogeneity in diffuse intrinsic pontine glioma. Oncotarget. 2017;8(36):60447–52. https://doi.org/10.18632/oncotarget.19726.

[41] Mackay A, Burford A, Carvalho D, Izquierdo E, Fazal-Salom J, Taylor KR, et al. Integrated molecular meta-analysis of 1,000 pediatric high-grade and diffuse intrinsic Pontine glioma. Cancer Cell. 2017;32(4):520–37 e5. https://doi.org/10.1016/j.ccell.2017.08.017.

[42] Hoffman LM, DeWire M, Ryall S, Buczkowicz P, Leach J, Miles L, et al. Spatial genomic heterogeneity in diffuse intrinsic pontine and midline high-grade glioma: implications for diagnostic biopsy and targeted therapeutics. Acta Neuropathol Commun. 2016;4:1. https:// doi.org/10.1186/s40478–015–0269–0.

[43] Parsa AT, Waldron JS, Panner A, Crane CA, Parney IF, Barry JJ, et al. Loss of tumor suppressor PTEN function increases B7-H1 expression and immunoresistance in glioma. Nat Med. 2007;13(1):84–8. https://doi.org/10.1038/nm1517.

[44] Bloch O, Crane CA, Kaur R, Safaee M, Rutkowski MJ, Parsa AT. Gliomas promote immunosuppression through induction of B7-H1 expression in tumor-associated macrophages. Clin Cancer Res. 2013;19(12):3165–75. https://doi.org/10.1158/1078–0432.CCR-12–3314.

[45] Berghoff AS, Kiesel B, Widhalm G, Rajky O, Ricken G, Wohrer A, et al. Programmed death ligand 1 expression and tumor-infiltrating lymphocytes in glioblastoma. Neuro-Oncology. 2015;17(8):1064–75. https://doi.org/10.1093/neuonc/nou307.

[46] Zhou Z, Luther N, Ibrahim GM, Hawkins C, Vibhakar R, Handler MH, et al. B7-H3, a potential therapeutic target, is expressed in diffuse intrinsic pontine glioma. J Neuro-Oncol. 2013;111(3):257–64. https://doi.org/10.1007/s11060–012–1021–2.

[47] Krummel MF, Allison JP. CD28 and CTLA-4 have opposing effects on the response of T cells to stimulation. J Exp Med. 1995;182(2):459–65.

[48] Takahashi T, Tagami T, Yamazaki S, Uede T, Shimizu J, Sakaguchi N, et al. Immunologic self-tolerance maintained by CD25(+)CD4(+) regulatory T cells constitutively expressing cytotoxic T lymphocyte-associated antigen 4. J Exp Med. 2000;192(2):303–10.

[49] Wing K, Onishi Y, Prieto-Martin P, Yamaguchi T, Miyara M, Fehervari Z, et al. CTLA-4 control over Foxp3+ regulatory T cell function. Science. 2008;322(5899):271–5. https://doi.org/10.1126/science.1160062.

[50] Fecci PE, Ochiai H, Mitchell DA, Grossi PM, Sweeney AE, Archer GE, et al. Systemic CTLA-4 blockade ameliorates glioma-induced changes to the CD4+ T cell compartment without affecting regulatory T-cell function. Clin Cancer Res. 2007;13(7):2158–67. https:// doi.org/10.1158/1078–0432.CCR-06–2070.

[51] Grohmann U, Orabona C, Fallarino F, Vacca C, Calcinaro F, Falorni A, et al. CTLA-4-Ig regulates tryptophan catabolism in vivo. Nat Immunol. 2002;3(11):1097–101. https://doi.org/10.1038/ni846.

[52] Zhai L, Lauing KL, Chang AL, Dey M, Qian J, Cheng Y, et al. The role of IDO in brain tumor immunotherapy. J Neuro-Oncol. 2015;123(3):395–403. https://doi.org/10.1007/ s11060–014–1687–8.

[53] Mitsuka K, Kawataki T, Satoh E, Asahara T, Horikoshi T, Kinouchi H. Expression of indoleamine 2,3-dioxygenase and correlation with pathological malignancy in gliomas. Neurosurgery. 2013;72(6):1031–8; discussion 8–9. https://doi.org/10.1227/NEU.0b013e31828cf945.

[54] Wainwright DA, Balyasnikova IV, Chang AL, Ahmed AU, Moon KS, Auffinger B, et al. IDO expression in brain tumors increases the recruitment of regulatory T cells and negatively impacts survival. Clin Cancer Res. 2012;18(22):6110–21. https://doi.org/10.1158/1078- 0432. CCR-12-2130.

[55] Lieberman NAP, DeGolier K, Kovar HM, Davis A, Hoglund V, Stevens J, et al. Characterization of the immune microenvironment of diffuse intrinsic pontine glioma: implications for development of immunotherapy. Neuro-Oncology. 2019;21(1):83–94. https://doi.org/10.1093/ neuonc/noy145.

[56] Becher OJ, Hambardzumyan D, Walker TR, Helmy K, Nazarian J, Albrecht S, et al. Preclinical evaluation of radiation and perifosine in a genetically and histologically accurate model of brainstem glioma. Cancer Res. 2010;70(6):2548–57. 0008–5472.CAN-09–2503 [pii]. https:// doi.org/10.1158/0008–5472.CAN-09–2503.

[57] Zarghooni M, Bartels U, Lee E, Buczkowicz P, Morrison A, Huang A, et al. Whole-genome profiling of pediatric diffuse intrinsic pontine gliomas highlights platelet-derived growth factor receptor alpha and poly (ADP-ribose) polymerase as potential therapeutic targets. J Clin Oncol. 2010;28(8):1337–44. JCO.2009.25.5463 [pii]. https://doi.org/10.1200/ JCO.2009.25.5463.

[58] Puget S, Philippe C, Bax DA, Job B, Varlet P, Junier MP, et al. Mesenchymal transition and PDGFRA amplification/mutation are key distinct oncogenic events in pediatric diffuse intrinsic pontine gliomas. PLoS One. 2012;7(2):e30313. https://doi. org/10.1371/journal. pone.0030313.

[59] Paugh BS, Broniscer A, Qu C, Miller CP, Zhang J, Tatevossian RG, et al. Genome-wide analyses identify recurrent amplifications of receptor tyrosine kinases and cell-cycle regulatory genes in diffuse intrinsic pontine glioma. J Clin Oncol. 2011;29(30):3999–4006. https:// doi.org/10.1200/ JCO.2011.35.5677.

[60] Paugh BS, Qu C, Jones C, Liu Z, Adamowicz-Brice M, Zhang J, et al. Integrated molecular genetic profiling of pediatric high-grade gliomas reveals key differences with the adult disease. J Clin Oncol. 2010;28(18):3061–8. JCO.2009.26.7252 [pii]. https://doi.org/10.1200/ JCO.2009.26.7252.

[61] Badhe PB, Chauhan PP, Mehta NK. Brainstem gliomas--a clinicopathological study of 45 cases with p53 immunohistochemistry. Indian J Cancer. 2004;41(4):170–4.

[62] Zhang S, Feng X, Koga H, Ichikawa T, Abe S, Kumanishi T. p53 gene mutations in pontine gliomas of juvenile onset. Biochem Biophys Res Commun. 1993;196(2):851–7. S0006291X83723272 [pii]. https://doi.org/10.1006/bbrc.1993.2327.

[63] Louis DN, Rubio MP, Correa KM, Gusella JF, von Deimling A. Molecular genetics of pediatric brain stem gliomas. Application of PCR techniques to small and archival brain tumor specimens. J Neuropathol Exp Neurol. 1993;52(5):507–15.

[64] Barrow J, Adamowicz-Brice M, Cartmill M, MacArthur D, Lowe J, Robson K, et al. Homozygous loss of ADAM3A revealed by genome-wide analysis of pediatric high-grade glioma and diffuse intrinsic pontine gliomas. Neuro-Oncology. 2011;13(2):212–22. https:// doi.org/10.1093/neuonc/noq158.

[65] Cheng Y, Wu H. Recent advances on molecular biology of diffuse astrocytoma. Zhonghua Bing Li Xue Za Zhi. 1999;28(3):165–8.

[66] Cheng Y, Ng HK, Zhang SF, Ding M, Pang JC, Zheng J, et al. Genetic alterations in pediatric high-grade astrocytomas. Hum Pathol. 1999;30(11):1284–90.

[67] Buczkowicz P, Hoeman C, Rakopoulos P, Pajovic S, Letourneau L, Dzamba M, et al. Genomic analysis of diffuse intrinsic pontine gliomas identifies three molecular subgroups and recurrent activating ACVR1 mutations. Nat Genet. 2014;46(5):451–6. https://doi.org/10.1038/ng.2936.

[68] Taylor KR, Mackay A, Truffaux N, Butterfield Y, Morozova O, Philippe C, et al. Recurrent activating ACVR1 mutations in diffuse intrinsic pontine glioma. Nat Genet. 2014;46(5):457–61. https://doi.org/10.1038/ng.2925.

[69] Wu G, Diaz AK, Paugh BS, Rankin SL, Ju B, Li Y, et al. The genomic landscape of diffuse intrinsic pontine glioma and pediatric non-brainstem high-grade glioma. Nat Genet. 2014;46(5):444–50. https://doi.org/10.1038/ng.2938.

[70] Kaplan FS, Xu M, Seemann P, Connor JM, Glaser DL, Carroll L, et al. Classic and atypical fibrodysplasia ossificans progressiva (FOP) phenotypes are caused by mutations in the bone morphogenetic protein (BMP) type I receptor ACVR1. Hum Mutat. 2009;30(3):379–90. https://doi.org/10.1002/ humu.20868.

[71] Petrie KA, Lee WH, Bullock AN, Pointon JJ, Smith R, Russell RG, et al. Novel mutations in ACVR1 result in atypical features in two fibrodysplasia ossificans progressiva patients. PLoS One. 2009;4(3):e5005. https://doi.org/10.1371/journal. pone.0005005.

[72] Song GA, Kim HJ, Woo KM, Baek JH, Kim GS, Choi JY, et al. Molecular consequences of the ACVR1(R206H) mutation of fibrodysplasia ossificans progressiva. J Biol Chem. 2010;285(29):22542–53. https://doi.org/10.1074/jbc. M109.094557.

[73] Fontebasso AM, Papillon-Cavanagh S, Schwartzentruber J, Nikbakht H, Gerges N, Fiset PO, et al. Recurrent somatic mutations in ACVR1 in pediatric midline high-grade astrocytoma. Nat Genet. 2014;46(5):462–6. https://doi. org/10.1038/ng.2950.

[74] Khuong-Quang DA, Buczkowicz P, Rakopoulos P, Liu XY, Fontebasso AM, Bouffet E, et al. K27M mutation in histone H3.3 defines clinically and biologically distinct subgroups of pediatric diffuse intrinsic pontine gliomas. Acta Neuropathol. 2012;124(3):439–47. https:// doi.org/10.1007/s00401–012–0998–0.

[75] Wu G, Broniscer A, McEachron TA, Lu C, Paugh BS, Becksfort J, et al. Somatic histone H3 alterations in pediatric diffuse intrinsic pontine gliomas and non-brainstem glioblastomas. Nat Genet. 2012;44(3):251–3. https://doi.org/10.1038/ng.1102.

[76] Schwartzentruber J, Korshunov A, Liu XY, Jones DT, Pfaff E, Jacob K, et al. Driver mutations in histone H3.3 and chromatin remodelling genes in paediatric glioblastoma. Nature. 2012;482(7384):226–31. https://doi.org/10.1038/nature10833.

[77] Castel D, Philippe C, Calmon R, Le Dret L, Truffaux N, Boddaert N, et al. Histone H3F3A and HIST1H3B K27M mutations define two subgroups of diffuse intrinsic pontine gliomas with different prognosis and phenotypes. Acta Neuropathol. 2015;130(6):815–27. https://doi. org/10.1007/ s00401–015–1478–0.

[78] Hawkins CE, Ellison DW, Sturm D. Diffuse midline glioma, H3 K27M-mutant. WHO classification of tumors of the central nervous system. 2016:57–59.

[79] Bobo RH, Laske DW, Akbasak A, Morrison PF, Dedrick RL, Oldfield EH. Convection-enhanced delivery of macromolecules

in the brain. Proc Natl Acad Sci U S A. 1994;91(6):2076–80.

[80] Varenika V, Dickinson P, Bringas J, LeCouteur R, Higgins R, Park J, et al. Detection of infusate leakage in the brain using real-time imaging of convection-enhanced delivery. J Neurosurg. 2008;109(5):874–80. https://doi.org/10.3171/JNS/2008/109/11/0874.

[81] Sampson JH, Akabani G, Archer GE, Berger MS, Coleman RE, Friedman AH, et al. Intracerebral infusion of an EGFR-targeted toxin in recurrent malignant brain tumors. Neuro-Oncology. 2008;10(3):320–9. 15228517–2008–012 [pii]. https://doi.org/10.1215/15228517–2008–012.

[82] Sampson JH, Archer G, Pedain C, Wembacher-Schroder E, Westphal M, Kunwar S, et al. Poor drug distribution as a possible explanation for the results of the PRECISE trial. J Neurosurg. 2010;113(2):301–9. https://doi.org/10.3171/2009.11.JNS091052.

[83] Sampson JH, Raghavan R, Provenzale JM, Croteau D, Reardon DA, Coleman RE, et al. Induction of hyperintense signal on T2-weighted MR images correlates with infusion distribution from intracerebral convection-enhanced delivery of a tumor-targeted cytotoxin. AJR Am J Roentgenol. 2007;188(3):703–9. 188/3/703 [pii]. https://doi.org/10.2214/AJR.06.0428.

[84] Sampson JH, Akabani G, Friedman AH, Bigner D, Kunwar S, Berger MS, et al. Comparison of intratumoral bolus injection and convection-enhanced delivery of radiolabeled antitenascin monoclonal antibodies. Neurosurg Focus. 2006;20(4):E14. 200414 [pii]. https://doi. org/10.3171/foc.2006.20.4.9.

[85] Sampson JH, Brady ML, Petry NA, Croteau D, Friedman AH, Friedman HS et al. Intracerebral infusate distribution by convection-enhanced delivery in humans with malignant gliomas: descriptive effects of target anatomy and catheter positioning. Neurosurgery. 2007;60(2 Suppl 1):ONS89–98; discussion ONS-9. 00006123–200702001–00013 [pii]. https://doi. org/10.1227/01.NEU.0000249256.09289.5F.

[86] Lonser RR, Warren KE, Butman JA, Quezado Z, Robison RA, Walbridge S, et al. Real-time image-guided direct convective perfusion of intrinsic brainstem lesions. Technical note. J Neurosurg. 2007;107(1):190–7. https://doi.org/10.3171/JNS-07/07/0190.

[87] Sandberg DI, Edgar MA, Souweidane MM. Convection-enhanced delivery into the rat brainstem. J Neurosurg. 2002;96(5):885–91.

[88] Souweidane MM, Occhiogrosso G, Mark EB, Edgar MA. Interstitial infusion of IL13-PE38QQR in the rat brain stem. J Neuro-Oncol. 2004;67(3):287–93.

[89] Souweidane MM, Occhiogrosso G, Mark EB, Edgar MA, Dunkel IJ. Interstitial infusion of carmustine in the rat brain stem with systemic administration of O6-benzylguanine. J Neuro-Oncol. 2004;67(3):319–26.

[90] Luther N, Cheung NK, Dunkel IJ, Fraser JF, Edgar MA, Gutin PH, et al. Intraparenchymal and intratumoral interstitial infusion of anti-glioma monoclonal antibody 8H9. Neurosurgery. 2008;63(6):1166–74; discussion 74. 00006123–200812000–00030 [pii]. https://doi. org/10.1227/01.NEU.0000334052.60634.84.

[91] Luther N, Cheung NK, Souliopoulos EP, Karempelas I, Bassiri D, Edgar MA, et al. Interstitial infusion of glioma-targeted recombinant immunotoxin 8H9scFv-PE38. Mol Cancer Ther. 2010;9(4):1039–46. 1535–7163.MCT-09–0996 [pii]. https://doi.org/10.1158/1535–7163. MCT-09–0996.

[92] Luther N, Zhou Z, Zanzonico P, Cheung NK, Humm J, Edgar MA, et al. The potential of theragnostic (1)(2)(4)I-8H9 convection-enhanced delivery in diffuse intrinsic pontine glioma. Neuro-Oncology. 2014;16(6):800–6. https://doi.org/10.1093/neuonc/not298.

[93] Ho SL, Singh R, Zhou Z, Lavi E, Souweidane MM. Toxicity evaluation of prolonged convection-enhanced delivery of small-molecule kinase inhibitors in naive rat brainstem. Childs Nerv Syst. 2014; https://doi.org/10.1007/s00381–014–2568–3.

[94] Giese H, Hoffmann KT, Winkelmann A, Stockhammer F, Jallo GI, Thomale UW. Precision of navigated stereotactic probe implantation into the brainstem. J Neurosurg Pediatr. 2010;5(4):350–9. https://doi.org/10.3171/2009.10.PEDS09292.

[95] Pincus DW, Richter EO, Yachnis AT, Bennett J, Bhatti MT, Smith A. Brainstem stereotactic biopsy sampling in children. J Neurosurg. 2006;104(2 Suppl):108–14. https://doi.org/10.3171/ped.2006.104.2.108.

[96] Roujeau T, Machado G, Garnett MR, Miquel C, Puget S, Geoerger B, et al. Stereotactic biopsy of diffuse pontine lesions in children. J Neurosurg. 2007;107(1 Suppl):1–4. https:// doi.org/10.3171/PED-07/07/001.

[97] Barua NU, Lowis SP, Woolley M, O'sullivan S, Harrison R, Gill SS. Robot-guided convection-enhanced delivery of carboplatin for advanced brainstem glioma. Acta Neurochir. 2013;155(8):1459–65. https://doi.org/10.1007/s00701–013–1700–6.

[98] Chittiboina P, Heiss JD, Warren KE, Lonser RR. Magnetic resonance imaging properties of convective delivery in diffuse intrinsic pontine gliomas. J Neurosurg Pediatr. 2014;13(3):276–82. https://doi.org/10.3171/2013.11.PEDS136.

[99] Anderson RC, Kennedy B, Yanes CL, Garvin J, Needle M, Canoll P, et al. Convection-enhanced delivery of topotecan into diffuse intrinsic brainstem tumors in children. J Neurosurg Pediatr. 2013;11(3):289–95. https://doi.org/10.3171/2012.10.PEDS12142.

[100] Heiss JD, Jamshidi A, Shah S, Martin S, Wolters PL, Argersinger DP, et al. Phase I trial of convection-enhanced delivery of IL13-Pseudomonas toxin in children with diffuse intrinsic pontine glioma. J Neurosurg Pediatr. 2018;23(3):333–42. https://doi.org/10.3171/2018.9.P EDS17225.

[101] Souweidane MM, Kramer K, Pandit-Taskar N, Zhou Z, Haque S, Zanzonico P, et al. Convection-enhanced delivery for diffuse intrinsic pontine glioma: a single-centre, dose-escalation, phase 1 trial. Lancet Oncol. 2018;19(8):1040–50. https://doi.org/10.1016/ S1470–2045(18)30322-X.

[102] Eckman WW, Patlak CS, Fenstermacher JD. A critical evaluation of the principles governing the advantages of intra-arterial infusions. J Pharmacokinet Biopharm. 1974;2(3):257–85.

[103] Rapoport SI, Hori M, Klatzo I. Testing of a hypothesis for osmotic opening of the blood-brain barrier. Am J Phys. 1972;223(2):323–31. https://doi.org/10.1152/ajplegacy.1972.223.2.323.

[104] Neuwelt EA, Maravilla KR, Frenkel EP, Rapaport SI, Hill SA, Barnett PA. Osmotic blood-brain barrier disruption. Computerized tomographic monitoring of chemotherapeutic agent delivery. J Clin Invest. 1979;64(2):684–8. https://doi.org/10.1172/JCI109509.

[105] Joshi S, Cooke JRN, Ellis JA, Emala CW, Bruce JN. Targeting brain tumors by intra-arterial delivery of cell-penetrating peptides: a novel approach for primary and metastatic brain malignancy. J Neuro-Oncol. 2017;135(3):497–506. https://doi.org/10.1007/s11060–017–2615–5.

[106] Vykhodtseva N, McDannold N, Hynynen K. Progress and problems in the application of focused ultrasound for blood-brain barrier disruption. Ultrasonics. 2008;48(4):279–96. https://doi.org/10.1016/j.ultras.2008.04.004.

[107] Hirschberg H, Uzal FA, Chighvinadze D, Zhang MJ, Peng Q, Madsen SJ. Disruption of the blood-brain barrier following ALA-mediated photodynamic therapy. Lasers Surg Med. 2008;40(8):535–42. https://doi.org/10.1002/lsm.20670.

[108] Hirschberg H, Zhang MJ, Gach HM, Uzal FA, Peng Q, Sun CH, et al. Targeted delivery of bleomycin to the brain using photo-chemical internalization of Clostridium perfringens epsilon prototoxin. J Neuro-Oncol. 2009;95(3):317–29. https://doi.org/10.1007/ s11060-009-9930-4.

[109] Hynynen K, McDannold N, Vykhodtseva N, Jolesz FA. Noninvasive MR imaging-guided focal opening of the blood-brain barrier in rabbits. Radiology. 2001;220(3):640–6. https:// doi.org/10.1148/radiol.2202001804.

[110] Hynynen K, McDannold N, Sheikov NA, Jolesz FA, Vykhodtseva N. Local and reversible blood-brain barrier disruption by noninvasive focused ultrasound at frequencies suitable for trans-skull sonications. NeuroImage. 2005;24(1):12–20. https://doi.org/10.1016/j. neuroimage.2004.06.046.

[111] McDannold N, Vykhodtseva N, Raymond S, Jolesz FA, Hynynen K. MRI-guided targeted blood-brain barrier disruption with focused ultrasound: histological findings in rabbits. Ultrasound Med Biol. 2005;31(11):1527–37. https://doi.org/10.1016/j. ultrasmedbio.2005.07.010.

[112] Vykhodtseva NI, Hynynen K, Damianou C. Histologic effects of high intensity pulsed ultrasound exposure with subharmonic emission in rabbit brain in vivo. Ultrasound Med Biol. 1995;21(7):969–79.

[113] Choi JJ, Pernot M, Small SA, Konofagou EE. Noninvasive, transcranial and localized opening of the blood-brain barrier using focused ultrasound in mice. Ultrasound Med Biol. 2007;33(1):95–104. https://doi.org/10.1016/j.ultrasmedbio.2006.07.018.

[114] Dougherty TJ, Gomer CJ, Henderson BW, Jori G, Kessel D, Korbelik M, et al. Photodynamic therapy. J Natl Cancer Inst. 1998;90(12):889–905.

[115] Stummer W, Gotz C, Hassan A, Heimann A, Kempski O. Kinetics of Photofrin II in perifocal brain edema. Neurosurgery. 1993;33(6):1075–81; discussion 81–2.

[116] Hebeda KM, Saarnak AE, Olivo M, Sterenborg HJ, Wolbers JG. 5-Aminolevulinic acid induced endogenous porphyrin fluorescence in 9L and C6 brain tumours and in the normal rat brain. Acta Neurochir. 1998;140(5):503–12; discussion 12–3.

[117] Ito S, Rachinger W, Stepp H, Reulen HJ, Stummer W. Oedema formation in experimental photo-irradiation therapy of brain tumours using 5-ALA. Acta Neurochir. 2005;147(1):57– 65; discussion. https://doi.org/10.1007/s00701-004-0422-1.

[118] Sporn LA, Foster TH. Photofrin and light induces microtubule depolymerization in cultured human endothelial cells. Cancer Res. 1992;52(12):3443–8.

[119] Fingar VH. Vascular effects of photodynamic therapy. J Clin Laser Med Surg. 1996;14(5):323–8. https://doi.org/10.1089/clm.1996.14.323.

[120] Hu SS, Cheng HB, Zheng YR, Zhang RY, Yue W, Zhang H. Effects of photodynamic therapy on the ultrastructure of glioma cells. Biomed Environ Sci. 2007;20(4):269–73.

[121] Berg K, Selbo PK, Prasmickaite L, Tjelle TE, Sandvig K, Moan J, et al. Photochemical internalization: a novel technology for delivery of macromolecules into cytosol. Cancer Res. 1999;59(6):1180–3.

[122] Worthington RW, Mulders MS. Effect of Clostridium perfringens epsilon toxin on the blood brain barrier of mice. Onderstepoort J Vet Res. 1975;42(1):25–7.

[123] Nagahama M, Sakurai J. Distribution of labeled Clostridium perfringens epsilon toxin in mice. Toxicon. 1991;29(2):211–7.

[124] Dorca-Arevalo J, Soler-Jover A, Gibert M, Popoff MR, Martin-Satue M, Blasi J. Binding of epsilon-toxin from Clostridium perfringens in the nervous system. Vet Microbiol. 2008;131(1–2):14–25. https://doi.org/10.1016/j.vetmic.2008.02.015.

[125] Tsuruo T, Iida H, Tsukagoshi S, Sakurai Y. Overcoming of vincristine resistance in P388 leukemia in vivo and in vitro through enhanced cytotoxicity of vincristine and vinblastine by verapamil. Cancer Res. 1981;41(5):1967–72.

[126] Ozols RF, Cunnion RE, Klecker RW Jr, Hamilton TC, Ostchega Y, Parrillo JE, et al. Verapamil and adriamycin in the treatment of drug-resistant ovarian cancer patients. J Clin Oncol. 1987;5(4):641–7. https://doi.org/10.1200/JCO.1987.5.4.641.

[127] Boesch D, Gaveriaux C, Jachez B, Pourtier-Manzanedo A, Bollinger P, Loor F. In vivo circumvention of P-glycoprotein-mediated multidrug resistance of tumor cells with SDZ PSC 833. Cancer Res. 1991;51(16):4226–33.

[128] Wandel C, Kim RB, Kajiji S, Guengerich P, Wilkinson GR. Wood AJ. P-glycoprotein and cytochrome P-450 3A inhibition: dissociation of inhibitory potencies. Cancer Res. 1999;59(16):3944–8.

[129] Friedenberg WR, Rue M, Blood EA, Dalton WS, Shustik C, Larson RA, et al. Phase III study of PSC-833 (valspodar) in combination with vincristine, doxorubicin, and dexamethasone (valspodar/VAD) versus VAD alone in patients with recurring or refractory multiple myeloma (E1A95): a trial of the Eastern Cooperative Oncology Group. Cancer. 2006;106(4):830–8. https://doi.org/10.1002/cncr.21666.

[130] Baer MR, George SL, Dodge RK, O'Loughlin KL, Minderman H, Caligiuri MA, et al. Phase 3 study of the multidrug resistance modulator PSC-833 in previously untreated patients 60 years of age and older with acute myeloid leukemia: Cancer and Leukemia Group B Study 9720. Blood. 2002;100(4):1224–32.

[131] Rubin EH, de Alwis DP, Pouliquen I, Green L, Marder P, Lin Y, et al. A phase I trial of a potent P-glycoprotein inhibitor, Zosuquidar.3HCl trihydrochloride (LY335979), administered orally in combination with doxorubicin in patients with advanced malignancies. Clin Cancer Res. 2002;8(12):3710–7.

[132] Sandler A, Gordon M, De Alwis DP, Pouliquen I, Green L, Marder P, et al. A phase I trial of a potent P-glycoprotein inhibitor, zosuquidar trihydrochloride (LY335979), administered intravenously in combination with doxorubicin in patients with advanced malignancy. Clin Cancer Res. 2004;10(10):3265–72. https://doi.org/10.1158/1078-0432.CCR-03-0644.

[133] Vieira DB, Gamarra LF. Getting into the brain: liposome-based strategies for effective drug delivery across the blood-brain barrier. Int J Nanomedicine. 2016;11:5381–414. https://doi. org/10.2147/IJN.S117210.

[134] Vieira DB, Gamarra LF. Advances in the use of nanocarriers for cancer diagnosis and treatment. Einstein (Sao Paulo). 2016;14(1):99–103. https://doi.org/10.1590/S1679-

45082016RB3475.

[135] Chen H, Tang L, Qin Y, Yin Y, Tang J, Tang W, et al. Lactoferrin-modified procationic liposomes as a novel drug carrier for brain delivery. Eur J Pharm Sci. 2010;40(2):94–102. https:// doi.org/10.1016/j.ejps.2010.03.007.

[136] Sun X, Pang Z, Ye H, Qiu B, Guo L, Li J, et al. Co-delivery of pEGFP-hTRAIL and paclitaxel to brain glioma mediated by an angiopep-conjugated liposome. Biomaterials. 2012;33(3):916–24. https://doi.org/10.1016/j.biomaterials.2011.10.035.

[137] Doi A, Kawabata S, Iida K, Yokoyama K, Kajimoto Y, Kuroiwa T, et al. Tumor-specific targeting of sodium borocaptate (BSH) to malignant glioma by transferrin-PEG liposomes: a modality for boron neutron capture therapy. J Neuro-Oncol. 2008;87(3):287–94. https://doi. org/10.1007/s11060–008–9522–8.

[138] Nair Madhavan PN, Saiyed Zainulabedin M, inventors; FLORIDA INTERNAT UNIVERSITY BOARD OF TRUSTEES, assignee. Magnetic Nanodelivery of Therapeutic Agents Across the Blood Brain Barrier2009 2009/08/28/ Application date.

[139] Arumugam K, Subramanian GS, Mallayasamy SR, Averineni RK, Reddy MS, Udupa N. A study of rivastigmine liposomes for delivery into the brain through intranasal route. Acta Pharma. 2008;58(3):287–97. https://doi.org/10.2478/v10007–008–0014–3.

[140] Migliore MM, Vyas TK, Campbell RB, Amiji MM, Waszczak BL. Brain delivery of proteins by the intranasal route of administration: a comparison of cationic liposomes versus aqueous solution formulations. J Pharm Sci. 2010;99(4):1745–61. https://doi.org/10.1002/ jps.21939.

[141] Garcia-Garcia E, Andrieux K, Gil S, Kim HR, Le Doan T, Desmaele D, et al. A methodology to study intracellular distribution of nanoparticles in brain endothelial cells. Int J Pharm. 2005;298(2):310–4. https://doi.org/10.1016/j.ijpharm.2005.03.030.

[142] Smith MW, Gumbleton M. Endocytosis at the blood-brain barrier: from basic understanding to drug delivery strategies. J Drug Target. 2006;14(4):191–214. https://doi.org/10.1080/10611860600650086.

[143] Jallouli Y, Paillard A, Chang J, Sevin E, Betbeder D. Influence of surface charge and inner composition of porous nanoparticles to cross blood-brain barrier in vitro. Int J Pharm. 2007;344(1–2):103–9. https://doi.org/10.1016/j.ijpharm.2007.06.023.

[144] Jones AR, Shusta EV. Blood-brain barrier transport of therapeutics via receptor-mediation. Pharm Res. 2007;24(9):1759–71. https://doi.org/10.1007/s11095–007–9379–0.

[145] Mishra V, Mahor S, Rawat A, Gupta PN, Dubey P, Khatri K, et al. Targeted brain delivery of AZT via transferrin anchored pegylated albumin nanoparticles. J Drug Target. 2006;14(1):45–53. https://doi.org/10.1080/10611860600612953.

[146] Pang Z, Gao H, Yu Y, Chen J, Guo L, Ren J, et al. Brain delivery and cellular internalization mechanisms for transferrin conjugated biodegradable polymersomes. Int J Pharm. 2011;415(1–2):284–92. https://doi.org/10.1016/j.ijpharm.2011.05.063.

[147] Zensi A, Begley D, Pontikis C, Legros C, Mihoreanu L, Wagner S, et al. Albumin nanoparticles targeted with Apo E enter the CNS by transcytosis and are delivered to neurones. J Control Release. 2009;137(1):78–86. https://doi.org/10.1016/j.jconrel.2009.03.002.

[148] Joshi BH, Puri RA, Leland P, Varricchio F, Gupta G, Kocak M, et al. Identification of interleukin- 13 receptor alpha2 chain overexpression in situ in high-grade diffusely infiltrative pediatric brainstem glioma. Neuro-Oncology. 2008;10(3):265–74. 15228517–2007–066 [pii]. https://doi.org/10.1215/15228517–2007–066.

[149] Okada H, Low KL, Kohanbash G, McDonald HA, Hamilton RL, Pollack IF. Expression of glioma-associated antigens in pediatric brain stem and non-brain stem gliomas. J Neuro-Oncol. 2008;88(3):245–50. https://doi.org/10.1007/s11060–008–9566–9.

[150] Lewis PW, Muller MM, Koletsky MS, Cordero F, Lin S, Banaszynski LA, et al. Inhibition of PRC2 activity by a gain-of-function H3 mutation found in pediatric glioblastoma. Science. 2013;340(6134):857–61. https://doi.org/10.1126/science.1232245.

[151] Hashizume R, Andor N, Ihara Y, Lerner R, Gan H, Chen X, et al. Pharmacologic inhibition of histone demethylation as a therapy for pediatric brainstem glioma. Nat Med. 2014;20(12):1394–6. https://doi.org/10.1038/nm.3716.

[152] Wiese M, Schill F, Sturm D, Pfister S, Hulleman E, Johnsen SA, et al. No significant cytotoxic effect of the EZH2 inhibitor Tazemetostat (EPZ-6438) on pediatric glioma cells with wildtype Histone 3 or mutated histone 3.3. Klin Padiatr. 2016;228(3):113–7. https://doi.org/ 10.1055/s-0042–105292.

[153] Mohammad F, Weissmann S, Leblanc B, Pandey DP, Hojfeldt JW, Comet I, et al. EZH2 is a potential therapeutic target for H3K27M-mutant pediatric gliomas. Nat Med. 2017;23(4):483–92. https://doi.org/10.1038/nm.4293.

[154] Orzan F, Pellegatta S, Poliani PL, Pisati F, Caldera V, Menghi F, et al. Enhancer of Zeste 2 (EZH2) is up-regulated in malignant gliomas and in glioma stem-like cells. Neuropathol Appl Neurobiol. 2011;37(4):381–94. https://doi.org/10.1111/j.1365–2990.2010.01132.x.

[155] de Vries NA, Hulsman D, Akhtar W, de Jong J, Miles DC, Blom M, et al. Prolonged Ezh2 depletion in glioblastoma causes a robust switch in cell fate resulting in tumor progression. Cell Rep. 2015; https://doi.org/10.1016/j.celrep.2014.12.028.

[156] Northcott PA, Jones DT, Kool M, Robinson GW, Gilbertson RJ, Cho YJ, et al. Medulloblastomics: the end of the beginning. Nat Rev Cancer. 2012;12(12):818–34. https:// doi.org/10.1038/nrc3410.

[157] Mack SC, Witt H, Piro RM, Gu L, Zuyderduyn S, Stutz AM, et al. Epigenomic alterations define lethal CIMP-positive ependymomas of infancy. Nature. 2014;506(7489):445–50. https://doi.org/10.1038/nature13108.

[158] Morin RD, Johnson NA, Severson TM, Mungall AJ, An J, Goya R, et al. Somatic mutations altering EZH2 (Tyr641) in follicular and diffuse large B-cell lymphomas of germinal-center origin. Nat Genet. 2010;42(2):181–5. https://doi.org/10.1038/ng.518.

[159] Galanis E, Jaeckle KA, Maurer MJ, Reid JM, Ames MM, Hardwick JS, et al. Phase II trial of vorinostat in recurrent glioblastoma multiforme: a north central cancer treatment group study. J Clin Oncol. 2009;27(12):2052–8. https://doi.org/10.1200/JCO.2008.19.0694.

[160] Friday BB, Anderson SK, Buckner J, Yu C, Giannini C, Geoffroy F, et al. Phase II trial of vorinostat in combination with bortezomib in recurrent glioblastoma: a north central cancer treatment group study. Neuro-Oncology.

2012;14(2):215–21. https://doi.org/10.1093/ neuonc/nor198.
[161] Galanis E, Anderson SK, Miller CR, Sarkaria JN, Jaeckle K, Buckner JC, et al. Phase I/II trial of vorinostat combined with temozolomide and radiation therapy for newly diagnosed glioblastoma: results of Alliance N0874/ABTC 02. Neuro-Oncology. 2018;20(4):546–56. https://doi.org/10.1093/ neuonc/nox161.
[162] Grasso CS, Tang Y, Truffaux N, Berlow NE, Liu L, Debily MA, et al. Functionally defined therapeutic targets in diffuse intrinsic pontine glioma. Nat Med. 2015;21(6):555–9. https://doi.org/10.1038/nm.3855.
[163] Wang ZJ, Ge Y, Altinok D, Poulik J, Sood S, Taub JW, et al. Concomitant use of panobinostat and reirradiation in progressive DIPG: report of 2 cases. J Pediatr Hematol Oncol. 2017;39(6):e332–e5. https://doi.org/10.1097/ MPH.0000000000000806.
[164] Kreitman RJ. Immunotoxins for targeted cancer therapy. AAPS J. 2006;8(3):E532–51. https://doi.org/10.1208/ aapsj080363.
[165] Thomas DL, Kim M, Bowerman NA, Narayanan S, Kranz DM, Schreiber H, et al. Recurrence of intracranial tumors following adoptive T cell therapy can be prevented by direct and indirect killing aided by high levels of tumor antigen cross-presented on stromal cells. J Immunol. 2009;183(3):1828–37. https://doi.org/10.4049/jimmunol.0802322.
[166] Binder DC, Engels B, Arina A, Yu P, Slauch JM, Fu YX, et al. Antigen-specific bacterial vaccine combined with anti-PD-L1 rescues dysfunctional endogenous T cells to reject long-established cancer. Cancer Immunol Res. 2013;1(2):123–33. https://doi.org/10.1158/2326- 6066. CIR-13–0058.
[167] Brooks CL, Schietinger A, Borisova SN, Kufer P, Okon M, Hirama T, et al. Antibody recognition of a unique tumor-specific glycopeptide antigen. Proc Natl Acad Sci U S A. 2010;107(22):10056–61. https://doi.org/10.1073/ pnas.0915176107.
[168] Schietinger A, Philip M, Schreiber H. Specificity in cancer immunotherapy. Semin Immunol. 2008;20(5):276–85. https://doi.org/10.1016/j.smim.2008.07.001.
[169] Okada H, Kalinski P, Ueda R, Hoji A, Kohanbash G, Donegan TE, et al. Induction of CD8+ T-cell responses against novel glioma-associated antigen peptides and clinical activity by vaccinations with {alpha}–type 1 polarized dendritic cells and polyinosinic-polycytidylic acid stabilized by lysine and carboxymethylcellulose in patients with recurrent malignant glioma. J Clin Oncol. 2011;29(3):330–6. https://doi.org/10.1200/JCO.2010.30.7744.
[170] Monach PA, Meredith SC, Siegel CT, Schreiber H. A unique tumor antigen produced by a single amino acid substitution. Immunity. 1995;2(1):45–59.
[171] Pelloski CE, Ballman KV, Furth AF, Zhang L, Lin E, Sulman EP, et al. Epidermal growth factor receptor variant III status defines clinically distinct subtypes of glioblastoma. J Clin Oncol. 2007;25(16):2288–94. https://doi.org/10.1200/ JCO.2006.08.0705.
[172] Heimberger AB, Hlatky R, Suki D, Yang D, Weinberg J, Gilbert M, et al. Prognostic effect of epidermal growth factor receptor and EGFRvIII in glioblastoma multiforme patients. Clin Cancer Res. 2005;11(4):1462–6. https://doi.org/10.1158/1078–0432.CCR-04–1737.
[173] Sampson JH, Heimberger AB, Archer GE, Aldape KD, Friedman AH, Friedman HS, et al. Immunologic escape after prolonged progression-free survival with epidermal growth factor receptor variant III peptide vaccination in patients with newly diagnosed glioblastoma. J Clin Oncol. 2010;28(31):4722–9. https://doi.org/10.1200/ JCO.2010.28.6963.
[174] Schuster J, Lai RK, Recht LD, Reardon DA, Paleologos NA, Groves MD, et al. A phase II, multicenter trial of rindopepimut (CDX-110) in newly diagnosed glioblastoma: the ACT III study. Neuro-Oncology. 2015;17(6):854–61. https://doi.org/10.1093/neuonc/nou348.
[175] Sampson JH, Aldape KD, Archer GE, Coan A, Desjardins A, Friedman AH, et al. Greater chemotherapy-induced lymphopenia enhances tumor-specific immune responses that eliminate EGFRvIII-expressing tumor cells in patients with glioblastoma. Neuro-Oncology. 2011;13(3):324–33. https://doi.org/10.1093/neuonc/noq157.
[176] Liau LM, Ashkan K, Tran DD, Campian JL, Trusheim JE, Cobbs CS, et al. First results on survival from a large phase 3 clinical trial of an autologous dendritic cell vaccine in newly diagnosed glioblastoma. J Transl Med. 2018;16(1):142. https://doi.org/10.1186/ s12967–018–1507–6.
[177] Pollack IF, Jakacki RI, Butterfield LH, Hamilton RL, Panigrahy A, Potter DM, et al. Antigen-specific immune responses and clinical outcome after vaccination with glioma-associated antigen peptides and polyinosinic-polycytidylic acid stabilized by lysine and carboxymethylcellulose in children with newly diagnosed malignant brainstem and nonbrainstem gliomas. J Clin Oncol. 2014;32(19):2050–8. https://doi.org/10.1200/JCO.2013.54.0526.
[178] Leach DR, Krummel MF, Allison JP. Enhancement of antitumor immunity by CTLA-4 blockade. Science. 1996;271(5256):1734–6.
[179] Hodi FS, O'Day SJ, McDermott DF, Weber RW, Sosman JA, Haanen JB, et al. Improved survival with ipilimumab in patients with metastatic melanoma. N Engl J Med. 2010;363(8):711–23. https://doi.org/10.1056/NEJMoa1003466.
[180] Margolin K, Ernstoff MS, Hamid O, Lawrence D, McDermott D, Puzanov I, et al. Ipilimumab in patients with melanoma and brain metastases: an open-label, phase 2 trial. Lancet Oncol. 2012;13(5):459–65. https://doi.org/10.1016/S1470–2045(12)70090–6.
[181] Barber DL, Wherry EJ, Masopust D, Zhu B, Allison JP, Sharpe AH, et al. Restoring function in exhausted CD8 T cells during chronic viral infection. Nature. 2006;439(7077):682–7. https://doi.org/10.1038/nature04444.
[182] Taube JM, Anders RA, Young GD, Xu H, Sharma R, McMiller TL, et al. Colocalization of inflammatory response with B7-h1 expression in human melanocytic lesions supports an adaptive resistance mechanism of immune escape. Sci Transl Med. 2012;4(127):127ra37. https://doi.org/10.1126/ scitranslmed.3003689.
[183] Curran MA, Montalvo W, Yagita H, Allison JP. PD-1 and CTLA-4 combination blockade expands infiltrating T cells and reduces regulatory T and myeloid cells within B16 melanoma tumors. Proc Natl Acad Sci U S A. 2010;107(9):4275–80. https://doi.org/10.1073/ pnas.0915174107.
[184] Postow MA, Chesney J, Pavlick AC, Robert C, Grossmann K, McDermott D, et al. Nivolumab and ipilimumab versus ipilimumab in untreated melanoma. N Engl J

Med. 2015;372(21):2006–17. https://doi.org/10.1056/NEJMoa1414428.

[185] Larkin J, Hodi FS, Wolchok JD. Combined Nivolumab and Ipilimumab or monotherapy in untreated melanoma. N Engl J Med. 2015;373(13):1270–1. https://doi.org/10.1056/NEJMc1509660.

[186] Wainwright DA, Chang AL, Dey M, Balyasnikova IV, Kim CK, Tobias A, et al. Durable therapeutic efficacy utilizing combinatorial blockade against IDO, CTLA-4, and PD-L1 in mice with brain tumors. Clin Cancer Res. 2014;20(20):5290–301. https://doi.org/10.1158/1078- 0432. CCR-14–0514.

[187] Kline C, Liu SJ, Duriseti S, Banerjee A, Nicolaides T, Raber S, et al. Reirradiation and PD-1 inhibition with nivolumab for the treatment of recurrent diffuse intrinsic pontine glioma: a single-institution experience. J Neuro-Oncol. 2018;140(3):629–38. https://doi.org/10.1007/ s11060–018–2991–5.

[188] Woo SR, Turnis ME, Goldberg MV, Bankoti J, Selby M, Nirschl CJ, et al. Immune inhibitory molecules LAG-3 and PD-1 synergistically regulate T-cell function to promote tumoral immune escape. Cancer Res. 2012;72(4):917–27. https://doi.org/10.1158/0008–5472. CAN-11–1620.

[189] Sakuishi K, Apetoh L, Sullivan JM, Blazar BR, Kuchroo VK, Anderson AC. Targeting Tim-3 and PD-1 pathways to reverse T cell exhaustion and restore anti-tumor immunity. J Exp Med. 2010;207(10):2187–94. https://doi.org/10.1084/jem.20100643.

[190] Fan X, Quezada SA, Sepulveda MA, Sharma P, Allison JP. Engagement of the ICOS pathway markedly enhances efficacy of CTLA-4 blockade in cancer immunotherapy. J Exp Med. 2014;211(4):715–25. https://doi.org/10.1084/jem.20130590.

[191] Belcaid Z, Phallen JA, Zeng J, See AP, Mathios D, Gottschalk C, et al. Focal radiation therapy combined with 4–1BB activation and CTLA-4 blockade yields long-term survival and a protective antigen-specific memory response in a murine glioma model. PLoS One. 2014;9(7):e101764. https://doi.org/10.1371/journal.pone.0101764.

[192] Brocker T, Karjalainen K. Signals through T cell receptor-zeta chain alone are insufficient to prime resting T lymphocytes. J Exp Med. 1995;181(5):1653–9.

[193] Maher J, Brentjens RJ, Gunset G, Riviere I, Sadelain M. Human T-lymphocyte cytotoxicity and proliferation directed by a single chimeric TCRzeta /CD28 receptor. Nat Biotechnol. 2002;20(1):70–5. https://doi.org/10.1038/nbt0102–70.

[194] Rosenberg SA, Yang JC, Sherry RM, Kammula US, Hughes MS, Phan GQ, et al. Durable complete responses in heavily pretreated patients with metastatic melanoma using T-cell transfer immunotherapy. Clin Cancer Res. 2011;17(13):4550–7. https://doi.org/10.1158/1078–0432. CCR-11–0116.

[195] Maude SL, Frey N, Shaw PA, Aplenc R, Barrett DM, Bunin NJ, et al. Chimeric antigen receptor T cells for sustained remissions in leukemia. N Engl J Med. 2014;371(16):1507–17. https://doi.org/10.1056/NEJMoa1407222.

[196] Schuessler A, Smith C, Beagley L, Boyle GM, Rehan S, Matthews K, et al. Autologous T-cell therapy for cytomegalovirus as a consolidative treatment for recurrent glioblastoma. Cancer Res. 2014;74(13):3466–76. https://doi.org/10.1158/0008–5472.CAN-14–0296.

[197] Ahmed N, Salsman VS, Kew Y, Shaffer D, Powell S, Zhang YJ, et al. HER2-specific T cells target primary glioblastoma stem cells and induce regression of autologous experimental tumors. Clin Cancer Res. 2010;16(2):474–85. https://doi.org/10.1158/1078–0432. CCR-09–1322.

[198] Johnson LA, Scholler J, Ohkuri T, Kosaka A, Patel PR, McGettigan SE, et al. Rational development and characterization of humanized anti-EGFR variant III chimeric antigen receptor T cells for glioblastoma. Sci Transl Med. 2015;7(275):275ra22. https://doi.org/10.1126/scitranslmed.aaa4963.

[199] Mount CW, Majzner RG, Sundaresh S, Arnold EP, Kadapakkam M, Haile S, et al. Potent antitumor efficacy of anti-GD2 CAR T cells in H3-K27M(+) diffuse midline gliomas. Nat Med. 2018;24(5):572–9. https://doi.org/10.1038/s41591–018–0006-x.

[200] Martuza RL, Malick A, Markert JM, Ruffner KL, Coen DM. Experimental therapy of human glioma by means of a genetically engineered virus mutant. Science. 1991;252(5007):854–6.

[201] Markert JM, Medlock MD, Rabkin SD, Gillespie GY, Todo T, Hunter WD, et al. Conditionally replicating herpes simplex virus mutant, G207 for the treatment of malignant glioma: results of a phase I trial. Gene Ther. 2000;7(10):867–74. https://doi.org/10.1038/sj.gt.3301205.

[202] Rampling R, Cruickshank G, Papanastassiou V, Nicoll J, Hadley D, Brennan D, et al. Toxicity evaluation of replication-competent herpes simplex virus (ICP 34.5 null mutant 1716) in patients with recurrent malignant glioma. Gene Ther. 2000;7(10):859–66.

[203] Parker JN, Gillespie GY, Love CE, Randall S, Whitley RJ, Markert JM. Engineered herpes simplex virus expressing IL-12 in the treatment of experimental murine brain tumors. Proc Natl Acad Sci U S A. 2000;97(5):2208–13. https://doi.org/10.1073/pnas.040557897.

[204] Heise C, Sampson-Johannes A, Williams A, McCormick F, Von Hoff DD, Kirn DH. ONYX-015, an E1B gene-attenuated adenovirus, causes tumor-specific cytolysis and antitumoral efficacy that can be augmented by standard chemotherapeutic agents. Nat Med. 1997;3(6):639–45.

[205] Geoerger B, Grill J, Opolon P, Morizet J, Aubert G, Terrier-Lacombe MJ, et al. Oncolytic activity of the E1B-55 kDa-deleted adenovirus ONYX-015 is independent of cellular p53 status in human malignant glioma xenografts. Cancer Res. 2002;62(3):764–72.

[206] Chiocca EA, Abbed KM, Tatter S, Louis DN, Hochberg FH, Barker F, et al. A phase I open-label, dose-escalation, multi-institutional trial of injection with an E1B-attenuated adenovirus, ONYX-015, into the peritumoral region of recurrent malignant gliomas, in the adjuvant setting. Mol Ther. 2004;10(5):958–66. https://doi.org/10.1016/j.ymthe.2004.07.021.

[207] Fueyo J, Alemany R, Gomez-Manzano C, Fuller GN, Khan A, Conrad CA, et al. Preclinical characterization of the antiglioma activity of a tropism-enhanced adenovirus targeted to the retinoblastoma pathway. J Natl Cancer Inst. 2003;95(9):652–60.

[208] Lang FF, Conrad C, Gomez-Manzano C, Yung WKA, Sawaya R, Weinberg JS, et al. Phase I study of DNX-2401 (Delta-24-RGD) oncolytic adenovirus: replication and immunotherapeutic effects in recurrent malignant glioma. J Clin Oncol. 2018;36(14):1419–27. https://doi. org/10.1200/JCO.2017.75.8219.

相　关　图　书　推　荐

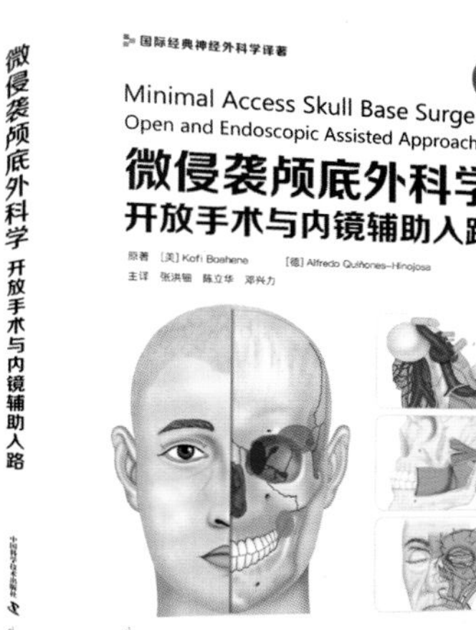

原著　[美] Kofi Boahene 等
主译　张洪钿　陈立华　邓兴力
定价　228.00 元

本书引进自 JAYPEE 出版社，由来自国际颅底中心的权威专家结合多年大量实践经验及深厚的临床知识精心打造，经国内多家医院具有影响力的专家联袂翻译而成。本书阐述了颅底手术相关的解剖学，强调将内镜作为一种工具，成为通过鼻腔内的自然开口（鼻内）及次选入路（经眶、经口）用于颅底手术的微创入路，并添加了微创治疗半规管闭合不全等内容，通过六篇 31 章解析了颅底手术的一般概念、手术相关的解剖学、常见颅底病变的处理及以微侵袭方式进行经眶、经鼻和经口的颅底手术。本书编排独具特色，图文并茂，阐释简明，不仅适合神经外科医生、耳鼻咽喉科医生、头颈外科医生在临床实践中借鉴参考，而且对经头部自然腔道和次选通道等微创手术入路有了解需求的相关人员来说，亦是一部不可多得的临床必备工具书。

原著　[美] Nader Pouratian 等
主译　陶　蔚
定价　280.00 元

本书引进自世界知名的 Springer 出版社，由美国加州大学洛杉矶分校大卫・格芬医学院神经外科的 Nader Pouratian 教授和美国休斯敦贝勒医学院神经外科的 Sameer A. Sheth 教授，结合最新技术进展与多年临床实践经验精心打造，是一部细致全面、专注系统的立体定向与功能神经外科实用参考书。相较于其他神经外科著作，本书著者将理论与实践相结合，系统描述了立体定向基础理论、路径和靶点生理学基础、功能性脑疾病机制和手术操作技巧，以及功能神经外科的新进展、未来研究方向和发展蓝图，可以帮助读者更好地理解相关技术及疾病，临床实用性强。全书共五篇 38 章，编排简洁，阐释明晰，图文并茂，非常适合神经外科医师临床实践时参考，是一部不可多得的参考工具书。

相　关　图　书　推　荐

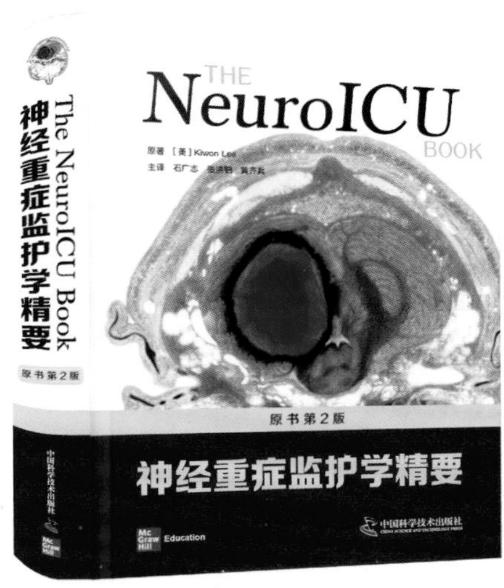

原著　[美] Kiwon Lee

主译　石广志　张洪钿　黄齐兵

定价　280.00 元

本书引进自世界知名的 McGraw-Hill 出版集团，由得克萨斯大学医学院著名神经重症医学专家 Kiwon Lee 教授倾力打造。本书为全新第 2 版，在 2012 年初版取得巨大成功的基础上修订而成。本书不仅对神经重症患者遇到的各种大脑及脊髓状况进行了介绍，而且还对神经疾病伴发各种器官功能不全和衰竭的处理进行了详细的阐述。本书保持了前一版以病例为基础的互动式风格，并对患者接受干预措施后可能发生的不良反应给出了实际建议，还特别向读者展示了遇到意外情况时的应对方案。

本书着重强调临床实践，针对神经重症监护病房的大量真实病例，通过流程图、表格、示意图、照片、文献追溯和关键知识点来进一步阐明分析，图文并茂，通俗易懂，不但对神经重症监护病房的医护人员有重要的指导意义，还可供神经内、外科一线临床医生工作中阅读参考。

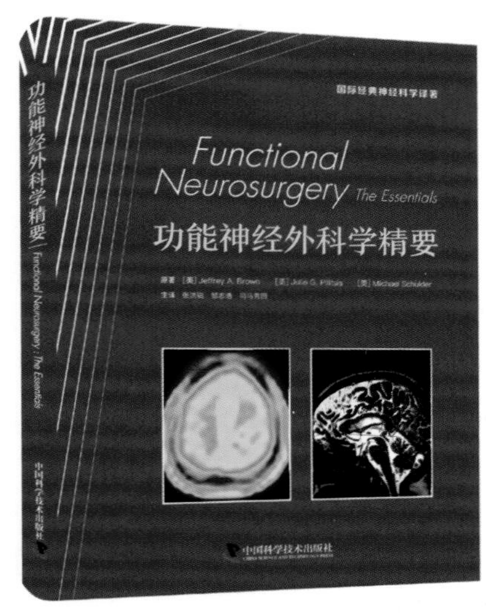

原著　[美] Jeffrey A. Brown 等

主译　张洪钿　邹志浩　司马秀田

定价　158.00 元

本书引进自 Thieme 出版社，由美国的神经外科专家 Jeffrey A. Brown、Julie G. Pilitsis、Michael Schulder 共同编写，国内多位临床经验丰富的神经外科专家共同翻译，是一部全面介绍神经系统功能性疾病的专业著作。全书共 41 章，详细阐述了神经外科功能性疾病的临床表现、影像学、治疗等内容，并且用丰富的图片、表格及关键知识点来简明展示相关知识。本书内容全面，要点突出，图文并茂，既可作为众多神经科临床医生的指导用书，又可作为功能神经外科学相关培训的参考用书。